HANDCHIRURGISCHER RATGEBER

VON

WILHELM SCHINK

PRIVATDOZENT DR. MED.
OBERARZT DER CHIRURGISCHEN UNIVERSITÄTSKLINIK MÜNCHEN

MIT EINEM GELEITWORT VON

PROF. DR. MED. RUDOLF ZENKER

MÜNCHEN

MIT 229 ABBILDUNGEN

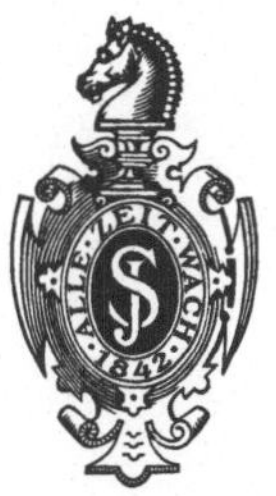

SPRINGER-VERLAG
BERLIN · GÖTTINGEN · HEIDELBERG
1960

ISBN-13: 978-3-642-49040-8   e-ISBN-13: 978-3-642-92792-8
DOI: 10. 1007/978-3-642-92792-8

Meinem Lehrer

NICOLAI GULEKE

zum Gedächtnis

Geleitwort

Die Handchirurgie gewinnt im Rahmen der Unfall- und Wiederherstellungschirurgie auch in Deutschland zunehmend an Bedeutung. Erstaunliche Erfolge
werden durch eine wohlüberlegte Erstversorgung und durch spätere Wiederherstellungsoperationen erzielt. Solche Ergebnisse haben allerdings umfassende
und gründliche Spezialkenntnisse und eine äußerst sorgfältige Operationstechnik
zur Voraussetzung.

Mein Mitarbeiter W. Schink, der seine allgemein-chirurgische Ausbildung
N. Guleke und H. Kuntzen, Jena, verdankt, hat sich in den letzten 5 Jahren
intensiv mit der Handchirurgie beschäftigt und seine theoretischen und technischen Kenntnisse durch Studienaufenthalte bei E. Moberg in Göteborg und
M. Iselin in Paris vertieft. Eigene Erfahrungen sammelte er an den Chirurgischen
Universitätskliniken in Marburg a. d. Lahn und München. Den in seiner vorliegenden Monographie angeführten Beispielen liegt das von ihm operierte Kran-
kengut zugrunde.

Der „Handchirurgische Ratgeber" soll das Erlernen aller für Sofortversorgung
und Wiederherstellungschirurgie notwendigen Techniken ermöglichen. Da die
sachgemäße Erstversorgung mit dem Ziele der Primärheilung das Schicksal einer
verletzten Hand entscheidet, sollte jeder Chirurg sich mit den Prinzipien handchirurgischer Eingriffe vertraut machen. Der didaktische Aufbau des Buches
trägt dem Rechnung, daß der Ungeübte sich bei frischen Handunfällen besser
auf die Wundbehandlung beschränkt, während der Erfahrene auch primär Nebenverletzungen versorgen wird.

Dem praktischen Arzt will der „Handchirurgische Ratgeber" zeigen, welche
Möglichkeiten heute gegeben sind, um durch Wiederherstellungsoperationen den
Gebrauchswert verletzter Hände zu bessern und angeborene oder erworbene
Schäden zu beseitigen. Das Kapitel über pyogene Infektionen ist für die Praxis
von besonderer Wichtigkeit; die Kenntnis der richtigen Schnittführung schützt,
worauf schon R. Klapp nachdrücklich hingewiesen hat, vor Nebenverletzungen
und dermatogenen Beugekontrakturen und die der richtigen Ruhigstellung vor
bleibenden Gelenkschäden.

Das Buch von W. Schink stellt einen wesentlichen Beitrag zur modernen
Unfallchirurgie dar, deren Ausbau im Zeitalter der zunehmenden Technisierung,
in dem aber die vielseitige Funktion der Hand für die Schaffenskraft jedes Menschen unersetzbarer und wertvoller denn je zuvor ist, weiterhin eine vordringliche
Aufgabe bleibt.

R. Zenker

Vorwort

Der Mensch erwirbt sich das tägliche Brot durch die Arbeit seiner Hände; sie sind ihm das wertvollste Werkzeug. Dem Geiste gefügig, setzen die Hände unsere Gedanken in die Tat um; und als Sinnesorgane vermitteln sie dem tastenden Blinden den Kontakt zur Umwelt. So zeichnen Greiffähigkeit und Tastvermögen die menschliche Hand aus. Beide Eigenschaften zu erhalten oder wieder herzustellen ist Aufgabe der Handchirurgie.

Den ungeschützten Händen droht ständig Verletzungsgefahr. Selbst aus unbeachteten Bagatellschäden können sich progrediente Infektionen und Verkrüppelungen entwickeln. Mit der fortschreitenden Mechanisierung nehmen Zahl und Schwere der Handverletzungen trotz sinnvoller Schutzvorkehrungen an den Maschinen stetig zu. Entstehende Dauerschäden beeinträchtigen die Arbeitskraft des Einzelnen und belasten durch Renten die Allgemeinheit. Der Handchirurgie kommt deshalb eine große soziale und wirtschaftliche Bedeutung zu.

Zahlreiche Beiträge von deutschen Chirurgen und Orthopäden (O. VULPIUS, G. PERTHES, K. BIESALSKY, F. LANGE, E. LEXER, R. KLAPP, G. HOHMANN M. LANGE, M. ZUR VERTH, L. KREUZ, W. WACHSMUTH, W. DICK, O. HILGENFELDT, A. N. WITT u. a.) bilden für die Chirurgie der Hand eine wichtige Grundlage. In dem Bestreben nach einer optimalen Versorgung hat man besonders im Ausland neuere Wege beschritten; erfordern doch die zarten Gleitgewebe der Hand eine Verfeinerung des sonst üblichen chirurgischen Vorgehens. Diese Erkenntnis ergab sich bei biologischer Denkungsweise aus der Analyse früherer Mißerfolge. Richtungweisend auf dem Gebiete der Handchirurgie wurde ST. BUNNELL in den Vereinigten Staaten; in seinem Buch „Surgery of the hand" hat er die gesamte moderne Wiederherstellungschirurgie dargestellt. Eine Übersetzung dieses Standardwerkes verdanken wir J. BÖHLER. Im deutschsprachigen Schrifttum fanden die Arbeiten über Handverletzungen von K. KRÖMER sowie von J. ENDER, H. KROTSCHECK, R. SIMON-WEIDNER aus der Schule von L. BÖHLER weite Verbreitung. Ihre eindrucksvollen Ergebnisse zeigen, welche Leistungen in der Handchirurgie erreichbar sind.

Mit meinem „Handchirurgischen Ratgeber" will ich dem operativ tätigen Arzt die notwendigen Besonderheiten handchirurgischer Operationstechnik vermitteln. Ich habe daher operative Einzelheiten ausführlich durch Bilder erläutert, weil diese einer textlichen Darstellung erfahrungsgemäß überlegen sind. Unter den verschiedenen Möglichkeiten zur Versorgung von Handschäden wählte ich nur die wichtigsten, bei uns erprobten und als empfehlenswert erkannten Methoden aus. Eigene anatomische Präparate und Röntgenbilder sowie mehr als 1000 Photographien operierter Hände wurden zur Anfertigung der Zeichnungen verwandt. Aus Gründen der besseren Einprägsamkeit hielt ich es für berechtigt, die Grundsätze der Handchirurgie wiederholt zu erwähnen. Die anatomischen Namen entsprechen der neuen Pariser Nomenklatur (1955); sie sind den alten Baseler Benennungen (1895) im Register gegenübergestellt.

Ein sorgfältiges Studium der Anatomie ist Grundlage jeglicher handchirurgischer Tätigkeit. Mir selbst hat dabei die „Praktische Anatomie" von T. V. LANZ und W. Wachsmuth wertvolle Dienste geleistet. Um dem Leser jederzeit eine schnelle Orientierung zu ermöglichen, habe ich ein ausführliches anatomisches Kapitel nach handchirurgischen Gesichtspunkten meiner Monographie vorangestellt.

Zu ganz besonderem Dank bin ich meinem hochverehrten Chef, Herrn Professor R. Zenker, verpflichtet; er hat mir in Marburg a. d. Lahn und später in München alle äußeren Voraussetzungen für die Abfassung der vorliegenden Arbeit gegeben. Fräulein I. Daxwanger führte mit künstlerischem Geschick die Zeichnungen aus, und Herr Professor C. Elze hatte die große Freundlichkeit, uns bei den anatomischen Darstellungen zu beraten. Der Springer-Verlag sorgte für die Drucklegung und die großzügige Ausstattung des Buches. Ihnen allen gilt mein herzlicher Dank.

München, den 10. Juni 1959.

W. Schink

Inhaltsverzeichnis

A. Vorbemerkungen zur Anatomie und Funktion der Hand

In unseren Händen besitzen wir ein wertvolles Sinnesorgan und hochdifferenzierte Greifwerkzeuge mit einem umfangreichen Aktionsradius, der maßgeblich über die Gelenkkette zu Unter- und Oberarm bestimmt wird. Da die obere Extremität eine funktionelle Einheit darstellt, beschränkt sich die Handchirurgie nicht nur auf den peripheren Gliedmaßenabschnitt; jede proximal gelegene Schädigung kann sich an dem Erfolgsorgan — der Hand — auswirken.

Nach tastbaren Knochenpunkten oder äußerlich erkennbaren Muskel-Sehnenverläufen werden die operativen Zugangswege unter Beachtung der Langerschen Hautspaltlinien festgelegt.

a) Tastbare Knochenpunkte

Von den beiden Unterarmknochen läßt sich die Ellenkante in ganzer Ausdehnung vom Olecranon bis zum Caput und Processus styloideus ulnae unter der Haut zwischen den Streck- und Beugemuskeln abtasten. Die Speiche kann man nur an ihren beiden Enden fühlen, und zwar das Caput radii bei Pro- und Supinationsbewegungen des Unterarmes durch den M. extensor digitorum und den Processus styloideus radii zwischen den platten Daumenstrecksehnen. Da die Griffelfortsätze von Elle und Speiche unter der Haut zu palpieren sind, läßt sich durch eine quere Verbindungslinie zwischen diesen beiden Knochenpunkten die Lage des Handgelenkes bestimmen. Die Handwurzelknochen bilden eine nach der Palmarseite offene Halbrinne, von der bei dorsalflektiertem Handgelenk die Eminentia carpi radialis und die Eminentia carpi ulnaris tastbar sind. Am Handrücken fühlt man das Os capitatum, ferner die Seitenränder des Os trapezium und das Os hamatum seitlich und zwischen den Fingerstrecksehnen. Außerdem ist das Os scaphoideum teilweise in der Fovea radialis — Tabatière — zwischen den Sehnen des M. extensor pollicis longus und brevis zu tasten. Im Bereich der Mittelhand kann man dorsal die Ossa metacarpalia in ganzer Länge fühlen; bei Palmarflexion springen die Basen der Mittelhandknochen II und III sichtbar hervor. Beim Faustschluß entsprechen die Knöchel am Handrücken den Köpfchen der Mittelhandknochen und am Fingerrücken denen der Grund- und Mittelglieder. Nach dem anatomischen Skeletaufbau gliedert sich die Hand in Handwurzel, Mittelhand und Finger. Die Überlagerung durch Weichteile verwischt jedoch diese Einteilung, so daß sich äußerlich nur die ungefähre Begrenzung der einzelnen Abschnitte nach tastbaren Knochenpunkten und dem Verlauf konstanter Hautfurchen angeben läßt.

b) Haut

Die Haut ist Trägerin des Tastsinnes und ein Schutzorgan für die tiefer gelegenen Gewebe. Ihre äußerlich erkennbaren Furchen und Spaltlinien bestimmen die Schnittführungen bei handchirurgischen Eingriffen. Entsprechend ihrer verschiedenartigen Beanspruchung sind Epidermis, Corium und Tela subcutanea adiposa unterschiedlich ausgebildet.

Am Unterarm ist die Haut noch relativ dünn, glatt und gegen ihre Unterlage verschieblich; sie trägt Endhaare wie auf dem Hand- und Fingerrücken. Erst auf der Beugeseite der Handwurzel bilden sich 3 Stauchungsfurchen, welche bei Beugung des Handgelenkes besonders kenntlich werden (Abb. 1). Der Sulcus carpeus proximalis liegt in Höhe der Epiphysenfugen

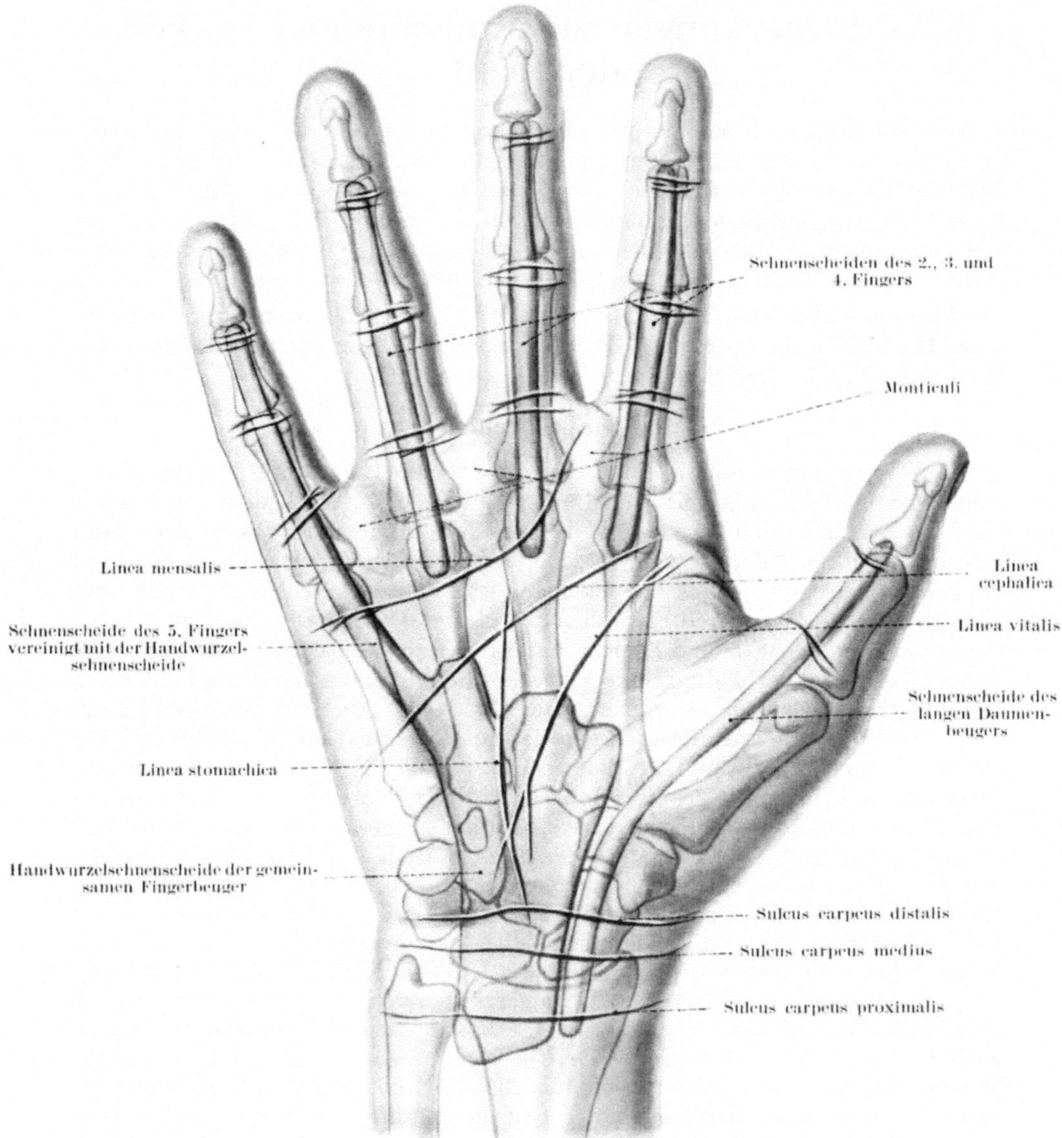

Abb. 1. Lagebeziehungen zwischen den Hautfurchen der Hohlhand, dem Skelet und den Sehnenscheiden

beider Unterarmknochen. Den Endpunkten des radio-carpalen Gelenkspaltes entspricht der Sulcus carpeus medius, er verbindet die Griffelfortsätze von Elle und Speiche. Der Sulcus carpeus distalis findet sich über dem intercarpalen Gelenkspalt. Die proximale und mediale Beugefurche sind nur lose an die Unterlage gebunden; die distale ist in die Bindegewebskonstruktion der Hohlhand verankert; sie bildet mit dem peripheren Rande des M. pronator quadratus die Grenzlinie zwischen Hand und Unterarm. In der Regio radicis manus palmaris ist das Unterhautbindegewebe fast fettfrei, straff gefasert und wenig verschieblich; außer einem Hautvenennetz liegen hier die Endäste des N. cutaneus antebrachii lateralis und medialis sowie die Austrittsstellen für die Rami palmares des N. medianus und N. ulnaris.

Die Haut der Hohlhand ist unbehaart, dick und widerstandsfähig; sie läßt sich nicht in Falten abheben. Über den beanspruchten Druckstellen ist bei Handarbeitern die Hornschicht stärker ausgeprägt. Bei leichtem Einbeugen der Fingergrundgelenke erkennt man in der Hohlhand 4 für die Schnittführung bedeutsame und konstante Hautlinien: Die Linea vitalis (Daumenfurche) entspricht dem Ursprung des M. adductor pollicis; sie umgrenzt den Daumenballen und vertieft sich bei Opposition des Daumens. In der Handachse über dem III. Strahl verläuft die Linea stomachica (Mittelfingerfurche). Die Linea cephalica (Fünffingerfurche oder proximale quere Hohlhandfurche) durchzieht schräg die Mittelhand vom Tastballen des Zeigefingers bis zum Kleinfingerballen. Sie verstärkt sich bei Beugung des 2.—4. Fingers. Die Linea mensalis (Dreifingerfurche oder distale quere Hohlhandfurche) zieht über den Grundgelenken der 3 ulnaren Finger bis zur äußeren Handkante; bei Beugung der Finger 3—5 vertieft sie sich. Die beiden queren Hohlhandfurchen treten bei gemeinsamer Beugung der Finger 2—5 näher aneinander und liegen dann über den proximalen Sehnenscheidenenden der 3 mittleren Finger. Als Abart kennt man die Vierfingerfurche oder Affenfurche; sie zieht quer vom ulnaren zum radialen Rand der Handinnenfläche an Stelle der beiden zuvor genannten queren Hohlhandfurchen. Zentralwärts von den Fingercommissuren springen bei Fingerstreckung die Tastballen (Monticuli) als kleine Längswülste hervor. In ihrem Fettgewebe verlaufen Nerven und Gefäße für die Finger. Distal wird die Mittelhand durch die queren Fingerbeugefalten begrenzt; diese liegen palmar über der Mitte der proximalen Phalangen. Individuell verschieden ausgeprägt sind die Papillarleisten, welche bei Nervenläsionen verflachen.

Die Druckbeanspruchung der Hohlhand erfordert nach v. Lanz-Wachsmuth ein besonders gebautes Kammersystem: Vertikale Faserbündel fixieren die Haut gegen die Hohlhandfascie, und straffe Bindegewebslamellen begrenzen die mit Baufett gefüllten Druckkammern. Dadurch wird der Druck nach hydrodynamischen Gesetzen auf die Gesamtheit der Kammern verteilt. Vertikale Verankerungen der Hohlhandfascie gegen das Skelet bilden 3 Fächer: das Mittelfach für die langen Fingerbeuger, das Daumen- und Kleinfingerballenfach für die Muskeln des Thenar und Hypothenar.

Auf dem Handrücken ist die Haut quer gefältelt, gegen die Unterlage verschieblich und abhebbar. Bei Beugung der Hand- und Fingergelenke kann sich die Haut dank ihrer Elastizität um ein Viertel ihrer Länge dehnen. Bei Dorsalflexion verlaufen die Stauchungsfurchen nicht einheitlich. Die äußerliche Abgrenzung der Hand nach proximal bilden die Griffelfortsätze von Elle und Speiche. In die distale Grenze des Handrückens sind die Fingergrundgelenke und die Zwischenfingerfalten einbezogen. Letztere bilden eine derart schräg verlaufende Rinne, daß die Fingergrundglieder auf der Streckseite länger als auf der Beugeseite erscheinen. In dem fettarmen Subcutangewebe des Handrückens lassen sich 2 bindegewebige Blätter unterscheiden. Die Bindegewebszüge verlaufen parallel zur Oberfläche. Durch die Haut hindurch erkennt man das Rete venosum dorsale manus, mit welchem die Lymphbahnen einhergehen. Unter dem Venennetz liegen der Ramus superficialis n. radialis und der Ramus dorsalis manus n. ulnaris (Abb. 2). Bei Blutungen, Stauungen oder Entzündungen können die Flüssigkeitsansammlungen am Handrücken ein beträchtliches Ausmaß erreichen. Die Lymphbahnen und Venen der Hohlhand und der Finger fließen über die Streckseite ab. So erklärt sich das kollaterale Handrückenödem bei entzündlichen Hohlhandprozessen.

Die Haut zeigt an den Fingern beuge- und streckseitenwärts analoge Verhältnisse zur Handfläche. Bei Streckstellung der Finger sind die mittleren Beugefurchen genau über den Mittelgelenken gelegen. Die distalen Furchen jedoch kreuzen die Köpfchen der Mittelglieder und liegen somit proximal von den Endgelenken. Dorsal verbleiben stets die Streck- und Reservefalten aller Fingergelenke proximal von den Gelenkspalten. Am Daumen liegen die Beugefurchen genau über dem Grund- und Endgelenk. Diese Beziehungen lassen sich durch Röntgenaufnahmen veranschaulichen, wenn man die Hautfurchen durch Bariumbrei kenntlich macht oder das kombinierte Röntgen-Lichtbildverfahren nach R. Bimler anwendet. — Die Schweißdrüsen münden in Höhe der Papillarleisten, welche individuell verschiedene, konstante Bögen, Wirbel und Schlingen bilden. Die Lederhaut ist lediglich über den Beugefalten der Finger dünn; sonst ist sie palmar stärker entwickelt als dorsal. Die Schrumpfungstendenz des festen Bindegewebes an der Beugeseite kann bei Längswunden zu funktionell störenden dermatogenen Fingerkontrakturen führen. Der vorwiegend senkrechte Verlauf der straffen Fasern bis zum Periost begünstigt das Fortschreiten entzündlicher Prozesse in zentraler Richtung. Wie in der Hohlhand ermöglichen auch an den Fingern fettgefüllte Druckkammern die Anschmiegungsfähigkeit der Hand, welche zum Erfassen und Festhalten von Gegenständen erforderlich ist. An den Endgliedern liegen in den Tastballen die Nervenendigungen dicht gedrängt. Ebenso bilden die Gefäße an der Fingerbeere ein ausgedehntes Capillarnetz. Mediolaterale Hautincisionen an den Fingerlängsseiten, gegebenenfalls mit zusätzlicher querer

Schnittführung in den Beugefalten oder in den Reservefalten der Streckseite, berücksichtigen die funktionellen Verhältnisse und erlauben bei anatomischer Präparation die Schonung der Gefäß-Nervenbündel.

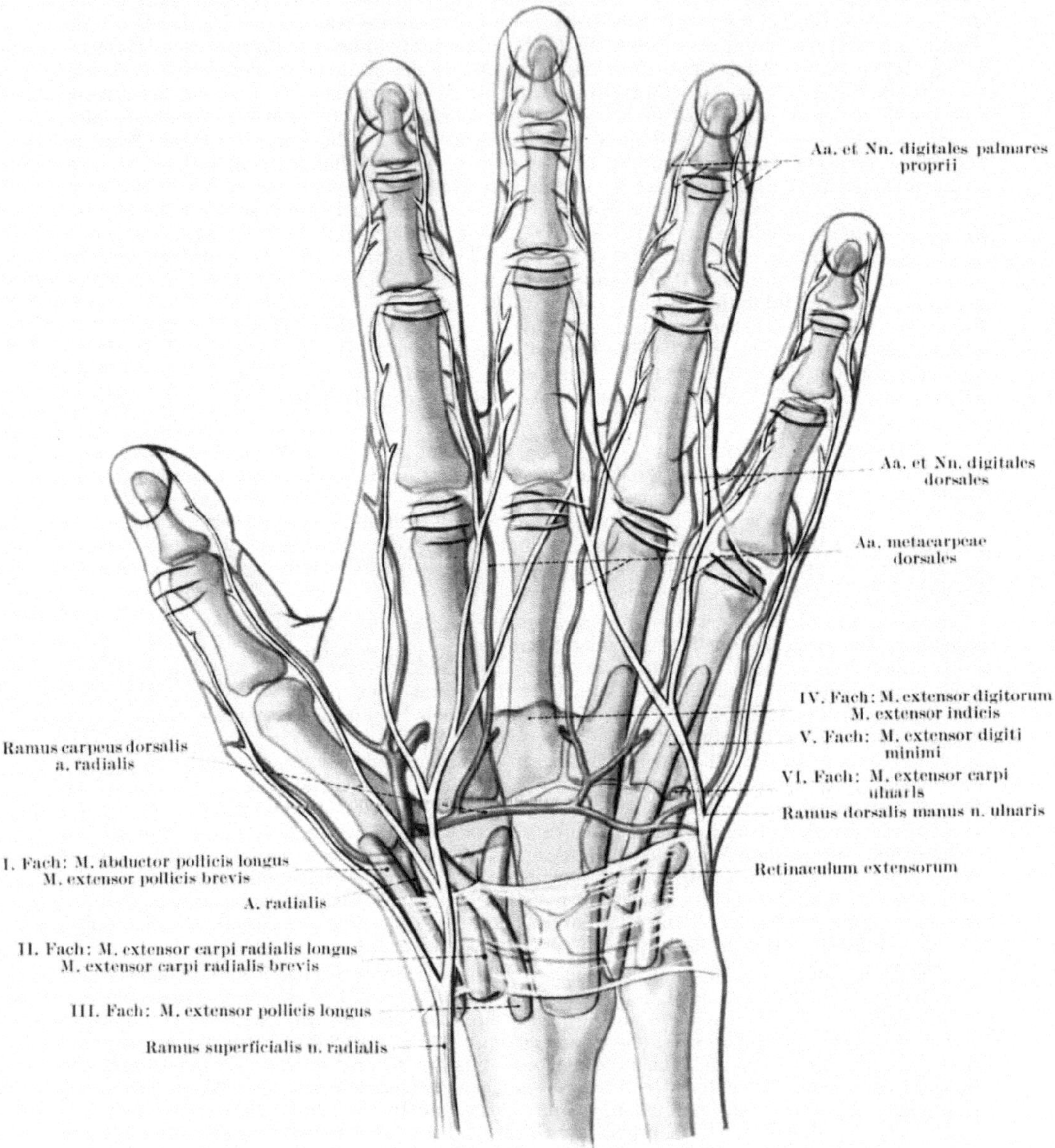

Abb. 2. Lagebeziehungen zwischen den Hautfalten an der Streckseite der Hand zum Skelet, zu den Sehnenscheiden, dem Retinaculum extensorum, den Nerven und Gefäßen unter Fortlassung des Venennetzes

Die Fingernägel ermöglichen das Erfassen feiner Gegenstände. Die Hornplatte liegt dem Nagelbett an, welches durch straffe Faserzüge an die Endphalanx fixiert ist (Abb. 7). Der periphere Nagelrand endet frei über dem Nagelsaum. Die seitlichen Ränder sind in den von Nagelbett und Nagelwall gebildeten Nagelfalz eingefügt. Zentral steckt die Nagelwurzel in der rinnenförmigen Matrix, von der aus das Längenwachstum erfolgt. Die weiße Lunula kennzeichnet die Ausdehnung der Nagelmatrix.

c) Fascien und Bindegewebszüge

Die Fascia antebrachii hängt mit den Hüllfascien der Unterarm-Muskelgruppen zusammen und ist an der dorsalen Ellenkante fixiert; sie bildet an der

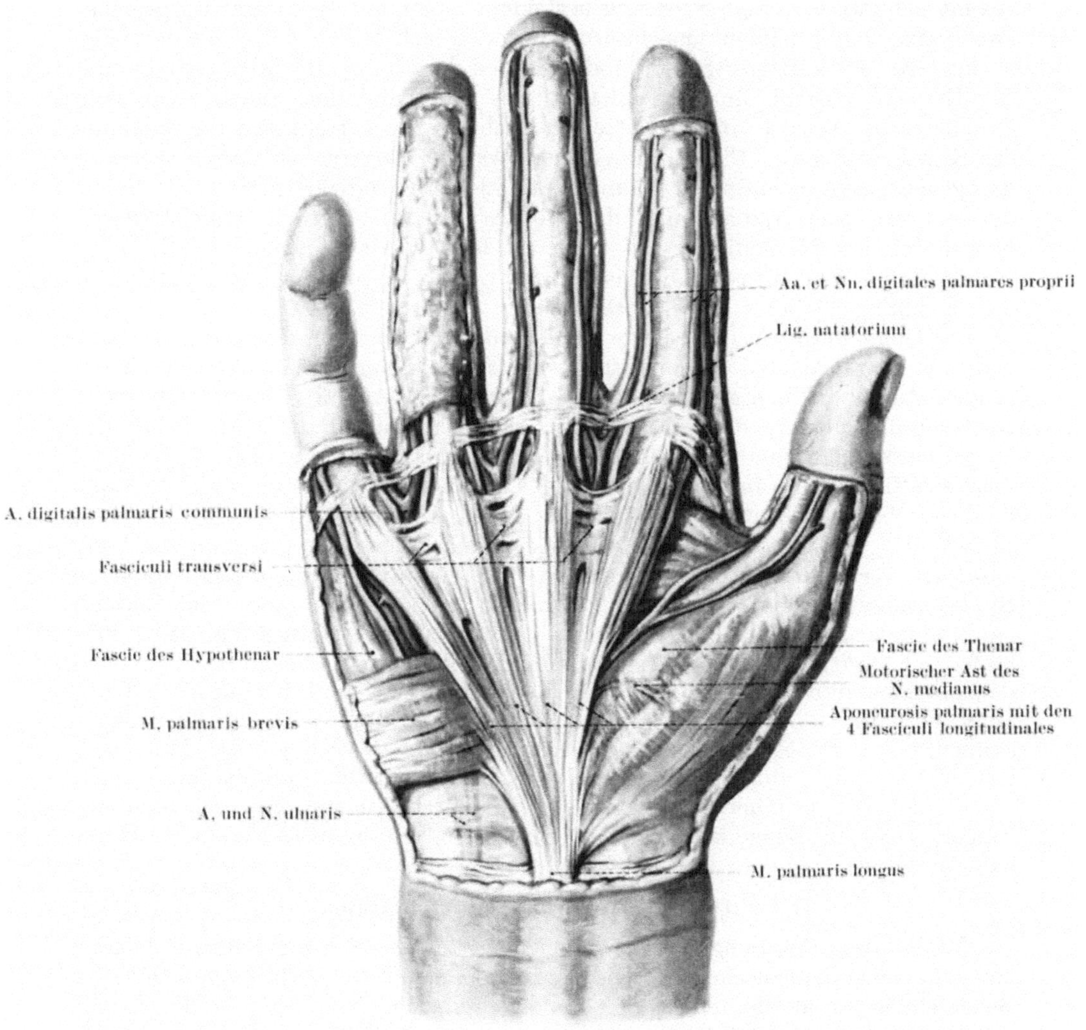

Abb. 3. Die Oberfläche der freigelegten Hohlhand

Handwurzel durch Verstärkung ringförmiger Faserbündel das dorsale und das palmare Ringband. Beide Bänder dienen der Sehnenführung.

Von der Unterfläche des Retinaculum extensorum ziehen Septen in vertikaler Richtung zu Speiche und Elle; dadurch entstehen osteofibröse Fächer für die Strecksehnen der Speichen- und Ellengruppe (Abb. 7). Regelmäßig verbleibt ein freier Spalt zwischen diesen beiden Gruppen; man benutzt ihn als Zugangsweg zum Radiocarpalgelenk. Die oberflächliche quergefaserte Handrückenfascie steht proximal mit der Fascia antebrachii und distal mit der Dorsalaponeurose der Finger in Verbindung. Sie deckt schützend die Strecksehnen, deren Scheiden und gefäßführende Mesotenonien nur bis zur Handwurzel reichen. Unter den Strecksehnen liegt die Fascia dorsalis manus profunda mit zahlreichen perforierenden Gefäßen.

In Höhe des Handgelenkes durchdringt die Sehne des M. palmaris longus die Unterarmfascie und strahlt in das Ligamentum carpi volare aus. Dieses Band spannt sich zwischen dem Processus styloideus ulnae und der lateralen Speichenfläche aus; seine distalen Querfasern verbinden sich mit dem Retinaculum flexorum. Als ein kräftiges Skeletband zwischen der Eminentia carpi radialis und der Eminentia carpi ulnaris schließt dieses Querband den Sulcus carpi zum Canalis carpi. Wird es in der Mitte durchschnitten, so flacht sich die Wölbung des Kanals etwas ab. Eine fibröse Scheidewand unterteilt den Canalis carpi in 2 ungleich große osteofibröse Räume. Der kleinere (radiale) nimmt die Sehne des M. flexor carpi radialis und der größere (ulnare) sämtliche langen Fingerbeuger mit dem N. medianus auf. Der distale Rand des Retinaculum flexorum hängt mit der Aponeurosis palmaris und den Sehnen der oberflächlichen Daumen- und Kleinfingerballenmuskeln zusammen.

Die Hohlhandfascie hüllt beide randständigen Ballenmuskelgruppen ein und bedeckt zentral als Palmaraponeurose die langen Beugesehnen mit den begleitenden Aa. und Nn. digitales palmares communes (Abb. 3). In die dreieckige Auffächerung der Aponeurosis palmaris strahlen von proximal die Sehne des M. palmaris longus und von ulnar der M. palmaris brevis ein. Die Aponeurose setzt sich fingerwärts in 4 divergierenden Längsfaserzügen bis in das Unterhautbindegewebe der Grundphalangen fort. Diese Ausläufer werden in Höhe der Zwischenfingerfalten durch bindegewebige Verstärkungen der Subcutis, die Ligg. natatoria, verbunden. Mit dem Skelet ist die Palmaraponeurose durch verstärkte Bindegewebszüge, den Retinacula, verankert. Zwischen den palmaren Fasciculi longitudinales spannen sich die Fasciculi transversi aus. Weitere Faserzüge verlaufen zur Haut, den Sehnenscheiden, den Querbändern zwischen den Köpfchen der Mittelhandknochen und zur Fascie des Daumen- und Kleinfingerballens. Diese Verhältnisse muß man bei der Operation der Dupuytrenschen Kontraktur kennen. Die zarte Bindegewebsumhüllung der Beugesehnen im Mittelfach erstreckt sich auch auf die Mm. lumbricales. In diesem Bindegewebe formen sich im Bereich der proximalen Phalangen die röhrenförmigen Faserscheiden der Finger. Über die Beugefläche der Mittelhandknochen dehnt sich die tiefe Hohlhandfascie aus.

d) Führungsbänder und Sehnengleitapparat

Zur Führung der Beugesehnen dienen im Fingerbereich die Führungsbänder und synovialen Sehnenscheiden. Die Führungsbänder fixieren die eingescheideten Beugesehnen fest an die Schäfte der Phalangen und locker an die Gelenke, so daß auch die gleitende Sehne den Kontakt mit den Fingergliedern beibehält. Handchirurgisch wichtig sind die beiden Ringbänder, von denen das breitere der Grundphalanx und das schmälere der Mittelphalanx angehört (Abb. 4). Durchschneidet man diese kräftig gefaserten Bänder, so bleibt ihre Tunnelform trotzdem noch bestehen. Am Grundgelenk des Daumens wird durch ein etwa 1 cm breites Ringband die Führung der langen Daumenbeugesehne gewährleistet. Ein weiteres zartes Ringband läßt sich über dem Köpfchen des Daumengrundgliedes darstellen. Die synovialen Sehnenscheiden gehen am Daumen und Kleinfinger in den radialen und ulnaren Sehnenscheidensack der Handwurzel über (Abb. 1). Am 2., 3. und 4. Finger enden die Sehnenscheiden in Höhe der Mittelhandköpfchen, so daß gewöhnlich keine Kommunikation mit den carpalen Sehnenscheiden besteht. Das distale Ende einer jeden Synovialscheide reicht an den Fingern bis dicht vor den Sehnenansatz an der Basis des Endgliedes.

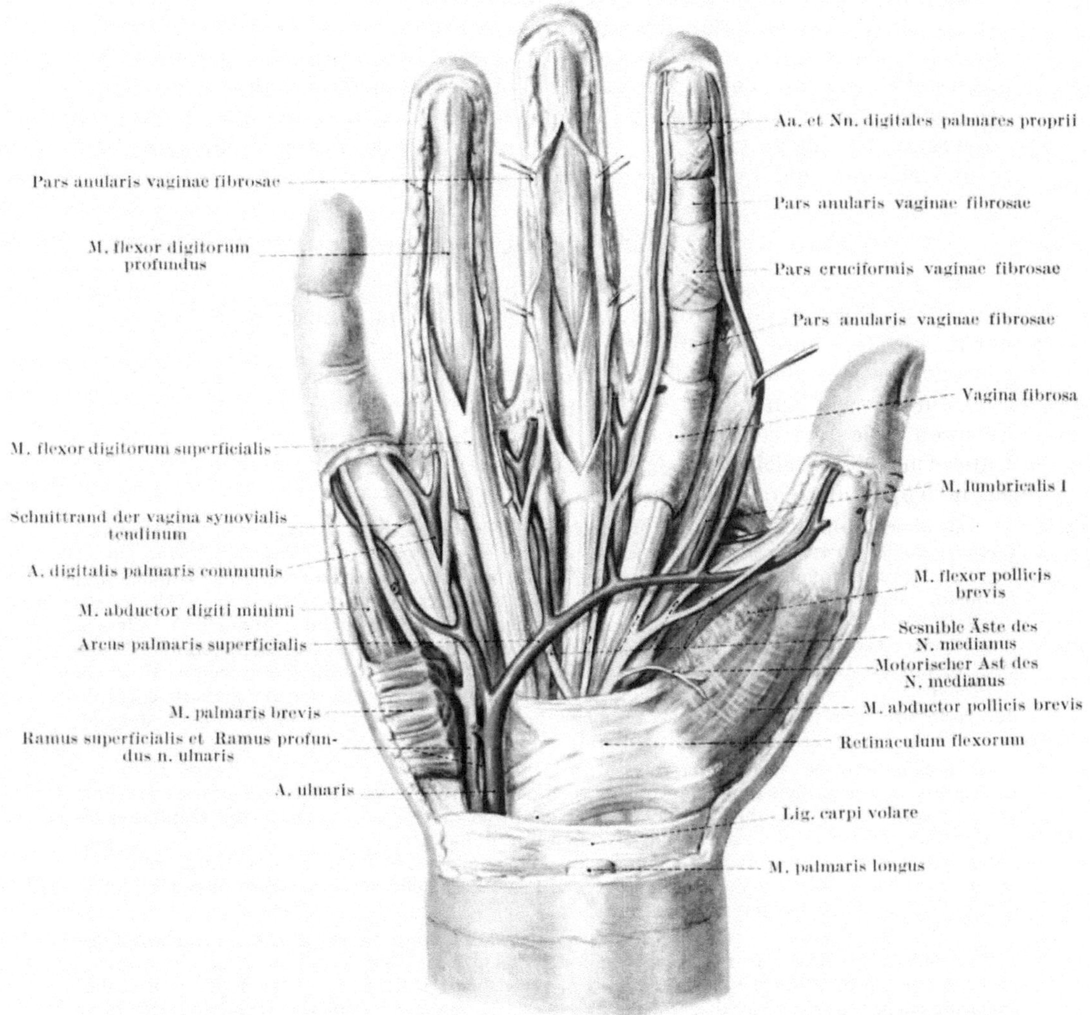

Abb. 4. Die Hohlhand nach Fortnahme der Aponeurosis palmaris und Kürzung des M. palmaris brevis. Darstellung des Aufbaus der Faserscheiden und Ringbänder am Zeige-, Mittel- und Ringfinger

Über den Sehnengleitapparat sind wir durch die grundlegenden Studien von K. BIESALSKY und L. MAYER unterrichtet. Das Gleitgewebe (Peritenon) ermöglicht es den Sehnen, sich sowohl geradlinig als auch bei veränderter Richtung zu bewegen, so daß jede Sehne, unabhängig von den anderen, beliebigen aktiven und passiven Bewegungen folgen kann. Das Gleitgewebe muß als einheitliches Ganzes aufgefaßt werden. Seine Bezeichnungen sind in den einzelnen Lokalisationen verschieden. Dieses lockere, fetthaltige, stark mit elastischen Fasern durchsetzte Bindegewebe dringt zwischen die einzelnen Muskelbündel (Endomysium) und Sehnenfibrillen (Endotenon), bedeckt die Oberfläche von Muskeln und Sehnen

(Paratenon) und füllt die Nischen der Fascienlogen aus. So wie das Peritoneum die Baucheingeweide überzieht, bedeckt das Gleitgewebe als zartes Epitenon die Sehnen. Die Sehnenscheiden umhüllen diese mit je einem parietalen und visceralen Blatt; sie schließen einen schleimgefüllten Gleitspalt ein. Am Haftband der Sehne (Mesotenon) gehen beide Blätter ineinander über; hier treten Gefäße und Nerven an die Sehne heran. Das gefältelte Haftband muß der Sehnenexkursion gleitend folgen können; diese beträgt nach C. VERDAN am tiefen Beuger des Mittelfingers etwa 8,5 cm. Feine, zeltförmige Lamellen, Vincula tendinum, verbinden die Sehnen der Fingerbeuger mit den Phalangen und leiten ihnen ebenfalls ernährende Gefäße zu (Abb. 6). Zerstört eine Infektion dieses „Sehnengekröse", so sind Nekrose und Funktionsverlust unausbleiblich.

e) Muskeln des Unterarmes

Die Finger werden durch 3 Muskelgruppen bewegt; es sind dies die langen Beuger und Strecker des Unterarmes und die kurzen Handmuskeln. Bei kräftigem Faustschluß erkennt man auf der Streckseite des Unterarmes eine schräg vom Epicondylus lateralis humeri zum Processus styloideus radii verlaufende Trennungsfurche zwischen den lateral gelegenen Extensoren und den medial liegenden Flexoren. Die oberflächlichen und tiefen Muskeln an Beuge- und Streckseite des Unterarmes lassen sich gruppenweise zusammenfassen. Handchirurgisch wichtig ist die Topographie der Sehnen (Abb. 5).

Die oberflächliche Gruppe der Beugemuskeln am Unterarm umfaßt die Mm. pronator teres, flexor carpi radialis, palmaris longus, flexor carpi ulnaris und flexor digitorum superficialis. Der M. pronator teres inseriert an der Außenfläche des Radius in Schaftmitte. Der M. flexor carpi radialis setzt palmar an den Basen der Mittelhandknochen II und III an. Bis in das Retinaculum flexorum und die Aponeurosis palmaris reicht die Sehne des M. palmaris longus. Am Os pisiforme findet sich die Insertionsstelle des M. flexor carpi ulnaris, dessen Fortsetzung die Ligg. pisometacarpeum und pisohamatum bilden. Die 4 Sehnen des M. flexor digitorum superficialis ziehen unter dem Retinaculum flexorum durch den Canalis carpi, in der Hohlhand von der Aponeurosis palmaris gedeckt, bis zu den Mittelphalangen, um hier mit je 2 Schenkeln seitlich an der palmaren Fläche zu inserieren.

Die tiefe Gruppe der Beugemuskeln am Unterarm wird von den Mm. flexor digitorum profundus, flexor pollicis longus und pronator quadratus gebildet. Die Sehnen dieser Muskeln verlaufen unterhalb der oberflächlichen Beuger durch den Canalis carpi in die Hohlhand bis zu den Basen der Endphalangen vom Daumen und den 4 dreigliedrigen Fingern. Der M. pronator quadratus ist ein kurzer viereckiger Muskel; er spannt sich im distalen Unterarmdrittel ohne Sehne flach über die Vorderfläche von Elle und Speiche aus. Bei Eiterungen bildet er den Boden des Paronaschen Raumes.

Zu der oberflächlichen Gruppe der Streckmuskeln am Unterarm (Abb. 7) gehören die radiale Streckergruppe mit den Mm. brachioradialis, extensor carpi radialis longus und brevis und die dorsale Streckergruppe mit den Mm. extensor digitorum, extensor digiti minimi und extensor carpi ulnaris. Aus dieser Gruppe ist der M. anconaeus für die Handchirurgie ohne Bedeutung. Am oberflächlichsten ist der M. brachioradialis gelegen; er inseriert an der radialen Seitenfläche des distalen Speichenendes. An der Basis des Os metacarpale II setzt der M. extensor carpi radialis longus an; die Basis des Os metacarpale III ist die Insertionsstelle des M. extensor carpi radialis brevis. Beide Sehnen liegen nach Unterkreuzung der Daumenstrecker in einer gemeinsamen Scheide unter dem Retinaculum extensorum. Die Sehnen des M. extensor digitorum inserieren an den Basen der Grundphalangen und setzen sich mit der Dorsalaponeurose bis zur Basis der Mittel- und Endphalangen fort. Über dem Handrücken bestehen Querverbindungen zwischen den Strecksehnen des 2.—5. Fingers (Connexus intertendinei). Die Sehne des M. extensor digiti minimi verläuft in einem gesonderten Fach unter dem Retinaculum extensorum und geht in die Dorsalaponeurose des 5. Fingers über. Unter dem Handgelenkband liegt die Sehne des M. extensor carpi ulnaris in der Furche zwischen Processus styloideus und Caput ulnae. Der Muskel inseriert an der Basis des V. Mittelhandknochens.

Die tiefe Gruppe der Streckmuskeln am Unterarm wird gebildet von den Mm. supinator, abductor pollicis longus, extensor pollicis brevis, extensor pollicis longus und extensor indicis. Der M. supinator inseriert an der Rauhigkeit im oberen Drittel des Radius. Zwischen seinem oberflächlichen und tiefen Teil verläuft der Ramus profundus des N. radialis. In einer Knochenrille des distalen Speichenendes ziehen in gemeinsamer Scheide die Sehnen des M. abductor pollicis longus und des M. extensor pollicis brevis. Der M. extensor pollicis longus liegt gesondert in seinem Sehnenscheidenfach, biegt an der Margo posterior radii ab und kreuzt die Sehnen vom M. extensor carpi radialis longus und brevis sowie die A. radialis. Bis zum Retinaculum extensorum verläuft die Sehne des M. extensor indicis zunächst mit der langen Daumenstrecksehne, distal davon aber begleitet sie die Zeigefingerstrecksehne auf der ulnaren

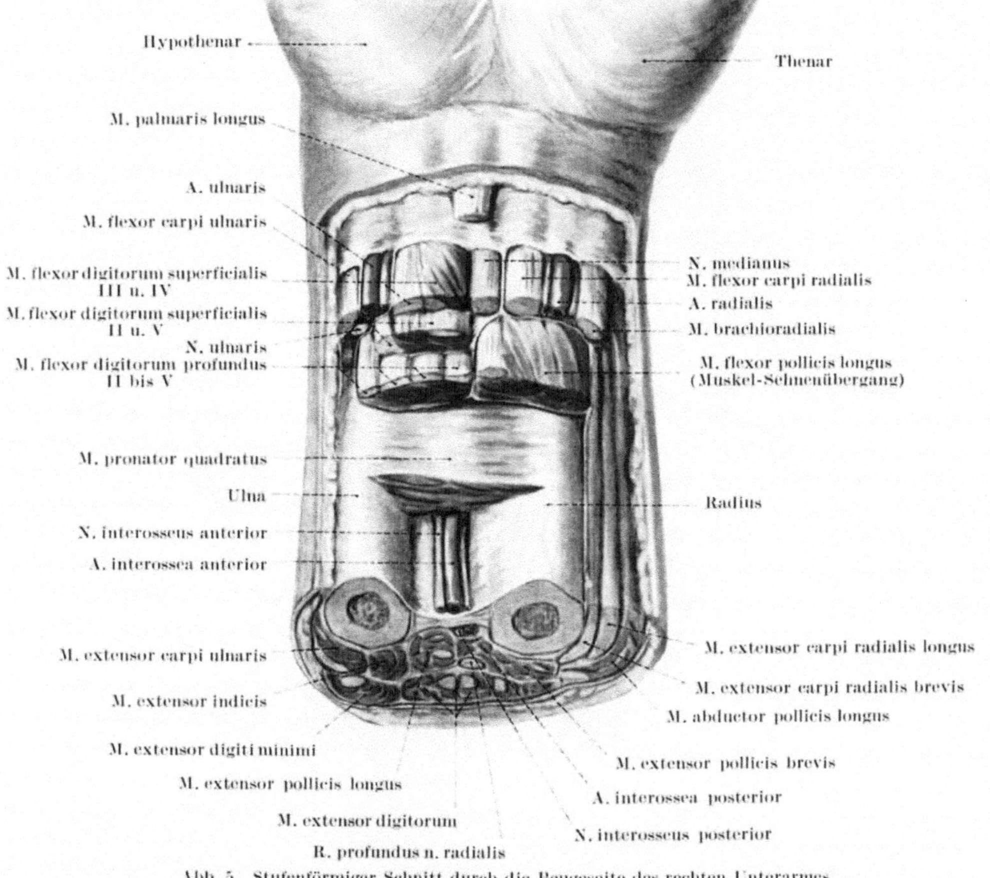

Abb. 5. Stufenförmiger Schnitt durch die Beugeseite des rechten Unterarmes

Seite; beide enden in der Dorsalaponeurose. Auf der Streckseite des Daumens inserieren der M. abductor pollicis longus an der Basis des Metacarpale I, der M. extensor pollicis brevis an der Basis der Grundphalanx und der M. extensor pollicis longus mit der Dorsalaponeurose an der Endphalanx.

f) Sehnen

In der distalen Hälfte des Unterarmes gehen die Muskeln allmählich in ihre Sehnen über, so daß diese proximal vom Handgelenk dicht aneinander gelagert in ihrem Hüllgewebe zwischen Fascia antebrachii und Unterarmknochen liegen. Von den Muskeln erhalten die Sehnen ihre ernährenden Gefäße. Im Canalis carpi übernimmt das Mesotenon die Blutversorgung, und im Mittelabschnitt besorgt dies der tiefe Hohlhandbogen mit seinen Ästen. Im Fingerbereich treten an die eingescheideten Sehnen über die Vincula Blutgefäße heran. Nach histologischen Untersuchungen von H. M. NICHOLS sind in den Fingersehnen vereinzelt längsverlaufende kleinste Gefäße vorhanden.

Die Topographie der Beugesehnen über dem Handgelenk verdient wegen der
hier häufigen Verletzungen besondere Beachtung (Abb. 5). Die 4 Superficialissehnen verlaufen in 2 Schichten gepaart nebeneinander; und zwar die beiden für

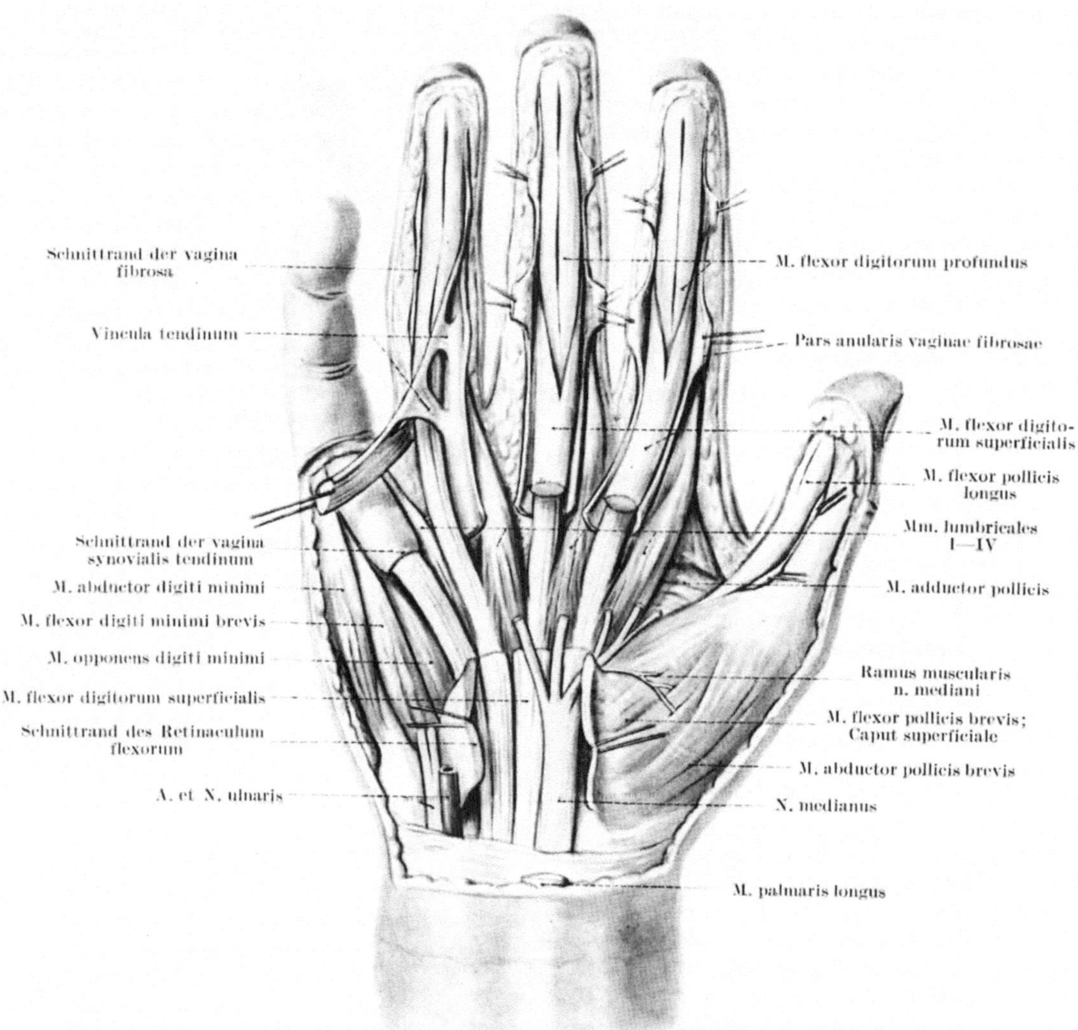

Abb. 6. Beugesehnen und kurze Handmuskeln nach Fortnahme der Aponeurosis palmaris und der Gefäß-Nervenbündel und nach Spaltung des Retinaculum flexorum. Die oberflächlichen Beugesehnen für den Zeige-, Mittel-
und Ringfinger sind in der Hohlhand reseziert und die Mm. lumbricales dargestellt. Haltefäden in den eröffneten
Ringbändern

den 3. und 4. Finger palmar von denen des 2. und 5. Fingers. Alle 4 oberflächlichen Beugesehnen besitzen ein gemeinsames Mesotenonium. Daraus erklärt
sich die leichte Mitbewegung der Nachbarfinger beim Zug an einer freigelegten
oberflächlichen Beugesehne. In der nächst tieferen Schicht finden sich die 4 Profundussehnen in radio-ulnarer Richtung nebeneinander gelagert für den 2. bis
5. Finger. Sind sie bis zum Canalis carpi miteinander verwachsen, so kann an
dieser Stelle ihre Isolierung bei der Sehnentransplantation schwierig sein. Gewöhnlich sind sie aber schon proximal am Unterarm voneinander getrennt. Dies erlaubt

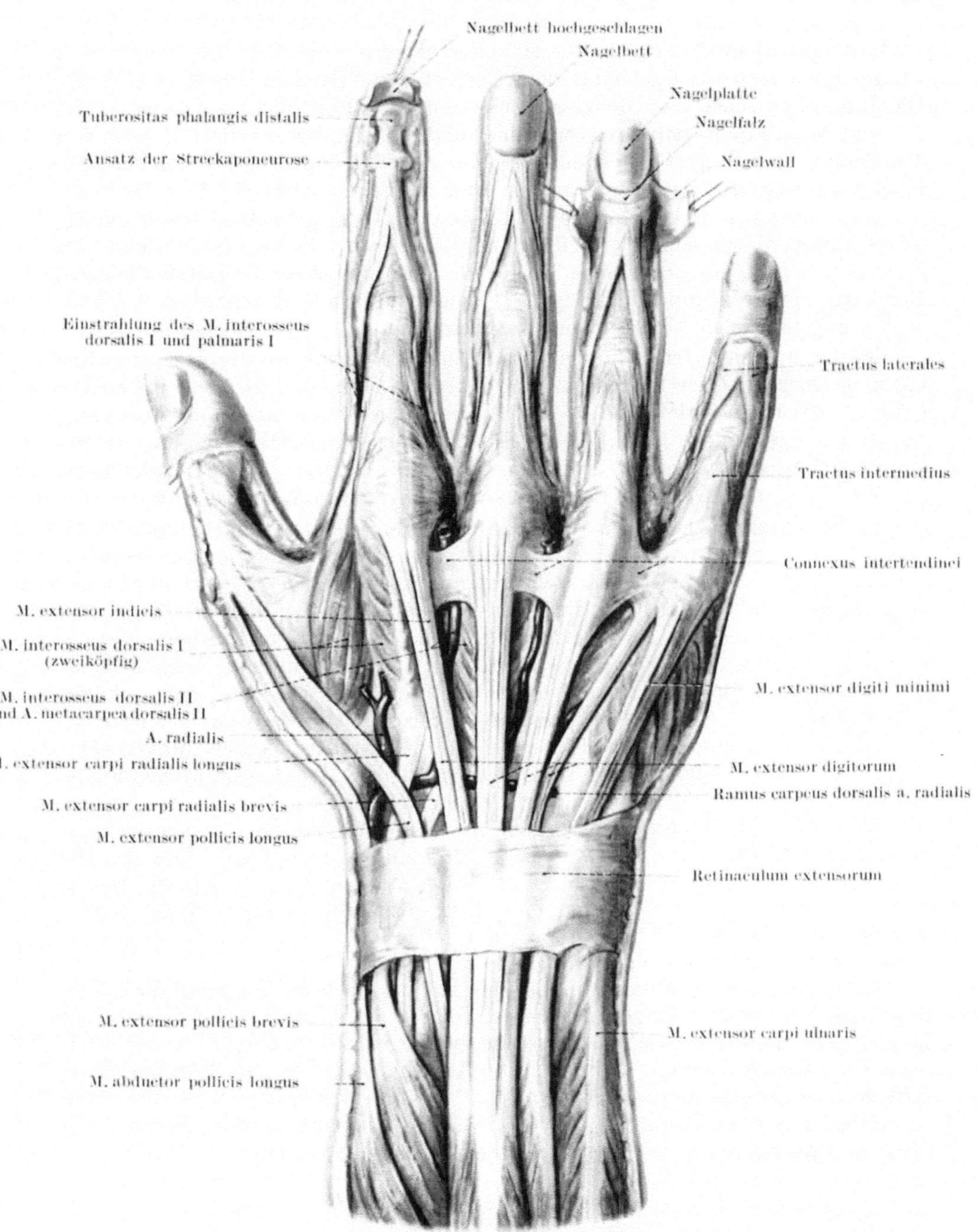

Abb. 7. Die Strecksehnen mit Aufbau der Streckaponeurosen und Fingernägel nach Fortnahme der oberflächlichen Handrückenfascie und der Sehnenscheiden

den einzelnen Fingern, sich unabhängig von den Nachbarfingern zu bewegen (C. ELZE). Alle 8 Beugesehnen werden gemeinsam von dem ulnaren Synovialscheidensack eingeschlossen. Der radiale Sehnenscheidensack umgibt die lange Daumenbeugesehne.

In der Hohlhand folgen die übereinandergelagerten oberflächlichen und tiefen Beugesehnen paarweise getrennt dem Verlauf der Mittelhandknochen (Abb. 6). Die Räume zwischen den Beugesehnenpaaren enthalten Fettgewebe, ferner die Aa. und Nn. digitales palmares communes und die Mm. lumbricales. Palmar von den Beugesehnen liegt die Aponeurosis palmaris, und dorsal finden sich die tiefe Hohlhandfascie, die Ossa metacarpalia und die Mm. interossei. Den Daumenballen durchzieht zwischen den beiden Köpfen des M. flexor pollicis brevis nur die lange Daumenbeugesehne. In ihrer unmittelbaren Nachbarschaft liegt der N. medianus und sein motorischer Ast für die kurzen Muskeln des Daumenballens. Daher ist die Freilegung der langen Daumenbeugesehne proximal vom Handgelenk ungefährlicher als über dem Daumenballen.

Bei den 4 dreigliedrigen Fingern liegt die Bifurkation der Superficialissehne mit dem Durchtritt der Profundussehne jeweils in Höhe der proximalen Phalanx (Abb. 4). Hier geben tiefe und oberflächliche Beugesehnen ihre runde Form auf; sie werden flach und schmal. Beide Schenkel des oberflächlichen Beugers vereinigen sich wieder hinter der Profundussehne und inserieren seitlich an der Basis der Mittelphalanx. Die tiefe Beugesehne setzt an der Endgliedbasis an.

Die Strecksehnen passieren, von kurzen Sehnenscheiden umgeben, das Retinaculum extensorum in 6 nebeneinanderliegenden Fächern (Abb. 7). Die Daumenstrecker überkreuzen die Radialextensoren, und die Sehne des M. extensor indicis verläßt die tiefe Gruppe der Unterarmstreckmuskeln, um sich an die ulnare Seite der Zeigefingerstrecksehne anzuschließen. Zu den dreigliedrigen Fingern ziehen die 4 Sehnen des M. extensor digitorum; zusätzlich findet sich kleinfingerwärts die Sehne des M. extensor digiti minimi. Zur Speichengruppe gehören 3 Fächer (Abb. 2): An der Radialseite des Processus styloideus radii ziehen im 1. Fach der M. abductor pollicis longus und M. extensor pollicis brevis. Das 2. Fach der Speichengruppe nimmt die Sehnen des M. extensor carpi radialis longus und brevis auf. Im 3. Fach verläuft am scharfen Knochengrat der Speiche die Sehne des M. extensor pollicis longus; sie ist daher bei Radiusfrakturen besonders gefährdet. Zur Ellengruppe zählt man die restlichen 3 Fächer. Die 4 Sehnen des M. extensor digitorum und die des M. extensor indicis passieren das 4. Fach. Das 5. enthält die Sehne vom M. extensor digiti minimi, das 6. gehört zum M. extensor carpi ulnaris. — An der Mittelhand verlaufen die insgesamt 6 ulnaren flachen Strecksehnen divergierend.

Die Speichengrube (Fovea radialis oder Tabatière), begrenzt durch die Sehne des M. extensor pollicis longus und die Sehnen des M. extensor pollicis brevis und M. abductor pollicis longus, bildet einen wichtigen Zugangsweg bei der Freilegung des Os scaphoideum (Abb. 8). Die A. radialis gibt hier nach ihrem Übertritt von der Beugeseite des Unterarmes auf die Streckseite der Handwurzel den Ramus carpeus dorsalis ab. Begleitvenen verlaufen mit der Arterie. Ferner zieht über die Speichengrube der oberflächliche Ast des N. radialis.

g) Dorsalaponeurose

Die Streckaponeurosen überspannen als zeltförmige Membranen die Dorsalseiten der dreigliedrigen Finger. Sie bilden sich aus den Sehnen der langen Fingerstrecker und den seitlich von der Hohlhand einstrahlenden Sehnen der Mm. interossei und lumbricales (Abb. 7). Straffe Verwachsungen bestehen über den Fingergelenken und auf den Dorsalseiten der Mittel- und Endgliedbasen; sonst liegen die Dorsalaponeurosen den Phalangen nur lose gleitend auf. In Köpfchenhöhe der Metacarpalknochen verlassen die Sehnen der Mm. lumbricales palmar von den Ligg. metacarpea transversa profunda die Hohlhand, um mit den dorsal von den

Querbändern verlaufenden Sehnen der Mm. interossei in die Dorsalaponeurose
einzutreten. Proximale Sehnenfasern der Mm. interossei und lumbricales ziehen

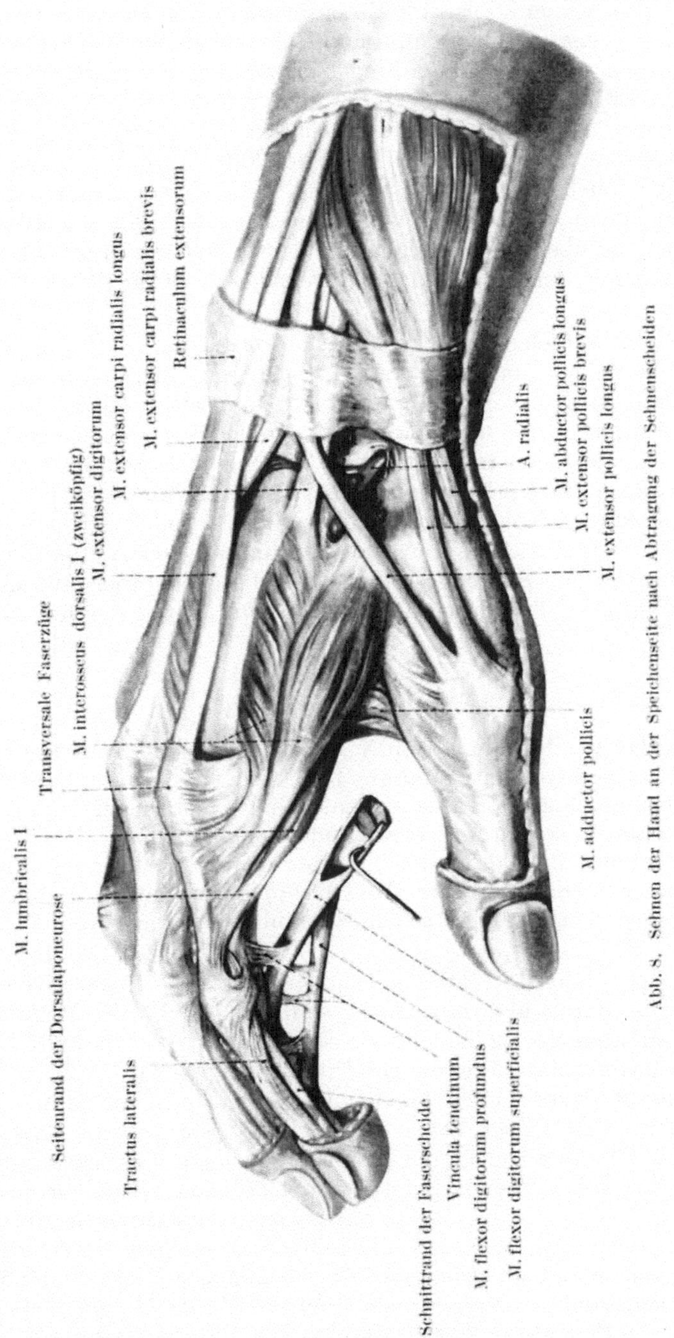

Abb. 8. Sehnen der Hand an der Speichenseite nach Abtragung der Sehnenscheiden

in transversaler Richtung breit gewölbt über die Rücken der Grundglieder. Mit
diesen schlaufenförmigen Fasern bewirken die Sehnen, da sie von der Beugeseite

an das Grundglied angreifen, eine Flexion der Grundgelenke und verhindern ein seitliches Abgleiten der langen Strecksehnen von den Knöcheln der Mittelhand. Die distalen Sehnenfasern der Mm. interossei und lumbricales setzen sich in Längsrichtung fort und bilden jederseits den scharfen Seitenrand der Dorsalaponeurose. Die Sehnenfasern des Extensor digitorum inserieren an den Basen der Grundglieder und strecken dadurch die Grundgelenke. Über der proximalen Phalanx eines jeden dreigliedrigen Fingers setzen sich Sehnenfasern des Extensor digitorum in 3 Zügen fort, von denen der innig mit der Gelenkkapsel verbundene Tractus intermedius gemeinsam mit den medianen, oberflächlichen Fasern der Interossei und Lumbricales an der Basis des Mittelgliedes ansetzt. Die beiden lateralen Züge weichen unter den Fasern der Interossei und Lumbricales auseinander und bilden mit denen der anderen Seite das „Knopfloch". Wiederum vereint, ziehen sie über das Mittelglied und inserieren als Tractus laterales nach Verschmelzung mit der Kapsel des Endgelenkes breitflächig an der Basis des Nagelgliedes.

Den komplex aufgebauten Streckmechanismus kann man am besten durch Versuche an einem anatomischen Präparat studieren. Zieht man mit 2 Klemmen in proximaler Richtung gleichzeitig an den beiden seitlichen Zipfeln der Dorsalaponeurose (Mm. interossei und lumbricales), so beugt sich der betreffende Finger im Grundgelenk, während im Mittel- und Endgelenk Extension eintritt. Durch alleinigen Zug an dem medianen Zipfel (Extensor digitorum) wird das Grundgelenk gestreckt. Die kurzen Hohlhandmuskeln und die langen Extensoren wirken also im Grundgelenk als Antagonisten. Auch Abduktion und Adduktion der Finger sind weitgehend in den Streckmechanismus einbezogen. Dies läßt sich ebenfalls an dem anatomischen Präparat zeigen, wenn man bei gestrecktem Grundgelenk an einem seitlichen Zipfel zieht.

h) Kurze Handmuskeln

Den Hypothenar bilden die 3 vom N. ulnaris versorgten M. abductor, M. flexor brevis und M. opponens digiti minimi. Diese kurzen Kleinfingermuskeln, deren Namen sich von der Funktion ableiten, entspringen gemeinsam vom Os pisiforme, vom Retinaculum flexorum und vom Hamulus ossis hamati. Die Mm. abductor und flexor digiti minimi sind oberflächlich gelegen und ziehen zum ulnaren Rande des Kleinfingergrundgliedes, während der M. opponens digiti minimi in der tieferen Schicht zwischen den beiden Muskeln zum ulnaren Rande des V. Mittelhandknochens verläuft (Abb. 9).

Zum Thenar gehören die kurzen Daumenmuskeln, welche teils vom N. medianus und teils vom N. ulnaris versorgt werden (Abb. 9). Die Medianus-Gruppe besteht aus: M. abductor pollicis brevis, M. opponens pollicis und Caput superficiale des M. flexor pollicis brevis. Die Ulnaris-Gruppe wird gebildet vom Caput profundum des M. flexor pollicis brevis und vom M. adductor pollicis mit seinem Caput obliquum und Caput transversum. Die erste Gruppe entspringt vom Tuberculum ossis trapezii und vom Retinaculum flexorum. Die Insertionsstelle des M. abductor pollicis brevis findet sich am radialen Sesambein des Daumengrundgelenkes; die Sehne des Muskels setzt sich radialwärts in die Dorsalaponeurose bis zur Nagelphalanx fort. Der M. flexor pollicis brevis zieht zu den beiden Sesambeinen und entspricht den Zwischenknochenmuskeln der Mittelhand. An den radialen Rand des Metacarpale I heftet sich der M. opponens pollicis an. Große praktische Bedeutung kommt dem vom N. ulnaris versorgten M. adductor pollicis der zweiten Gruppe zu. Mit einem Caput transversum entspringt er vom Os metacarpale III und mit einem Caput obliquum von den benachbarten Handwurzelknochen. Beide Muskelanteile setzen am ulnaren Sesambein des Daumen-grundgelenkes an; die Sehne strahlt ulnarwärts in die Dorsalaponeurose bis zur Nagelphalanx aus. — Die erste Gruppe (N. medianus) der Daumenballen-muskulatur abduziert und opponiert den Daumen, außerdem beugt sie seine

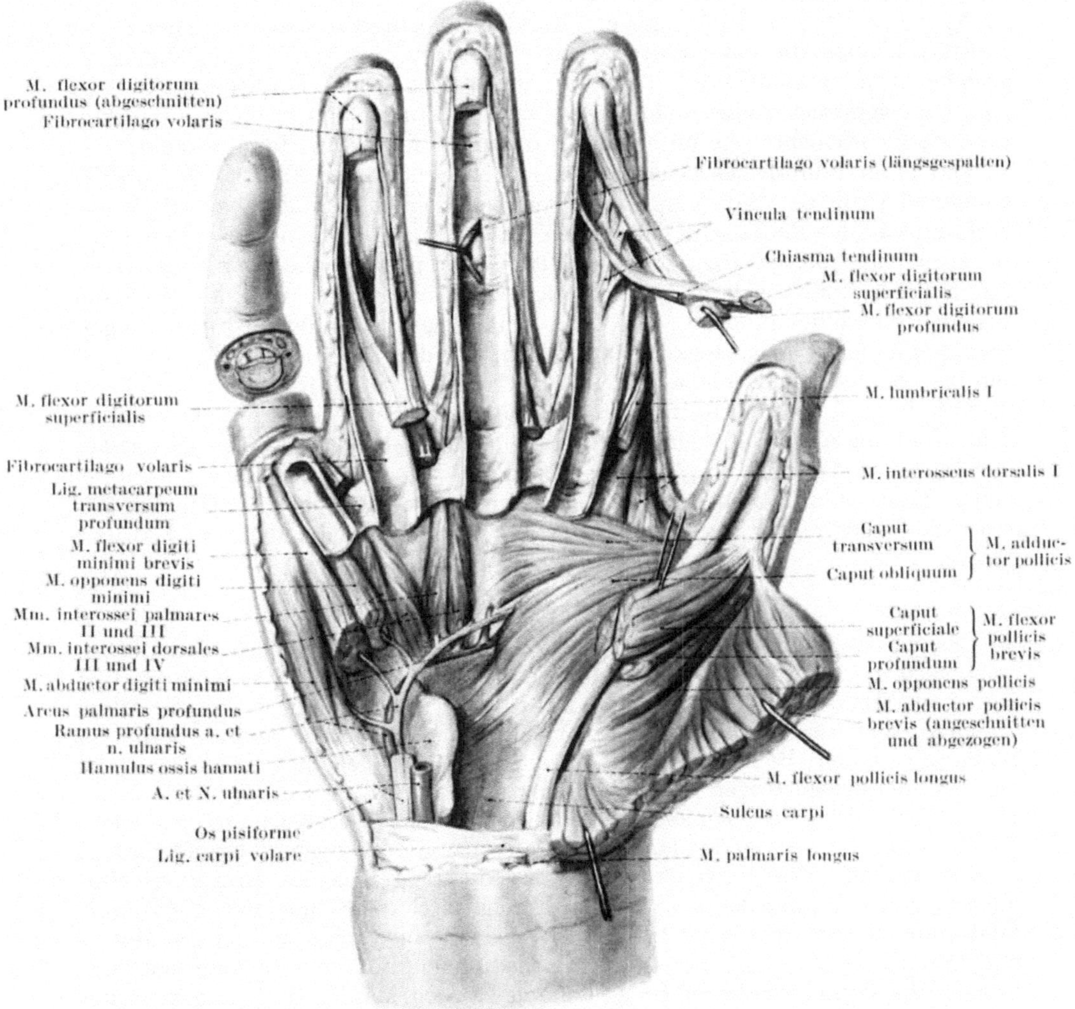

Abb. 9. Die Hohlhand nach Fortnahme der Beugesehnen und des N. medianus unter Belassung der langen Daumenbeugesehne im Sulcus carpi. Darstellung des Chiasma tendinum an Zeige- und Ringfinger, der längs-gespaltenen Fibrocartilago volaris am Mittelfinger und des Amputationsquerschnittes am Grundglied des Klein-fingers. Die Muskeln des Daumen- und Kleinfingerballens sind teilweise entfernt

Grundphalanx. Die zweite Gruppe (N. ulnaris) adduziert und opponiert den Daumen. Durch ihren Eintritt in die Streckaponeurose wirken beide Muskel-gruppen bei Extension des Daumenendgliedes mit.

Die 7 Zwischenknochenmuskeln, vom N. ulnaris innerviert, füllen die Meta-carpalräume in 2 Lagen aus. Drei Mm. interossei palmares entspringen von der ulnaren Fläche des Os metacarpale II und der radialen Fläche von Os meta-carpale IV und V. Die vier Mm. interossei dorsales kommen von den einander zugekehrten Dorsalseiten der Ossa metacarpalia I—V; ihre Sehnen ziehen wie die der palmaren in die Dorsalaponeurose der gemeinsamen Fingerstrecksehnen. Die 7 Sehnen der Zwischenknochenmuskeln bleiben dorsal von den Ligg. metacarp. transvers. prof. und palmar von der querverlaufenden Grundgelenksachse. Bezogen auf den Mittelfinger, bewirken die palmaren Muskeln eine Adduktion, die dorsalen Muskeln eine Abduktion der Nachbarfinger. Spreizbewegungen gelingen nur bei Stabilisierung der Grundgelenke in Streckstellung; bei dieser Haltung können die entspannten Ligg. collateralia der Metacarpo-Phalangealgelenke nicht sperrend wirken. Neben ihrer eigentlichen Funktion haben die langen Fingerstrecker eine abduzierende und die langen Fingerbeuger eine adduzierende Komponente; sie unterstützen dadurch die kurzen Handmuskeln.

Die 4 Mm. lumbricales liegen zwischen den Sehnen der Fingerbeuger in der Hohlhand (Abb. 6). Sie entspringen von den Sehnen des M. flexor digitorum profundus an der Radialseite nach deren Austritt aus dem Handwurzelkanal und ziehen palmar von den Ligg. metacarp. transvers. prof. in die Dorsalaponeurose. Gelegentlich findet sich ein zweiköpfiger Muskelursprung von den einander zugekehrten Sehnenrändern. Die Mm. lumbricales verbinden also die Fingerbeuger mit den Fingerstreckern und helfen bei der Stabilisierung der Grundgelenke. Sind die tiefen Beugesehnen in der Hohlhand durchtrennt, so verhindern die Mm. lumbricales eine Retraktion der proximalen Sehnenstümpfe. Der bewegliche Ursprung dieser Muskeln an den tiefen Beugesehnen wirkt sich jeweils auf ihre Länge aus; sie sind am kürzesten bei Fingerstreckung und am längsten bei vollem Faustschluß. Gemeinsam mit den Mm. interossei beugen die Mm. lumbricales die Grundglieder und strecken Mittel- und Endglieder der dreigliedrigen Finger.

j) Bewegungsmechanismus

Für die Bewegung der Hand oder der Finger ist das harmonische Zusammenspiel meist mehrerer Muskeln mit ihren Sehnen erforderlich. Diese Koordination wird vom Tonus der Antagonisten mitbestimmt. Soll eine Bewegung kraftvoll ablaufen, so müssen sich die proximal gelegenen Gelenke in jeweils optimaler Stellung befinden. Bei starker Palmarflexion des Handgelenkes gelingt zwar die Beugung der dreigliedrigen Finger zum Faustschluß, kräftig wird er aber erst bei Dorsalflexion des Handgelenkes. Die Stabilisierung des Handgelenkes ermöglicht die Mitbewegung der von den langen Beugesehnen übersprungenen Grundgelenke. Ähnlich verhält sich der Streckmechanismus der Fingergelenke: Erst durch Stabilisierung der Grundgelenke in Streckstellung durch die Sehnen des M. extensor digitorum können die kurzen Handmuskeln die Finger spreizen oder die Mittel- und Endgelenke strecken. Im anderen Falle müssen die Mm. interossei und lumbricales die Grundgelenke in Beugestellung fixieren, damit die Sehnenzüge des M. extensor digitorum ihre Streckwirkung auf die beiden distalen Fingergelenke ausüben können.

k) Blut- und Lymphgefäße

Die arterielle Versorgung des Armes geschieht durch die A. subclavia. Zahlreiche Äste für den Schultergürtel gewährleisten bei Unterbindung des Gefäßes im Schulterbereich einen ausreichenden Kollateralkreislauf. Die Fortsetzung der Arterie in die Achselhöhle bildet die A. axillaris. Im Falle einer Unterbindung sind die Kommunikationen zu den Halsästen der A. subclavia und zu den Aa. intercostales für die Erhaltung des Armes bedeutungsvoll. Bis zum Abgang der Aa. circumflexae humeri anterior und posterior darf die Ligatur der A. axillaris erfolgen. Vom unteren Rande des M. pectoralis major an bildet die A. brachialis die Fortsetzung der Hauptschlagader; sie verläuft im Sulcus bicipitalis medialis bis zur Ellenbeuge, gibt unter der Aponeurose des M. biceps die A. radialis ab und teilt sich in die A. ulnaris und A. interossea communis, welche sich in die A. interossea anterior und A. interossea posterior aufzweigt. Da die Äste der A. brachialis am Oberarm (A. profunda brachii, A. collateralis ulnaris superior und inferior) und in der Ellenbeuge (A. recurrens radialis, Aa. recurrentes ulnares und A. recurrens interossea) sowie auf der Dorsalseite des Ellenbogens als Rete

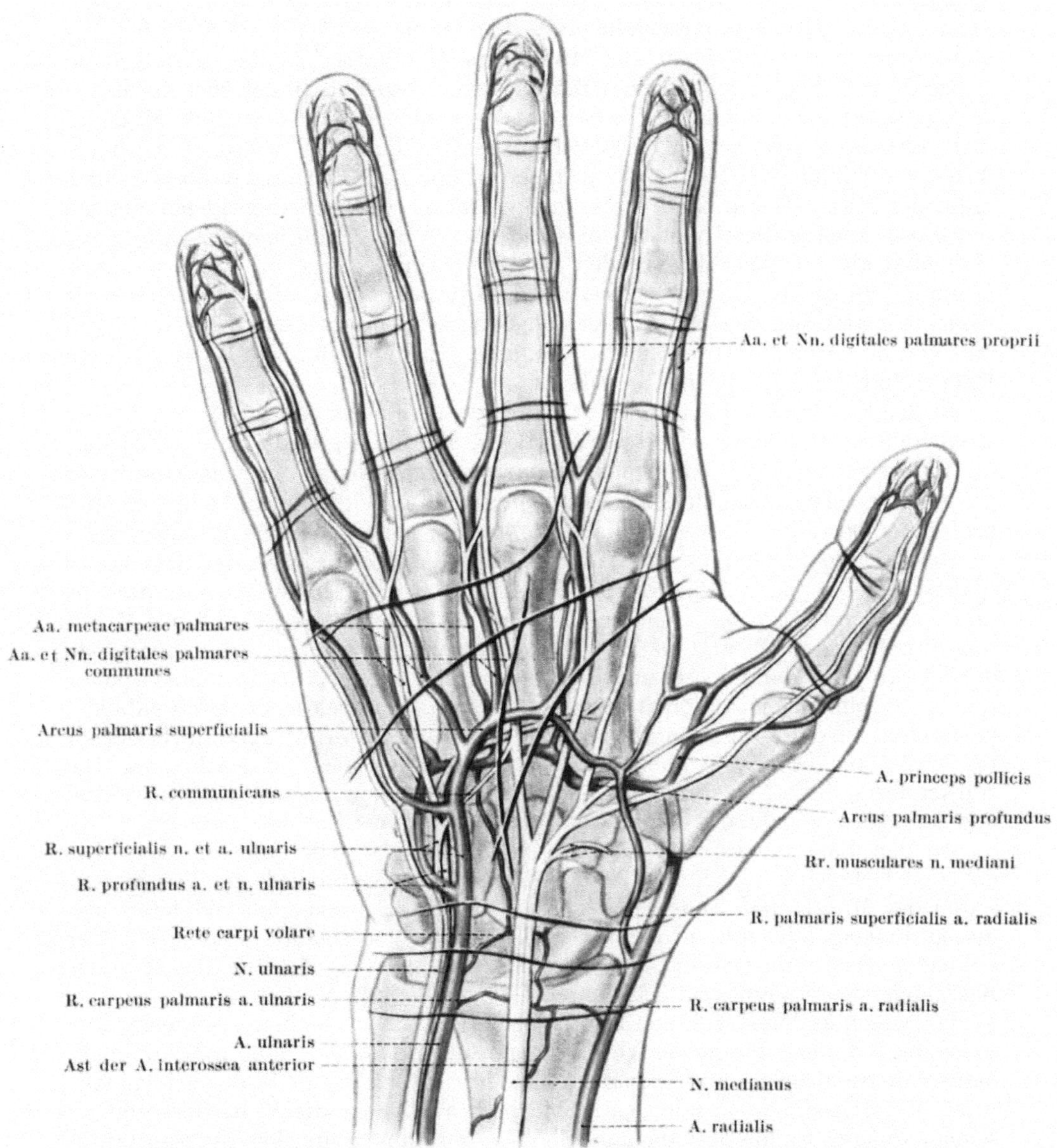

Abb. 10. Lagebeziehungen zwischen den Hautfurchen der Hohlhand, dem Skelet, den Nerven und Arterien

articulare cubiti ausgedehnt anastomosieren, wird die Unterbindung der A. brachialis nach Abgang der A. profunda brachii ohne Schaden ertragen.

Im Gebiet des Unterarmes und der Handwurzel liegen die 4 Aufzweigungen der Armschlagader: A. radialis, A. ulnaris, Aa. interosseae posterior und anterior (Abb. 10). Nicht nur über der Handwurzel gehen die Gefäße unter Bildung des Rete carpi dorsale zahlreiche Verbindungen ein, sondern auch in der Hohlhand als Arcus palmaris superficialis und profundus. Die A. radialis reicht vom Collum radii bis zum Processus styloideus radii. Das Gefäß wird vom Ramus superficialis n. radialis begleitet. Im oberen Drittel ihres Verlaufes liegt die Speichenschlagader zwischen dem M. brachioradialis und dem M. pronator teres, in den beiden distalen Unterarmdritteln zwischen dem M. brachioradialis und M. flexor carpi radialis. Die A. ulnaris zieht unter dem N. medianus auf die Ellenseite des Unterarmes und verläuft in Begleitung des N. ulnaris bis zum Handgelenk. Zunächst von den oberflächlichen Beugemuskeln bedeckt, findet sich die Ellenschlagader zwischen dem M. flexor digitorum superficialis und dem M. flexor carpi ulnaris. Nach ihrem Durchtritt unter dem Lig. carpi volare verläuft die A. ulnaris palmar vom Retinaculum flexorum und liegt hier relativ oberflächlich unter der Haut. Der Ramus profundus a. ulnaris biegt mit dem gleichnamigen Ast des N. ulnaris distal vom Os pisiforme durch die Kleinfingermuskeln in die Hohlhand ab, um Anschluß an den weiter proximal gelegenen Arcus palmaris profundus zu gewinnen. Der stärkere Ramus superficialis a. ulnaris setzt sich als Arcus palmaris superficialis fort, vor den Beugesehnen und Fingernerven gelegen und von der Aponeurosis palmaris geschützt. Er verbindet sich dann mit dem Ramus palmaris superficialis a. radialis.

In der Hohlhand bilden die A. radialis und A. ulnaris gemeinsam die beiden Hohlhandbögen. Entsprechend der oberflächlichen Lage gibt die Ellenschlagader ihr Blut vorwiegend in den Arcus palmaris superficialis ab, während die tiefer gelegene Speichenschlagader sich maßgeblich an der Bildung des Arcus palmaris profundus beteiligt. Die A. radialis zieht über dem Handgelenk unter dem M. abductor pollicis longus und M. extensor pollicis brevis nach der Streckseite und teilt sich etwa in Höhe der Speichengrube in den Ramus carpeus dorsalis und den Ramus carpeus palmaris. Ersterer unterkreuzt die Sehnen des M. extensor pollicis longus und der Radialextensoren; er gibt die Aa. metacarpeae dorsales ab. Der Ramus carpeus palmaris umkreist die Basis des Os metacarpale I und bildet schließlich den dorsal vom M. adductor pollicis gelegenen Arcus palmaris profundus. Aus der Verbindung der Aa. metacarpeae dorsales mit den Rami perforantes der Aa. metacarpeae palmares entstehen die zarten Aa. digitales dorsales. Die stärkeren Aa. digitales palmares propriae entwickeln sich aus dem Zusammenfluß der Aa. digitales palmares communes und der Aa. metacarpeae palmares.

An den Fingern bestehen ebenfalls zahlreiche arterielle Anastomosen. Die dorsalen Gefäßchen der Finger 2—5 enden an den Grundgliedern. Die Streckseiten der Mittel- und Endglieder werden durch die stärker ausgebildeten palmaren Fingergefäße mit ernährt. Den Daumen versorgen die beiden Äste der palmar gelegenen A. princeps pollicis aus der A. radialis. An der Ellenseite des Kleinfingers entstammt das Kantengefäß einem Ast der A. ulnaris.

Die Venen kommen von den Fingerstreckseiten und begleiten subfascial paarweise die Arterien. Sie gehen Verbindungen mit den ausgedehnten Hautvenennetzen an Handrücken und Unterarm ein. Der Rückfluß des Blutes erfolgt vorwiegend am medialen Rande des M. biceps brachii über die V. basilica und an seinem äußeren Rande über die V. cephalica. Zusammen mit den Vv. comitantes der Arm- und Unterarmschlagadern münden sie in die V. axillaris. Durch Druckdifferenzen, eingeschaltete Venenklappen und Anastomosen wird die Strömung des Blutes aufrechterhalten. Muskeltätigkeit steigert den arteriellen Zufluß, indem der Raum zwischen Haut und Fascie vermindert und das subcutane Venennetz komprimiert wird. Somit fördert man durch kraftvolles Öffnen und Schließen der Hand den Blutrückfluß. — Die vertikalen Verbindungen zwischen den oberflächlichen und tiefen Blutadern begünstigen das Vordringen entzündlicher Prozesse in dieser Richtung.

Oberflächliche und tiefe Lymphgefäße sind zumeist die Begleiter der Venen. Bei Entzündungen sind die Vasa lymphatica superficialia unter der Haut sichtbar (Lymphangitis). Über dem Epicondylus medialis humeri finden sich häufig in dem ulnaren Lymphgefäßzug die Nodi lymphatici cubitales, welche bei fortschreitender Infektion als „erste Station" palpabel sind (Lymphadenitis). Die „zweite Station" bilden die Nodi lymphatici axillares. Unter Umgehung der Achselgrube kann sich eine Infektion über die Nodi lymphatici infraclaviculares direkt in den Angulus venosus ausbreiten. — Die Vasa lymphatica profunda ziehen am Unterarm mit den Arterien; sie passieren die Nodi lymphatici cubitales in Höhe des Gelenkspaltes („erste Station") und münden in die oberflächlichen Nodi lymphatici axillares ein („zweite Station").

1) Nerven

Aus dem Armplexus gehen 3 Hauptnerven hervor, von denen der N. medianus und der N. ulnaris vorwiegend die Beugeseite, der N. radialis die Streckseite der Hand versorgen. Als gemischte Nerven besitzen sie motorische und sensible Fasern, außerdem die für die Trophik verantwortlichen efferenten Fasern. Die Durchtrennung eines Hauptnerven führt daher zu motorischen, sensiblen und vegetativen Ausfallserscheinungen in den zugehörigen Versorgungsgebieten.

Der *N. medianus* (C 6—Th 1) verläuft in der ulnaren Oberarmfurche. Er liegt anfangs ventral und im distalen Oberarmdrittel medial von der A. brachialis. Durch den M. pronator teres tritt der Nerv zum Unterarm und zieht zwischen M. flexor digitorum superficialis und profundus zur Handwurzel.

Motorische Äste innervieren den größeren Teil der speichenseitig gelegenen Beuger und die Pronatoren des Unterarmes mit Ausnahme des M. flexor carpi ulnaris und des ulnaren Kopfes vom M. flexor digitorum profundus. Über dem Handgelenk liegt der kräftige Mittelnerv relativ oberflächlich (Abb. 4, 5, 6, 10). Hat man die Sehnen des M. palmaris longus und des M. flexor carpi radialis auseinandergehalten und die gemeinsame Hüllfascie der langen Fingerbeuger gespalten, so findet man den N. medianus radial von der oberflächlichen Beugesehne des Mittelfingers. Der Nerv zieht unter dem Schutze des Retinaculum flexorum in den Canalis carpi. Von den glänzenden Sehnen unterscheidet er sich äußerlich durch sein matteres Aussehen; außerdem ist er breiter und wird von feinen längsverlaufenden Gefäßen begleitet.

In Höhe des distalen Randes vom Retinaculum flexorum teilt sich der Mittelnerv in seine Endäste auf. Diese Teilungsstelle entspricht einem Schnittpunkt aus der Achse des maximal abduziert und gestreckt gehaltenen Daumens mit der Längsachse der Hohlhand. Bei Freilegung des N. medianus stößt man zuerst auf den 1—1,5 cm kurzen motorischen Ast für die Daumenballenmuskulatur (M. abductor pollicis brevis, Caput superficiale des M. flexor pollicis brevis und M. opponens pollicis).

Unterhalb des Arcus palmaris superficialis findet man die 5 sensiblen Äste und die Anastomose zum N. ulnaris. Der 1. und 2. sensible Medianusast versorgen die radiale und ulnare Daumenseite, der 3. zieht in die radiale Zeigefingerhälfte, der 4. und 5. Ast liegen als Nn. digitales palmares communes mehr hohlhandwärts und gabeln sich in Höhe der proximalen queren Hohlhandfurche in die Nn. digitales palmares proprii für den Zeige- und Mittelfinger und die radiale Hälfte des Ringfingers. Kurze motorische Ästchen innervieren die Mm. lumbricales I und II. Begleitet von den gleichnamigen Arterien aus dem oberflächlichen Hohlhandbogen, liegen die Nerven in den Räumen zwischen den langen Beugesehnenpaaren auf den Mm. lumbricales. Im Fingerbereich verlaufen die Gefäß-Nervenbündel seitlich von den Beugesehnen; der Nerv liegt stets palmar von der Arterie. —

Sensible Äste des N. medianus verzweigen sich als Rami articulares am Ellbogen-
gelenk, zum Teil an den Handwurzelgelenken und an den Gelenken der radialen
Finger. Zu den Hautästen (anatomische Hautfelder) gehören der Ramus palmaris
n. mediani für die radiale Hälfte des Handgelenkes, des Daumenballens und der
Hohlhand, die Rami cutanei der gemeinsamen palmaren Fingernerven für den
distalen Abschnitt der Hohlhand und die Nn. digitales palmares proprii für die
Beugeseite des Daumens, Zeige- und Mittelfingers sowie für die radiale Hälfte des
Ringfingers (Abb. 11). Die Nn. digitales palmares proprii breiten sich dorsal an
den Mittel- und Endgliedern von Zeige- und Mittelfinger und an der radialen

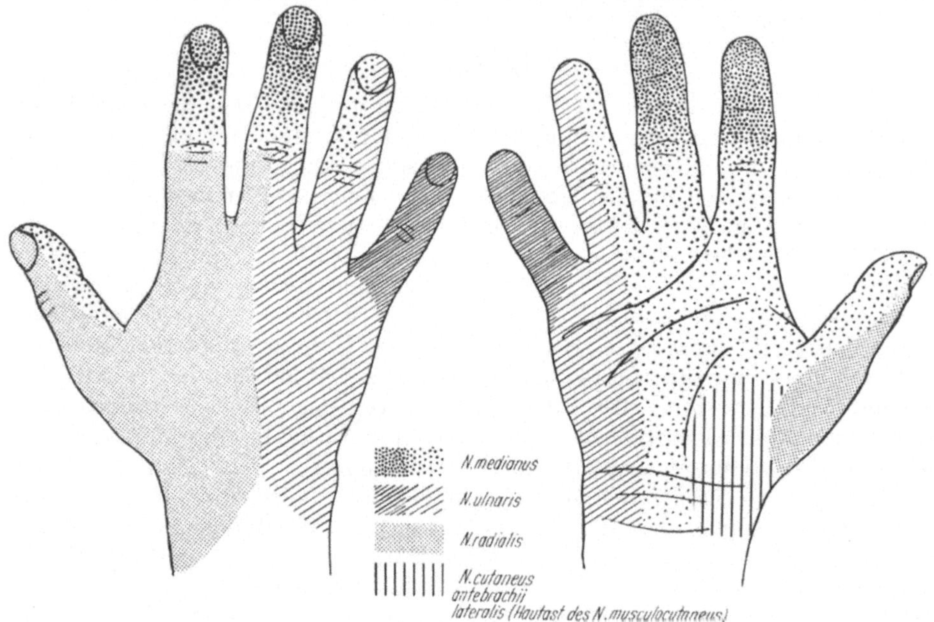

Abb. 11. Die anatomischen Hautfelder (hellere Zonen) und die autonomen Hautfelder (dunklere Zonen) an der
Hand. Am Handrücken hat der N. radialis häufig kein autonomes Versorgungsgebiet

Seite des Ringfingers aus. Nach Medianusdurchtrennung ist die Sensibilität in den
genannten Hautbezirken herabgesetzt (Maximalgebiet), völlig aufgehoben nur
auf der Palmar- und Dorsalfläche von Zeige- und Mittelfinger (Autonomgebiet).
Der *N. ulnaris* (C 6—Th 1) verläuft am Oberarm medial von der A. brachialis,
durchdringt das Septum intermusculare mediale und erreicht den Sulcus n. ulnaris.
Der Nerv tritt zwischen den beiden Köpfen des M. flexor carpi ulnaris hindurch
und folgt diesem Leitmuskel dorsal und ulnar von der A. ulnaris bis zum Handgelenk. Proximal vom Handgelenk teilt sich der N. ulnaris in seinen überwiegend
motorischen Ramus profundus für die Muskeln des Kleinfingerballens und der
Mittelhand und in den vorwiegend sensiblen Ramus superficialis für die ellenseitigen Finger. Beide Äste liegen palmar vom Retinaculum flexorum zwischen
A. ulnaris und Os pisiforme (Abb. 4, 5, 6, 9, 10).
Motorische Äste versorgen am Unterarm als Rami musculares den M. flexor
carpi ulnaris und den ulnaren Kopf des M. flexor digitorum profundus. An der
Hand innerviert der Ramus superficialis den M. palmaris brevis. Der Ramus
profundus, welcher den gleichnamigen Ast der A. ulnaris begleitet, gibt motorische
Äste an die Mm. abductor, flexor brevis und opponens digiti minimi ab. Außerdem
kreuzt dieser tiefe Ast die Mittelhand und versorgt die Mm. lumbricales III und

IV, die Mm. interossei dorsales und palmares sowie im Daumenballen den M. adductor pollicis und das Caput profundum vom M. flexor pollicis brevis.

Sensible Äste des N. ulnaris dienen zum Teil der Innervation des Ellbogengelenkes, der Handwurzelgelenke und der ellenseitigen Fingergelenke. Der Ramus dorsalis manus und dessen Verzweigungen versorgen die Haut über der ulnaren Hälfte des Handrückens, außerdem an den ulnaren Fingern die Streckseiten der Grundglieder (Abb. 11). Über dem Handrücken besteht eine Anastomose zum Ramus superficialis n. radialis (Abb. 2). Der Ramus palmaris n. ulnaris endet über dem Kleinfingerballen; er anastomosiert mit dem gleichnamigen Zweig des N. medianus. Mit einem Ramus superficialis verzweigt sich der N. ulnaris über die Hohlhand an deren Ellenseite und durch seine 3 Nn. digitales palmares proprii in die ganze Beugefläche des 5. Fingers und die Ellenseite des 4. Fingers. Diese 3 palmaren Fingernerven treten mit ihren Endzweigen auf die Streckseite der Mittel- und Endglieder von Ringfinger (ulnare Seite) und Kleinfinger (anatomische Hautfelder). Störungen der Sensibilität können bei Verletzungen des N. ulnaris auf der Beuge- und Streckseite von Hand und Fingern, außer am Daumen und Daumenballen, entstehen (Maximalgebiet), völliger Ausfall der Sensibilität tritt am 5. Finger ein (Autonomgebiet).

Der *N. radialis* (C 5—Th 1) verläuft anfangs dorsal von der A. axillaris, dann mit der A. profunda brachii im Sulcus n. radialis um den Schaft des Humerus. Diese direkte Knochenberührung erklärt die Verletzlichkeit des N. radialis bei Schaftbrüchen des Oberarmes. Durch das Septum intermusculare laterale tritt der Nerv auf die radiale Beugeseite des Oberarmes und gelangt zwischen M. brachioradialis und M. brachialis in die Ellenbeuge. Nachdem er mit Muskelästen die Gruppe der Speichenstrecker versorgt hat, teilt sich der Speichennerv in seinen motorischen Ramus profundus und seinen sensiblen Ramus superficialis auf. Der tiefe Ast verläuft durch den M. supinator zur Streckseite des Unterarmes, während der oberflächliche zunächst den M. brachioradialis begleitet. Im mittleren Unterarmdrittel tritt der Ramus superficialis unter seinem Leitmuskel hindurch auf die Streckseite des Handgelenkes und auf die radiale Hälfte des Handrückens.

Motorisch versorgen Rami musculares in der Ellenbeuge die Mm. brachioradialis, extensor carpi radialis longus und brevis. Der Ramus profundus n. radialis innerviert am Unterarm die Mm. supinator, extensor digitorum, extensor digiti minimi, extensor carpi ulnaris, abductor pollicis longus und extensor indicis.

Sensible Äste des N. radialis gelangen an die Streckseiten von Ellbogen- und Handgelenk (Abb. 11). Hautäste verlaufen dorsal am Oberarm als N. cutaneus brachii posterior und an der Unterarmstreckseite bis zum Handgelenk als N. cutaneus antebrachii posterior. Versorgungsgebiet des Ramus superficialis n. radialis und seiner Endäste (Nn. digitales dorsales) ist die radiale Hälfte des Handrückens, die Streckseite des Daumens und des Zeigefingergrundgliedes sowie des Mittelfingergrundgliedes an seiner radialen Seite (anatomische Hautfelder). Verletzungen des N. radialis können Störungen der Sensibilität am gesamten Daumen, Daumenballen, an der Speichenseite von Ober- und Unterarm bedingen (Maximalgebiet). Klein und schmal sind die Bezirke des völligen Sensibilitätsausfalles an Ober- und Unterarm (Autonomgebiet).

m) Knochen, Gelenkbänder und Gelenke

Die beiden Unterarmknochen, Radius und Ulna, sind durch die Membrana interossea antebrachii verbunden. Diese Faserplatte trennt die dorsalen Muskeln von den palmaren. Im proximalen Teil der Zwischenknochenhaut schließt sich die Chorda obliqua, vom Processus coronoideus ulnae zur Tuberositas radii verlaufend, als Hemmungsband für die Supination an. Der Radius artikuliert unmittelbar mit der Handwurzel, die Ulna mittelbar durch Bänder und den Discus articularis, welcher sich ellenwärts der distalen Gelenkfläche des Radius anschließt. Elle und Speiche besitzen seitlich griffelförmige Fortsätze. An der Basis des Processus styloideus radii setzt das Ligamentum collaterale carpi radiale an; am Processus styloideus ulnae das Ligamentum collaterale carpi ulnare. Für das Handgelenk besitzt der Radius eine konkave Gelenkfläche und für die Gelenkverbindung mit der Ulna eine knorpelgedeckte Mulde, in welcher sich die Speiche bei der Umwendbewegung des Unterarmes bewegt.

Die Handwurzel, Carpus, setzt sich aus den 8 Handwurzelknochen zusammen (Abb. 12). Diese gliedern sich in eine proximale und eine distale Reihe zu je 4 Knochen. Proximal befinden sich radialwärts das Os scaphoideum und das Os lunatum, welche mit der konkaven Gelenkfläche der Speiche artikulieren. Ulnarwärts schließen sich das mehr distal gelegene Os triquetrum und das als Sesambein in die Sehne des M. flexor carpi ulnaris eingeschlossene Os pisiforme an. Die distale Reihe der Handwurzelknochen beginnt radialwärts mit dem Os trapezium, welches eine Sattelgelenkfläche für den Mittelhandknochen des Daumens besitzt. Das sich ulnarwärts anschließende Os trapezoideum ist mit dem II. Mittelhandknochen gelenkig verbunden. Der größte Handwurzelknochen ist das Os capitatum, dessen

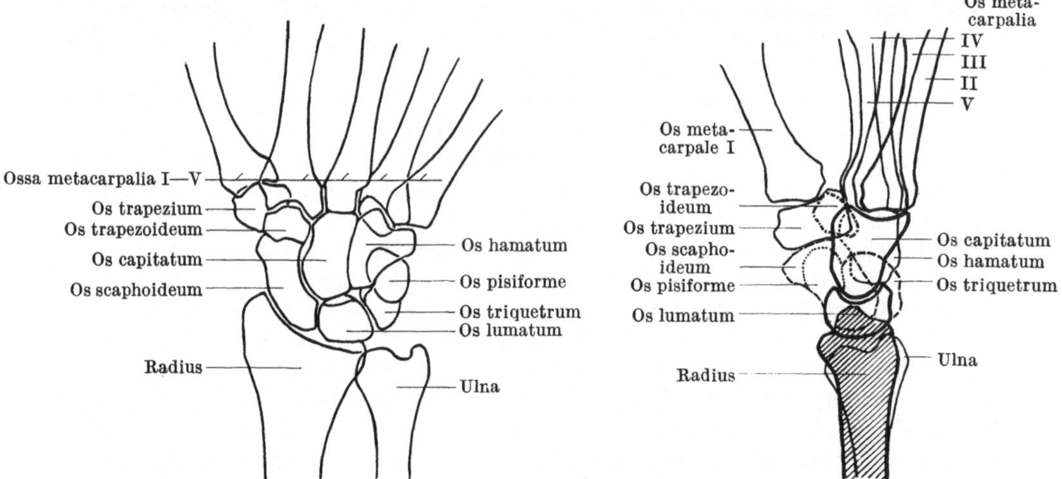

Abb. 12. Röntgenskizzen der Handwurzel nach Aufnahmen in dorsopalmarer und in seitlicher Richtung

proximale kopfförmige Gelenkfläche mit dem Os scaphoideum und dem Os lunatum in Verbindung steht. Seine distalen Gelenkfacetten nehmen die Basen der Mittelhandknochen II, III und IV auf. Den Abschluß der distalen Handwurzelknochenreihe bildet das Os hamatum; an seinem hakenförmigen Fortsatz entspringen in der Hohlhand die kleinen Handmuskeln. Proximal artikuliert das Hakenbein mit dem Mondbein, ulnarwärts mit dem Dreieckbein und distal mit der Basis vom Metacarpale IV sowie sattelförmig mit der vom Metacarpale V. Die Handwurzelknochen zeigen eine nach dorsal konvexe Krümmung, ihre palmare Konkavität bezeichnet man als Sulcus carpi.

Die Mittelhand, Metacarpus, besteht aus den 5 divergierend ausgerichteten Mittelhandknochen mit den Zwischenknochenräumen, Spatia interossea metacarpi. In Höhe der Köpfchen wird die größte Handbreite gemessen. Diese 5 Röhrenknochen bilden durch ihre dorsal konvexe Biegung das Handgewölbe. Dem Mittelhandknochen I ist die Gegenbewegung (Opposition) möglich, in geringerem Umfange auch dem V. Mittelhandknochen. Das starke, kurze Metacarpale I artikuliert mit dem Os trapezium im Sattelgelenk. Die vielseitigen Exkursionsmöglichkeiten des I. Strahles werden durch dieses Gelenk ermöglicht. Der II. Mittelhandknochen ist mit durchschnittlich 6,5 cm stets der längste.

An die Mittelhand schließen sich die Finger an. Der zweigliedrige Daumen besitzt an der Basis seines Grundgliedes 2 Sesambeine, zwischen denen die Sehne des M. flexor pollicis longus entlanggleitet. — Die übrigen Finger sind dreigliedrig; jede Phalanx besteht aus Basis, Corpus und Caput. Nur am distalen Ende des Nagelgliedes wird das Caput durch die Tuberositas phalangis distalis ersetzt. Jedes Grundgelenk (articulatio metacarpo-phalangea) der dreigliedrigen Finger ist funktionell ein Kugelgelenk, dessen Bewegungsausmaß durch die Seitenbänder eingeschränkt wird. Jedes Mittelgelenk (articulatio interphalangea proximalis) und Endgelenk (articulatio interphalangea distalis) der Finger 2—5 sind ebenso wie die des Daumens Scharniergelenke.

Kurze, straffe Bänder spannen sich vom Radius auf der dorsalen und palmaren Seite des Handgelenkes besonders zu den proximalen Handwurzelknochen in schräger oder querer Richtung aus; sie verstärken die lockere Handgelenkkapsel. Für die Abduktionsbewegungen der Hand sind die Hemmungsbänder bedeutungsvoll: Sie liegen als Ligamentum collaterale carpi radiale zwischen Griffelfortsatz der Speiche und Kahnbein und als Ligamentum collaterale carpi ulnare zwischen Griffelfortsatz der Elle und Dreieckbein (Abb. 13). Weitere Flächenbänder ziehen dorsal und palmar zwischen den beiden Reihen der Carpalknochen sowie zwischen der distalen Handwurzelreihe und den Basen der Mittelhandknochen II bis V. Letztere sind untereinander durch quere Bänder vereinigt. Zwischenknochenbänder halten das Gefüge der distalen Handwurzelknochen zusammen. Die radio-carpale Gelenkhöhle ist abgeschlossen; sie kommuniziert nicht mit dem

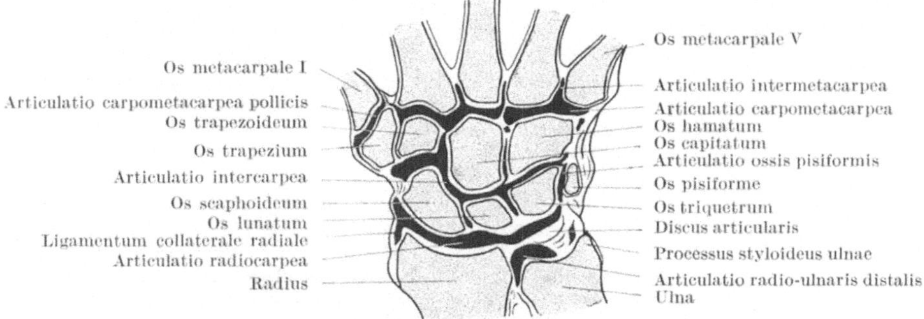

Abb. 13. Schnitt durch die Handwurzel nach M. W. WOERDEMAN

distalen Radio-Ulnargelenk. Hingegen bestehen Verbindungen zwischen den Gelenkspalten der einzelnen Handwurzelknochen untereinander und zur Carpo-Metacarpalspalte. Eine Ausnahme bildet die in sich abgeschlossene Articulatio carpometacarpea pollicis. Die klinische Bedeutung dieser anatomischen Verhältnisse zeigt sich bei Handgelenkinfektionen und bei Handgelenkverrenkungen.

Zu den Verstärkungsbändern der Grundgelenke gehören die Ligg. collateralia und Ligg. palmaria, welche sich an den Rand der Faserknorpelplatten anheften. — Die lockeren Gelenkkapseln an den Zwischengliedergelenken der Finger werden seitlich durch die Ligamenta collateralia verstärkt. Die Verlaufsrichtung der seitlichen Bänder von dorsal-proximal nach palmar-distal wirkt einer lateralen Gelenkaufklappung entgegen. Bei gestreckten Fingern sind die Ligamenta collateralia entspannt; in dieser Position können durch Schrumpfung schon nach kurzer Zeit Streckkontrakturen entstehen. Dagegen straffen sich die Bänder in Beugestellung der Finger, weil sich Ursprungspunkt und Insertionspunkt weiter voneinander entfernen. Im gespannten Zustand ist Schrumpfung der Ligg. collateralia nicht zu befürchten. Aus diesem Grunde sollen Finger nur in Beugestellung aller Fingergelenke (Funktionsstellung) geschient oder eingebunden werden. An den Fingergelenken ersetzen die Strecksehnen als Dorsalaponeurose die dorsalen Bänder. Eine Strecksehnendurchtrennung geht daher immer mit einer Fingergelenkeröffnung einher. Auch in die Kapseln der Mittel- und Endgelenke sind die Fibrocartilagines volares als vierseitige faserknorpelige Platten eingewoben; ihre palmaren Seiten bilden das Lager für die in den Faserscheiden gleitenden Beugesehnen (Abb. 9). Bei Fingerquetschungen können diese Faserknorpelscheiben rupturieren.

Die Bewegungsausmaße der Hand- und Fingergelenke sind normalerweise seitengleich. Da sich aber individuelle Unterschiede finden, haben Zahlenangaben ohne Vergleichsmaß mit der anderen Seite nur einen relativen Wert. Wir pro- oder supinieren die Hand durch die Umwendbewegung des Unterarmes in einem Spielraum von 120—140⁰. Am Bewegungsmechanismus des Handgelenkes beteiligen sich die Articulatio radiocarpea und die Articulatio intercarpea. Wie die Röntgenbilder erkennen lassen, kippen bei den reinen Flexionen beide Carpalreihen um; dabei zieht die Transversalachse für die proximale Reihe durch das Lunatum, die für die distale durch das Köpfchen des Capitatum. Der Ausschlag bei reiner Palmar- und Dorsalflexion beträgt insgesamt 170⁰. In diesen Gelenken lassen sich ferner Seitwärtsbewegungen der Hand radial- und ulnarwärts ausführen, außerdem Zwischenbewegungen, die sich aus seitlicher Abduktion mit Dorsal- oder Palmarflexion zusammensetzen. Bei Ulnar- und Radialabduktion verschieben sich beide Handwurzelreihen seitlich. Dies geschieht gleichsinnig gegen den Unterarm um eine dorso-palmare Achse, welche durch

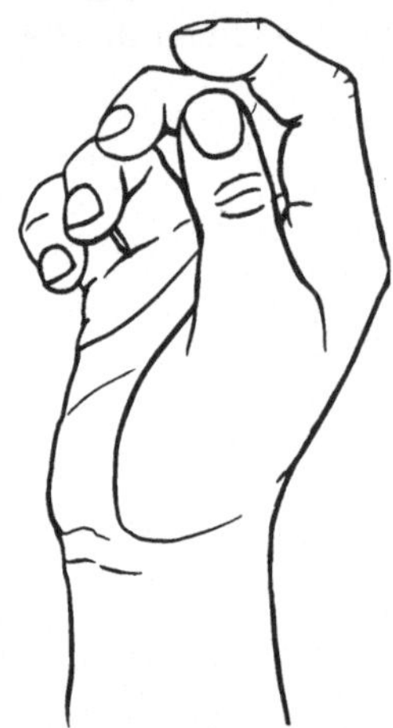

das Kopfbeinköpfchen verläuft. Die proximale Handwurzelreihe führt dabei eine palmare Kippbewegung um eine radio-ulnare Transversalachse aus. Das Ausmaß der Ulnarabduktion beträgt für das gesamte Handgelenk etwa 40⁰, das der Radialabduktion dagegen nur etwa 15⁰. Bei Radialabduktion der Hand treten Kahnbein und Mondbein, auf der Radiusgelenkfläche sich drehend, ulnarwärts und umgekehrt bei der Ulnarabduktion radialwärts. Röntgenologisch ist bei diesen reinen Abduktionen keine Verschiebung der distalen Handwurzelknochen erkennbar. Die übrigen Handwurzel-Mittelhandgelenke sind nur beschränkt beweglich; etwas lockerer sind die für den IV. und V. Strahl.

Das Sattelgelenk des Daumenstrahles, Articulatio carpometacarpea pollicis, erlaubt eine vielseitige Bewegung, welche sich aus Adduktion—Abduktion und Opposition—Reposition zusammensetzt. Die Bewegungsachsen liegen zueinander senkrecht. Adduktion und Abduktion betragen 35—40⁰, Opposition und Reposition 45—60⁰. Selbst eine Kreiselung ist dem Daumenstrahl fast wie in einem Kugelgelenk möglich. Die Fähigkeit der Gegenüberstellung (Opposition) gestattet dem Daumen das Bestreichen der Beugeseiten aller dreigliedrigen Finger und bei deren Beugung die Berührung ihrer End- und Mittelglieder auf allen Streckseiten, sofern die Finger 2—5 ebenfalls frei beweglich sind.

In den Metacarpo-Phalangealgelenken kann die Dorsal-Palmarflexion ausgeführt werden; die Achse für Beugung und Streckung verläuft quer durch die Mitte der Mittelhandköpfchen. Das Bewegungsausmaß von 110—120⁰ umfaßt eine Spanne von der Überstreckung bis zum vollständigen Einschlagen der Finger in die Hohlhand. In den Fingergrundgelenken lassen

Abb. 14. Funktionsstellung der Hand. In der Ruhehaltung steht die Hand in leichter Dorsalflexion, die dreigliedrigen Finger werden in mittlerer Beugestellung aller Gelenke und der Daumen in leichter Opposition gehalten. Die Endglieder der dreigliedrigen Finger zeigen konvergierend auf die Mitte der Handwurzel; dabei ist der Kleinfinger am weitesten der Hohlhand genähert

sich auch seitliche Bewegungen in radio-ulnarer Richtung ausführen; die Winkelgrade der Adduktion und Abduktion sind für Zeigefinger (60⁰), Mittel- und Ringfinger (45⁰) und Kleinfinger (50⁰) verschieden. Die genannten Werte gelten bei Streckstellung der Finger; denn bei zunehmender Beugung in den Grundgelenken verhindern die angespannten Seitenbänder eine Spreizbewegung. Ferner ist die Rotation um die Längsachse zu berücksichtigen; mit dieser Kreiselungsbewegung gelingt z. B. das Er- und Umfassen einer Kugel. Die Mittelgelenke der Finger verfügen über einen Aktionsradius von 110—130⁰, bei den Endgelenken beträgt er 65—90⁰. Am Daumen liegen die Werte für den Bewegungsumfang gewöhnlich niedriger mit 40⁰ am Grund- und 90⁰ am Endgelenk. Aus den Untersuchungen von H. Hofer an 800 Daumengrund- und Endgelenken ergaben sich Bewegungsausmaße im Grundgelenk zwischen 10 und 160⁰ und im Endgelenk zwischen 40 und 140⁰. Die in den Extremfällen gefundenen Überstreckungen und willkürlichen Luxationen fanden sich bisweilen nur einseitig.

n) Funktionsstellung

In der Mittelstellung aller Gelenke besteht bei normalem Muskeltonus ein Gleichgewicht der Muskelkräfte; man spricht dabei von der Normal- oder Ruhehaltung. Dieselbe Haltung nimmt die Hand unwillkürlich bei einer kraftvoll auszuführenden Fingerbeugung als Ausgangsstellung ein. Diese Position wird als

Funktionsstellung bezeichnet (Abb. 14). Ruhe- und Funktionsstellung bedeuten somit praktisch die gleiche Haltung. Wie beim Schreiben liegt der Unterarm in einer Mittellage zwischen Pro- und Supination; das Handgelenk ist um etwa 20⁰ gestreckt und um 10⁰ ulnarwärts abduziert; die Finger liegen in allen Gelenken leicht gebeugt aneinander — der 5. Finger am stärksten —, der Daumen steht in leichter Oppositionsstellung. Er ist dabei gegenüber dem Zeigefinger gering flektiert. Bei Fehlstellungen oder Fehlhaltungen müssen wir je nach Lage des Falles durch konservative oder operative Maßnahmen zunächst die Hand in Funktionsstellung bringen; dabei beginnt die Korrektur stets proximal am Handgelenk. Ist hier die Stabilisierung in günstiger Dorsalflexion möglich, so beseitigt man anschließend an den Fingern eventuelle Fehlstellungen der Grund-, Mittel- oder Endgelenke. Jede verletzte oder operierte Hand ist in Funktionsstellung zu schienen oder einzubinden, weil nur dadurch günstige Voraussetzungen für die Wiederaufnahme von Bewegungen geschaffen werden.

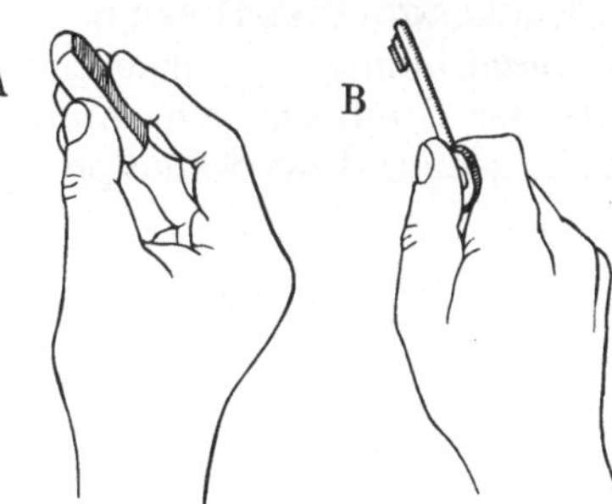

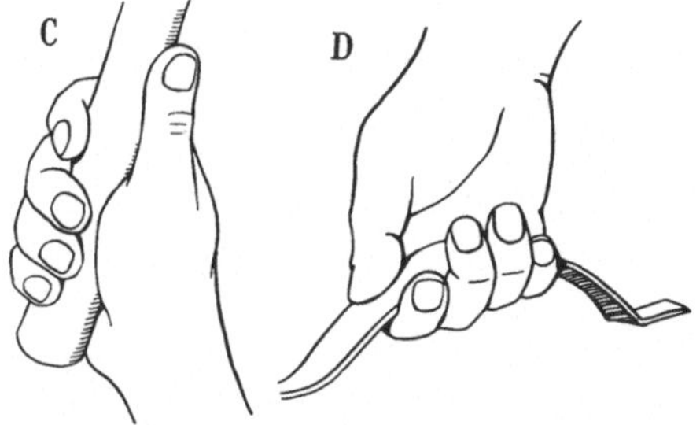

Abb. 15. Griffe der Hand nach M. zur Verth und O. Hilgenfeldt. A Spitzgriff oder Feingriff; B Schlüsselgriff; C Breitgriff, Grobgriff, Faustgriff oder Ringgriff; D Hakengriff

o) Grifformen

Für die Handarbeit lassen sich die funktionellen Möglichkeiten nach M. zur Verth auf 3 Grifformen zurückführen:

1. Spitzgriff, Feingriff oder Zangengriff;

2. Breitgriff, Grobgriff, Faustgriff oder Ringgriff;

3. Hakengriff.

Der Fein- oder Spitzgriff entsteht durch Zusammenführen der Fingerbeeren von Daumen, Zeige- und Mittelfinger (Abb. 15). Dazu ist die Oppositionsfähigkeit des Daumens Voraussetzung. Untätig bleiben dabei Ring- und Kleinfinger, ebenfalls die Mittelhand. Dieser Griff wird beispielsweise zum Halten feinerer Gegenstände gebraucht. Für das Aufziehen der Taschenuhr oder zum Erfassen von Nägeln verwenden wir den Spitzgriff allein zwischen Daumen- und Zeigefingerkuppe. Gerade bei dieser Grifform ist normale Fingersensibilität unerläßlich. Hier von Zangengriff zu sprechen, ist nach O. Hilgenfeldt nicht korrekt. Die Zange besitzt keine schwenkbare Branche. An der Hand ist aber der I. Strahl im sattelförmigen Carpo-Metacarpalgelenk beliebig schwenkbar, daher sind durch die Oppositionsfähigkeit des Daumens die Greifmöglichkeiten weit vielfältiger.

Der Breit- oder Grobgriff wird bei der Schwerarbeit erreicht durch Einschlagen der 4 dreigliedrigen Finger in die Hohlhand; bei leichter Dorsalflexion der Hand ist er am kraftvollsten. Man gebraucht diese Form des Greifens z. B. beim Erfassen eines Hammerstieles und benutzt dabei den Handteller als Greifplatte, den Daumenballen als Widerlager. Legt man den Daumen auf die Streckseiten der Mittelglieder von Finger 2 und 3, so wird die Greifkraft erhöht. Ein solcher fester Faustschluß gelingt nur bei genügender Oppositionsfähigkeit des Daumens und bei der Möglichkeit, alle dreigliedrigen Finger kraftvoll zu beugen. Ist diese

Beugefähigkeit eingeschränkt, so wird die grobe Kraft der Hand gemindert, oft mehr als bei vollständigem Verlust eines Fingers. Fehlt ein ganzer Fingerstrahl, so verliert die verschmälerte Mittelhand beim Breitgriff an Gebrauchswert. — Eine volle Streckfähigkeit der Finger ist für das Greifvermögen nicht erforderlich; denn als Arbeitsmuskeln dienen nur die Fingerbeuger.

Wenn an der herabhängenden Hand die 4 dreigliedrigen Finger eingebeugt werden, spricht man vom Hakengriff. In dieser Haltung dient die Hand als Tragewerkzeug, ohne daß dabei die Mitwirkung des Daumens erforderlich ist.

Den „Daumengriff" (H. v. BAYER) oder „Daumenzeigefinger-Seitenschluß" (H. v. RECKLINGHAUSEN) nennt O. HILGENFELDT treffend: „Schlüsselgriff". Mit dieser Bezeichnung soll gleichzeitig die Drehbewegung als wesentliche Komponente der Greifform zum Ausdruck gebracht werden. Ohne Opposition des Daumens gelingt diese Schlußphase des Schlüsselgriffes nicht.

B. Frische Handverletzungen

I. Allgemeine Richtlinien für die Versorgung offener Handverletzungen

1. Wunde und Wundheilung

a) Kennzeichen der Wunde

Die Wundlücke erscheint spaltförmig, wenn sie parallel mit den elastischen Fasern der Hautfurchen verläuft. Eine klaffende Wunde entsteht, wenn diese senkrecht oder schräg durchtrennt werden. Stichwunden sind in ihrer Größe und Tiefe abhängig von Länge und Breite des eingedrungenen Gegenstandes. Durch tangentiale Gewalteinwirkung kann die Haut lappenförmig abgehoben werden. Fällt dabei ein Stück der schützenden Decke fort, so kommt es zur Defektwunde. Retraktion contractiler oder elastischer Elemente (Muskeln, Sehnen) führt bei glattrandigen komplizierten Schnittwunden zur Verbreiterung der Wundlücke. Spaltförmige Wunden werden durch Gelenkbewegungen zum Klaffen gebracht.

Die Blutung ist capillär, arteriell spritzend oder venös-gleichmäßig. Lebensgefährliche Blutungen treten auch bei schweren Handverletzungen gewöhnlich nicht ein, da sich die Gefäße kontrahieren und die eingerollte und aufgequollene Intima das Lumen verschließt. Der intravasal-perivasale Thrombus kann nach Auffüllung des Blutvolumens durch den wieder steigenden Blutdruck einem stärker einsetzenden Pulsstoß nachgeben. Mit Hilfe der pneumatischen Blutsperre am Oberarm läßt sich eine Blutung an der Peripherie temporär stets beherrschen.

Der brennende Wundschmerz beruht auf dem Freiliegen sensibler Nervenfasern. Art und Ausmaß der Verletzung, Geschwindigkeit der Gewalteinwirkung und individuelle Reaktionsweise bedingen die Schmerzintensität. Nach Durchtrennung sensibler Nerven folgt dem anfänglichen Stupor ein proximalwärts ausstrahlender Sekundärschmerz.

b) Primärheilung

Die Aussichten auf Primärheilung sind bei scharfen Schnittwunden am günstigsten. Glatt aneinander gelegte Wundränder verkleben rasch miteinander. Unter Beteiligung des Blutes und des Bindegewebes spielen sich die Stadien der Heilung ab; sie enden in der Vernarbung durch Bildung einer schmalen Zone neuentstandenen Gewebes. Bei der fixen Verklebung der Wundränder kommt es nicht zur sekundären Infektion. Die nur geringe Gewebsproliferation bewirkt keine Funktionseinbuße. Ziel jeder operativen Wundversorgung ist die Primärheilung; sie wird durch die Sofortnaht der excidierten Wunde oder durch plastischen Hautersatz der Defektwunde angestrebt (Abb. 16).

c) Sekundärheilung

Bei der Sekundärheilung bleibt die primäre lückenlose Adaptierung der Wundflächen aus; die klaffende Wunde schließt sich allmählich durch Kontraktion ihrer Ränder, zentral fortschreitende Granulationsbildung und Epithelisation.

Abgesehen von der verlängerten Heilungsdauer bewirken Wundsekretion und -infektion durch Keime aus der Umgebung eine vermehrte Bindegewebsproliferation. Dadurch entsteht ausgedehnteres Narbengewebe, welches die Funktion zunehmend beeinträchtigt und leicht verletzlich bleibt. Es ergibt sich also die Forderung, bei der Erstversorgung den primären Wundverschluß anzustreben und keine freie Wundfläche ohne zwingenden Grund der Sekundärheilung zu überlassen. Wir erreichen dieses Ziel durch freie oder gestielte Hautplastiken. Verbietet eine erhöhte Infektionsgefahr den sofortigen Wundverschluß, so wartet man nach der chirurgischen Versorgung zunächst 3—6 Tage ab und führt dann einen „verzögerten primären Wundverschluß" — „Frühnaht" nach J. VOLKMANN — durch; vorausgesetzt, daß keine Wundkomplikation eingetreten ist (Abb. 16).

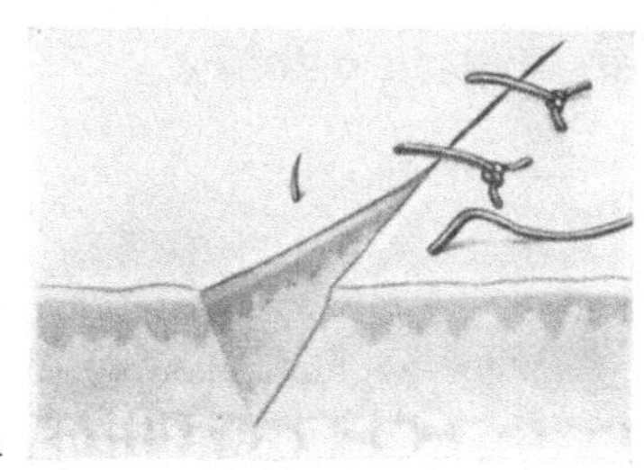

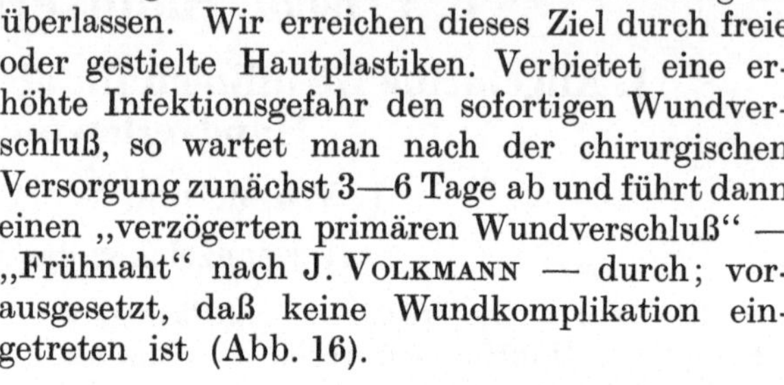

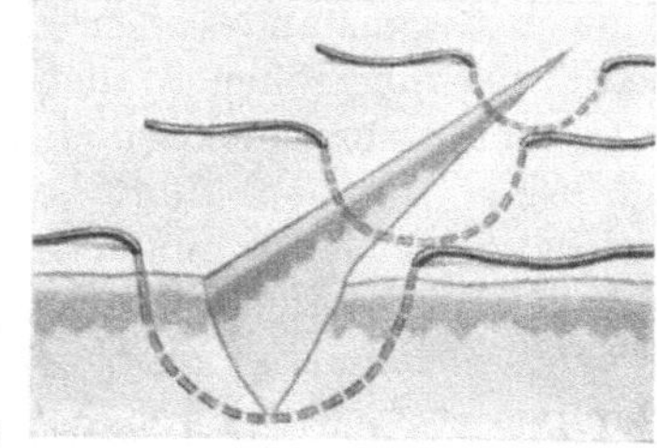

Abb. 16. Möglichkeiten des Wundverschlusses. A Primäre Wundnaht oder Sofortnaht. Wundausschneidung, Nahtlegung und Nahtknüpfung sofort. B Verzögerte primäre Naht oder Frühnaht. Wundausschneidung und Nahtlegung sofort, Nahtknüpfung 3.—6. (bis 10.) Tag. C Sekundärnaht oder Spätnaht. Wundausschneidung, Nahtlegung und Nahtknüpfung nach dem 10—14. Tag

d) Einflüsse auf die Wundheilung

Traumatisierung des Gewebes bei der Erstversorgung, Nekrosen und Fremdkörper, einschließlich des Nahtmaterials, begünstigen die Wundinfektion und verzögern die Heilung. Ein lokales Ödem verstärkt sich beim Hängenlassen der Gliedmaße oder bei Lagerung im Armtragetuch. Durch elastischen Kompressionsverband und Hochlagerung des geschienten Unterarmes läßt sich ein solches Ödem vermeiden. Nachblutung in Hohlräume kann zur Sekundärinfektion führen. Nachteilig sind vorzeitige Bewegungen, sie führen zu Einrissen des Wundschorfes. Ebenfalls ungünstig wirken sich Zugspannungen aus, weil dadurch die Wundränder auseinanderweichen. In höherem Lebensalter ist die Wundheilung verlangsamt. Besonders beeinträchtigen Eiweißmangel, Vitamin C-Mangel, allgemeine Anämie oder Exsiccose den Heilverlauf, da bei verminderter Abwehrkraft des Organismus sich leichter Infektionen einstellen können.

e) Schlecht heilende Wunden

Weichteilnekrose, Knochensequester oder Fremdkörper können die Wundheilung vereiteln. Verminderte Heilungstendenz sieht man bei Durchblutungsstörungen (Endangiitis obliterans), bei chronisch-spezifischen Infektionen (Tuberkulose, Lues), bei Selbstbeschädigungen (Artefakte) und im besonderen Maße bei trophischen Ulcera nach Durchtrennung sensibler Nerven oder bei Erkrankungen des Zentralnervensystems (Tabes, Syringomyelie). Trophische Geschwüre können nach Ausheilung leicht rezidivieren oder maligne entarten. Die schmerzhaften Strahlengeschwüre nach Röntgen- oder Radiumbestrahlung heilen ebenfalls sehr schlecht, weil durch atrophische und degenerative Prozesse an den Gefäßen die Durchblutung unzureichend ist.

f) Pathologie der Narbe

Die Narbe ist ein zell- und gefäßarmes, an kollagenen Fasern reiches Bindegewebe von zunächst fibrös-harter Konsistenz. Erst nach Monaten sind elastische

Elemente nachweisbar. Kollagene Fasern verkürzen sich im Laufe der Zeit und bedingen die Schrumpfungstendenz der Narbe; an den Fingern sieht man nach unkorrekter palmarer medianer Schnittführung daher dermatogene Beugekontrakturen. Bleibt eine Defektwunde sich selbst überlassen, so entsteht eine schrumpfende Narbenplatte, welche unnachgiebig mit ihrer Unterlage verwächst. Die dünne Epidermis der Hautnarbe ist haarlos, pigmentfrei, unelastisch und abschilfernd; sie übt keine exkretorischen oder thermoregulatorischen Funktionen aus. Breite Narben sind im Zentrum anaesthetisch; das Tastempfinden ist anfänglich herabgesetzt; später können von der Umgebung her sensible Fasern einsprossen. Kleine Neurokeloide sensibler und sympathischer Fasern führen zu Narbenneuralgien. Sind Amputationsnarben sehr schmerzhaft, so beruht dies zumeist auf einem Neurom. Im Bereich einer bindegewebigen Narbe ist eine echte Regeneration anderer Gewebe nicht möglich. In der Kindheit erworbene Narben werden mit zunehmendem Körperwachstum größer. Frei verpflanzter Hautersatz bei Kleinkindern hält nicht immer mit dem physiologischen Wachstum der anderen Gewebe Schritt; es kann in solchen Fällen zu dermatogenen Kontrakturen und Wachstumsstörungen kommen. An den besonders beanspruchten Fingerknöcheln treten bei wenig nachgiebiger Narbenhaut dort Geschwüre auf; man beseitigt diese durch eine gestielte Nahplastik oder freie Hauttransplantation.

Funktionell hinderliche oder schmerzhafte Narben wird man chirurgisch korrigieren und die Ursache — Fremdkörper, Frakturcallus, Neurombildung, Sehnen- und Nervenverwachsungen, ungünstiger Narbenverlauf u. ä. — beseitigen. Senkrechte Narben über dem Handrücken neigen zur Keloidbildung, besonders bei entsprechender Disposition. Frische Keloide sprechen bei Erwachsenen auf Strahlenbehandlung (Radium, Röntgen) an; bei Kindern ist wegen der Gefahr der Epiphysenschädigung Zurückhaltung geboten.

K. KRIEGER rät zur Excision des Keloids mit anschließender Defektdeckung durch einen Spalthautlappen. Am 6.—8. Tag nach der Plastik soll zur Zeit der größten Zellteilungsaktivität die Strahlentherapie einsetzen (M. ALLGÖWER). Handelt es sich um kleinere Keloide oder Randkeloide, so ist Nahtverschluß ihrer Excisionswunde möglich. Hier kann dann sofort im Anschluß an die Operation bestrahlt werden. Jedoch verlieren Keloide — auch völlig unbehandelt — allmählich ihre auffällige hellrote Farbe und ihre Prominenz. — Tief eingezogene Fingernarben können strangulierend wirken und zur Operation zwingen. Schrittweise gelingt in mehrzeitigen Interventionen die Beseitigung dieser Störungsherde, allerdings ist dazu einige Erfahrung in der plastischen Chirurgie erforderlich.

2. Untersuchung und Behandlung eines Handverletzten

a) Notverband

Am Unfallort soll eine frische offene Handverletzung zur Verhütung einer Infektion und Vermeidung einer zusätzlichen Schädigung der verletzten Gewebe lediglich steril verbunden und gegebenenfalls in Funktionsstellung geschient werden. Keimfreie Verbandpäckchen verschiedener Größe mit angenähten Binden müssen dafür bereitstehen. Watte soll nicht unmittelbar auf eine Wunde gelegt werden. Das Armtragetuch ist für den Transport des Verwundeten zulässig; sonst wird es bei der Behandlung Handverletzter grundsätzlich nicht benutzt. Jede Berührung der Wunde, Reinigung der Umgebung, Anwendung von Pudern oder Salben sind zu unterlassen, da sie nichts nützen und die endgültige Wundversorgung behindern. — Jede Gelegenheitswunde an der Hand muß als bakteriell

infiziert gelten. Der Verunglückte gehört sofort in eine chirurgische Behandlungs-
stelle, wo alle technischen Möglichkeiten für sachgemäße Versorgung zur Verfügung
stehen. Zwischenstationen mit Verbandwechsel vermeidet man tunlichst; sie
erhöhen nur die Infektionsgefahr durch Tröpfchen-, Kontakt- und Staubinfektion.

b) Untersuchung und Untersuchungsprotokoll

Nach Abnahme der Oberbekleidung wird der Patient auf einen gutbeleuchteten
Untersuchungstisch mit seitlichem Armbrett gelegt. Erst wenn der Arzt, das
Pflegepersonal und der Verletzte ein Mundtuch mit Abdeckung der Nase angelegt
haben, darf der Notverband gelöst und die verwundete Hand auf das steril
abgedeckte Armbrett gelegt werden. Der Nasenrachenraum ist beim Sanitäts-
personal ein Keimreservoir resistenter Staphylokokken, welche für die Wunde
viel gefährlicher sind als die Hautkeime der beschädigten Hand. Dem gewissen-
haften Arzt ist es eine Pflicht, das Mundtuch zum Schutze der Wunde vor Tröpfcheninfektion aus dem Respirationstrakt nicht nur bei der Wunduntersuchung,
sondern auch vor dem Betreten des Operationssaales und während der eigenen
Händewaschung zur Operation anzulegen.

Im *Untersuchungsprotokoll* legen wir schriftlich Alter, Beruf, Vorschädigung
der oberen Gliedmaße durch frühere Unfälle, Infektionen oder Krankheiten fest.
Zeitpunkt der Verletzung und Behandlungsbeginn werden vermerkt, da die
dazwischenliegende Zeitspanne das therapeutische Vorgehen wesentlich bestimmt.
Berichte über Unfallhergang und Art der einwirkenden Gewalt geben einen Hinweis, ob etwa zusätzlich eine thermische oder chemische Schädigung besteht. Man
erfragt ferner, ob die Wunde möglicherweise Fremdkörper enthält. Außerdem
wird der Allgemeinzustand des Patienten kurz beschrieben, Mitverletzungen
anderer Körperregionen oder das Vorliegen eines Schockzustandes vermerkt. Den
Schluß der Anamnese bildet die Angabe über Rechts- oder Linkshändigkeit.

Den *Lokalbefund* tragen wir in gedruckte Handskizzen (Abb. 219) ein. Für den
unvermeidlichen Schriftverkehr und für eine spätere Begutachtung des Verunglückten bieten diese Einzeichnungen über Beschaffenheit des Verletzungsbereiches wertvolle orientierende Unterlagen. Einheitliche Abkürzungen wie:
MI—MV (Os metacarpale primum-quintum); DI—DV (Digitus primus-quintus);
Ph 1—3 (Phalanx proximalis, media, distalis) sind bewährte Kurzfassungen für
das Protokoll. So bezeichnet man z. B. das Zeigefinger-Grundglied mit: DII/Ph1.

Auf Grund der *Wundinspektion* zeichnen wir glatte Stich- und Schnittwunden
geradlinig in die Handskizze ein, Zerreiß- und Quetschwunden durch wellige
Linien. Der Wundverlauf erleichtert es, Vermutungen anzustellen über die Verletzungsart und etwaige weitere Schäden (Nerven, Sehnen) in der Tiefe der
Wunde, nach denen bei der Untersuchung zu fahnden ist. Pathologische Hand-
und Fingerhaltungen kommen bei Frakturen oder Gelenkverletzungen, bei
Sehnendurchtrennungen oder beim Ausfall motorischer Nervenäste vor.

Die nun folgende *Sensibilitätsprüfung* an den Fingern führt man mit einer
Nadel durch, welche die Beuge- und Streckseiten bestreicht. Durch Vergleich mit
sicher unbeschädigten Bezirken soll der Verletzte Qualitätsunterschiede in der
Berührungsempfindlichkeit angeben. Wir registrieren, ob das Gefühl peripher
von der Verletzung normal, herabgesetzt oder aufgehoben ist. Aus den Angaben
des Patienten ziehen wir Schlüsse auf etwaige Mitverletzung eines palmaren
Fingernerven oder eines Hauptnerven.

Über die *Durchblutung* orientieren Farbe und Hauttemperatur der Finger;
z. B. kann bei Quetschungen eine vorübergehende Anämie durch Gefäß-Spasmen
bedingt sein. Ist auf Grund der Sensibilitätsprüfung mit dem Ausfall der beiden

palmaren Fingernerven zu rechnen, so liegt der Verdacht nahe, daß auch die beiden gleichnamigen Gefäße durchtrennt sind. (In den Gefäß-Nervenbündeln liegen die Nerven palmar von den Arterien!) Der Turgor der Fingerkuppe oder die Rückkehr des Blutes in das komprimierte Nagelbett nach Palmarbiegung des Nagels ergeben einen Hinweis auf die Ernährung des betreffenden Fingers. Im Zweifelsfalle soll man sich bei der später durchzuführenden Wundversorgung durch Freilegung der Gefäße von ihrer Unversehrtheit überzeugen.

Anschließend prüfen wir die *Stabilität der Knochen und Gelenke*. Außer den sicheren Frakturzeichen (Achsenknickung, Crepitation, abnorme Beweglichkeit) besteht ein lokaler Druckschmerz, der sich bei Stauchung oder Druck am betroffenen Fingerstrahl verstärkt. Die Stabilität eines Scharniergelenkes ist unversehrt, wenn sich der distale Gliedabschnitt nicht nach der radialen oder ulnaren Seite aufklappen läßt. In besonderem Maße sind die Seitenbänder an den Daumengrundgelenken einer Verletzungsgefahr ausgesetzt; Trugschlüsse lassen sich durch Vergleichsuntersuchung der gesunden Hand vermeiden. Verrenkungen erkennt man an der Deformität des Gelenkes und häufig an einer charakteristischen Zwangshaltung.

Die *Funktionsprüfung* nimmt der Untersucher zum Schutze der Wunde mit sterilen Handschuhen vor. Es empfiehlt sich, die zu prüfende Bewegung selbst vorzumachen und zunächst mit der unverletzten Hand ausführen zu lassen. Wir wissen dann, ob der Verletzte unsere Aufforderung richtig begriffen hat und erhalten zudem einen Vergleichswert mit der gesunden Seite. Man muß bei der Funktionsprüfung den proximalen Gliedabschnitt des zu untersuchenden Gelenkes fixieren und den Verletzten zur aktiven Beugung oder Streckung auffordern. Der Wundschmerz hemmt die volle Funktion, doch läßt er sich bei gutem Willen ertragen und überwinden. Erfolgt später eine örtliche Betäubung, so kann man im Zweifelsfalle die Bewegungsprüfung nach Schmerzausschaltung wiederholen. Ist ein funktionstüchtiger Synergist vorhanden, so wird man lediglich einen Kraftverlust feststellen. Wenn z. B. die Sehne des M. ext. poll. long. über dem I. Mittelhandknochen durchtrennt ist, so findet sich außer dem Streckverlust des Daumenendgliedes eine sicht- und tastbare Konfigurationsänderung der Speichengrube (Tabatière). Funktionsausfall kurzer Handmuskeln kann durch Verletzung der motorischen Äste vom N. medianus oder N. ulnaris hervorgerufen sein.

Die *Röntgenbilder* in 2 Ebenen fertigen wir mit einem transportablen Gerät ohne Umlagerung des Patienten an. (Die Röntgenassistentin muß ein Mundtuch tragen!) Gegebenenfalls sind Spezialaufnahmen oder Vergleichsbilder mit der unverletzten Seite erforderlich. Bei Auswertung der Bilder beschreiben wir frische oder alte Skeletveränderungen und vermerken die Lage schattengebender Fremdkörper. Schadenersatzansprüche werden mitunter damit begründet, daß bei der Erstversorgung das Anfertigen von Röntgenbildern unterlassen wurde.

In das *Protokoll* trägt man die vollständige Diagnose ein, prüft die Handskizze auf genaue Einzeichnung aller verletzten Gewebe und vermerkt die geplanten Maßnahmen für die Erstversorgung, die Art der Schmerzausschaltung und Wundstarrkrampfprophylaxe. Uns wesentlich erscheinende Verletzungen photographieren wir während der Vorbereitungszeit. Diese Dokumente dienen als Unterlagen für den Kostenträger und zur wissenschaftlichen Auswertung des Krankengutes.

c) Vorbereitung des Verletzten

Die allgemeine Vorbereitung des Verunglückten ist nicht schwierig, wenn es sich um einen organgesunden, kräftigen jungen Menschen handelt und wenn nur die Hand vom Unfall betroffen ist. Mitverletzungen innerer Organe müssen selbstverständlich an erster Stelle versorgt werden, damit ein womöglich lebensbedrohlicher Zustand beseitigt wird. Eine besondere Vorbehandlung wird nur bei internen Leiden (Anämie, Hämophylie u. a.) mit einbezogen werden müssen. Schock und Kollaps findet man nach reinen Handunfällen und sogar nach traumatischer Amputation des Unterarmes selten. Hier möge der Hinweis genügen, daß der Unfallschock primär-neurogen durch unblutiges Trauma oder sekundär-hämatogen durch Blutverluste bedingt sein kann. Im klinischen Effekt ist das Wesentliche der Reaktion die Verminderung der zirkulierenden Blutmenge, so daß in beiden Fällen die Wiederauffüllung der Blutstrombahn die wichtigste therapeutische Maßnahme bildet. Der Blut- und Plasmaersatz hat in ausreichenden Mengen *sofort* zu erfolgen. Günstig wirkt sich zur Beseitigung des Schocks nach L. BÖHLER die örtliche Betäubung des Verletzungsbereiches aus. Erst nach Normalisierung und Stabilisierung von Puls und Blutdruck kommt die chirurgische Versorgung in Betracht. Auf die Entleerung von Blase, Darm und Magen und die Entfernung von Zahnprothesen muß besonders vor einer Allgemeinnarkose geachtet werden.

d) Schmerzausschaltung

Für die Handchirurgie kommen die örtliche Betäubung in Form der Leitungsanaesthesie an verschiedenen Abschnitten der Gliedmaße oder als Infiltrationsanaesthesie im Wundbereich in Betracht. Der Operateur muß die Methoden der örtlichen Betäubung technisch sicher beherrschen, außerdem ihre Grenzen und Gefahren kennen, da er gewöhnlich selbst die Anaesthesie anlegen muß. Sichere Asepsis und behutsames Vorgehen schützen vor Komplikationen. Wird die Allgemeinnarkose angewandt, so überlassen wir dem Anaesthesisten die Entscheidung über die Wahl des Betäubungsmittels. Die Methode der Schmerzausschaltung hängt ab von der jeweiligen Lokalisation, der Art und dem Ausmaß der Verletzung, von der zu erwartenden Operationsdauer, vom Zustand des Patienten und von der Frage der ambulanten oder stationären Behandlung.

e) Örtliche Betäubung

Man gebraucht die örtliche Betäubung in Form der Infiltrationsanaesthesie bei der Behandlung unkomplizierter Brüche und Verrenkungen, zur Versorgung von oberflächlichen Hautverletzungen, zu Punktionen, zum Ausschneiden kleinerer Hauttumoren oder Narben und zur Entfernung hautnahe sitzender Fremdkörper. Vorher gut tastbare Veränderungen können aber in dem künstlichen Ödem verschwinden und schwer auffindbar sein. Zerfetzte, gequetschte und verschmutzte Hautlappen soll man nicht infiltrieren, weil die Aufquellung des Gewebes die Blutzufuhr beeinträchtigt und die Infektionsgefahr erhöht. Bei Behandlung von Entzündungen kommt nach E. LEXER die Infiltrationsanaesthesie nicht in Betracht. Die Gefahren der Keimverschleppung in Blut- und Lymphbahnen, die Zunahme der örtlichen Gewebsschädigungen und die gesteigerte Resorption im Entzündungsgebiet sollte man nicht zu gering einschätzen.

Bei der Leitungsanaesthesie unterbricht man die Nervenleitfähigkeit proximal vom Operationsgebiet. Dieses Verfahren der örtlichen Betäubung hat den Vorzug vielfacher Anwendungsmöglichkeiten. Durch die perineurale Injektion des Anaestheticums an der Grundgliedbasis (nach OBERST) oder im distalen Abschnitt der Mittelhand erzielt man Schmerzfreiheit des gesamten peripheren Fingerabschnittes einschließlich der Köpfchen der Mittelhandknochen. Die Einstiche liegen auf der Streckseite der Hand und nicht in der empfindlicheren Haut der Beugeseite. Man soll mit möglichst kleinen Mengen auskommen, damit das

Anaestheticum nicht die Blutzirkulation beeinträchtigt. Bei narbigen Veränderungen oder trophischen Störungen ist diese Form der Leitungsanaesthesie nicht statthaft. Nach K. KINDLER sollte man auf die Umschnürung der Fingerbasis zur Blutleere bei der Oberstschen Anaesthesie verzichten. Wir haben jedoch keine Bedenken gegen ein Tourniquet, wenn es sich um kleinere und kurzdauernde Eingriffe handelt. Im Prinzip ist aber die pneumatische Blutsperre am Oberarm vorzuziehen. Der Druck der Luftmanschette wird bei den schnell auszuführenden Operationen ohne Widerspruch ertragen. G. HIRSCHEL benutzt adrenalinhaltige Infiltrationslösungen, obgleich die vasoconstrictorische Wirkung des Adrenalins nicht gleichgültig ist. Sicherer ist es, bei der Oberstschen Anaesthesie prinzipiell auf jeglichen Suprareninzusatz zu verzichten.

Eingriffe in der Hohlhand, bei denen das Operationsgebiet die sensiblen Versorgungsgebiete der Hauptnerven überschneidet, lassen sich mit Hilfe der Leitungsanaesthesie am Handgelenk durchführen. Macht dabei die Ausschaltung des N. ulnaris Schwierigkeiten, so kann man den Ellennerven hinter dem Epicondylus ulnaris humeri leichter erreichen. Der Unterarm soll beim Einstich fast gestreckt gehalten werden, da der Nerv bei Beugung im Ellbogengelenk aus dem Sulcus n. ulnaris nach vorn gleitet und das Anaestheticum dann wirkungslos bleibt.

Die Leitungsanaesthesie des Plexus brachialis nach D. KULENKAMPFF verschafft Schmerzlosigkeit bis hinauf zum Oberarm, so daß bei dieser Betäubung freie Hauttransplantate vom Unterarm oder Knochentransplantate aus der Speiche oder Elle entnommen werden können. Der Patient muß bis zum Eintritt der Schmerzfreiheit und für die Dauer des Eingriffs durch regelmäßige Puls- und Blutdruckkontrollen überwacht werden. Versager oder Nebenverletzungen beruhen meistens auf technischen Fehlern. Als Nebenverletzung bei der Plexusanaesthesie können Hämatothorax, Pneumothorax, Mediastinal- und Hautemphysem vorkommen. Aus diesem Grunde ist die Plexusanaesthesie kontraindiziert, wenn die Atmung der Gegenseite behindert ist, etwa durch Pneumothorax, Thorakoplastik, Phrenicuslähmung, Segment- oder Lappenresektion der Lunge. Mitbetäubung des Sympathicus (Horner) oder des N. phrenicus klingen ohne nachteilige Folgen ab. In den handchirurgischen Zentren des Auslandes schätzt man diese Gefahren nicht hoch ein, wenn die Anaesthesierung des Plexus brachialis bei exakter Technik mit kurzer Nadel (3—4 cm) und aufgesetzter Spritze sowie unter Anwendung einwandfreier Betäubungslösungen ausgeführt wird; ferner wenn die Blutleere nur durch pneumatische Sperre am Oberarm erfolgt. Adrenalinzusatz protrahiert die Wirkung des Anaestheticums z. B. beim Xylocain auf 2—3 Std Dauer. Mitunter kann die Wartezeit bis zum Eintritt der Schmerzlosigkeit 10—30 min betragen. Sie ist abhängig von der Durchdringungsfähigkeit des Betäubungsmittels und von der Lage des Anaesthesiedepots zum Plexus brachialis. Bisweilen bleibt anfangs noch eine schwache Motilität der Hand erhalten. — Nach dem Eingriff kann der gehfähige Patient in ambulante Behandlung entlassen werden. Der Schutz des noch empfindungslosen Armes muß für die ganze Dauer der Anaesthesie gewährleistet sein.

Die Methoden der örtlichen Betäubung sollte man möglichst bei allen frischen Unfällen anwenden, da dieses Anaesthesieverfahren schonend und sicher ist. Bei feuchten und spastischen Lungenerkrankungen wird man ebenfalls die Lokalanaesthesie wählen. Stets sollte der Magen des Verletzten entleert sein; denn ein Erbrechen würde den Eingriff und seine Fortsetzung bei geänderter Betäubungsart komplizieren.

Bei einer umfangreichen Verletzung, für deren Versorgung voraussichtlich mehrere Stunden benötigt werden, läßt sich die Allgemeinbetäubung nicht

umgehen. Das ist bei offenen Unterarmbrüchen mit Nerven-Sehnenverletzungen
der Fall oder bei Hautdefekten, welche einen größeren plastischen Ersatz erfordern. Mit der Vollnarkose ist gewöhnlich eine stationäre Behandlung verbunden.

f) Technik der Infiltrations- und Leitungsanaesthesie

Jede Lokalanaesthesie ist nach Desinfektion der Haut unter aseptischen
Kautelen mit sterilen Handschuhen anzulegen. Vor jedem Einstich macht man
den Verletzten auf den zu erwartenden kleinen Schmerz aufmerksam. Durch
Ansaugen wird eine etwaige intravasale Lage der Nadelspitze ausgeschlossen.
Gewöhnlich stellen wir erst nach der Betäubung die Blutleere her. Muß aber
wegen einer Blutung die pneumatische Blutsperre am Oberarm sofort angelegt
werden, dann kann auch das Lokalanaestheticum in die blutleeren Gewebe eingespritzt werden, ohne an Wirksamkeit einzubüßen. Gegen eine Wiederholung
der Injektion oder gegen eine Kombination mit einer anderen regionalen Blockade
bestehen in den Grenzen der zulässigen Höchstdosen keine Bedenken.

α) Infiltrationsanaesthesie

Mit einer 0,5%igen Novocainlösung ohne Adrenalinzusatz umspritzt man das
Operationsgebiet; die Menge richtet sich nach der Größe des zu betäubenden Hautbezirkes. Zur Vermeidung einer Keimverschleppung soll man die Nadel 2 cm vom
Wundrand entfernt und nicht durch ihn selbst einstechen; die Infiltration wirkt
sich auf die unverletzte Umgebung aus. Schmerzlosigkeit stellt sich nach 10 min
ein und hält etwa 1 Std an. Einen schnelleren Eintritt der Anaesthesie (3—5 min)
mit größerer Intensität der Wirkung erreicht man mit neueren Präparaten, von
denen wir das Hostacain erprobten und als günstig für die ambulante Praxis
beurteilen konnten. Bei Frakturen und Luxationen spritzt man die 1—2%ige
Novocainlösung in das Bruchhämatom, den Bruch- oder Gelenkspalt ein. Bekanntlich ist nicht das Knochengewebe selbst, sondern nur das Periost schmerz-
empfindlich.

β) Leitungsanaesthesie an Finger und Mittelhand

Mit 2—4 cm³ einer 1%igen Novocain-, Hostacain- oder Xylocainlösung ohne
Adrenalinzusatz blockiert man nach OBERST die dorsalen und palmaren Fingernerven, welche sich durch 1 oder 2 Anastomosen an den Grundgliedseiten verbinden. Das stärkste Nervenpaar liegt an der Beugeseite neben den Flexoren.
Die beiden Einstichpunkte wählt man dorsal im proximalen Drittel des Grundgliedes; sie liegen dicht am Übergang zu den Fingerseiten in Höhe der Zwischenfingerfalten (Abb. 17). Den gestreckten Finger unterstützt die linke Hand des
Operateurs, dessen Zeigefingerbeere nun das Vorführen der Nadelspitze kontrolliert. Wir bevorzugen eine kurzgeschliffene Nadel von der Größe 16 oder 14.
Liegt diese, senkrecht vorgeschoben, auf der Beugeseite 1,5—2 cm tief, so setzt
man ein Depot von 1 cm³ und spritzt kleine Mengen der Betäubungslösung beim
Zurückziehen der Nadel weiter. Schließlich wird ½ cm³ in Richtung Streckaponeurose zur Blockade der beiden dorsalen Fingernerven injiziert. Vom
zweiten Einstichpunkt aus blockiert man die andere Fingerseite. Soll die Anaesthesie das Grundglied gänzlich erfassen, so geht man in Höhe der Mittelhandköpfchen ein und dringt in die Zwischenknochenräume vor; dabei soll die Nadelspitze auf die Monticuli zu gerichtet sein. Ist eine gleichzeitige Betäubung der
distalen Mittelhandabschnitte erforderlich, so verlegt man die Umspritzung
weiter proximal auf die Mitte des Handrückens. In etwa 2 cm Tiefe erreicht man
die palmaren Nerven. Bei jedem Einstich injiziert man etwa 3—5 cm³, die über
das erreichbare palmare Segment zu verteilen sind. Am Daumen wird unter

Berücksichtigung der anatomischen Verhältnisse in gleicher Weise vorgegangen.

γ) Leitungsanaesthesie am Handgelenk

Von einer 1%igen Novocain-, Hostacain- oder Xylocainlösung werden für die Ausschaltung der 3 Handnerven etwa 15 bis 20 cm³ benötigt; je 5—7 cm³ sind für einen Nerven erforderlich. In dieser Region bestehen gegen einen Suprareninzusatz keine Bedenken (auf 10 cm³ des Anaestheticums 1 Tropfen der Suprareninlösung 1:1000). Der Operateur setzt seinen linken Zeige-, Mittel- und Ringfinger nebeneinander vor die Handgelenkbeugefurchen der verletzten Hand; dabei zeigt der Mittelfinger genau auf die Mitte des Handgelenkes (Abb. 17). Die Lage der Nerven und ihrer Hautäste entspricht den aufgelegten Fingern. Mit einer Hautnadel (Größe 18) setzt man zunächst eine intra- und subcutane Quaddel vor den aufgelegten Mittelfinger in Höhe der proximalen Beugefurche, um danach mit einer etwas größeren Nadel dicht an der radialen Seite der Palmarissehne auf den etwa 1 cm tief gelegenen N. medianus vorzugehen. Wenn ein stechender Schmerz in der radialen Handhälfte angegeben wird, umspritzt man den Nerven mit 5—7 cm³ des Lösungsmittels. In gleicher Weise ist vor dem Ringfinger der N. ulnaris zu blockieren. Er liegt in der Tiefe dorsal von der A. ulnaris am Innenrand des

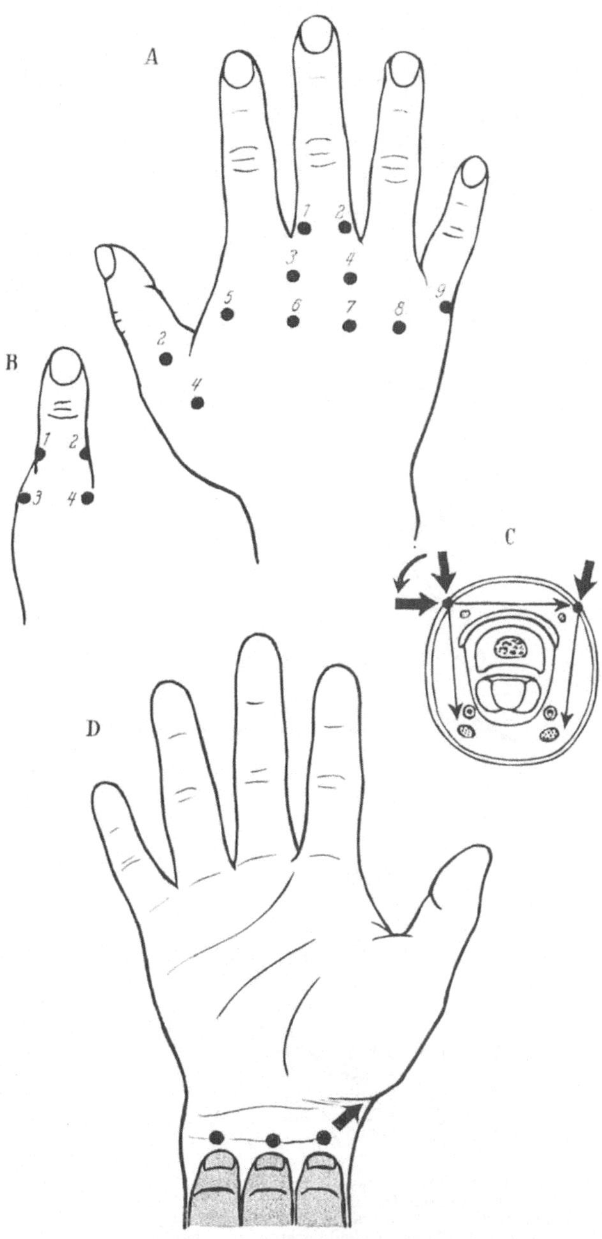

Abb. 17. Anaesthesie der einzelnen Finger (A, B) erfolgt nach OBERST in Höhe der Interdigitalfalten durch 2 dorso-laterale Einstiche am Grundglied (*1, 2*). In C geben die Pfeile die Nadelrichtung auf die Fingernerven an. Ist Anaesthesie der ganzen proximalen Phalanx notwendig, so geht man in die Zwischenknochenräume ein und erreicht die palmaren Fingernerven (*3, 4*). Analog ist am Daumen vorzugehen. Von den proximalen Markierungspunkten am Handrücken (*5—9*) lassen sich durch die Zwischenknochenräume hindurch die Finger und Köpfchen der Mittelhandknochen anaesthesieren. „Hand-block" über der Beugeseite des Handgelenkes (D). Man setzt den Zeige-, Mittel- und Ringfinger der linken Hand auf die proximale Handwurzelbeugefurche. Vom Einstich vor dem Zeigefinger wird der Speichengriffelfortsatz fächerförmig umspritzt und der Ramus superficialis n. radialis ausgeschaltet. Vor dem Mittelfinger liegt der N. medianus oberflächlich unter dem radialen Rand der Sehne des M. palmaris longus. Vor dem Ringfinger findet sich in der Tiefe der N. ulnaris an der Innenseite des M. flexor carpi ulnaris

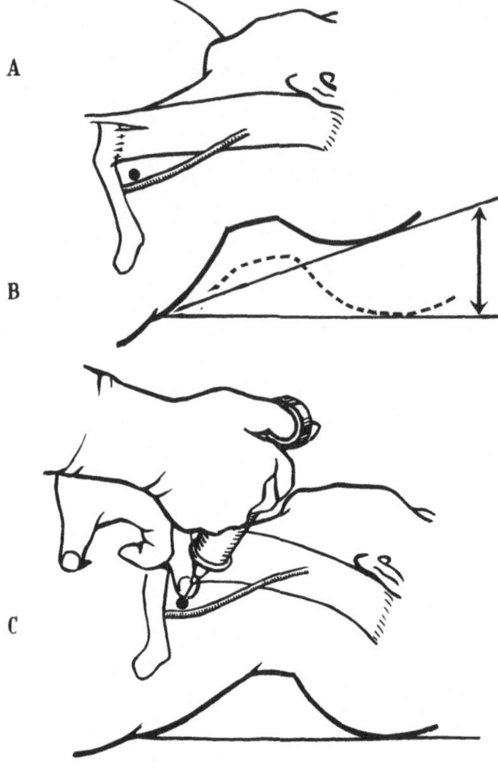

M. flexor carpi ulnaris. Der stechende Schmerz wird jetzt über der ulnaren Handhälfte gefühlt. Die Hautäste des N. radialis erreicht man vor dem Zeigefinger. Hier wird die Gegend um den Griffelfortsatz der Speiche fächerförmig subcutan umspritzt. Mit dieser sehr empfehlenswerten und einfachen Methode erzielt man gute Schmerzfreiheit der Hand. — ST. BUNNELL blockiert den N. ulnaris nicht am Handgelenk, sondern an der leichter auffindbaren Stelle im Sulcus n. ulnaris. Diese Rinne hinter dem Epicondylus ulnaris humeri ist bei fast gestrecktem Unterarm gut fühlbar. Erreicht die Nadelspitze den Nerven, so gibt der Patient den Schmerz in der ulnaren Handhälfte an. Zur Umspritzung genügen 5 cm³ des Anaestheticums.

δ) Leitungsanaesthesie des Plexus brachialis

Die supraclaviculäre Plexusanaesthesie nach D. KULENKAMPFF kann man bei ambulanter oder stationärer Behandlung des Patienten ausführen. Ist der Eingriff dringlich, so geben wir 30 min vor Einleitung der Betäubung ein Opiat mit Atropin oder Scopolamin in angemessenen Dosen. Steht genügend Zeit für die Vorbereitung zur Verfügung, so verordnet man für einen länger dauernden Eingriff 2 Std vor Beginn der Leitungsanaesthesie Atosil (50 mg) und Luminal (0,2 g); außerdem 45 min zuvor Scopolamin (0,2—0,5 mg). Die eigentliche Betäubung führt man am liegenden oder sitzenden Patienten aus; dieser soll sich aber mit dem Rücken anlehnen können. Der Kopf des Kranken ist nach der gesunden Seite gedreht und geneigt, die herabhängenden Arme sind entspannt (Abb. 18). Auf der zu operierenden Seite kann man sich durch eine Hilfsperson den Arm caudalwärts

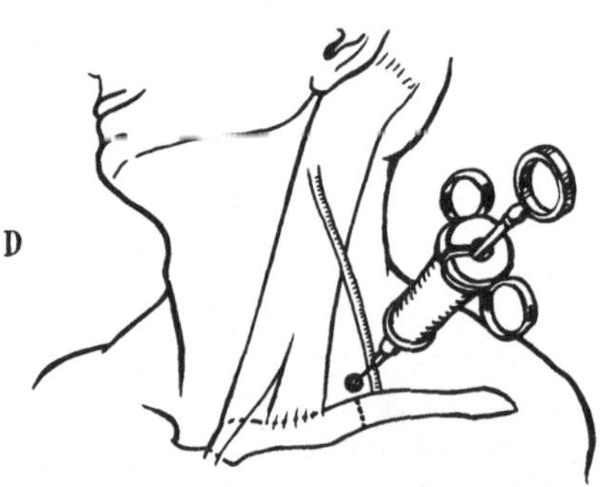

Abb. 18. Supraclaviculare Anaesthesie des Plexus brachialis nach D. KULENKAMPFF. Der liegende Patient hebt den abgewendeten Kopf um 30⁰ an (A, B), so daß sich zur Orientierung der M. sternocleidomastoideus und der M. scalenus anterior anspannen. Der Einstich erfolgt zwischen dem äußeren Muskelrand und der Vena jugularis externa fingerbreit oberhalb der Schlüsselbeinmitte (C); dabei hält der tastende Finger die A. subclavia nach medial beiseite. Die 3—4 cm lange Nadel ist nach innen, hinten und unten auf den Querfortsatz des 3. Brustwirbels gerichtet. Paraesthesie im Arm zeigt richtige Nadellage an, jetzt erst darf die Umspritzung des Armgeflechtes erfolgen. Am sitzenden Patienten führt man den „Plexus-block" in gleicher Weise aus

ziehen lassen, damit sich die obere Schlüsselbeingrube besser darstellt. Fordert man den liegenden Patienten auf, den Kopf um etwa 30⁰ anzuheben, so spannen sich der Sternocleidomastoideus und Scalenus anterior an. Die tastbaren lateralen Ränder beider Muskeln bilden mit dem Schlüsselbein und der V. jugularis externa ein Dreieck. Fingerbreit oberhalb der Schlüsselbeinmitte fühlt man in diesem Dreieck die Pulsation der A. subclavia. An mageren Personen kann man bei tiefem Eindrücken des Fingers in Richtung auf die Dornfortsätze der oberen Brustwirbel die Nervenstämme des Plexus brachialis fühlen; sie rollen unter der Fingerbeere gegen die erste Rippe. Der Operateur drückt die A. subclavia nach medial. Sodann geht man unmittelbar lateral vom tastenden Finger mit einer etwa 3—4 cm langen, kurzgeschliffenen Nadel an aufgeschraubter Spritze ein, welche bereits das Anaestheticum enthält. Die Nadel ist dorsal-caudal auf den Querfortsatz des 3. Brustwirbels und medial auf die 1. Rippe gerichtet. Hat man deren knöchernen Widerstand erreicht, so gelangt man oberhalb und vor der 1. Rippe in die Nervenscheide und den Plexus. Bei starkem Fettpolster kann sich die gewöhnlich 1—2 cm lange Wegstrecke zwischen Haut und Armgeflecht auf das Doppelte erhöhen. Der Patient wird angewiesen, sofort das Auftreten eines blitzartigen Schmerzes im Arm, in der Hand oder den Fingern anzusagen; erst dann ist mit der fächerförmigen Injektion zu beginnen. Spritzt man das Anaestheticum ungezielt ein, so kommt es zu keiner Betäubung in der Peripherie. Zur Injektion können 2%iges Novocain (20 cm³), 1%iges Hostacain (20—25 cm³) oder 2%iges Xylocain (20 cm³) verwandt werden. Die Anaesthesie setzt nach 10—30 min ein. Die optimale Wirkungsdauer beträgt 1—2 Std; sie läßt sich durch Suprareninzusatz auf 3 Std ausdehnen. Eine sehr intensive und langanhaltende Anaesthesie von 3—4 Std Dauer verschafft 2%iges Scandicain (10—20 cm³) ohne Adrenalinzusatz. — Die pneumatische Blutsperre am Oberarm wird bisweilen auf die Dauer als lästig empfunden, weil die nicht ausgeschalteten Nn. intercostobrachiales das Druckgefühl vermitteln. Man erreicht eine zusätzliche Blockade dieser Nerven durch zirkuläre subcutane Umspritzung proximal von der Blutdruckmanschette in Form des „Armringes".

Bei guter Beherrschung der Anatomie kann die Plexusblockade nach D. Kulenkampff mit einem einzigen Nadelstich erreicht werden.

g) Waschung der verletzten Gliedmaße

Die Waschung der frischverletzten Gliedmaße haben wir aus dem Ausland übernommen. Zunächst mag es vielleicht befremden, wenn z. B. bei einer Handwunde ohne deren Aussparung die Gliedmaße bis Oberarmmitte gewaschen wird. Jedoch haben wir die Bedenken überwunden, nachdem unsere bakteriologischen und klinischen Untersuchungen für die Berechtigung dieses ohnehin längst erprobten Verfahrens sprechen. Bei dieser Vorbereitung im Verein mit den weiter zu schildernden Maßnahmen sahen wir an unserer Klinik bei 1000 offenen Handverletzungen des Jahres 1956 nur 1,2% Wundinfektionen. — Hat man mit angelegtem Mundschutz seine eigenen Hände desinfiziert, so kann die mechanische Reinigung der betäubten Extremität beginnen. Dazu werden steriler Kittel und sterile Handschuhe angelegt. Man verwendet eine nur der Waschung des Verletzten dienende sterile Schüssel, größere Mengen sterilen Wassers, eine nicht osmotisch wirkende Handseife und an Stelle einer Bürste eine sterile Kompresse. Die Säuberung wird auf dem Armbrett vorgenommen und dauert 10 min (Abb. 19). Bei stark verschmutzten Arbeitshänden ist mehrmaliger Wasserwechsel angezeigt. Es ist eine verantwortungsvolle Aufgabe, verletzte Hände richtig vorbereitend zu reinigen. Ist abschließend die Haut mit steriler physiologischer Kochsalzlösung abgespült, so schlägt man den gewaschenen Arm in ein steriles Tuch ein und hält ihn senkrecht hoch.

h) Anlegen der pneumatischen Blutsperre

Nun wird der Arm über dem sterilen Tuch mit einer Esmarch-Gummibinde von den Fingerspitzen bis zur Oberarmmitte ausgewickelt (Abb. 19). Die letzte Tour

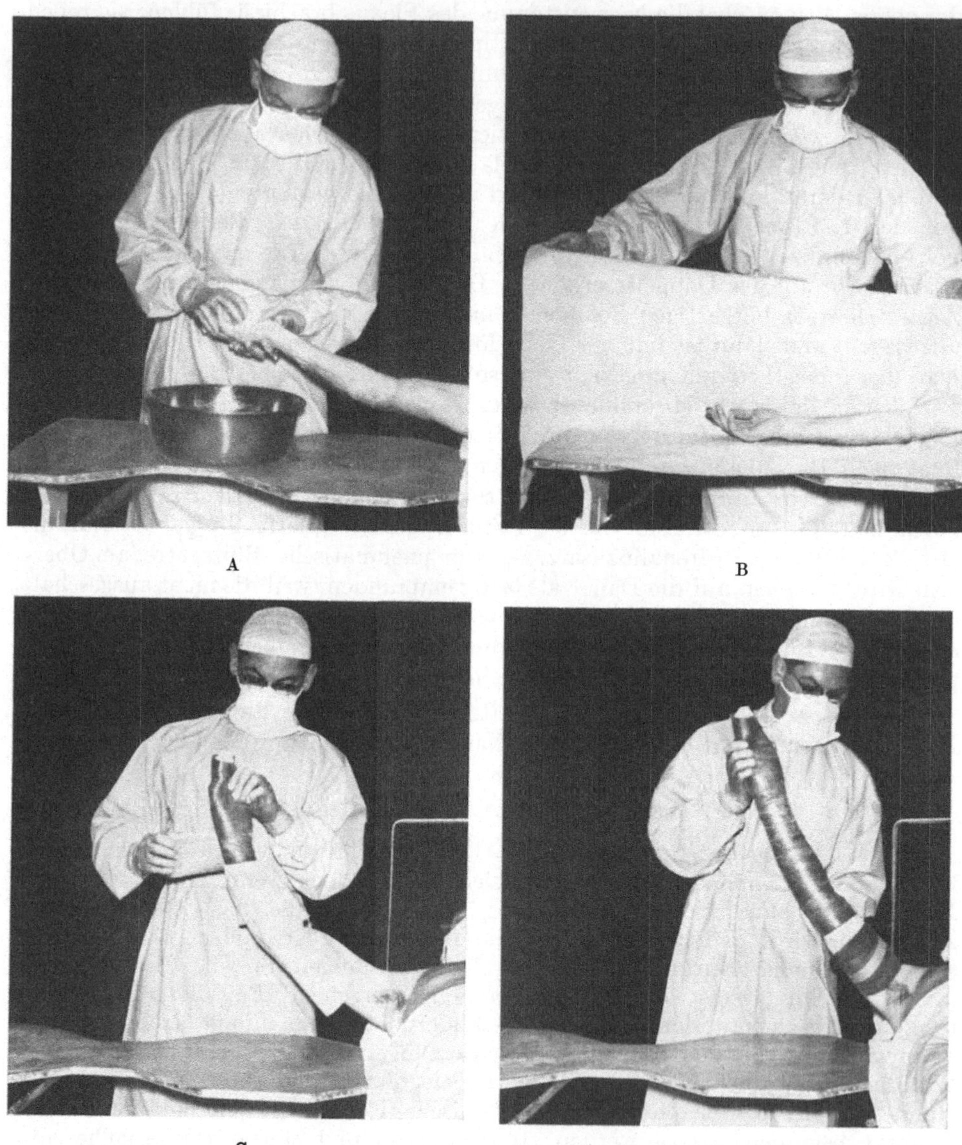

Abb. 19. Nach Einleitung der Anaesthesie vorbereitendes Waschen der verletzten Hand auf dem Armbrett unter aseptischen Kautelen (A). Einschlagen des gewaschenen Armes in ein steriles Tuch (B). Auswickeln des Armes in proximaler Richtung mit Gummibinde über dem Tuch (C). Anlegen der Blutdruckmanschette (D); Druck 300 mm Hg bei Erwachsenen und 250 mm Hg bei Kindern

schließt mit dem Tuchende ab. Eine luftdichte Blutdruckmanschette — neuerdings gibt es Spezialmanschetten — wird in Oberarmmitte nicht zu fest angelegt und nach einer kurzen Wartezeit rasch auf 300 mm Hg bei Erwachsenen oder 250 mm Hg bei Jugendlichen aufgepumpt. An den Gummischlauch wird eine Klemme mit gummigeschützten Branchen angelegt, um den Druck in der Man-

schette aufrechtzuerhalten. Man kann die Manschette zusätzlich mit einer
Bandage überwickeln, damit sie gegen Abrutschen gesichert ist. Nach Abnahme
der äußeren Esmarch-Gummibinde sinkt der Manschettendruck gewöhnlich um

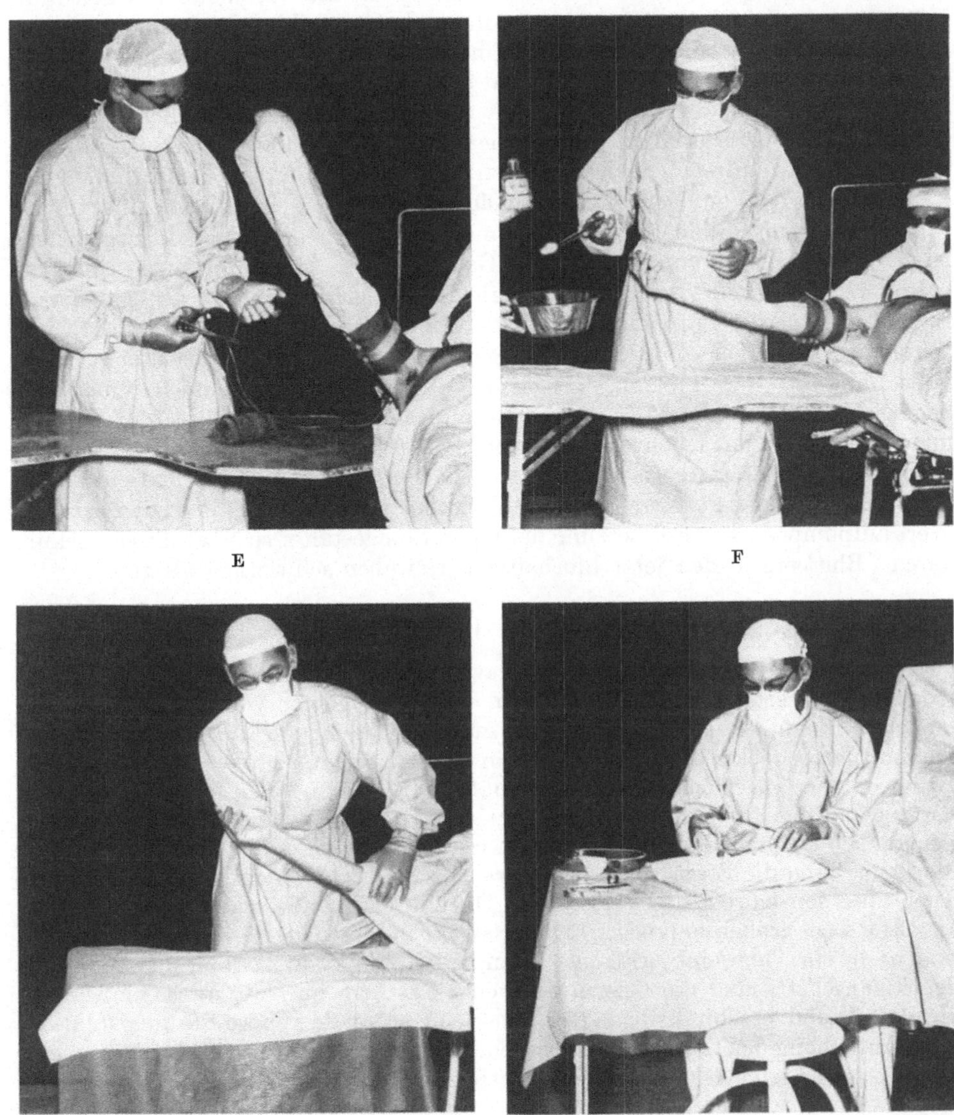

Forts. Abb.19. Abnahme der Gummibinde und Kontrolle des Druckes (E). Aufschlagen des Tuches und
Betupfen des Armes mit Alkohol. Der betäubte Arm muß unterstützt werden, damit er nicht im Ellbogengelenk
abkippen kann (F). Das Armbrett ist mit sterilem Gummi- und Operationstuch abgedeckt. Am Arm werden
die Tücher locker angelegt (G). Die Hand liegt auf einem mit steriler Gummihülle versehenen flachen Sandsack (H)

20 mm Hg ab; er ist durch Nachpumpen wieder auf die erforderliche Höhe zu
bringen. Das sterile Tuch wird aus Gründen der Asepsis aufgeschlagen und nicht
etwa über die Hand hinweggezogen. Dabei ist darauf zu achten, daß der betäubte
Arm nicht im Ellbogengelenk abkippt und unsteril wird. Die Haut der über dem
Armbrett gehaltenen Extremität kann man nun mit 80%igem Äthylalkohol (un-
gefärbt!) bis an den Wundrand desinfizieren. Jodtinktur verwendet man in der

Handchirurgie nicht mehr wegen der Gefahr von Joddermatitis und Hautschilferung mit Mobilisierung tiefer Hautkeime. Zuverlässige Blutleere ist die Voraussetzung für eine einwandfreie Präparation. Nachteilige Wirkungen, wie Nervenschädigungen, sind nur zu befürchten, wenn statt der pneumatischen Blutsperre in der geschilderten Form strangulierende Gummibinden mit unkontrollierbarem Druck angewandt werden. Motorische Nervenfibrillen sind gegen Druck empfindlicher als sensible. Den Beginn der Blutleere muß man schriftlich festlegen lassen, damit der Operateur vom Anaesthesisten halbstündlich die Liegedauer der Blutsperre erfährt. Ohne Schaden für den Arm kann die Sperre $1^1/_2$ bis höchstens 2 Std aufrechterhalten werden. Nach 3—4stündiger Dauer stellen sich irreperable Armlähmungen infolge Ischämie der Nerven ein. Muskelentartungen führen zu dem Bilde der Volkmannschen Kontraktur. Nach einer noch längeren Zeitspanne muß man mit Gangrän des Armes bis zum Ellbogengelenk rechnen (R. Furlong). Bei manchen Eingriffen reichen $1^1/_2$ Std gerade für die wichtigsten Präparationen aus. Gibt der Operateur die Blutsperre frei, so soll der Druck langsam sinken. Die Schwester nimmt die Blutdruckmanschette vollständig ab und meldet dies dem Operateur. Das Belassen einer eng angewickelten Manschette führt zur Stauungsblutung. Der Operateur komprimiert die Wunde mit feuchter Gaze 5 min lang (Uhrkontrolle!). Muß der Eingriff unter Blutsperre fortgesetzt werden, so erhebt man den Arm des Patienten und läßt, um Stauungen zu vermeiden, die Manschette erneut schnell auf den früheren Wert aufpumpen. Die Fortsetzung der Operation gestaltet sich bei dieser „sekundären" Blutleere in den jetzt bluthaltigen Geweben schwieriger als zuvor.

j) Abdeckung des Operationsgebietes

Da die blutleeren, freiliegenden Gewebe während des Eingriffes vor Austrocknung zu schützen sind, muß man das Wundgebiet von Zeit zu Zeit anfeuchten. Beim Abdecken wird deshalb zunächst das Armbrett mit einem sterilen Gummituch bedeckt; darüber kommt ein doppelt gelegtes großes Operationstuch. Blaue oder grüne Tücher sind zweckmäßiger als weiße, weil sich bei dunklem Untergrund die Pupillen nicht verengen, die Augen weniger leicht ermüden und feinere Gebilde genauer wahrgenommen werden können. Mit Tüchern decken wir die Beuge- und die Streckseite des Oberarmes ab. Schließlich kommt ein steriles Tuch über den Körper des Verletzten. Die zu operierende Hand ruht auf einem $18 \times 24 \times 4$ cm großen Sandsack. Dieser steckt in einem sterilisierten Gummisack und ist in ein Tuch eingeschlagen. Man soll stets darauf achten, daß die Blutdruckmanschette und die Operationstücher am Arm nur lose angelegt werden; vor dem Wundverschluß würde sich sonst eine störende venöse Stauungsblutung nach Aufhebung der Blutsperre einstellen. Am gesunden Arm wird bei Allgemeinnarkose eine 5%ige Glucose- oder Bluttropf-Infusion angelegt.

k) Handchirurgisches Armbrett

Das Armbrett kann man beidseitig am Operationstisch benutzen; es wird unter dessen Gummipolster-Auflage geschoben und durch den Rücken des liegenden Patienten fixiert. Dank der seitlichen Auskehlung des Brettes können Operateur und Assistent in bequemer Haltung einander gegenübersitzen. Die Höhe des Armbrettes ist verstellbar. Sein umklappbares Standbein steht auf einem Gummibelag. Die Tischplatte ist mit Weißblech beschlagen und abwaschbar (Abb. 19). Es empfiehlt sich, die Armbretter für aseptische und septische Operationen durch ihren Anstrich zu unterscheiden und sie gesondert aufzubewahren. Die Länge (125 cm) und Breite (60 cm) des Armbrettes sind so bemessen, daß auch ein zweiter Assistent Platz hat und daß auf dem Außenrand die wichtigsten Instrumente bereitgelegt werden können.

l) Handchirurgische Instrumente

Das Instrumentarium soll der Kleinheit und Empfindlichkeit der Gewebe in Größe und Form Rechnung tragen. Die biegsame handförmige Bleiplatte nach W. PIEPER fixiert Hand und Finger in der jeweils gewünschten Stellung. Zu den Standardinstrumenten gehören spitze Skalpelle, anatomische Pinzetten, aufgebogene Mosquitoklemmen, Nadelhalter mit Nadeln und gezwirnter rostfreier Stahldraht verschiedener Stärke, gerade und aufgebogene Scheren, stumpfe einzinkige Wundhaken oder Lidhaken und bei fehlender Assistenz ein Wundsperrer (Abb. 20, 21). Das wichtigste Instrument ist eine längere Präparierschere mit leicht abgerundeten Spitzen. Fingerdrahtbohrer und Kreissägenblätter kann man in das zahnärztliche Handstück einsetzen. Außerdem benötigen wir eine Reihe von Spezialinstrumenten. Für Sehnenoperationen kommen in Betracht: Dissektor, Sehnenfaßzängchen nach JACKSON, biegsame Sonde nach BUNNELL zum Durchziehen von Sehnen, Sehnenstripper zum Auslösen der Sehnen und Fingernagelbohrer. Drahtseide (7 × 0,05) oder Drahtstücke, mit beidseitig geraden atraumatischen Nadeln versehen, dienen ebenso wie der fertige Sehnendraht nach LENGEMANN der Sehnensutur (Abb. 87); gelochte Metallplättchen fixieren die Drahtnähte an der Haut. Für Nerven-Operationen sind stumpfe, feine Nervhaltehäkchen oder das gebogene kugelförmige Füllinstrument des Zahnarztes und atraumatische Nadeln mit schwarzer Seide (00000) erforderlich (Abb. 77). Bei Hautplastiken benötigt man einen Federhalter mit Tuschfeder und Kirschnersche Hautfarbe zum Aufzeichnen der Schnittführungen. Stechzirkel und Zentimetermaß aus Metall sind empfehlenswert. Die Dermatome arbeiten nach verschiedenen Prinzipien; die Wahl des Gerätes bleibt der persönlichen Erfahrung überlassen. Wir benutzen in der Handchirurgie das Rehnsche Transplantationsmesser und vorzugsweise das Hauttransplantationsmesser nach SCHEPELMANN, modifiziert nach SCHINK, mit welchem sich in einfacher Weise beliebig lange Hautstreifen von einstellbarer Dicke schneiden lassen (Abb. 41). Außer dem walzenförmigen Instrument nach PADGETT-HOOD mit Spezialklebemasse wird von uns jetzt auch das Elektro-Dermatom nach MOLLOWITZ benützt (Abb. 45). Mit diesen beiden Geräten kann man breitere Hautlappen entnehmen. Für Knochen- und Fingeroperationen gibt es eine Vielzahl von Spezialinstrumenten. Der Handgriff mit Dreibackenfutter dient zum Einspannen von Nadeln und Bohrern; er ist unentbehrlich. Mit Phalangenhebeln, Rundmeißelzange nach MARKWALDER zum Abrunden von Phalangen, Metallhammer, Flach- sowie Hohlmeißelzangen nach LUER bearbeitet man das Knochengewebe; dabei ist ein Amboß zum Einspannen von Transplantaten nützlich. Mit einem feinen zahnärztlichen Spatel läßt sich ein Transplantat in sein Lager dirigieren. Die Flach- und Kneifzange verwendet man beim Gebrauch des Drahtes. Marknägel nach OBERHOLZER und Kirschner-Drähte kommen bei der Osteosynthese zur Anwendung. Erlauben die Wundverhältnisse bei der Versorgung von Weichteilverletzungen die primäre „Rush-Pinnung" offener Unterarmfrakturen, so läßt man das Rush-Instrumentarium bereitstellen.

m) Nahtmaterial

Für die Ligaturen eignen sich besonders Nylonfäden (00000). Auch mit feinstem rostfreien Strahldraht kann eine Unterbindung erfolgen. Catgut irritiert das Gewebe, und Seide ist zu brüchig. Die Anzahl der Ligaturen soll zwar gering

sein, jedoch muß die Blutung vor dem Wundverschluß sicher stehen, weil postoperative Hämatome die Gewebsfibrose begünstigen und nach Sprengung der
Hautnähte einer Infektion Vorschub leisten. Sehnennähte erfolgen mit rostfreiem

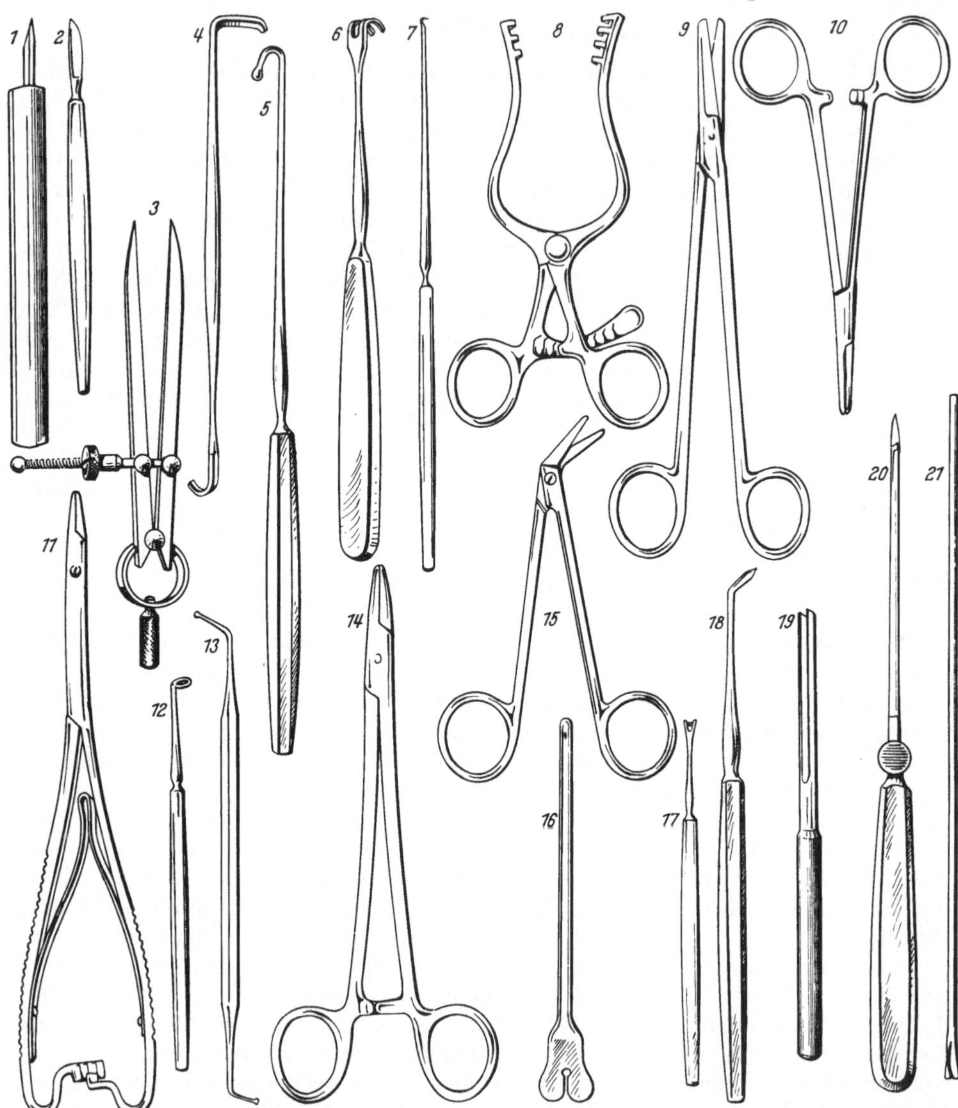

Abb. 20. Auswahl handchirurgischer Instrumente. *1* Federhalter mit Tuschefeder für Z-Plastik. *2* Skalpell.
3 Steckzirkel für Hautplastiken. *4* Wundhaken nach SENN. *5* Einzinkiger stumpfer Wundhaken. *6* Wundhaken
nach KLAPP. *7* Wundhaken nach GILLIES. *8* Wundsperrer. *9* Schere nach TÖNNIS. *10* Aufgebogene anatomische
Mosquitoklemme. *11* Nadelhalter (Modell Ulrich). *12* Unterbindungsnadel nach DESCHAMPS. *13* Dissektor mit
kugelförmigen Enden. *14* Hegar-Nadelhalter (ULRICH-OCHSNER). *15* Schere nach POTTS. *16* Gelochte Führungssonde. *17* Gefenstertes Nervhaltehäkchen. *18* Syndesmotom. *19* Sehnenstripper. *20* Stumpfe Reverdinnadel.
21 Biegsame Sonde nach BUNNELL

Stahldraht (7×0,05 mm); das Nahtmaterial wird besonders hergerichtet. Die
Nähte der Nerven führt man mit atraumatischen Nadeln und schwarzer Seide
durch (bei Fingernerven 000000). Zum Wundverschluß verwenden wir ausschließlich den gezwirnten rostfreien Stahldraht 7×0,05 mm; er läßt sich leicht
instrumentell knoten, ist sparsam im Verbrauch und wird vom Gewebe völlig
reaktionslos vertragen. Bei Benutzung von Seide sieht man gelegentlich Stich-

kanalinfektionen; wir verwenden sie in der Handchirurgie nicht mehr. Feinere Hautnähte führt man mit $3 \times 0,05$-Stahldraht aus. Die Drahtrollen bleiben in

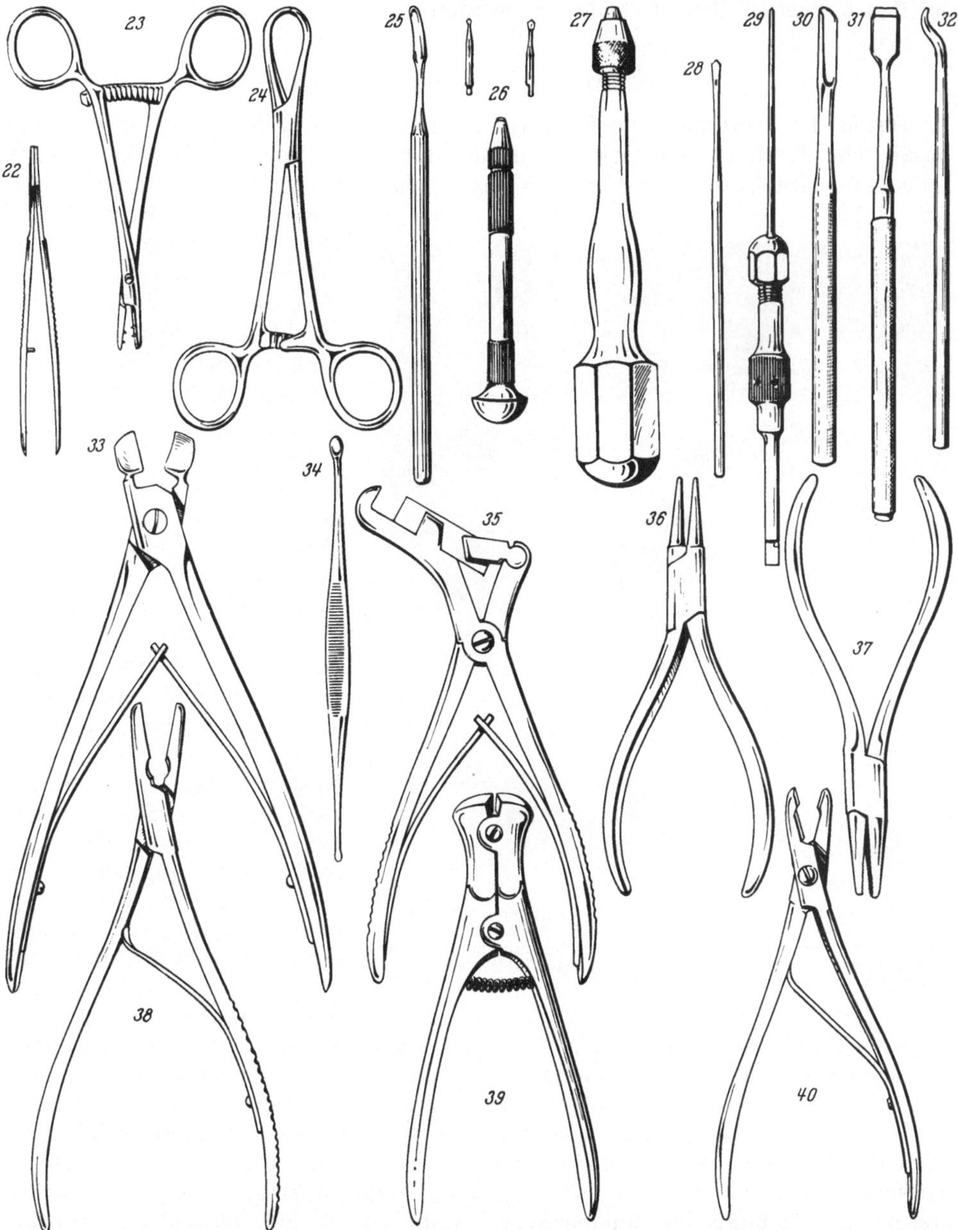

Abb. 21. *22* Feine anatomische Pinzette. *23* Sehnenfaßzängchen (ULRICH). *24* Sehnenfaßzange nach JACKSON. *25* Gewinkelter Zementspatel. *26* Kugelbohrer mit 2 Fingernagelbohrern. *27* Handgriff mit Dreibackenfutter zum Einspannen von Nadeln und Bohrern. *28* Flachbohrer. *29* Spannfutter mit Fingerbohrdraht. *30* Hohlmeißel. *31* Flachmeißel. *32* Phalangenhebel. *33* Rundmeißelzange nach MARKWALDER zum Abrunden von Phalangen. *34* Scharfer Löffel. *35* Osteotomiezange nach THOMSEN. *36* Feine Rundzange. *37* Breite Flachzange. *38* Spitzkonische Hohlmeißelzange nach LUER. *39* Kneifzange mit doppelter Übersetzung. *40* Gebogene Hohlmeißelzange nach LUER

einem Kasten stets betriebsbereit. Bei dünner, freier Hautplastik kommt ferner das Catgut als Nahtmaterial in Betracht, weil sich die Nahtentfernung erübrigt, welche unter Umständen das Transplantat lädieren könnte. Schwarzes Perlon ist für Plastiken ebenfalls geeignet. Jedes Nahtmaterial büßt bei wiederholter Sterilisation an Dehnbarkeit ein und wird brüchig; daher sollen die Vorräte nur für den laufenden Bedarf sterilisiert werden.

n) Atraumatische Operationstechnik

Durch die atraumatische Operationstechnik sollen Infektionen und andere zusätzliche Traumen der Gewebe vermieden werden, weil sie das Gleitgewebe schädigen. Infektion und Gewebsfibrose stehen [in ‚wechselseitiger Beziehung zueinander. St. Bunnell hat 1921 die Technik eingehend beschrieben und die Gründe für das Entstehen einer Infektion aufgezählt: tiefe Wundtaschen, Gewebsspannungen, hoher Catgutverbrauch, große Knotenzahl, lange Ligaturenden, zu viele Nähte, Gewebsabschnürung, Massenligatur, Spannung im Fettgewebe, Fremdkörper im Fett, Hautnähte über Gewebstransplantaten, eingelagerte Fremdkörper einschließlich des Nahtmaterials, Wundverschluß bei ungenügender Blutstillung, zu großzügige Gewebsfreilegungen, Austrocknung der Gewebe, heiße feuchte Tupfer, zu lange Operationsdauer. — Vermehrte Narbenbildung beruht auf einer zu groben Behandlung oder zu häufigen Berührung der zarten Gewebe. Man sollte sich stets die histologischen Strukturen und die physiologischen Reaktionen der Zellelemente auf brüske Traumen vor Augen halten.

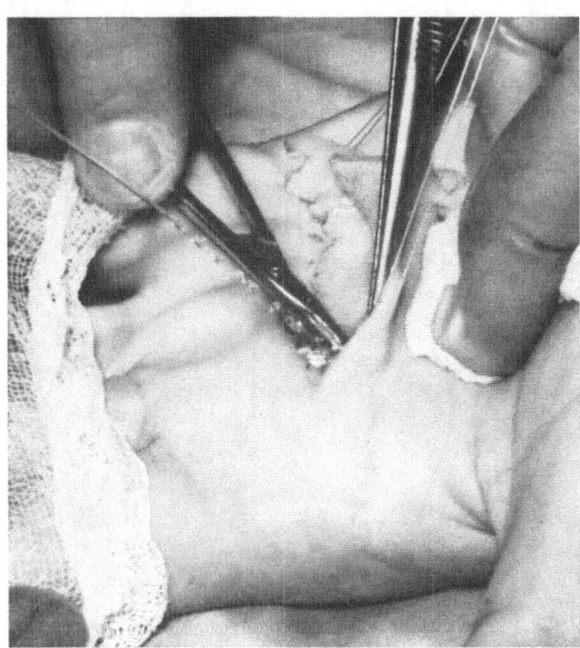

Abb. 22. Atraumatische Operationstechnk: Dirigieren der Wundränder mit Haltefäden. Die geschlossene anatomische Pinzette hält den Wundrand beiseite. Dissektion der Gewebe durch Spreizen und Schneiden mit der Präparierschere. Abspritzen der blutleeren Gewebe mit Ringerlösung und Bedecken der Haut mit feuchter Gaze

Die Schnittführungen haben den natürlichen Hautfurchen und damit dem Verlauf der elastischen Faserzüge zu folgen und dürfen Beugefalten keinesfalls senkrecht kreuzen. Hautnähte legt man spannungslos; niemals sollen sie unmittelbar über einer Plastik liegen, weil sonst ein gleitunfähiger Narbenblock entsteht. Trockene Tupfer schädigen das Gleitgewebe; Tupfer sind daher anzufeuchten und möglichst erst nach Aufhebung der Blutsperre zu benutzen (Abb. 22). Statt der gewaltsam stumpfen Gewebetrennung schneidet man mit scharfen Instrumenten und ersetzt stumpfe Nadeln durch scharfe, weil diese sich ohne Kraftaufwand durch das Gewebe führen lassen. Freiliegende Gebilde schützt man gegen Austrocknung, indem man sie von Zeit zu Zeit mit körperwarmer Ringerlösung oder physiologischer Kochsalzlösung bespritzt. Schonender als scharfe Wundhaken sind Einzinkerhäkchen oder Haltefäden zum Dirigieren der Wundränder. Bei handchirurgischen Eingriffen dienen die augenärztlichen Lidhaken zum Offenhalten der Wunde. Anatomische Pinzetten schädigen das Gewebe weniger als chirurgische; aber auch sie sollen zart gehandhabt werden und nicht quetschen. Mit geschlossener anatomischer Pinzette erleichtert man sich das Beiseitehalten der Gewebe. Die Präparierschere schneidet und legt beim behutsamen Spreizen der Branchen die Gewebsschichten frei. Klemmen dürfen *nur* die Gefäße erfassen. Freigelegte Gewebe sind nicht mit den Fingern zu berühren. Feuchte Gazeschleier decken die Haut unter Freilassung des Operationsgebietes ab. Gutes Licht — ohne Wärmeeinwirkung auf den blutleeren Arm —, bequeme und entspannte Haltung des am Armbrett sitzenden Operateurs, beherrschte und überlegte Bewegungen aller Beteiligten sind wesentliche äußere Voraussetzungen für ein planvolles Operieren.

Nach Lösung der Blutsperre komprimiert man die Wundfläche 5 min lang (Uhrkontrolle!) mit einer angefeuchteten Kompresse bis zum Verschwinden der Capillarblutung; gleichzeitig hebt man den Unterarm an. Durch reaktive Hyperämie wird die Wunde in dieser Phase nochmals ausgeschwemmt. Vor dem Anlegen des Verbandes am Ende der Wundnaht spritzt man durch eine eingeführte stumpfe Kanüle nachgesickertes Blut mit Ringerlösung heraus. Der Anoxie folgt eine erhöhte Capillarpermeabilität und Ödembereitschaft. Daher führen manche Operateure die Hautnaht durch und legen einen Kompressionsverband an, ehe sie die Blutsperre lösen. Verläßt man sich aber auf die präventive Blutstillung und den Druckverband, so kann man von Nachblutungen mit späterer Infektion überrascht werden. Abgesehen davon übt eine zu feste Kompression einen schmerzhaften Druck auf Nerven und Gefäße aus.

Nach einer atraumatisch durchgeführten Operation pflegen die postoperativen Gewebsreaktionen gering und die Wundschmerzen minimal zu sein. Bei ungestörtem Heilverlauf bleiben die günstigen Auswirkungen dieser gewebeschonenden Operationstechnik auf das funktionelle Ergebnis unverkennbar.

Wir haben experimentelle Untersuchungen über den Wert der atraumatischen Operationstechnik mit Hilfe des Formoltestes nach LE GRAND angestellt. Dieser Test dient der Erkennung nekrotischer Wundbezirke in der Unfallchirurgie. Quetscht man beim Kaninchen nach Anlegen einer Schnittwunde den einen Wundrand mehrmals mit einer anatomischen, den anderen Wundrand mit einer chirurgischen Pinzette, so bleiben für kurze Zeit Druckstellen der Instrumente bestehen. Zur Darstellung der entstandenen Nekrosen betupft man die Wundränder mit Methylenblau (0,5%) — Formol (2%) und spült mit Wasser nach. Im Gegensatz zu vitalem behält devitalisiertes Gewebe eine intensiv blaue Färbung bei. Der Farbtest veranschaulicht die stärkere Schädigung des mit der chirurgischen Pinzette erfaßten Gewebes.

o) Antibiotica

Wichtiger als der Schutz durch antibiotische Mittel ist eine exakte Wundversorgung; sie kann durch keine andere Maßnahme ersetzt werden. Wenn die Art der Verletzung einen zusätzlichen Schutz ratsam erscheinen läßt, dann sollte man ein Antibioticum mit breitem Wirkungsspektrum peroral oder intramuskulär geben. Von der lokalen Applikation des Mittels ist abzusehen: Wir müssen alle lokalen Faktoren vermeiden, welche eine Gewebsfibrose begünstigen, zumal bei dieser Anwendungsart die Wirksamkeit des Antibioticums nicht gesteigert wird. In der Wiederherstellungschirurgie der Hand erübrigt sich gewöhnlich bei korrekter Vorbehandlung der Haut ein antibiotischer Schutz; vorausgesetzt, daß die erste Verletzung ohne Infektion heilte.

G. MUSSGNUG instilliert nach der Wundnaht ein Periston N-Penicillin-Streptomycin-Gemisch von 5—20 cm³ je nach dem Fassungsvermögen des Wundgebietes. Er mißt neben der atraumatischen Operationstechnik gerade der verwachsungsverhütenden Wirkung des Periston N in der Extremitätenchirurgie große Bedeutung bei.

p) Cortison

Nach schweren offenen Handverletzungen (Quetschungen) sieht man nicht selten eine posttraumatische Handfibrose. Da Hydrocortison hemmend auf die Bindegewebsproliferation wirkt, kann man es — möglichst erst nach Abschluß der Wundheilung — lokal injizieren. Zur Vermeidung von Nachschmerzen ist vor der Infiltrationstherapie (25 mg Hydrocortison) die Gabe eines Lokalanaestheticums erforderlich. In Abständen von 5—7 Tagen kann man die Einspritzungen wiederholen. Aktive Bewegungstherapie ist bei der lokalen Hydrocortisonbehandlung wichtig, falls dies die Verletzungsfolgen zulassen. Das Narbengewebe wird nach dieser Behandlung zellärmer durch Hemmung der mesenchymalen Reaktion; bei lockerem Bau der Intercellularsubstanz ist die faserige Differenzierung weniger ausgeprägt. Da auch die Widerstandskraft des Gewebes gegen Keime herabgesetzt wird, ist antibiotischer Schutz während der Hydrocortisongaben angezeigt.

Örtliche Injektionen von Hydrocortisonacetat können Schmerzzustände am Bewegungsapparat lindern und dadurch bei periostalen und tendinösen Reizzuständen (Sportverletzungen) von Nutzen sein.

N. CARSTAM prüfte an Strecksehnen von Kaninchen den Einfluß des Cortison auf traumatisierte und heilende Sehnen unter verschiedenen Versuchsbedingungen. Er kam zu folgenden Ergebnissen: Die Cortisonwirkung hängt von der Dosierung ab; die Reaktion ist bei den verschiedenen Tierarten und selbst in den einzelnen Geweben desselben Tieres unterschiedlich. Die vorsichtige klinische Anwendung ist nach CARSTAM berechtigt; bei Wiederherstellungsoperationen an den Händen ist es möglichst einige Tage vor dem Eingriff zu geben. Bei Sehnennähten mindert Cortison die Verwachsungsneigung. Die genähte Sehne soll in erschlafftem Zustand und zur Vermeidung von Dehiszenzen länger als üblich ruhiggestellt werden. Besonders bei Tendolysen ist die Cortisonanwendung erfolgreich.

Auch bei Nervennähten zeigt Cortison einen günstigen Einfluß, indem es die endo- und perineurale Narbenbildung hemmt, wie H. NIGST in experimentellen Untersuchungen an Kaninchen zeigen konnte.

Größere klinische Erfahrungsberichte über die Anwendung von Cortison bei Sehnen- und Nervennähten liegen noch nicht vor.

q) Wundstarrkrampfprophylaxe

Jede Wunde, insbesondere jede Handverletzung, ist tetanusgefährdet. Die Deutsche Gesellschaft für Chirurgie hat durch A. HÜBNER in einer Neuaufstellung vom 26. 4. 1957 in 7 Merksätzen die Richtlinien für die Tetanusbekämpfung festgelegt. Praktisch am bedeutungsvollsten ist für uns die Ziffer 6:

„Bei Frisch-Verletzten, die nicht aktiv geimpft sind, ist die *Simultan-Impfung* die beste Methode: 1500—3000 IE Fermo- oder Zymo-Serum + 0,5 Impfstoff (an verschiedenen Körperstellen injiziert). Wiederholungsimpfung nach 2—3 Wochen *nur* mit 0,5 cm³ Tetanol oder Tetatoxoid.“

Bei jeder frischen Handverletzung wird man nach dieser Richtlinie verfahren und die Simultan-Impfung durchführen. Liegt bereits eine aktive Immunisierung vor (Vorzeigen der Impfkarte!), so beschränkt man sich auf die subcutane Gabe von 0,5 cm³ des aktiven Impfstoffes (Tetanol oder Tetatoxoid). Allgemeinerscheinungen sind bei diesen eiweißfreien Impfstoffen nicht zu befürchten, doch können geringfügige lokale Reaktionen an der Injektionsstelle eintreten; sie klingen ohne Behandlung innerhalb weniger Tage ab. Nach passiver Tetanus-Immunisierung durch antitoxische Seren hält der Schutz nur 1—3 Wochen an; er verkürzt sich bei wiederholter Gabe des gleichen Serums.

r) Tollwutprophylaxe

Das Lyssa-Virus wird durch Eintrocknen nur sehr langsam vernichtet; deshalb soll bei Berührung mit infektiösem Material (Speichel, Blut, Gehirnmasse verendeter Tiere) und

besonders nach Bißverletzungen in allen Verdachtsfällen mit der Wutschutzimpfung sofort
begonnen werden. Nach Ausschneidung und Offenlassen der Wunde führt man die eigentliche
Tollwut-Schutzimpfung mit der Tollwut-Vaccine der Behring-Werke nach HEMPT durch.
Mit 5 Injektionen zu je 4 cm³ wird täglich der Impfstoff wechselseitig subcutan unter die
Bauchhaut gespritzt. Eine intravasale Lage der Nadel ist durch Aspirieren auszuschließen.
Treten lokale oder allgemeine Reaktionen auf, so gibt man den Impfstoff jeden 2. Tag.
30 Tage nach der letzten Impfung muß eine Nachinjektion von wiederum 4 cm³ Impfstoff
erfolgen.

s) Verband und Ruhigstellung

Der Verband soll die versorgte Wunde von äußeren Einflüssen und Sekundärinfektion schützen. Statt Mullgaze sind auch Folien-Verbandstoffe anwendbar;
diese haften nicht an der Wunde und lassen sich leicht und schmerzlos entfernen.

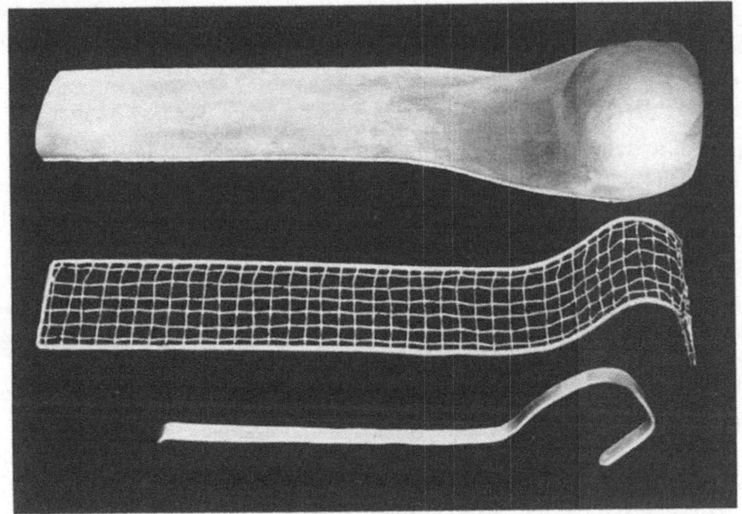

Abb. 23. Hand-Fingerschienung. Metallschiene nach MASON-ALLEN. Biegbare Drahtschiene und gebogene
Fingerschiene nach ISELIN

Auch soll eine geringe Kompression zur Verhütung von Nachblutungen erreicht
werden. Dieser Druck muß dosiert sein; ein Zuviel bedingt Zirkulations- oder
Nervenstörungen, ein Zuwenig verfehlt den Zweck des Verbandes. Der Operateur
verbindet eigenhändig und überläßt dies nicht seinem Hilfspersonal. Eine un-
zweckmäßige postoperative Schienung der verletzten Hand und Finger kann den
Erfolg des Eingriffes in Frage stellen. Besonders bei Streckstellung der Finger
schränken die geschrumpften Kollateralligamente die Gelenkbeweglichkeit ein.
Man modelliert den Verband an die in Funktionsstellung gebrachte Hand an
und gibt ihr damit die physiologische Ruhehaltung. Zur Vorbeugung gegen
Hautmacerationen sind interdigital Gazestreifen eingelegt. Die Hohlhand ist
durch mehrere zusammengeknüllte Gazeschleier ausgefüllt und mit einer ela-
stischen Binde fixiert; ihre Touren reichen je nach dem Verletzungssitz von den
Fingern oder der Mittelhand bis zum Unterarm und bewirken die gewünschte
Kompression. Die Funktionsstellung wird bis zum Abschluß der Heilung durch
eine Schiene aufrechterhalten. Man benutzt entweder eine dorsale oder palmare
Gipslonguette (15 cm breit und 6fach gelegt) und muß zuvor mit einer Papierbinde oder Wattelage die elastische Binde abdecken. Es empfiehlt sich, in der
Mitte der Longuette einen längsverlaufenden First zu formen, der nach dem

Prinzip des T-Trägers die Stabilität der Schiene erhöht. Den erhärteten Gips
wickelt man mit einer Mullbinde fest und sichert die Touren gegen Verrutschen

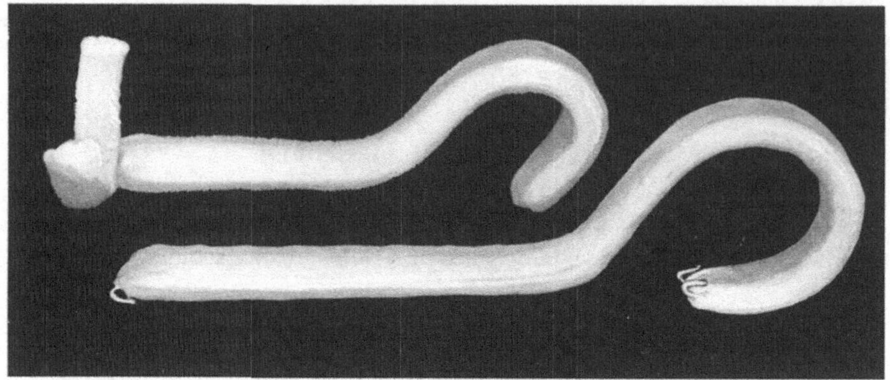

Abb. 24. Gebogene Drahtschienen mit Filzpolster und Tubegauz-Bezug zur Ruhigstellung der Finger. An den
umgebogenen Drahtenden finden die Bindentouren einen Halt und sichern den Sitz der Schiene

durch einen längsverlaufenden schmalen Heftpflasterstreifen auf Beuge- und
Streckseite. Dieser Heftpflasterstreifen kann zu Vermerken über Verletzung,
Versorgung und Verbandwechsel dienen. Unverletzte Fingerspitzen bleiben frei,
damit eine Kontrolle der Zirkulations-
und Sensibilitätsverhältnisse möglich ist.
M. ISELIN gibt der Ruhigstellung auf
einer gebogenen Drahtschiene den Vorzug (Abb. 23).

Eine Fingergipsschiene soll nicht mehr
als die halbe Zirkumferenz des Fingers
erfassen. Drückende Schienen können
Ernährungsstörungen und Nekrosen hervorrufen. Die Festigkeit der Gipsschiene
läßt sich durch einen Kollodium-
anstrich wesentlich steigern. Erst wenn
der Gips erhärtet ist, wird die Mullbinde

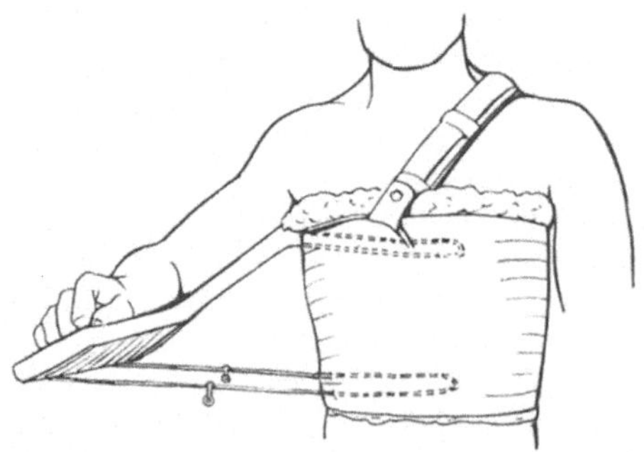

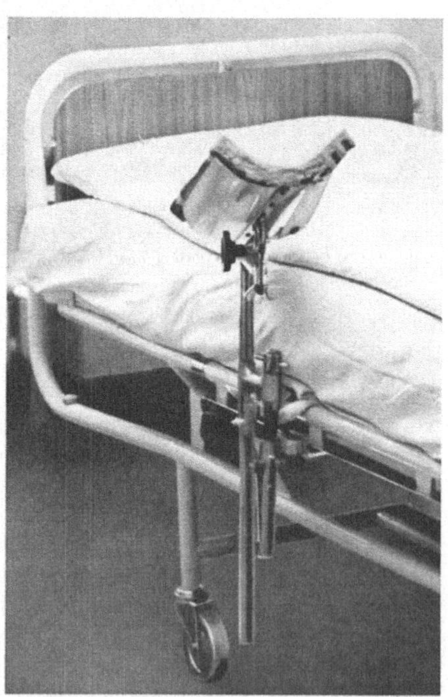

Abb. 25. Die verstellbare Abduktionsschiene mit Traggurt über der gesunden Schulter fixiert den verletzten
Arm 30° vor der Frontalebene und 60° seitwärts
gehoben; die Hand nimmt mittlere Drehstellung ein

Abb. 26. Die in 3 Richtungen verstellbare Auflageschiene (Marburger Modell) ist am Krankenbett
festgeschraubt; ihre mit auswechselbarem Schaumgummi gepolsterte Mulde dient zur Lagerung der
operierten Hand

angewickelt. Werden die Touren *palmar* kreuzend um die Fingergrundgelenke
geführt, so bleibt die Finger-Beugestellung erhalten. Wir verwenden statt der
Gipsschiene an den Fingern biegsame gepolsterte Metall- oder Böhler-Draht-
schienen (Abb. 24).

Eine besondere Verbandtechnik erfordern freie Hauttransplantate (Dermatomstreifen, Wolfe-Krause-Lappen). Auf das verpflanzte Hautstück kommen genau gleich große angefeuchtete Wattelagen, welche durch Knüpfen der einander gegenüberliegenden Hautnähte nicht zu fest fixiert werden (Abb. 46). Die gleiche Verbandtechnik wenden wir bei freien Hautverpflanzungen nach Fingerabkappungen an (Abb. 62, *C*). Wir erreichen damit einen guten Kontakt des Transplantates zu seinem Lager und verbessern die Einheilungsaussichten. Legt man eine Schiene an, dann nur auf der von der Plastik abgewandten Seite.

Bei oberflächlichen größeren Wundbezirken kann die offene Wundbehandlung in Frage kommen: Man formt sich zum äußeren Schutze der Hand aus Drahtschienen ein glockenartiges Gestell und überspannt es mit einem dünnen Mullschleier.

Die Armlagerung auf eine umgeschnallte und passend einstellbare Abduktionsschiene ist dann angezeigt, wenn das selbsttätige Erheben des Armes nicht möglich ist oder wenn vermehrte Schwellungsneigung besteht (Abb. 25). Gewöhnlich gelingt das aktive Bewegen des Schultergelenkes aus dieser Abduktionsstellung heraus leichter. Diese Schiene benutzen wir ebenfalls bei Handinfektionen zur Ruhigstellung des Armes. — Bei stationären Patienten dient die Auflageschiene (Marburger Modell) zur Hochlagerung des Armes. Diese Schiene ist beidseitig verwendbar, in allen 3 Ebenen zu verstellen und seitlich an das Krankenbett anschraubbar. Der Arm wird nicht festgebunden; er ruht auf einer mit Schaumgummi gepolsterten Mulde (Abb. 26).

t) Nachbehandlung und Verhalten bei Komplikationen

Bei der Verschiedenartigkeit handchirurgischer Eingriffe lassen sich über den Termin des ersten Verbandwechsels, der gewöhnlich mit der Entfernung von Hautnähten zusammenfällt, nur folgende allgemeine Ratschläge geben:

Entfernung einer eingelegten Gummilasche bei aseptischen Wunden:
>nach 24 Std

Entfernung einer eingelegten Gummilasche bei infizierten Wunden:
>nach 3—5 Tagen

Entfernung der Drahtnähte bei einfachen Wunden:
>am 8. und 10. Tag

Entfernung der Drahtnähte bei Wunden mit gleichzeitiger Strecksehnennaht:
>am 14. Tag

Entfernung der Drahtnähte bei Wunden mit gleichzeitiger Beugesehnen- oder Nervennaht:
>am 21. Tag.

Entfernung der Drahtnähte bei Wunden mit gleichzeitigen Knochenbrüchen ist erst nach knöcherner Konsolidierung der Fraktur erforderlich.

Treten nach Abklingen des Wundschmerzes erneut Schmerzen auf und ist dadurch der Nachtschlaf gestört, so muß sich der Patient *sofort* wieder vorstellen, damit die Ursache der Komplikation aufgedeckt wird. Bisweilen schwinden die Beschwerden schon nach Abnahme der äußeren Schichten des Kompressionsverbandes und nach Wechsel der Schiene; hier haben Strangulationen die Durchblutung behindert und schmerzhafte Schwellung bewirkt. Reichen die genannten Maßnahmen zur Schmerzbeseitigung nicht aus, so entfernt man den Verband vollständig und überprüft die Wundverhältnisse. Den Verbandwechsel nehmen wir am liegenden Patienten vor und halten für alle daran Beteiligten strikt den Nasen-Mundschutz zur Verhütung einer Tröpfcheninfektion ein. Bisweilen kann man durch Entfernung einiger Nähte eine beginnende Infektion beherrschen und

Schmerzerleichterung erzielen. Besteht bereits eine invasive Infektion, so sind sämtliche Nähte zu entfernen. Wir benutzen dazu eine Mosquitoklemme und eine kleine, spitze Plastikschere. Nach breiter Eröffnung der Wunde müssen mitunter in Narkose weitere Incisionen zur Eiterableitung angelegt werden. Man hält den Verband durch täglich zweimaliges Beträufeln mit 1%iger Borwasserlösung feucht; dann wirkt er durch Abdunstung der Flüssigkeit saugend und hyperämisierend auf den Entzündungsherd. Wundantiseptica schädigen die gesunden Körperzellen, Salbenverbände führen zu Gewebsmacerationen, und schlechtlösliche Puder verkrusten das Wundsekret. Alles dieses hat deshalb bei der Behandlung von Wundkomplikationen auszuscheiden. Statt dessen schient man den Arm, lagert

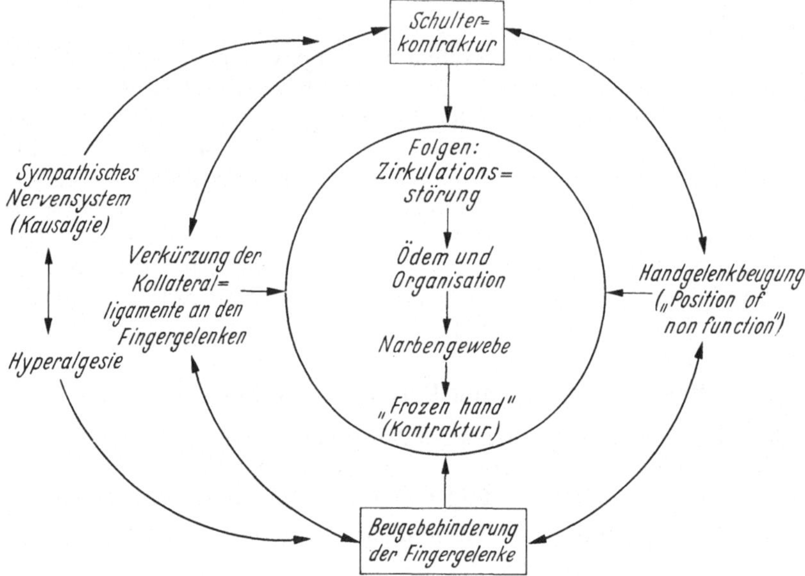

Abb. 27.   Der Circulus vitiosus des Schulter-Hand-Fingersyndroms nach E. MOBERG

ihn hoch, ordnet Bettruhe an und gibt peroral oder parenteral ein geeignetes Chemotherapeuticum oder Antibioticum. Bei Komplikationen empfiehlt sich stets eine stationäre Weiterbehandlung des Verletzten. Die Gründe der Schmerzen und die zu ihrer Beseitigung getroffenen Maßnahmen sind in das Krankenprotokoll einzutragen. Gefährlich wäre es, lediglich mit schmerzstillenden Mitteln zuzuwarten, bis endlich Fieber und der charakteristische süßliche Geruch des Verbandes die ausgedehnte Infektion offenkundig machen.

In der Regel jedoch sehen wir einen glatten Heilverlauf mit normaler Temperatur und Beschwerdefreiheit. Gewöhnlich führen die Verletzten mit den freigelassenen Fingern alsbald kleinere Verrichtungen des täglichen Lebens aus. Der äußerlich beschmutzte Verband ist ein sicheres Zeichen für Schmerzfreiheit.

Ruhigstellung im Armtragetuch während der Heilungsphase ist nachteilig. Die verletzte Extremität soll *aktiv* im Ellbogengelenk gebeugt gehalten werden, und alle nichtfixierten Gelenke sind mehrmals täglich zu bewegen. Die Betätigung des Schulter- und Ellbogengelenkes sowie der freigelassenen unbeschädigten Finger wirkt einer Kontraktur entgegen, fördert durch Muskeltätigkeit den Blut- und Lymphrückfluß und verhindert Stauungsödeme der Fingerknöchel und des Handrückens (Abb. 27). Derartige Schwellungen sind nicht belanglos: Sie wirken sich auf die Bewegung der Fingergelenke hemmend aus, rufen Kapsel- und Bänderschrumpfungen hervor; diese unterhalten ihrerseits im Sinne eines circulus vitiosus das *Schulter-Hand-Fingersyndrom*. Dieser Begriff bezieht sich auf die Wechselwirkungen zwischen Schulterkontraktur und Bewegungsbehinderung der Fingergelenke, worauf besonders E. MOBERG hinweist.

An den Anfang einer jeden Nachuntersuchung stellen wir die Überprüfung der nicht ruhiggestellten Gelenke. Zeigt sich bei älteren Menschen bereits eine beginnende Schulterkontraktur, so verordnen wir das Abspreizkissen nach E. MOBERG (Abb. 28). Dies ist ein einfaches und bewährtes Hilfsmittel, damit aus einer günstigeren Ausgangsstellung die aktiven Bewegungen im Schultergelenk leichter gelingen. Die anschnallbare Abduktionsschiene kann demselben Zwecke dienen. — Die Beseitigung von verbliebenen Ligamentverkürzungen verlangt eine gutüberwachte Nachbehandlung. Durch Schwammausdrücken im körperwarmen Armbad läßt sich das Bewegungsausmaß bessern.

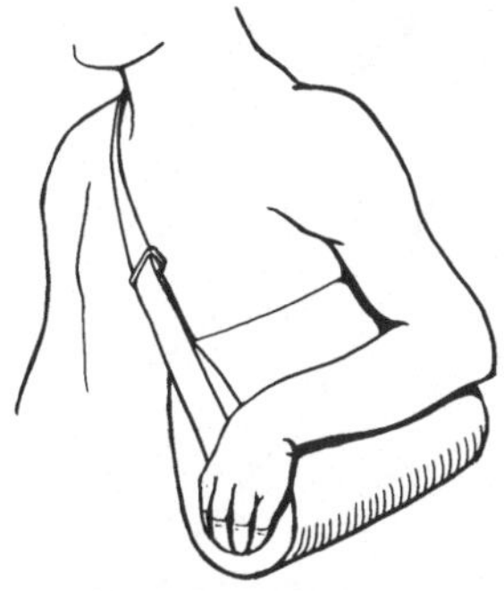

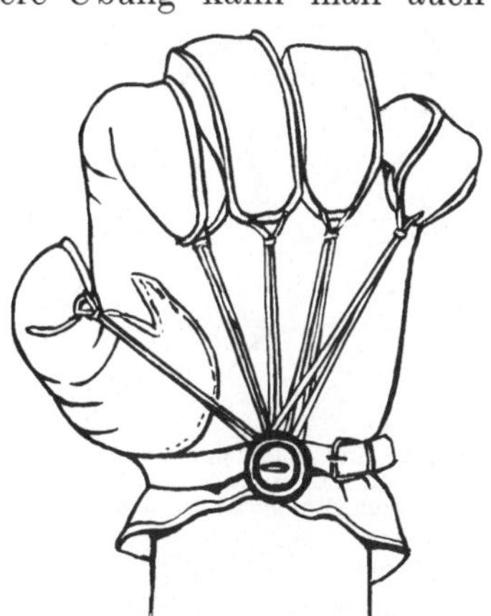

Abb. 28. Das Abspreizkissen mit verstellbarem Traggurt nach E. MOBERG

Dagegen bringt ein warmes Handbad bei hängendem Arm ohne Fingerübungen keinen Nutzen; es tritt zwar die gewünschte und subjektiv als angenehm empfundene Hyperämie ein, aber die Pumpwirkung der Muskulatur für den Blut- und Lymphrückstrom bleibt aus. Als weitere Übung kann man auch den Gummiballon des Blutdruckapparates komprimieren lassen; der jeweils angezeigte Druck gibt einen Ansporn zur Leistungssteigerung. Eine elastische Binde, welche die Hand über einen Bindenkopf zum Faustverband einwickelt, beeinflußt ebenfalls günstig die Steife der Grundgelenke. Man muß dem Verletzten die Bindentouren zeigen, damit er sich selbst den Verband richtig anlegen kann. Die Binde umkreist das Handgelenk und verläuft über den Handrücken und die Fingerstreckseiten bis zur Beugeseite des Handgelenkes, dann zirkulär um das Handgelenk herum und erneut auf die Streckseite der Hand. Dieser Verband soll über Nacht liegen bleiben, ohne Schmerzen zu verursachen. Ähnlich wirkt der Dauerzug mit Gummibändern an einem übergezogenen Handschuh (Abb. 29). Die Bänder reichen von den Fingerspitzen bis zu einem Knopf an der Beugeseite des Handgelenkes (H. KRUKENBERG, E. MOBERG). Hat sich die Beweglichkeit der Finger gebessert, so versetzt man den Knopf weiter nach proximal zum Unterarm, oder man kürzt die Gummibänder.

Abb. 29. Behandlung der Fingerstrecksteife nach H. KRUKENBERG mit Leder- oder Stoffhandschuh und Fingerzugschnüren, welche über einen an der Beugeseite des Handgelenkes befindlichen Knopf geführt werden. E. MOBERG läßt diesen Handschuh mit Gummizügeln über Nacht tragen. Den Daumenzug leitet A. KANAVEL über Handrücken und Handgelenk zum Knopf

Zur Lockerung versteifter Fingergelenke kann man nach ST. BUNNELL elastische Bänder um den Handrücken und die eingebeugten Finger führen (Abb. 30). ST. BUNNELL gibt dem Patienten kleine Holzbrettchen zum Üben in die Hand. Wir verwenden kleine Holzstücke bei bewegungsbehinderten Grundgelenken und größere bei steifen Endgelenken. Fingerauskehlungen erleichtern dabei das Zugreifen (Abb. 31). Besonders nach Knochen- und Gelenkverletzungen bewährt sich eine einfache Methode von R. FURLONG. Hierbei wird der verletzte Finger durch einen Heftpflasterstreifen an den unversehrten Nachbarfinger

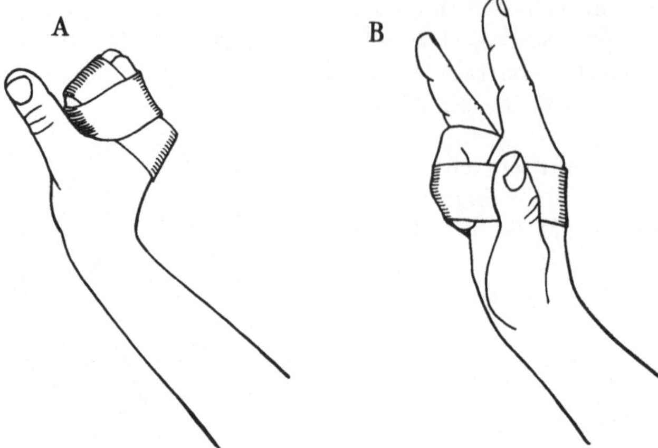

Abb. 30. Gummibänder nach St. Bunnell zur Nachbehandlung steifer Fingergelenke an den dreigliedrigen Fingern (A) und am Einzelfinger (B)

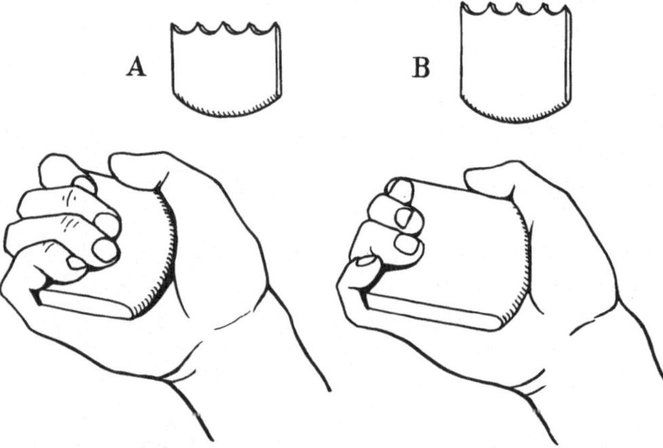

Abb. 31. Holzbrettchen zur Nachbehandlung steifer Fingergelenke in Anlehnung an St. Bunnell. Das kleinere Holzstück (A) wird bei bewegungsbehinderten Grundgelenken und das größere (B) für die Endgelenke benützt

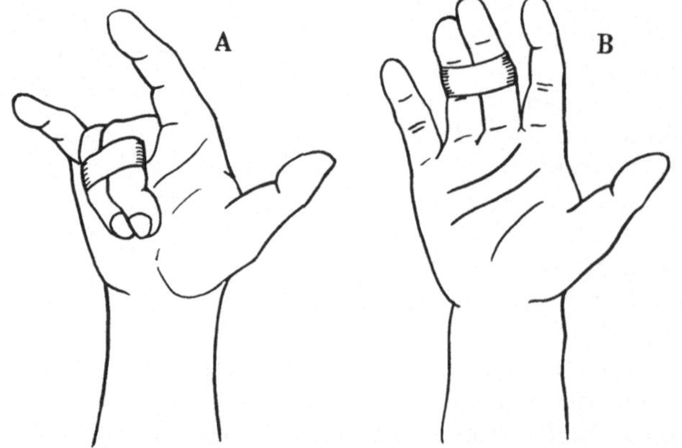

Abb. 32. Übungsbehandlung steifer Fingergelenke nach R. Furlong. Der verletzte Ringfinger ist durch Heftpflasterstreifen an den unverletzten Mittelfinger befestigt (A), so daß beim Üben der bewegliche Finger den behinderten mitnimmt (B)

befestigt, so daß dieser beim Üben den behinderten Finger mitnimmt (Abb. 32). Mit diesen einfachen Mitteln sind wir bei leichteren und mittelschweren Bewegungsstörungen in kurzer Frist zum Ziele gekommen. In hartnäckigen Fällen leistet der elastische Streck- und Beugequengel zur schonenden Dehnung der Gelenkkapseln und -bänder gute Dienste (Abb. 78, 144).

Wenn bereits schwere Kapselschrumpfungen bestehen, so bleibt der Erfolg aus. Hier hilft nur noch operative Behandlung in Form der Kapsulektomie an den Grundgelenken (Abb. 159). Jeder Versuch, die Fingerbeugung gewaltsam zu erzwingen, richtet Schaden an. Weder soll die gesunde Hand des Verletzten nachhelfen, noch darf man die Finger passiv dehnen und beugen lassen. Zweckmäßig ist eine verständnisvolle Anleitung und Aufsicht beim aktiven Üben des Patienten. Überforderungen haben eine Zunahme der Empfindlichkeit, Bildung von Finger- und Knöchelödemen und Gelenkergüssen zur Folge. Jeder Schmerz kann die Blutversorgung in der terminalen Strombahn beeinträchtigen und zur Demineralisation der Knochen führen. Durch Organisation des Ödems entsteht Narbengewebe und damit Beeinträchtigung der Bewegungsausmaße. Wechselbäder, Sandbäder, warmes Paraffin, Heißluft, Diathermie fördern bei gleichzeitigem aktivem Bewegen die Durchblutung der Finger. Die Überwärmung ist auf 10 min zu begrenzen. Übungen am Rollenzug mit steigenden Gewichten kräftigen gleichzeitig die Muskulatur. Durch funktionelle Beschäftigungstherapie und baldige Wiederaufnahme der gewohnten Arbeit werden die Finger unbewußt ausreichend bewegt und schneller wieder funktionstüchtig als bei langem Zuwarten im Krankenstand. Anfängliche Schwierigkeiten bei Arbeitsbeginn lassen sich bei gutem Willen überwinden.

In das Behandlungsprotokoll tragen wir Abschluß der Behandlung, Grad der geschätzten Erwerbsminderung und den Tag der Arbeitsfähigkeit ein.

3. Versorgung der einzelnen Verletzungsarten

a) Oberflächliche Gelegenheitswunden

Auf der gesunden Haut finden sich oberflächlich in reichlicher Menge Anflugkeime, in den tieferen Schichten Haftkeime (Hautkeime im eigentlichen Sinne) und in den tiefsten Schichten Invasionskeime. Am stärksten sind die Hände besiedelt, so daß dort jede Wunde sofort mit ihrer bakteriellen Umgebung in Berührung kommt. Feuchtigkeit und Wärme bieten zwar für die Aussaat gute Vermehrungsbedingungen; trotzdem infiziert sich nicht jede Wunde. Die meisten kleineren Läsionen an den Händen, welche sich auf Epidermis und Corium beschränken, heilen unter einem Schutzverband glatt ab. Gewöhnlich ist ein Verbandwechsel schmerzhaft, wenn Wunde und Verband miteinander verklebten. Um dies zu verhindern, verwendet E. MOBERG folgende indifferente Salbe:

<pre>
Rp. Zinci oxyd.   22,0
    Adeps lan.   40,0
    Aqu. dest.   15,0
    Balsam. peruv.   1,0
    Ol paraff.   12,0
    Vaselin.   10,0
</pre>

Die dünn aufgetragene Salbe hat dabei nur einen mechanischen Zweck. Stets sollen Gaze und Salbe zusammen sterilisiert werden, weil sterile Salben, offen auf sterile Gaze ausgestrichen, keinen gleichwertig keimfreien Verband ergeben. Ebenso erzielt man durch nicht wundhaftende Verbände (Curotect-Wunddecke, Solvolin, Metalline-Verbandvlies u. a.) einen schmerzlosen Verbandwechsel.

b) Schnitt-, Lappen- und Defektwunden

α) Chirurgische Wundbehandlung

Jede größere einfache Hautwunde oder komplizierte Wunde ist chirurgisch zu versorgen; die bei der Verletzung eingedrungenen Keime sollen dadurch weitestgehend beseitigt werden. Sekundäre Besiedelung der Wunde mit Keimen aus der Umgebung versuchen wir durch mechanische Reinigung der Gliedmaße, rechtzeitigen Hautverschluß und keimfreien Verband zu verhindern. Wundkeime benötigen eine Inkubationszeit von 6—8 Std, bis sie sich nach Anpassung an den menschlichen Organismus vermehren. Bei hochvirulenten Erregern ist diese Zeit erheblich kürzer. Man soll daher die Wundausschneidung innerhalb der ersten 6—8 Std nach der Verletzung vornehmen. Über Entstehen oder Ausbleiben einer Wundinfektion entscheiden maßgeblich: Art und Menge der Keime, Umfang der Verletzung, Art der Gewalteinwirkung, die frühzeitige sachgemäße Wundversorgung, die postoperative Schienung der Gliedmaße in Funktionsstellung der Hand und die Reaktionsbereitschaft des Kranken. Die vollständige Entfernung einer *frischen* infektionsverdächtigen Wunde innerhalb der 6—8 Std-Grenze ist

die „Wundausschneidung nach FRIEDRICH". Dabei wird eine etwas größere,
aber nunmehr aseptische Wunde gesetzt. Bei kleinen, unbedeutenden Verletzungen
ist diese geschlossene Wundausschneidung durchführbar. An der Hand und bei
komplizierten Traumen anderer Körperregionen verbieten die anatomischen Verhältnisse die Fortnahme der gesamten Wunde durch 2 keilförmige Schnitte.
FRIEDRICH hat dies bereits klar erkannt und für derartige Verletzungen eine
„offenhaltende Behandlung der Wunde als das beste Präventiv gegen schwere
Infektionen" empfohlen. Nicht zu verwechseln damit ist die operative Säuberung
des Wundgebietes, welche E. LEXER als „Wundtoilette" bezeichnete und die
nach den Regeln E. v. BERGMANNs gehandhabt wird. F. OEHLECKER sprach
daher nicht von Wundausschneidung, sondern von chirurgischer Wundbehandlung,
Wundrevision oder von der operativen Behandlung frischer Zufallswunden.

Wegen der besseren Übersicht sind an Hand und Fingern alle Eingriffe in
pneumatischer Blutsperre durchzuführen. Am Arm erreicht man die Blutleere
mit Hilfe einer Blutdruckmanschette und am Fingergrundglied durch einen mit
Kocher-Klemmen fixierten Gummischlauch. Das Tourniquet an der Fingerbasis
darf nicht stauend wirken, sonst verfehlt es seinen Zweck. Die operative Säuberung des Wundgebietes beginnt mit der ovalären Wundumschneidung. Gleichzeitig sind das gequetschte und verschmutzte, trüb geschwollene oder blutig
imbibierte Gewebe sowie Fremdkörper zu entfernen. Die Excision der Wundränder muß trotz gebotener Vollständigkeit sparsam sein, da hier keine über-
schüssige Haut zur Verfügung steht. Selbst bei sorgfältigster Technik lassen sich
die Wundflächen nur schrittweise ausschneiden; dabei ist eine Beimpfung des
bereits versorgten Gewebes mit infektiösem Material auch bei wiederholtem
Wechsel der Instrumente nicht gänzlich zu vermeiden. Durch unsere vorbereitenden und operativen Maßnahmen schaffen wir lediglich weitgehende Keim-
armut der Wunde. Dabei verlaufen die Heilungen fast immer reaktionslos, weil
in vitalem Gewebe die wenigen noch vorhandenen Keime keine Gefahr bedeuten.
Nach der chirurgischen Wundrevision wechselt man die Instrumente und setzt
stumpfe Haken (Lidhaken) oder selbsthaltende Wundsperrer ein, welche keinen
quetschenden Druck ausüben dürfen. Mit Haltefäden kann man in einfacher
Weise und gewebeschonender die Wundränder beiseite halten. Das elektrische
Messer ist für die Handchirurgie trotz seiner gleichbleibenden Sterilität völlig
ungeeignet, weil ein feines präparatorisches Arbeiten damit unmöglich ist, durch
Verkochung die Nerven geschädigt werden und entstehende Gewebsnekrosen das
Gleitgewebe zerstören.

β) Maßnahmen für die Erstversorgung

Vor der Behandlung einer ausgedehnten Handverletzung stellt man sich die
Frage: Welche Maßnahmen sind für die Erstversorgung noch zulässig, und welche
Schäden sollen besser durch eine spätere Wiederherstellungsoperation beseitigt
werden? Die Antwort darauf läßt sich nur mit allgemeinen Hinweisen geben, weil
Entstehungsweise und Verletzungsart, Verschmutzung der Wunde, Zeitpunkt der
Versorgung, Allgemeinzustand des Verletzten, Ausrüstung und technisches Kön-
nen des Operateurs zu berücksichtigen sind. Da nach der Erstversorgung die
Wunde primär heilen muß, ist die alleinige Wundnaht, spannungslos ausgeführt,
oder lediglich der plastische Hautersatz bei einer Defektwunde das sicherste
Verfahren. Durch gleichzeitige Sofortbehandlung weiterer Einzelverletzungen im
Wundbereich erhöht sich durch versenktes Nahtmaterial besonders im gequetschten Gewebe die Infektionsgefahr. Infektion und damit vermehrte Narbenbildung
sind Feinde der Funktion. So ist es im Prinzip ratsamer, die Sutur eines Nerven

oder einer Sehne sekundär unter optimalen Bedingungen und bei weit besserer Prognose auszuführen. Jedoch wird der Geübte bei einer glatten Schnittverletzung entweder eine Sehnen- oder Nervennaht oder die Fixation einer offenen Fraktur eher wagen können, weil Gewebsschädigung und Infektionsgefahr bei glattrandigen Wunden geringer einzuschätzen sind. Aus 2 Gründen darf man niemals eine Sehnennaht über einer frischen Fraktur vornehmen: 1. führt das Frakturhämatom zu vermehrter Narbenbildung und hebt die Gleitfähigkeit der Sehne auf; 2. würde bei gleichzeitiger Sehnennaht die Aufnahme von Bewegungsübungen 2—3 Wochen später wegen der noch nicht abgeschlossenen Frakturheilung unmöglich sein. Sehnensutur und Hautnaht sollen ferner nicht in ganzer Länge direkt übereinander zu liegen kommen, weil sonst ein funktionshemmender Narbenblock entsteht. Eine bis zum halben Querschnitt durchtrennte Sehne wird nicht genäht; es genügt die Glättung der Sehnenfasern. Die verschmutzte Scheide des Gefäß-Nervenbündels trägt man ab, ohne die Gebilde selbst zu verletzen. Sind im Fingerbereich beide Gefäß-Nervenbündel und Beugesehnen durchtrennt und ist der Knochen gebrochen, so setzt man den Finger in Höhe der Verletzung oder an einer dem Amputationsschema entsprechenden günstigen Stelle ab. — Verschmutzten Knochen reinigt man mit einem kleinen Luer oder schmalen Meißel. Einzelne Bruchstücke werden belassen, besonders wenn ihre Ernährung durch Gewebsbrücken gewährleistet ist. Defekte nach Entfernung von Fragmenten gefährden die Stabilität der Knochen und führen zu Pseudarthrosen. Bei sauberen Wundverhältnissen lassen sich gelöste Fragmente in ihr Lager einfügen und gegebenenfalls durch eine feinste Drahtumschlingung oder einen Fingerbohrdraht befestigen. Die Einrichtung frischer Brüche macht in offener Wunde keine Schwierigkeiten. An offenen Gelenken soll man lediglich verschmutzten Knorpel und verunreinigte Teile des Kapsel-Bandapparates entfernen. Luxationen sind zu beseitigen. Gelenkbänder dürfen bei Verschmutzung bis zur Hälfte verschmälert werden. Zur Freilegung und Ausschneidung von Wundtaschen oder von fremdkörperbedingten röhrenförmigen Wundkanälen kann eine zusätzliche Spaltung der Haut unter Schonung der Gefäße notwendig werden. Je schwerer und ausgedehnter die Handverletzung, um so zurückhaltender soll man mit der Opferung von Fingerabschnitten sein; jeder Skeletanteil kann bei einer Wiederherstellungsoperation von Nutzen sein. Da der Daumen die Gegenhand bildet, ist hier jeder erhaltene Millimeter von besonderem Wert.

St. Bunnell hat gezeigt, daß sich die Gefahr einer dermatogenen Kontraktur umgehen läßt, wenn man die *Hilfsschnitte* zur Freilegung von Nerven oder Sehnen an die mediolaterale Fingerseite verlegt oder längsverlaufende Handwunden in Form eines L, S oder Z erweitert. T-förmige Schnitte sind wegen der Nekrosegefahr zu vermeiden. In der Hohlhand weisen die 4 konstanten Hautlinien die Richtung für weitere Schnittführungen (Abb. 33). Die Zwischenfingerfelder (Interdigitalfurchen) sollen nicht durchkreuzt werden, weil Narben an dieser Stelle die Fingerspreizung behindern. Über der Beugeseite des Handgelenkes verlängert man im Bedarfsfall die Schnitte nach distal in die Mittelfinger- oder Daumenballenfurche und in proximaler Richtung auf die ulnare oder radiale Außenseite des Unterarmes. Über der Streckseite des Handgelenkes verdienen querverlaufende Hilfsschnitte den Vorzug, weil sie parallel zu den Langerschen Spaltlinien der Haut verlaufen.

Nach Lösung der pneumatischen Blutsperre soll es aus den angefrischten Wundflächen bluten. Den Verschluß einer chirurgisch versorgten keimfreien oder keimarmen Wunde nehmen wir bis zu 12 Std nach der Verletzung vor. Da Subcutannähte als Fremdkörper wirken, legen wir lediglich Hautnähte mit Stahldraht im Abstand von $^3/_4$—1 cm an. Die verschiedenen Möglichkeiten der Naht und

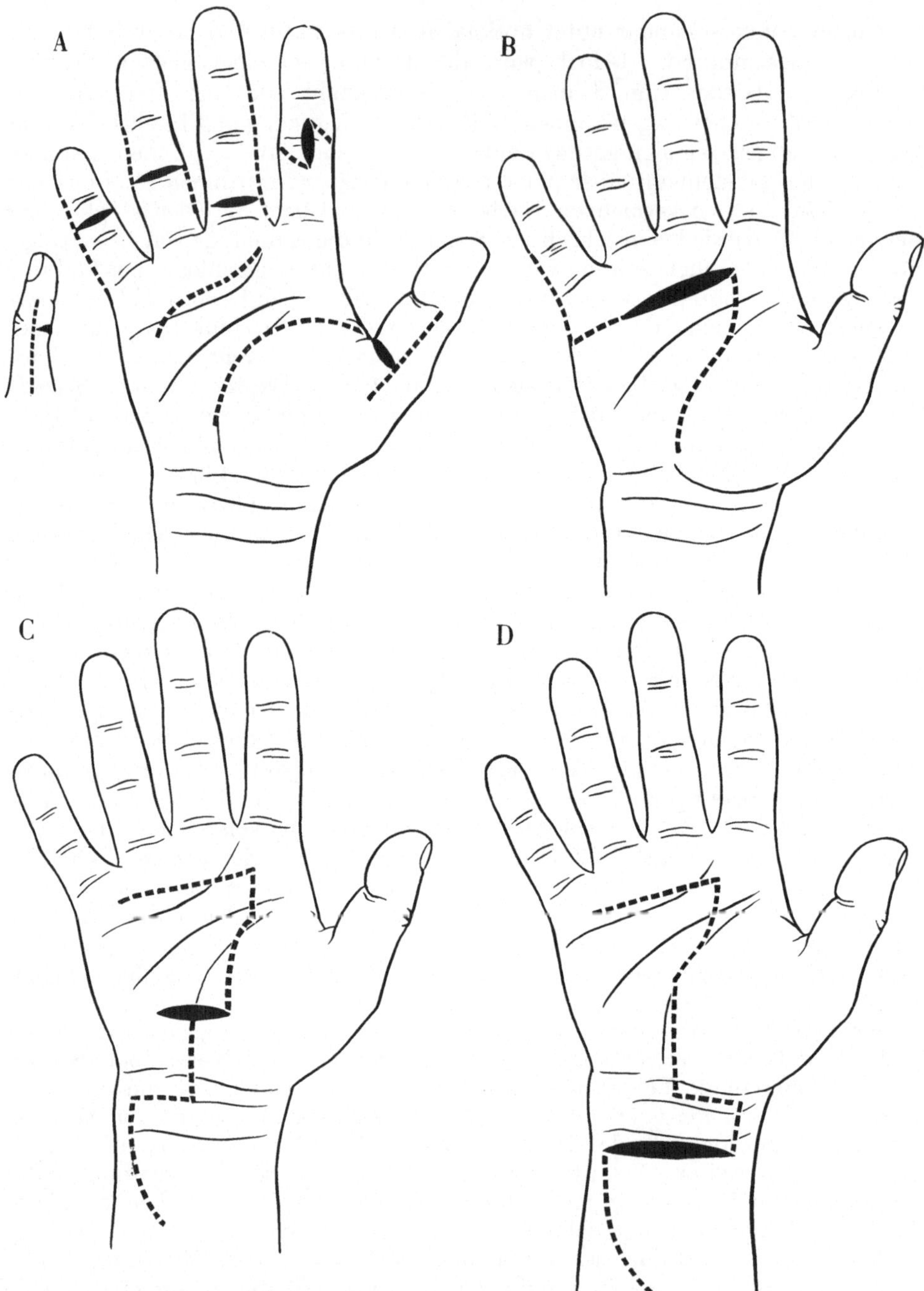

Abb. 33. Bei quer verlaufenden Schnittverletzungen auf der Beugeseite von Fingern, Handinnenfläche und Unterarm (A, B, C, D) ermöglichen die gestrichelt gezeichneten Incisionen das Auffinden durchtrennter Sehnen und Nerven. An den Fingern liegen die Hilfsschnitte mediolateral. Eine die Beugefalten senkrecht kreuzende Wunde wird zur Vermeidung einer dermatogenen Beugekontraktur durch Z-Plastik und Transposition der entstehenden Lappen in ihrer Verlaufsrichtung transformiert (A). Standardincision (C) mit Spaltung der Retinaculum flexorum

das instrumentelle Knoten zeigen Abb. 34 und 35. In der Hohlhand sind einige die Wundränder evertierende Nähte (Vierstichknopfnähte) bisweilen von Vorteil, da durch Bindegewebsverankerungen die Hautränder sich einrollen und den

Wundverschluß erschweren. An den Fingern genügt die gewöhnliche Knopfnaht vollständig. Bei Muskelwunden am Unterarm legen wir für 24 Std eine weiche Laschendrainage aus Gummi ein. Die zusammengerollte Lasche leitet man nicht durch die Wunde, sondern durch eine kleine gesonderte Incision am tiefsten Punkte nach außen, um die Wundheilung nicht zu gefährden. An den Händen kommt man gewöhnlich ohne Drainage aus, jedoch kann sie nach Operation einer Dupuytrenschen Kontraktur von Vorteil sein. Durch gewaltsames Zusammenziehen der Wunde gerät die Naht unter Spannung. In der Folge schneiden entweder die Nähte durch, oder die weiße anämische Umgebung zeigt eine Mangeldurchblutung und damit drohende Nekrose an. In beiden Fällen kommt es zur Infektion und Sekundärheilung. Das Unterminieren der Wundränder nutzt auf der Palmarfläche nichts, da hier wegen ungenügender Hautverschieblichkeit die gewünschte Entspannung nicht zu erreichen ist. In die gleiche schwierige Lage

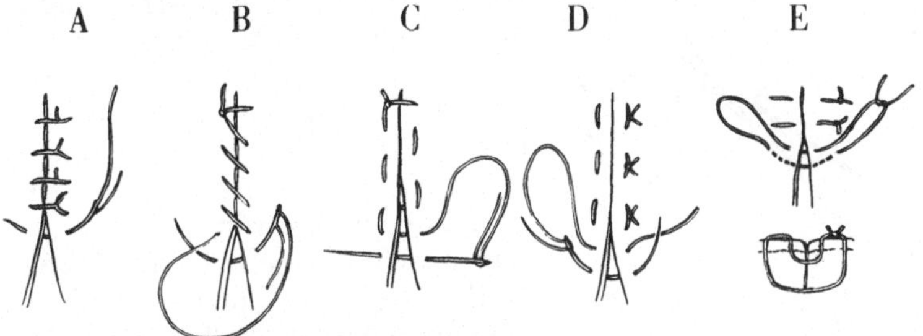

Abb. 34. Nahtmethoden. Überwendliche Einzelknopfnähte (A); überwendliche fortlaufende Nähte (B); horizontale fortlaufende auskrempelnde Matratzennähte mit gerader Nadel (C); horizontale auskrempelnde Einzel-Matratzennähte mit gebogener Nadel (D); vertikale Einzel-Matratzennähte mit Querschnittsbild dieser Rückstichnaht (E)

kann man nach Versorgung eines Wundlappens geraten; besonders, wenn dessen arterielle Versorgung unzureichend erscheint. Dann empfiehlt es sich, das subcutane Fettgewebe vollständig fortzunehmen und den nun fettfreien Hautlappen einzunähen. Reicht seine Größe nicht aus, so darf bei sauberen Wundverhältnissen weder die Lappen- noch die Defektwunde der Sekundärheilung überlassen bleiben, weil aus den Granulationen der sekundär heilenden Wunde minderwertiges Narbengewebe entsteht. An den Fingern sind wir *nicht* zur Fortnahme einer Phalanx berechtigt, um lediglich dadurch Hautmaterial für den Wundverschluß zu gewinnen. Alle diese genannten Schwierigkeiten des Wundverschlusses überwindet der autoplastische Hautersatz; er ist in biologischer Hinsicht der ideale „Verband" zum Schutze einer Defektwunde.

Besonders infektionsgefährdete Wunden müssen nach der chirurgischen Revision offenbleiben. Über einem verbliebenen Fremdkörper, einer taschenförmigen Wunde oder einer beginnenden Entzündung hat jegliche Naht zu unterbleiben. In solchen Fällen legt man einen aseptischen Verband mit Schiene an.

Berufsverletzungen des Sanitätspersonals, der Fleischer, Gärtner, Kanalarbeiter u. a. oder Bißverletzungen bei Tierpflegern verschließt man ebenfalls nicht wegen der Virulenz der Wundkeime und der Gefahr einer invasiven Infektion (K. KRÖMER). Bei derartigen Verletzungen müssen die Nachteile der Sekundärheilung in Kauf genommen werden; sie sind das kleinere Übel.

Die „*verzögerte primäre Wundnaht*" (Abb. 16) bleibt in der Handchirurgie auf seltene Ausnahmen beschränkt. Man legt bei der verzögerten primären Naht die Fäden sofort nach der chirurgischen Wundversorgung, knotet sie aber erst — ohne erneute Wundanfrischung — am 3.—6. Tag; dafür ist keine Anaesthesie erforderlich. Bei der Versorgung wahrscheinlich infizierter Wunden kann man gelegentlich so verfahren. Die Approximation der Wundränder darf jedoch nur

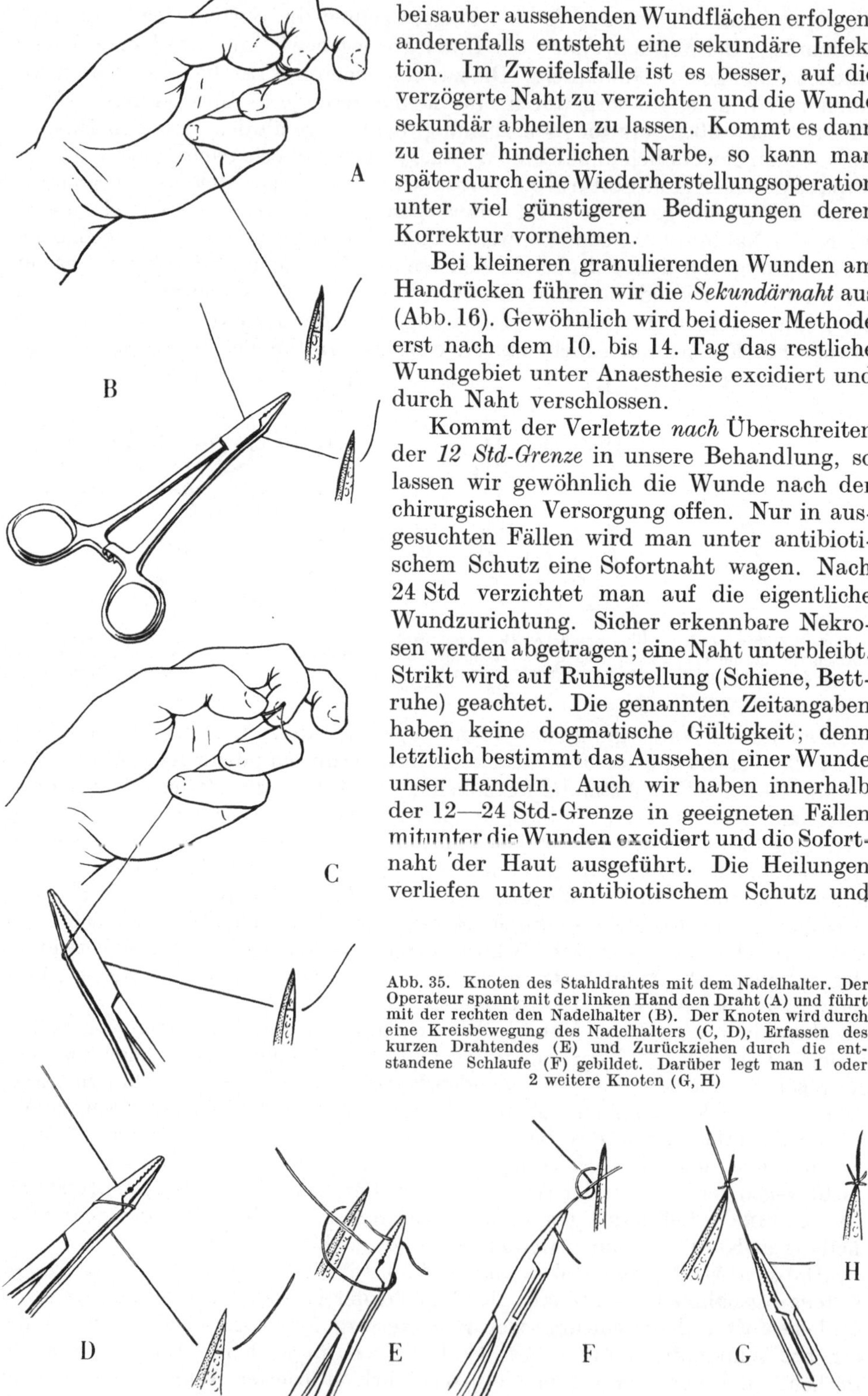

bei sauber aussehenden Wundflächen erfolgen, anderenfalls entsteht eine sekundäre Infektion. Im Zweifelsfalle ist es besser, auf die verzögerte Naht zu verzichten und die Wunde sekundär abheilen zu lassen. Kommt es dann zu einer hinderlichen Narbe, so kann man später durch eine Wiederherstellungsoperation unter viel günstigeren Bedingungen deren Korrektur vornehmen.

Bei kleineren granulierenden Wunden am Handrücken führen wir die *Sekundärnaht* aus (Abb. 16). Gewöhnlich wird bei dieser Methode erst nach dem 10. bis 14. Tag das restliche Wundgebiet unter Anaesthesie excidiert und durch Naht verschlossen.

Kommt der Verletzte *nach* Überschreiten der *12 Std-Grenze* in unsere Behandlung, so lassen wir gewöhnlich die Wunde nach der chirurgischen Versorgung offen. Nur in ausgesuchten Fällen wird man unter antibiotischem Schutz eine Sofortnaht wagen. Nach 24 Std verzichtet man auf die eigentliche Wundzurichtung. Sicher erkennbare Nekrosen werden abgetragen; eine Naht unterbleibt. Strikt wird auf Ruhigstellung (Schiene, Bettruhe) geachtet. Die genannten Zeitangaben haben keine dogmatische Gültigkeit; denn letztlich bestimmt das Aussehen einer Wunde unser Handeln. Auch wir haben innerhalb der 12—24 Std-Grenze in geeigneten Fällen mitunter die Wunden excidiert und die Sofortnaht der Haut ausgeführt. Die Heilungen verliefen unter antibiotischem Schutz und

Abb. 35. Knoten des Stahldrahtes mit dem Nadelhalter. Der Operateur spannt mit der linken Hand den Draht (A) und führt mit der rechten den Nadelhalter (B). Der Knoten wird durch eine Kreisbewegung des Nadelhalters (C, D), Erfassen des kurzen Drahtendes (E) und Zurückziehen durch die entstandene Schlaufe (F) gebildet. Darüber legt man 1 oder 2 weitere Knoten (G, H)

Ruhigstellung glatt. Es widerspricht aber den chirurgischen Grundsätzen, eine Wunde im Vertrauen auf die Antibiotica *ohne* Wundzurichtung lediglich durch Situationsnähte zu verschließen.

Wer soll eine schwere Handverletzung versorgen? Diese Aufgabe bleibt einem mit den Besonderheiten der Handchirurgie vertrauten Chirurgen überlassen. Der praktische Arzt soll das Ausmaß der Verletzung erkennen, einen sterilen Verband *ohne* antibiotisch wirksame Salben oder Puder anlegen und die Überweisung an die Stelle veranlassen, wo alle Vorbedingungen für eine sachgemäße Versorgung gegeben sind.

Wann soll der Chirurg die Versorgung einer schweren offenen Handverletzung vornehmen? Von M. ISELIN kennen wir den Begriff der „urgence immédiate". Die hiermit ausgedrückte Notwendigkeit zum sofortigen Eingreifen beschränkt sich auf die Stillung einer stärkeren Blutung. Danach handelt man, wie in allen anderen Fällen, nach dem Prinzip der „urgence différée". Unter dieser „aufgeschobenen Dringlichkeit" ist nach M. ISELIN zu verstehen, daß man bis zu 10—12 Std Zeit hat, unter Umständen sogar bis zu 24 Std, um die Versorgung einer schweren Handverletzung optimal vorzubereiten. Dazu gehört die Bereitstellung des notwendigen eingearbeiteten Personals, die Herrichtung der Instrumente und die Vorbereitung des Verletzten für den Eingriff. Der Zeitaufschub wirkt sich nicht nachteilig aus, wenn die gereinigte Gliedmaße während der Wartezeit in ein steriles Tuch eingeschlagen und sofort antibiotischer Schutz eingeleitet wird. Diese wohlüberlegt vorbereiteten Operationen führen besonders bei diffizilen Nahttechniken an den Nerven und Beugesehnen zu besseren Ergebnissen, als wenn sich der Unerfahrene ohne Assistenz sofort an die Versorgung der verletzten Hand heranwagt. M. ISELIN befürwortet ferner bei komplexen Verletzungen der Hohlhand und Handwurzel die „opération en secondaire précoce" und rät, diese Sekundäroperation frühzeitig zwischen dem 8. und 10. Tag vorzunehmen.

c) Stichwunden

Verklebt eine Stichwunde oberflächlich, so kann durch eingeschlossene Keime eine Stichkanalinfektion entstehen. Werden Sehnenscheiden oder -säcke durch Stichwunden eröffnet, so besteht für die Hand eine größere Gefahr als bei breit offener Schnittverletzung. Nach Verletzungen durch Dornenstiche, Nagelstiche, Drahtseilspitzen, Fischgräten, Holzsplitter u. ä. hat man Sehnenscheidenphlegmonen und Gelenkempyeme gesehen, welche mit einer versteiften, gebrauchsunfähigen Hand ausheilten oder Amputationen erforderten. Wegen dieser drohenden Gefahren soll man den Stichkanal ausschneiden und die offengelassene Wunde mit einem aseptischen Verband versehen. Unerläßlich ist eine Arm- oder Fingerschiene; sie lindert den Schmerz und fördert die Heilung. Ein Antibioticum mit breitem Wirkungsspektrum ist empfehlenswert. Besteht am Handrücken bereits ein kollaterales Ödem, so muß es als solches erkannt werden; man darf es nicht unüberlegt incidieren.

d) Riß- und Quetschwunden, Ab- und Ausrisse

Die formlosen Wundränder bei Riß- und Quetschwunden sind dunkel verfärbt oder blaß-anämisch. Bisweilen ist ihre Umgebung unterminiert und blutig imbibiert. Komplizierte Riß-Quetschwunden mit aufgerissener Fascie, Sehnenverletzung, Knochenbruch oder Fremdkörpereinsprengung bieten in dem der Nekrose mehr oder minder anheimfallenden beschädigten Gewebe einen guten Nährboden für Bakterien. Diese schweren Zerstörungen entstehen hauptsächlich an der Stanze, Kreissäge, Fräse, Drehbank, Presse.

Bei den Ab- oder Ausrissen von Fingern im Knochen oder Gelenk reißen die langen Beugesehnen gewöhnlich am Muskel-Sehnenübergang ab. Blutung und Schmerzen sind anfangs gering. Durch Maschinenverletzungen, Pferdebisse, Hängenbleiben eines beringten Fingers am Zaun bei stürzendem Körper oder durch Zug von Leitriemen in der Landwirtschaft kann es zu solchen Verletzungen kommen. Erst nach chirurgischer Versorgung derartiger Wunden kürzt man abschließend eine heraushängende Sehne, damit diese beim Zurückschlüpfen nicht den proximalen Sehnenscheidenabschnitt mit Keimen besiedelt. Gelingt die chirurgische Versorgung innerhalb der 6—8 Std-Grenze, so ist bei wenig infektions-gefährdeten Wunden der Verschluß zulässig. Je älter die Wunde und je keim-verdächtiger die Entstehungsart, um so gründlicher muß die operative Revision erfolgen und um so kompromißloser bleibt die Wunde offen.

e) Décollement

Bei der offenen Hautablösung, Décollement, reißt eine tangential einwirkende Gewalt die Haut mit Fettgewebe von der Fascie los. Dabei sieht man lappen-förmige Wunden oder großflächige Ablederungen, welche bei zirkulärem Verlauf sich handschuhartig umstülpen können. Die abgehobene Haut blutet mitunter noch am Rande und kann zunächst ausreichend ernährt erscheinen; ihre Über-lebensaussicht bleibt trotzdem ungewiß. Durch Unterbrechung des venösen Abflusses kommt es zum Stauungsödem, zur Thrombose der Gefäße und zur Hautnekrose. Man kann diese abgehobenen Bezirke nach vollständiger Ab-tragung des restlichen subcutanen Fettgewebes wie einen Vollhautlappen nach WOLFE-KRAUSE wieder über den entstandenen Defekt ausbreiten und einnähen. Keinesfalls dürfen Reste der Tela subcutanea adiposa an der losgelösten Haut verbleiben, weil diese sonst nicht anheilt. Schmale Hautbrücken oder -stiele sind zu erhalten; sie dienen der Fixation und Ernährung. Entstehen Teilnekrosen, so deckt man nach deren Entfernung die Wundflächen sekundär mit Spalthautlappen. Wenn die abgelöste Haut allzu stark gequetscht und geschädigt erscheint, so wird man sie vollständig abtragen und den Defekt mit einem freiverpflanzten Haut-transplantat versorgen. Bei dieser subcutanen Hautablösung legt man einen Schaumgummi-Kompressionsverband an, um den gleichmäßigen Kontakt der Wundflächen zu erreichen.

f) Biß- und Kratzwunden

Bei Bißwunden setzt die Quetschung des Gewebes die lokale Abwehrkraft gegen die massenhaft mit dem Speichel eingedrungenen Bakterien herab. An die Übertragungsmöglichkeit von Tetanus, Gasbrand, Tollwut, Rattenbißkrankheit sollte man denken und bei Verdacht entsprechende prophylaktische Maßnahmen treffen. In allen diesen Fällen ist die sofortige chirurgische Wundbehandlung angezeigt. Ein aseptischer Verband bedeckt die offengelassene Wunde, der Arm wird geschient und der Verletzte stationär behandelt. Fingerbisse neigen zu schweren Eiterungen mit Knochen- und Gelenkbeteiligung. H. J. v. BRANDIS weist auf die bösartig verlaufenden Katzenbißinfektionen durch Pasteurella-Bakterien hin. Andererseits billigt er den Hundebissen wegen ihrer Gutartigkeit eine grundsätzliche Sonderstellung zu und erlaubt nach rechtzeitiger gründlicher Excision die primäre Wundnaht.

Chemische Giftwirkungen sind mit den *Schlangenbissen* verbunden. Der Kreuzotternbiß löst an den Händen (Waldarbeiter) lokale, außerdem allgemeine Symptome aus. Die Gift-wirkung ist hämolytischer und proteolytischer Natur; M. ZUR VERTH gibt beim Kreuzottern-biß eine Letalität von 2% an. Als wirksame Notmaßnahme stoppt die Abschnürung des betroffenen Gliedmaßenabschnittes bis zur operativen Wundausschneidung die Giftein-schwemmung in den Körper. Die Bißstelle wird mit Novocain umspritzt. Gegebenenfalls ist aus vitaler Indikation eine Fingeramputation gerechtfertigt. Kreislaufversagen und drohende Atemlähmung bedürfen einer symptomatischen Behandlung. Das in den Behringwerken (Marburg a. d. Lahn) hergestellte Schlangenserum vom Pferd kommt für alle Bisse europäischer Schlangen in Betracht (Ampulle zu 10 cm^3 i.m. oder i.v.). Stets ist an Anaphylaxie zu denken. Infusionen (Periston N; Macrodex), Aderlaßtransfusionen und Synkavit sind gegen die hämorrhagische Diathese gerichtet und sollen die Elimination des Giftes unterstützen.

Bei *Insektenstichen* lindert der lokal angewandte Ammoniakstift den Schmerz. Stiche von Bienen, Wespen, Hummeln, Hornissen können durch ihre Gifte besonders gefährlich werden, wenn der Wirkstoff durch eine Handvene direkt in den Blutkreislauf gelangt. Ernsthafte Folgen treten oft bei Kindern ein. Gegen die Beschwerden wirksam sind: Hochlagerung, feuchte Umschläge, Blutegel. Nach Entgiftungsaderlaß injiziert man bei allergischer Reaktion Calcium langsam intravenös. Eitererreger, welche am Insektenstachel haften, führen zum Insektenstichfurunkel oder bisweilen zur phlegmonösen Entzündung.

Kratzwunden sind oberflächliche Verletzungen, welche gewöhnlich nach Jodierung unter einem sterilen Verband abheilen. Es können sich aber auch Lymphangitis oder Lymphadenitis als Folgen der Infektion einstellen, so daß die Ruhigstellung des Armes mit feuchten Umschlägen erforderlich wird. Einen lymphadenitischen Absceß muß man eröffnen und den Eiter bakteriologisch untersuchen. Auf Grund des Resistenztestes gibt man ein gezielt wirkendes Antibioticum. Vor dem Carbolverband, Daueralkoholverband, der essigsauren Tonerde, den lokalen Rivanoleinspritzungen u. ä. sei eindringlich gewarnt; alle diese Mittel führen meistens zur ausgedehnten Hautnekrose.

g) Schußwunden

Auch in Friedenszeiten sahen wir gelegentlich kalibergroße Durchschüsse der Hand und Fingerabschüsse. Bei Schußverletzungen orientiert man sich durch Prüfung der Sensibilität, Funktion und Stabilität über etwaige Mitverletzung von Nerven, Sehnen, Knochen oder Gelenken. In jedem Fall fertigt man Röntgenbilder in 2 Ebenen an. Prinzipiell soll eine Schußverletzung wie eine schwere Quetschwunde behandelt werden. Nachdem ein steriler Verband angelegt ist, wird der Arm geschient, da die Ruhigstellung schmerzstillend wirkt. Wiederherstellungsoperationen bei Nerven- oder Sehnendurchtrennung und Knochendefekten führt man erst nach Abschluß der Wundheilung durch. Nur bei Abschüssen von Fingern kann primäre Wundversorgung des Fingerstumpfes in Betracht kommen. Die Sofortnaht einer Schußwunde ist ein gewagter Eingriff. Aus anglo-amerikanischen Kriegserfahrungen (1939—45) wissen wir, daß Schußverletzungen glatt heilten, wenn sie innerhalb der 6 Std-Grenze ausgeschnitten und bei gleichzeitiger Ruhigstellung im Gipsverband und unter antibiotischem Schutz mit der „verzögerten primären Wundnaht" versorgt wurden (Abb. 16). H. C. EDWARDS knüpfte die bei der Wundversorgung bereits angelegten Nähte beim *ersten* Verbandwechsel zwischen dem 6.—10. Tag, jedoch nur bei sauber aussehenden Wundflächen.

h) Fremdkörper

Wird in einer verletzten Hand ein Fremdkörper vermutet, so fertigt man Röntgenaufnahmen in 2 Ebenen an. Viele Fremdkörper stellen sich röntgenologisch nicht dar; dann muß man nach ihnen in der Wunde suchen. Bei pneumatischer Blutsperre folgt man dem deutlich erkennbaren blutig imbibierten Verletzungsweg und gelangt so gewöhnlich leicht auf das corpus alienum. Bisweilen läßt sich der Fremdkörper an der gegenseitigen Finger- oder Handseite tasten und von hier aus durch eine gesonderte Incision entfernen.

Handelt es sich um einen nichtpalpablen Fremdkörper, welcher röntgenologisch darstellbar ist, so soll man ihn zuvor mit Bleimarken gegen die Oberfläche lokalisieren oder mit 1 oder 2 Nadeln anstechen. Man verliert sonst durch Suchen viel Zeit und legt die Gewebe unnötigerweise zu breit frei.

Kleinere Metallabsprengungen (Hammerschlag) entfernt man nur bei hinderlichem Sitz in der Nähe von Nerven, Sehnen oder Gelenken (Abb. 36). In frischen Fällen (8—12 Std) kann man die Wunde nach Extraktion des Fremdkörpers durch Naht verschließen; nach Ablauf der 12 Std-Grenze ist es richtiger, auf eine Wundnaht zu verzichten. Bei nichtstörendem Sitz heilen gewöhnlich diese kleinen Metallsplitter reaktionslos ein. Führt der Fremdkörper aber zu einer Infektion, so braucht man in Blutleere nur die Eiterstraße bis zu ihrem Ende zu verfolgen.

Verletzungen durch *Leichtmetall* verdienen besondere Beachtung, weil diese Legierungen Aluminium und Magnesium enthalten. Es kommt über Ionenwanderung zu metallotischen Gewebsschädigungen und Störungen der Zelloxydation. Im Gegensatz zu den Schwermetallen hemmen sie nicht das Wachstum der Keime. Eingedrungener Metallstaub unterhält schmerzhafte Granulome an Haut und Unterhaut, welche zu fortschreitenden Eiterungen führen können. In diesen Fällen kommt nur rechtzeitige radikale Wundausschneidung in Betracht. A. FEHR rät zu nachfolgender Wundausspülung mit einer Rivanol-Wasserstoffsuperoxydlösung (1:1000).

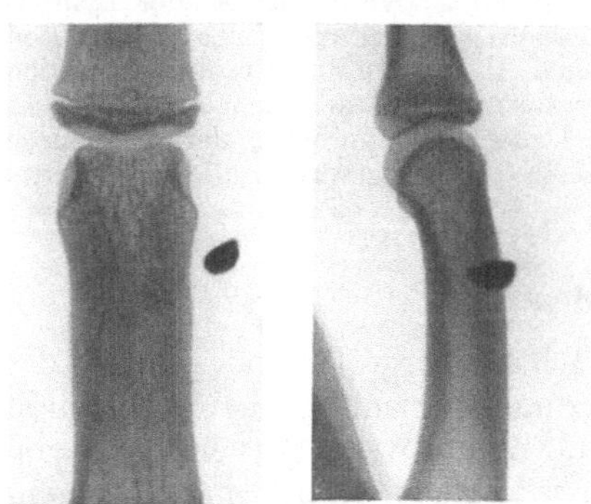

Auf den *Berylliumschaden* (Beryll ist ein Doppelsilicat von Beryllium und Aluminium) an der Hand in Form der Berylliumgranulome hat H. J. v. BRANDIS hingewiesen. Bei entsprechender Disposition treten diese Knötchen in Schnittnarben nach Splitterverletzungen durch zerbrochene Fluoreszenzröhren auf. Klinische und histologische Fehldeutungen als Tuberkulose sind beschrieben. Heilung tritt erst nach gründlicher Excision der Granulome ein.

Eingedrungenes Methylviolett löst bei *Tintenstiftverletzungen* eine erhebliche örtliche Entzündung mit Lymphangitis und Störung des Allgemeinbefindens aus. Verbleibt der basische Anilinfarbstoff im Gewebe, so sind die Erschei

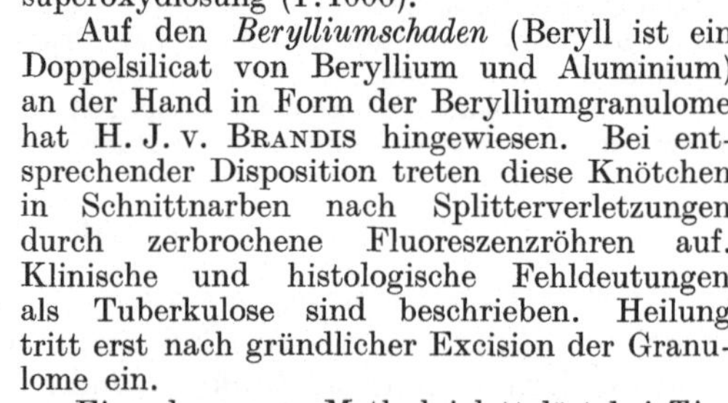

Abb. 36. „Hammerschlag". Der Splitter wird durch Röntgenaufnahmen in 2 Ebenen lokalisiert

nungen besonders stürmisch und folgenschwer. Zur Verhütung der schlechtheilenden örtlichen Gewebsnekrose muß so rasch als möglich die gründliche Excision des Herdes erfolgen; die Wunde muß offenbleiben. Selbstverständlich soll man bei Tintenstiftverletzungen keinen feuchten Verband anlegen.

Verletzungen durch *Thermometer* sind wegen des *Quecksilbers* gefährlich; dieses wirkt als Protoplasmagift, wenn es in das subcutane Gewebe eingedrungen ist. Zeigt das Röntgenbild Metallspuren in den Weichteilen, so ist zur Verhütung einer Intoxikation die radikale Entfernung notwendig. In besonderen Fällen wird man die Amputation eines verletzten Fingers in Erwägung ziehen müssen.

Auf *Fettpresseverletzungen* und ihre üblen Folgen bei verspäteter Behandlung haben J. ENDER u. Mitarb. hingewiesen. Beim Abschmieren von Maschinen und Kraftfahrzeugen mit hydraulischen Fettdruckpressen wird unter hohem Druck das Fett in die Schmiernippel eingespritzt. Der Fettstrahl kann beim Abgleiten des Anschlußstückes pfeilartig durch die Haut bis in die Sehnenscheiden eindringen und zu Gewebsnekrosen führen. Durch frühzeitiges gründliches Ausschneiden des geschädigten Gewebes beseitigt man die schmerzhafte Gewebsspannung.

4. Versorgung thermischer und chemischer Handverletzungen

a) Verbrennungen

In besonderem Maße sind vor anderen Körperregionen die ungeschützten Hände der Schädigung durch Verbrennung ausgesetzt; sei es durch strahlende Hitze, siedende Flüssigkeiten, geschmolzenes Metall, elektrischen Strom. Wärmegrad und Dauer der Hitzeeinwirkung entscheiden über das Ausmaß der Gewebsschädigung, welche von der Oberfläche mit Rötung und Blasenbildung der Haut bis in die Tiefe reichen kann. Dies entspricht der klinischen Einteilung in 3 Schweregrade. Davon sind die beiden ersten durch teilweise Hautzerstörung gekennzeichnet; bei dem dritten Grad handelt es sich um eine vollständige Hautdestruktion. Klinisch zeigt der I. Grad ein Erythem. Die Denaturierung beschränkt sich auf das Stratum corneum. Unter trockener Abschuppung heilt der oberflächliche Schaden aus. Hämorrhagische oder seröse Brandblasen bestehen beim II. Grade der Verbrennung. Bis auf die Epidermisationszentren ist das Corium teilweise zerstört. Von den vital gebliebenen Anhangsgebilden der Haut (Haarfollikel, Hautdrüsen) tritt in 10—30 Tagen eine multizentrische Epithelisation ein. In den ersten 2 Wochen ist die Unterscheidung der tiefen zweitgradigen von der drittgradigen Verbrennung schwierig (M. ALLGÖWER). Den III. Verbrennungsgrad charakterisiert die trockene Brandnekrose; sie kann weiß, grau, braun oder schwarz aussehen und nicht nur die ganze Hautdicke, sondern weitere Gewebsschichten, einschließlich der Muskulatur, Sehnen, Nerven, Knochen und Gelenke erfassen. Im Gegensatz zu den ersten beiden Verbrennungsgraden besteht in diesen Fällen auf Nadelstiche (sterile Nadel!) Analgesie; ferner zeigt die Glasspatelprobe keine Zirkulation mehr infolge Thrombosierung der Hautgefäße (G. HEGEMANN). Nach Abstoßung der Nekrosen granulieren diese Wunden langsam vom Rande aus zu und hinterlassen atrophische, empfindliche, schrumpfende Narben, welche die Hand mehr oder minder funktionsunfähig machen und die Durchblutung beeinträchtigen. Unnachgiebige Narben über den Gelenken vermindern die Beweglichkeit.

Behandlung. Erstes Ziel der therapeutischen Maßnahmen ist die Verhütung der Sekundärinfektion. Die Therapie ist ein Problem der Wundheilung; sie strebt bei zweitgradiger Verbrennung die Förderung der Epithelregeneration an und bei drittgradiger die Ablösung von Hautnekrosen mit nachfolgendem plastischem Hautersatz.

Zur Verhütung einer Wundinfektion hat am Unfallort jegliche lokale Behandlung zu unterbleiben. Nach raschem Transport in die Klinik erfolgt hier bei peinlich genauer Aseptik *mit sterilen Handschuhen, Mantel* und *Mundtuch* die Verbandbehandlung frischer Verbrennungswunden im Operationssaal.

Den verschiedenen Pudern und Salben kommt ein entscheidender Einfluß auf die Heilung *nicht* zu. Wir benutzen zur Lokalbehandlung den dünn mit steriler Vaseline im Autoklaven imprägnierten feinmaschigen Mull, welcher über den Wundbereich bis in die unverletzte Umgebung ausgebreitet wird (S. L. KOCH, G. HEGEMANN). In Mittelstellung der Fingergelenke werden diese Mull-Vaselinestreifen, von dorsal beginnend, längsverlaufend an jedem einzelnen Finger aufgelegt und mit dicken sterilen Wattelagen bedeckt. Keimfreie elastische Binden fixieren den Verband. In Längsrichtung angelegte Heftpflasterstreifen verhindern ein Abrutschen der Bindentouren. Die Salbenverbände schaffen eine feuchte Kammer, und die Watte saugt Sekrete ab. Wie bei nichtwundhaftenden Verbandstoffen läßt sich der Verbandwechsel ohne große Schmerzen vornehmen. Zur Einschränkung der Ödembildung wird die Hand in Funktionsstellung geschient und der Arm hoch gelagert. Bei Durchnässung mit Wundsekreten wechselt man nur die äußeren Schichten des Verbandes unter aseptischen Bedingungen. Die innersten Schichten bleiben liegen und werden erst nach 8—10 Tagen oder noch später entfernt, damit die Sekundärinfektion möglichst lange von der Wundfläche ferngehalten wird. Bei oberflächlichen Verbrennungsschäden am Stamm hat sich Freiluftbehandlung bewährt. Dieses Verfahren kommt aber bei Verbrennungen der Hände wegen der erhöhten Infektionsgefahr nicht in Betracht, weil man hier den Kontakt mit der Umgebung nicht zuverlässig ausschalten kann. Ferner droht besonders bei drittgradigen Verbrennungen oberflächliche Austrocknung und Ischämie mit nachfolgenden Kapsel-Bänderschrumpfungen und Fingerkontrakturen.

Zweitgradige Verbrennungen pflegen unter der Verbandbehandlung nach 10—30 Tagen abzuheilen. Für die ausgedehnteren drittgradigen Brandschäden fordert man die alsbaldige Ablösung der Nekroseschicht, anderenfalls stellt sich in der 3.—4. Woche eine stärkere Wundinfektion ein. Die Beseitigung der Nekrosen kann frühzeitig trotz offener Wundflächen durch tägliche warme sterile Handbäder in physiologischer Kochsalzlösung erfolgen; dabei sind die Finger aktiv zu bewegen. Außerdem gelingt durch lokale Applikation proteolytischer Enzyme (Trypsin) die Auflösung und Entfernung nekrotischen Gewebes. Pharmazeutische Agentien aller Art bieten bei der Lokalbehandlung von Verbrennungen keinen signifikanten Vorteil. Werden Nekrosen operativ entfernt, so geschieht dies behutsam durch Schere und Pinzette zur Schonung tiefliegender, noch vital gebliebener Hautanhangsgebilde. Bei den häufigeren Hohlhandverbrennungen ist die korrekte Einhaltung der Funktionsstellung besonders wichtig.

Wir streben die frühzeitige plastische Deckung der nekrosefreien Wunde an. Der günstigste Zeitpunkt ist die 3. Woche. Als freie Plastiken kommen die Hautinseln nach REVERDIN oder besser die Dermatom-Briefmarken nach GABARRO in Betracht; sie heilen selbst auf leicht infiziertem Wundgrunde an. Die dünnen Hautstreifen nach OLLIER-THIERSCH oder die Dermatomlappen ($^1/_2$ Hautdicke) nach PADGETT sind zur sekundären Deckung von Verbrennungswunden geeignet; dagegen heilen die anspruchsvolleren Vollhautlappen nach WOLFE-KRAUSE auf diesen Granulationsflächen gewöhnlich nicht an. Nach der plastischen Deckung mit freier Transplantation ist zunächst der Wundverschluß erreicht und die Infektion beseitigt. Jetzt beginnt man mit den bei der Nachbehandlung erwähnten Maßnahmen zur Besserung der Fingerbeweglichkeit. Später lassen sich unter aseptischen Verhältnissen und damit günstigeren Bedingungen funktionsuntüchtige Hautbezirke durch gestielte Plastiken definitiv versorgen (Abb. 37). Die Korrektur einer Flügelhautbildung an den Interdigitalfalten oder Narbenkorrekturen führt man erst nach wiedererreichter Fingerbeweglichkeit durch.

Kleine, umschriebene, drittgradig verbrannte Bezirke nach Kontaktverbrennungen können bei der Erstversorgung sofort ausgeschnitten werden. In diesem Falle unterbleibt die pneumatische Blutsperre, damit man an der Durchblutung sogleich lebendes Gewebe erkennen kann. Die Nekrose reicht aber häufig weiter, als man zunächst vermutet. Nicht selten stößt man zwischen verbranntem und lebendem Gewebe auf eine ödematöse Zone. Wenn auch nur eine dünne Nekroseschicht zurückbleibt, wachsen Transplantate nicht an. Erst auf gut durchbluteter Wundfläche ist der primäre Verschluß durch freie Hautplastik (Spalthautlappen) zulässig. Im Zweifelsfalle ist es besser, etwa 4 Tage mit dem plastischen Wundverschluß zu warten und dann erst die nunmehr frische granulierende Wundfläche mit einem freien Hauttransplantat zu versorgen. Bei größeren, sich nicht reinigenden Bezirken führt man die verzögerte Nekroseentfernung aus. Bei diesem Vorgehen wird zunächst die Demarkation abgewartet; dann erst werden die Nekrosen ohne Opferung des gesunden Randgewebes reseziert.

Wundflächen an verbrannten Händen versorgt man nicht mit Homoiotransplantaten, sondern möglichst mit autoplastischen Spalthautlappen, weil wir hier im Hinblick auf die Funktion eine rasche definitive Einheilung der Transplantate verlangen müssen. Schwerste Verbrennungen können mitunter eine Amputation erfordern; man führt diese aber erst sekundär in Höhe der Demarkationslinie durch.

Ein Arm entspricht nach der Neunerregel von A.B. WALLACE etwa 9% der Körperoberfläche. Gefährliche Auswirkungen der Autolyseprodukte auf Stoffwechsel und Allgemeinzustand stellen sich beim Erwachsenen nach Verbrennungen von mehr als 15%—20% ein, beim Kind und Greis bereits bei 10%. Plasmaaustritt, Erythrocytenzerstörung und Elektrolytabwanderung sind bei frischen Verbrennungen durch die Infusionstherapie auszugleichen, um Schock und Störungen im Elektrolyt- und Wasserhaushalt zu vermeiden (G. HEGEMANN). Anfangs gibt

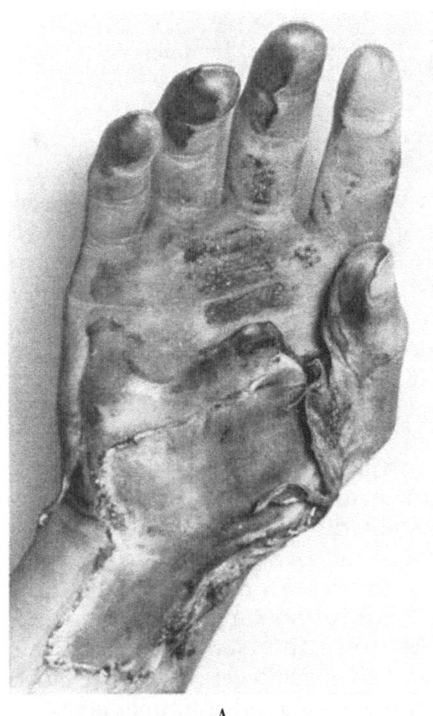

A

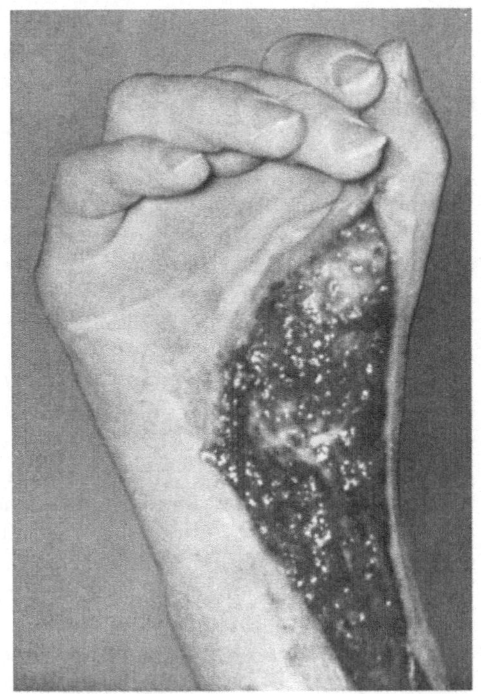

B

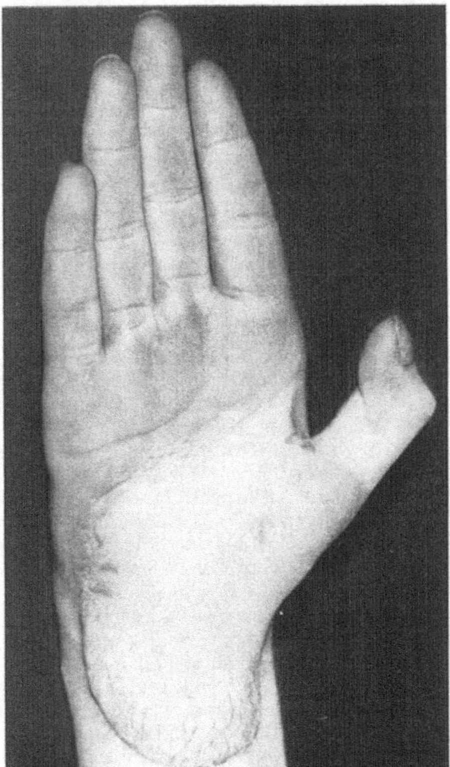

C

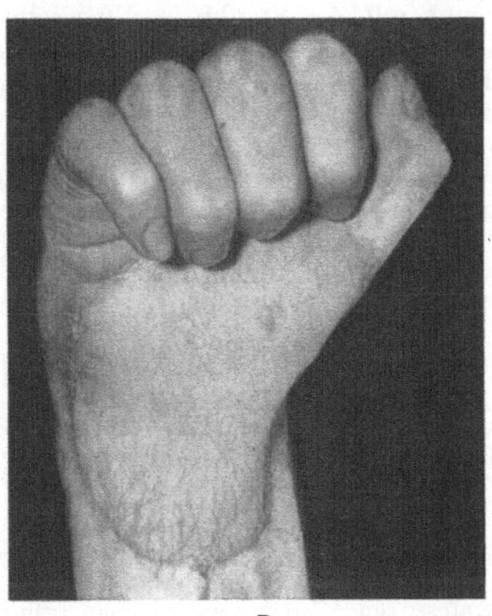

D

Abb. 37. Drittgradige Verbrennung der Hohlhand (A).
Die Wundfläche nach Abtragung der Nekrosen (B)
wurde später provisorisch mit Hautinseln versorgt.
Wiederherstellungsoperation: Ausschneiden des tief-
reichenden Narbenfeldes und Einnähen eines gestielten
Bauchhautlappens (C, D)

man schmerzstillende Mittel in die Infusionslösung. Prophylaktische Impfung gegen Wundstarrkrampf ist erforderlich, und Breitspektrumpräparate sollen in den ersten 8 Tagen einen septischen Infektionsprozeß verhüten.

b) Örtliche Erfrierungen

Bei örtlicher Kälteeinwirkung sind besonders die Finger 2—5 gefährdet. Die Erfrierung führt über 4 Schweregrade von der Rötung (Wurstfinger) über Blasenbildung und Gangrän bis zur totalen Vereisung. Mehr oder minder bleibende Gewebsschädigungen sind an der Haut durch Atrophie, Schrumpfungen, Pigmentierungen und trophische Störungen an den Fingernägeln gekennzeichnet. An den Nerven kann sich die Schädigung als Kälteneuralgie oder Anaesthesiezone in Handschuhform auswirken, an den Gefäßen durch Vasomotorenschwäche, Ischämie, Kältethrombangiitis. Die Muskulatur zeigt Verlust der Querstreifung bis zum Faserzerfall, und die Knochen lassen röntgenologisch Erfrierungsfissuren, Atrophie, mitunter sogar Nekrose erkennen.

Die *Behandlung* der örtlichen Erfrierung besteht in einer langsamen Gesamterwärmung des Blutes durch Vollbad und körperwarme Infusionen. Stufenweise *langsame* Wiedererwärmung der Gliedmaße stellt die Sauerstoffversorgung der geschädigten Gewebe sicher und bremst den Wiedererwärmungsschmerz. Die Novocainblockade des Ganglion cervicothoracicum bewirkt Hyperämie und Schmerzlinderung. Gleichzeitig wird die Ödemneigung durch Schienung und Hochlagerung gemindert. Allgemein gefäßerweiternde Mittel fördern die periphere Durchblutung. Bei starken Schwellungen setzt man Blutegel an, strebt durch Rutin einen Capillarschutz an und beginnt mit der Thromboseprophylaxe. In Spätfällen fördern tonisierende Stoffwechselgymnastik, kurze rhythmische Drosselung mit der Staubinde, Wechselbäder, Kurzwellendurchflutung, Warmluftbestrahlung (Föhn) die Wiederherstellung des Gefäßtonus. Selbst bei versteiften Händen läßt sich bisweilen noch durch konsequente Übungsbehandlung und elastische Quengelung ein hinreichendes Bewegungsausmaß erzielen. Jede Amputation ist bis zum Eintritt der Demarkation zurückzustellen; jedoch muß man in schweren, durch Gasbrand oder Wundstarrkrampf komplizierten Fällen sofort amputieren. Mit Hilfe des Moszkowiczschen Versuches kann man in einfacher Weise die Höhe ausreichender Durchblutung und damit die Amputationshöhe bestimmen: Löst man die pneumatische Blutsperre am Oberarm, so zeigt die Grenze der reaktiven Hyperämie die Zone ausreichender Ernährung an.

c) Röntgen- und Radiumschäden

Jede lebende Zelle wird durch ionisierende Strahlen reversibel oder irreversibel geschädigt. Die biologischen Wirkungen der Röntgen- oder der Radiumstrahlen zeigen sich sowohl an den epithelialen Elementen als auch am Bindegewebe und an den Gefäßen; sie laufen an der geschädigten Haut rhythmisch ab. Man unterscheidet Frühreaktion, Hauptreaktion und Spätreaktion. Dabei kommen erhebliche individuelle und regionäre Schwankungen vor. So ist z. B. die Haut an den Extremitäten widerstandsfähiger als Bauchhaut. Wir kennen als Spätschaden das schleichende Geschwür. Auf seinem Boden können sich nach Jahren Carcinome oder — seltener — Sarkome bilden. — Die chronische Röntgenhaut der Hände mit Hyperkeratosen und Carcinomen sah man früher als Berufskrankheit bei Radiologen und bei Arbeitern in Radium- und Röntgenröhrenfabriken, bevor geeignete Schutzmaßnahmen die Gefährdung durch Strahlen beseitigten.

Für die *Behandlung* der durch Frühreaktion verursachten Schäden verwendet man Epithelschutzsalbe (Bepanthensalbe). Beim schmerzhaften therapieresistenten Ulcus empfiehlt sich die Probeexcision von der Randzone. Ergibt die histologische Untersuchung, daß ein Carcinom oder Sarkom vorliegt, dann richtet sich unser weiteres Vorgehen nach Sitz und Ausdehnung des Geschwürs: Ein Finger wird amputiert; ein Ulcus im Bereich der Hand excidiert man weit im Gesunden oder führt eine Teilamputation durch. Tastbare Drüsen sind stets zu exstirpieren. Läßt sich ein Malignom ausschließen, so führen wir die Excisionsplastik durch. Dabei entfernt man in erster Sitzung radikal das Ulcus, um nach 4 Tagen den Defekt durch eine gestielte Hautplastik zu decken.

Bei jeder therapeutischen Bestrahlung ist die Toleranzdosis des Bindegewebes für Muskulatur, Knochen und Knorpel ausschlaggebend. Daher muß man bei allen gutartigen Erkrankungen im Wachstumsalter in der Anwendung und Dosierung von Strahlen auch im Hinblick auf die Epiphysen kritisch sein.

d) Elektrounfall

Beim Durchtritt des elektrischen Stromes durch das Gewebe kann elektrolytische Zersetzung des Zellinhaltes entstehen. Die Stärke der Elektrolyse hängt ab von der Stromstärke, dem Widerstand im Körper und der Durchströmungsdauer. Die spezifisch elektrischen Wirkungen können beim Durchfluß des Stromes von der Eintritts- bis zur Austrittsstelle gefunden werden und zu unkoordinierten Kontraktionen mit Muskel-, Sehnen- und Knochen-Gelenkverletzungen führen. An den Händen sieht man elektrothermische Nervenwirkungen; sie treten durch Joulesche Wärme beim Stromdurchfluß ein. Kontaktverbrennungen zeigen bei niedergespanntem Starkstrom oberflächliche „Strommarken" an der Stelle des Ein- und Austrittes; bei hochgespanntem Starkstrom kommt es zu Hitzeschäden mit tiefreichenden Gewebszerstörungen. Infolge der sehr hohen Temperaturen bei den Flammenbogenverbrennungen (2000—3000⁰) sind hier die Schädigungen am schwersten. Das Verbrennungsausmaß läßt sich bei elektrischen Verletzungen in den ersten Tagen nicht genau bestimmen, da es durch Gefäßschädigungen zu progressiven nekrobiotischen Vorgängen kommt. Am Handgelenk sind die Teilwiderstände am größten; daher wird hier in besonderem Maße Joulesche Wärme frei, welche den Ausfall peripherer Nerven bewirken kann.

Die *Behandlung* örtlicher Schäden ist zunächst konservativ; sie entspricht der bei drittgradigen Verbrennungen. Hochlagerung mindert die Ödemneigung. Tetanusprophylaxe ist erforderlich. In der dritten Woche demarkiert sich nekrotisches Gewebe; es können dabei Nachblutungen eintreten. Defekte sind rechtzeitig durch Transplantationen zu verschließen, und aktive Bewegungsübungen sollen aufgenommen werden.

e) Chemische Verletzungen

Verätzungen der Haut entstehen durch Alkalien (Ätzkalk, Ätzkali usw.), Säuren (Salzsäure, Salpetersäure usw.) und Metallsalze; dabei kann zu dem örtlichen ein Resorptionsschaden hinzutreten. Wird von den chemischen Stoffen unter Hitzeentwicklung Wasser aufgenommen, so kommt es neben der Verätzung noch zur Verbrennung. Dies geschieht z. B. bei Verätzungen durch Schwefelsäure. Je nach Konzentration und Einwirkungsdauer entstehen Erytheme, Blasenbildungen oder Verschorfungen, bei welchen die Gewebsnekrose verschieden tief reicht. Die Abstoßung des Ätzschorfes kann längere Zeit in Anspruch nehmen. Durch Granulationsbildung heilt der Defekt unter Schrumpfung aus; dabei kommen Kontrakturen aller Grade vor. Die Ätzschorfe der Haut sind gewöhnlich weißlich-mißfarben. Eine Bräunung beruht auf Hämatinbildung nach Austritt von Blutfarbstoff oder auf Verkohlung. Mit Hilfe von Lackmuspapier kann man in frischen Fällen die alkalische oder saure Natur des Ätzstoffes ermitteln.

Für die *Sofortbehandlung* chemischer Verletzungen stehen in den betreffenden gewerblichen und industriellen Betrieben die Gegenmittel griffbereit zur Verfügung. Dabei ist das Prinzip bestimmend, den gefährlichen Stoff rasch unschädlich zu machen, ehe er in die Tiefe vordringen kann. Bei frischer Verletzung durch Alkalien betupft man die betroffenen Hautbezirke mit 1%iger Essigsäure, notfalls mit Citronensaft oder Essig. Bei Säureverätzungen wendet man Natriumbicarbonatlösung, Alkohol, Soda oder Kreide an. Das Gegenmittel muß sofort am Unfallort verabfolgt werden. Ist der Ätzstoff in die Tiefe vorgedrungen, so ist eine chemische Hilfe nicht mehr möglich. Bei bereits ausgebildetem Ätzschorf wird die Behandlung wie bei Verbrennungen durchgeführt. Die Verbände sollen bei Funktionsstellung der Hand angelegt werden. Später fördern Handbäder die Abstoßung der Nekrosen und erleichtern die Aufnahme aktiver Bewegungsübungen. Mit freien dünnen Hauttransplantaten wird man saubere Granulationsflächen zur Vorbeugung gegen Kontrakturen abdecken.

Die außerordentlich schmerzhaften *Phosphorbrandwunden* gießt man mit Natriumbicarbonatlösung aus. Phosphorspuren sind wegen der chemischen Ätzwirkung durch Phosphorsäuren und wegen der resorptiven Phosphorvergiftung (Leberschädigung!) mit dem Wundgebiet auszuschneiden. Man legt anschließend feuchte Kaliumpermanganatverbände an.

Auf die Verletzung mit *Flußsäure* (in Wasser gelöster Fluorwasserstoff) sei wegen des ausgesprochen progressiven Charakters der Verätzung hingewiesen. In glas- und steinverarbeitenden Betrieben, in der Erdölraffinerie, Holzverzuckerung, Eisenentrostung usw. wird mit Fluorwasserstoff gearbeitet. Die zunächst harmlos aussehenden Verätzungen an Hand und Fingern greifen fortschreitend tiefer und dringen in Knochen und Gelenke vor. Die Lipoidlöslichkeit der Säuremoleküle erklärt die Eintrittsfähigkeit durch intakte Haut. Nach

Ausfällung des Gewebscalciums entsteht die Nekrose. E. BAUR macht auf Artefakte aufmerksam, welche durch Flecken- und Rostentfernungsmittel hervorgerufen wurden und zu derartigen Schädigungen führen.

Die *Behandlung* der Flußsäureverätzung geschieht mit dem Zweistufen-Injektionsverfahren nach H. WILD, W. THIELE, P. AESCHBACH. Die erste Mischspritze enthält eine Lösung von Hyaluronidase (1 Ampulle Kinetin Schering) und 40 cm³ 2%igem Novocain (ohne Adrenalin!) zur Um- und Unterspritzung des verätzten Bezirkes. Bei kleineren Schadensstellen wird man mit geringeren Mengen auskommen. Die zweite Injektion besteht aus einer Lösung von 4%igem Novocain und 20%igem Calciumgluconat zu gleichen Teilen. Man injiziert je nach Ausdehnung der Verätzung 5—20 cm³ der zweiten Mischspritze gleich im Anschluß an die erste (E. BAUR). Calcium wird bei vorheriger Gabe von Hyaluronidase und Novocain glatt vertragen. Die Wirksamkeit der Injektionstherapie zeichnet sich durch sofortiges Nachlassen des Verätzungsschmerzes aus. Nach 1 oder 2 Tagen ist eine Wiederholung der Injektionen zulässig.

II. Spezielle Richtlinien für die Versorgung offener Handverletzungen

1. Hauttransplantationen bei Defektwunden der Hand

a) Freie und gestielte Plastiken

Wird eine Defektwunde sich selbst überlassen, so sieht man alle bei der Sekundärheilung beschriebenen Phasen mit dem Endzustand des unnachgiebigen und funktionsbehindernden Narbengewebes. Deshalb sollte man bei geeigneten Wundverhältnissen jede Defektwunde der Hand primär durch eine freie oder gestielte Hautplastik verschließen.

Bereits bei der Wundherrichtung ist an den späteren Narbenverlauf zu denken, welcher zwischen Wundrand und Transplantat entsteht. Die Narben sollen an den Fingern mediolateral liegen, an den Zwischenfingerfalten palmar oder dorsal und in der Hohlhand möglichst parallel zu den konstanten Hautfurchen. Bogen- oder wellenförmige Wundränder entsprechen am ehesten diesen Forderungen (Abb. 38). Wundherrichtung und Entnahme des Transplantates erfolgen in pneumatischer Blutsperre. Der Verschluß der Defektwunde geschieht *nach* Lösung der Blutsperre und sicherer Blutstillung, weil ein durch Nachblutung abgehobenes freiverpflanztes Hautstück nicht ernährt wird und abstirbt. Die zahlreichen Möglichkeiten für den Verschluß eines Hautdefektes lassen sich auf 2 Grundformen zurückführen: Freie Plastiken (Hautinseln und Hautlappen) und gestielte Plastiken (Nah- und Fernplastiken).

Da *freie Hauttransplantate* in verschiedenen Schichtdicken entnommen werden können (Abb. 39), gibt es für die einzelnen Methoden bestimmte Indikationen, welche sich nach Art der Wunde, Beschaffenheit des Pflanzbodens und Lokalisation der Verletzung richten. Als einfachstes Vorgehen mit dem kleinsten Risiko gelten die freien Hautplastiken. Sie sind stets zu bevorzugen, wenn der Wundgrund ausreichend vascularisiert ist und somit Einheilung erwartet werden kann. Freie Transplantationen lassen sich technisch leicht ausführen. Die verletzte Hand kann nach der Plastik stets in Funktionsstellung verbunden werden, die Wundübersicht bleibt gewahrt, und zum frühesten Zeitpunkt sind aktive Bewegungsübungen ausführbar. Bei der Wahl der Lappendicke muß man die Überlebensaussichten kennen. Dicke Lappen geben zwar in funktioneller und kosmetischer Hinsicht die besseren Resultate, aber sie sind anspruchsvoll und heilen nicht auf Granulationsgewebe, sondern nur auf gut vascularisiertem Wundgrund an. Je dünner und kleiner frei verpflanzte Hautstücke sind, um so eher bleiben sie vital und wachsen auf Fett, Fascien, Muskeln, Sehnenscheiden und periostgedeckten Knochen oder auf Spongiosa an. Durch die Arbeiten von F. MARCHAND (1901) und E. LEXER (1924) sind wir über die Heilungsvorgänge bei freien

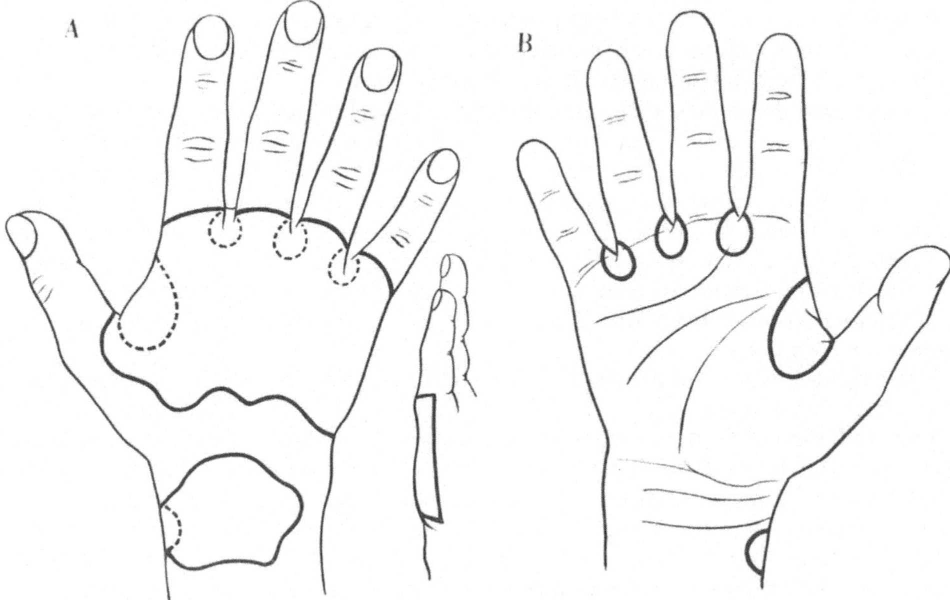

Abb. 38. Gestielte Hautplastiken am Handrücken und Unterarm werden ohne überschüssiges Fettgewebe flach eingenäht. Nach ST. BUNNELL sollen die Begrenzungslinien geschwungen verlaufen; sie neigen dann weniger zur Keloidbildung und beeinträchtigen später nicht die Funktion (A). Bei Zerstörung der Zwischenfingerfalten reicht das Transplantat zungenförmig bis zur Beugeseite (B). In gleicher Weise verfährt man bei gestielten Plastiken in der Hohlhand und bei allen freien Hautplastiken

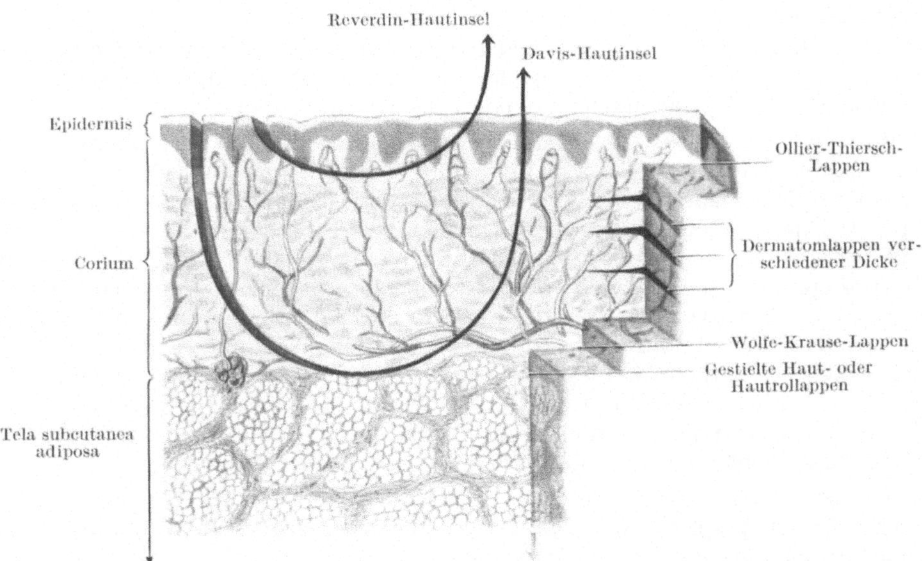

Abb. 39. Die Schichtdicke verschiedener Hauttransplantate in Anlehnung an ein Schema von G. HEGEMANN. Bei den Ollier-Thiersch-Lappen, den Dermatomlappen verschiedener Dicke und den Hautinseln heilt das Entnahmefeld spontan durch multizentrische Epithelisation von Hautanhangsgebilden. Der Spenderbezirk muß bei den Wolfe-Krause-Lappen und den gestielten Haut- oder Hautrollappen operativ gedeckt werden, da er hier von epithelialen Hautanhangsgebilden entblößt ist

Hautübertragungen unterrichtet. In den ersten 2 Tagen müssen die verpflanzten Hautstücke bis zum Einsprossen von Capillaren ohne Blutzufuhr auskommen; ihre Ernährung geschieht durch osmotischen Austausch mit der Intercellularflüssigkeit. Erst nach 2—3 Tagen gewinnen die Transplantate Anschluß an die Blutzirkulation. Daraus erklärt sich die Anspruchslosigkeit und bessere Einheilungsfähigkeit der dünneren freien Transplantate.

Defektwunden lassen sich mit frei verpflanzter Haut *definitiv* oder *provisorisch* verschließen. Solange noch subcutanes Fettgewebe an der Empfängerstelle erhalten ist, erzielt man mit einem freien Transplantat die endgültige Hautdeckung. Als Provisorium eignen sich dünne Hautstücke nach OLLIER-THIERSCH; diese wirken nach U. BUFF als „temporärer Hautverband" und verhindern die Sekundärheilung. Erweist sich die Plastik nachträglich funktionell und kosmetisch als nicht befriedigend, so kann zu einem beliebigen Zeitpunkt unter nunmehr aseptischen Verhältnissen die Korrektur durch eine geeignetere Methode vorgenommen werden.

Bei Hautdefekten auf der Streckseite der Hand wird man in den meisten Fällen mit Dermatomlappen von $^1/_2$—$^3/_4$ Hautdicke nach PADGETT auskommen. Für kleine Defektwunden der Beugeseite eignen sich die fettfreien Cutislappen nach WOLFE-KRAUSE, weil sie gegen mechanische Beanspruchung belastungsfähiger sind, kaum schrumpfen oder im Pigment verändert erscheinen. (Mnemotechnische Regel: *Dorsal—Dermatomlappen, Volar—Vollhautlappen.*) Je nach Beschaffenheit des Lagers und der umgebenden Haut haben frei verpflanzte Transplantate nach 18—24 Monaten wieder eine ausreichende Schutzsensibilität. Es ist zwecklos, Cutislappen mit Fettgewebe frei zu übertragen, da sie immer nekrotisch werden.

Der Hautlappen verschließt eine Wunde gänzlich; das kosmetische Ergebnis ist daher besser als nach Verpflanzung von Hautinseln, deren Narbenflächen mehr oder minder höckrig bleiben. Hautinseln sind jedoch besonders anspruchslos und heilen nicht nur auf frischen Wundflächen, sondern auch auf leicht infiziertem Granulationsgewebe an.

Freie Hauttransplantate sind nach 2 Wochen fest angeheilt. Der erste Verbandwechsel soll möglichst erst nach dieser Frist stattfinden, damit sie bei der Verbandabnahme nicht geschädigt oder abgerissen werden.

Eine *gestielte Plastik* ist erforderlich, wenn für ein frei verpflanztes Hauttransplantat keine Aussicht auf Einheilung besteht; dies ist z. B. bei periostentblößten Knochen, scheidenlosen Sehnen, freiliegendem Nerv oder Gelenk der Fall. Bei der gestielten Plastik wird das erforderliche subcutane Schutzpolster und Gleitgewebe mitverpflanzt. Auf diese Weise schaffen wir gleichzeitig die Vorbedingungen für spätere Wiederherstellungsoperationen. Die Vascularisation geschieht zunächst von der Basis des Lappens durch den Lappenstiel, bis sich über die vernähten Wund- und Lappenränder neue Gefäßverbindungen gebildet haben. Bei gestielten Plastiken ist auf ein richtiges Verhältnis zwischen Lappenlänge und -breite zu achten; es soll 1,5:1 oder 2:1 nicht überschreiten. Um diese günstigen Proportionen einzuhalten, wählt man den Lappenstiel kurz und führt die verletzte Hand dicht an die Spendestelle heran.

Bei den *Nahplastiken* benutzt man Haut aus der näheren Umgebung. Ein solcher Ersatz entspricht in seiner Dicke und Farbe, im Aufbau und in der Sensibilität am ehesten der Empfängerstelle.

Für die *Fernplastiken* kommt Haut von Brust, Bauch, Ober- oder Unterarm in Betracht. Verpflanzte Rumpfhaut erreicht nicht die gleiche Sensibilität wie die aus der Hand entnommene. Zwischen den verschiedenen Entnahmebezirken bestehen auch qualitative Unterschiede: So sind sich Unterarm- und Handhaut am ähnlichsten. Kosmetisch am auffälligsten bleiben die Bauchhautlappen; einmal unterscheiden sie sich von der Handhaut wesentlich im Aufbau, zum anderen wird häufig zuviel subcutanes Gewebe mitübertragen. Man ist auf die Freilegung des Unterhautfettgewebes am Stamm bis auf die Fascie genötigt, da epifascial die ernährenden Hautgefäße verlaufen. Die Schnittlinien legt man möglichst von kranial-lateral nach caudal-medial, parallel zu den größeren Brust- und Bauchwandarterien, um diese für die Hauternährung wichtigen Stämme zu erhalten. Wird die Medianlinie des Körpers überschritten, so verschlechtert sich die Gefäßversorgung des Transplantates. Bei zu lang geschnittenem Hautstück ist eine verzögerte Verpflanzung anzuraten, weil sich dadurch die Blutversorgung auf den Lappenstiel umstellen läßt. In der ersten Sitzung wird der Lappen ausgeschnitten und sofort wieder in sein Lager zurückgenäht. Rechtwinklige Ecken werden leicht nekrotisch; wir bevorzugen deshalb eine zungenförmige Schnittführung mit abgerundeten Ecken. Erst nach 14 Tagen führt man nach Excision der Narben die eigentliche Flügellappenplastik durch. Den Lappenstiel fügt man ohne Spannung oder Drehung in den Handrücken- oder Hohlhanddefekt über die Kleinfingerseite ein, damit der Daumen frei beweglich bleibt. Dies gelingt durch proximale oder distale Stielung des Lappens und eine entsprechende Drehung des Unterarmes. Es dauert etwa 3 Wochen, bis das Transplantat Anschluß an die Blutgefäße seiner neuen Umgebung gewonnen hat und somit unabhängig von seinem Stiel ist. Die Durchtrennung des Lappenstieles darf daher nicht vor dem 21. Tag nach der Einpflanzung geschehen. Besteht Ungewißheit über die Gefäßumstellung, so prüft man durch stufenweises Abklemmen des Stieles mit einem Gummitourniquet oder einer weichen Darmklemme die Zirkulationsverhältnisse. Die Drosselung beginnt mit 10 min Dauer und kann langsam bis zu 2 Std gesteigert werden. Ist der Anschluß hergestellt, so verändert das eingenähte Hautstück während der Stielabklemmung nicht seine Farbe. Im Zweifelsfalle ist die Durchtrennung des Lappenstieles in 2 Sitzungen vorzunehmen. — Bei zu starkem Fettpolster soll man die Lappendicke nicht sofort reduzieren, weil man sonst Gefahr läuft, arterielle Hautgefäßverzweigungen zu zerstören und damit eine Lappennekrose zu verursachen. Besser wird die Korrektur einer wulstigen, zu dick geratenen Flügellappenplastik zu einem späteren Zeitpunkt vorgenommen. Das Fettpolster vermindert man in 2 Sitzungen unter Excision der narbigen Nahtstellen. Da Narbengewebe die Proliferation der Nervenfasern behindert, schafft man gleichzeitig durch dieses Vorgehen optimale Bedingungen für die Restitution der Sensibilität im Transplantat. Für den Beginn der Gefühlsrückkehr bestehen bei den einzelnen Sensibilitätsqualitäten Unterschiede; so tritt zuerst die Schmerzempfindung und danach die Berührungs- und Temperaturwahrnehmung auf. Beim Erwachsenen rechnet man nach einer Hohlhandplastik mit Restitution der Schutzsensibilität in Lappenmitte nach $1^1/_2$—2 Jahren. Bei Jugendlichen beträgt diese Zeitspanne nur 3—7 Monate. Schweißsekretion läßt sich nachweisen; aber taktile Gnosis bleibt aus. Wegen der erhöhten Infektionsgefahr ist bei allen gestielten Fernplastiken antibiotischer Schutz angezeigt.

Bisweilen stellt sich noch nach 1, 2 oder mehr Jahren eine auffällige Verdickung und vermehrte Pigmentierung des Transplantates ein. Die Volumenzunahme kann auf einer Vermehrung der allgemeinen Fettschicht oder auf einer örtlichen Lymphstauung beruhen. Die Dicke des Transplantates läßt sich operativ reduzieren; man soll wiederum möglichst zweizeitig vorgehen.

Die *Entnahmestelle* wird bei den Nah- und Fernplastiken entweder durch Naht direkt verschlossen, oder ein Dermatomlappen von $1/_2$—$3/_4$ Hautdicke deckt die Wundfläche ab. Beide Möglichkeiten lassen sich kombinieren; dabei verkleinert man zunächst den Spenderbezirk durch Verschluß seiner Wundecken und näht auf die restliche Wundstelle einen Spalthautlappen. Dieser soll den Lappenstiel bis zur Empfängerstelle abdecken, da bei keiner Hautplastik eine freie Wundfläche zurückbleiben darf. In der Handchirurgie ist der Verschluß des Lappenstieles durch einen „Gegenlappen" vom Rande der Defektwunde wegen der Kleinheit der anatomischen Verhältnisse nicht immer möglich.

Die Ruhigstellung nach gestielter Plastik geschieht mit reichlicher Polsterung durch geknüllten Verbandmull und mit elastischen Binden. Darübergewickelte Stärke- oder Gipsbinden sichern den Sitz des Verbandes. Verletzte mit einer gestielten Nahplastik können ambulant behandelt werden. Bei gestielter Fernplastik ordnen wir stationäre Aufnahme an. Diese Kranken können sich noch mit der anderen, gesunden Hand selbst versorgen. Wird aber eine gestielte Plastik vom Gegenarm ausgeführt, so ist der Patient etwa 3 Wochen lang hilflos und pflegebedürftig. Jüngere Menschen vertragen Zwangsstellungen. Bei älteren Verletzten aber sollte man die Fernplastiken wegen der Gefahr irreparabler Gelenkversteifungen vermeiden.

Täglich wird das Transplantat durch ein Fenster im Verband besichtigt und besonders der Lappenstiel beobachtet. Wenn er zu stark gespannt, gedreht oder geknickt liegt, so schwillt das verpflanzte Hautstück an und nimmt infolge der venösen Stauung einen bläulichen Farbton an. Durch rechtzeitige geringe Lageänderungen des Armes läßt sich ein weiterer Schaden verhüten. Nach Durchtrennung des Lappenstieles näht man den Lappenrest gänzlich ein; dabei sollen die Nähte nicht zu eng liegen. Ebenso fügt man den Rest des Lappenstieles in die Entnahmestelle ein, um nirgends freie Wundflächen zurückzulassen. Die verpflanzte Haut bleibt zunächst etwas pigmentreicher.

Der zweifüßige Rundstiellappen setzt im Gegensatz zu den geschilderten planen Flügellappen eine Vorbereitungszeit von mindestens 3 Wochen voraus; daher kommt er nicht für die Erstversorgung Verletzter, wohl aber für die Wiederherstellungschirurgie der Hand in Betracht.

Die von uns erprobten Möglichkeiten des Hautersatzes bei frischen sauberen Defektwunden der Hand sind in dem nachfolgenden Schema zusammengestellt.

Einteilung der Hauttransplantationen bei frischen sauberen Defektwunden an der Hand:

Freie Plastiken
   Hautinseln — dünn nach REVERDIN
            — Dermatom-Briefmarken nach GABARRO
            — dick nach DAVIS
   Hautlappen — dünn nach OLLIER-THIERSCH
            — Dermatomlappen nach PADGETT
            — dick als fettfreier Vollhautlappen nach WOLFE-KRAUSE
Gestielte Plastiken
   Nahplastiken — Verschiebelappen
            — Seitlicher Fingerlappen nach BUNNELL
            — Rotationslappen
            — Fähnchenlappen nach VILLAIN
            — Gekreuzter Fingerlappen nach TEMPEST
            — Gestielter Fingerlappen vom Daumen- oder Kleinfingerballen nach BUNNELL
            — Z-Plastik nach DENONVILLIERS
            — Ausnutzung der Fingerhaut bei Amputation
   Fernplastiken — Gestielter Armhautlappen
            — Gestielter Brust-Bauchhautlappen
            — Muffplastik

b) Hautinseln nach REVERDIN

Die Hautinseln nach REVERDIN (1872 — greffes epidermiques) sind dünn und klein (3—4 mm Durchmesser); sie bestehen aus Epidermis und der obersten Schicht des Corium (Abb. 40). Als Entnahmestelle kommen vorwiegend die Innenseiten der Ober- und Unterarme oder die Streckseiten der Oberschenkel in Betracht. Die rasierte und gewaschene Haut wird mit 80%igem Alkohol vorbereitet und das Entnahmefeld mit Novocain anaesthesiert. Den durch eine Nadel

zeltförmig angehobenen kleinen runden Hautbezirk schneidet das Skalpell oder
eine Schere flach ab. Reihenweise wird Insel für Insel entnommen.

Überläßt man die Entnahmestellen der Sekundärheilung, so hinterbleiben nach
längerer Wundbehandlung sehr auffällige und unschöne Narben. Durch Verschluß jeder einzelnen Spenderstelle mit einer Naht kürzen wir die Heilungszeit
ab und verbessern das kosmetische Ergebnis am Entnahmefeld. Hat man insgesamt nur eine Reihe von Hautinseln benötigt, so kann nach abschließender
Excision des ganzen Entnahmestreifens die primäre Wundnaht folgen, so daß
eine strichförmige Operationsnarbe zurückbleibt.

Der Defekt an der Hand wird mosaikartig mit den Inseln dicht bedeckt.
Zwischen ihnen bleiben sehr schmale Sekretstraßen bestehen, welche durch

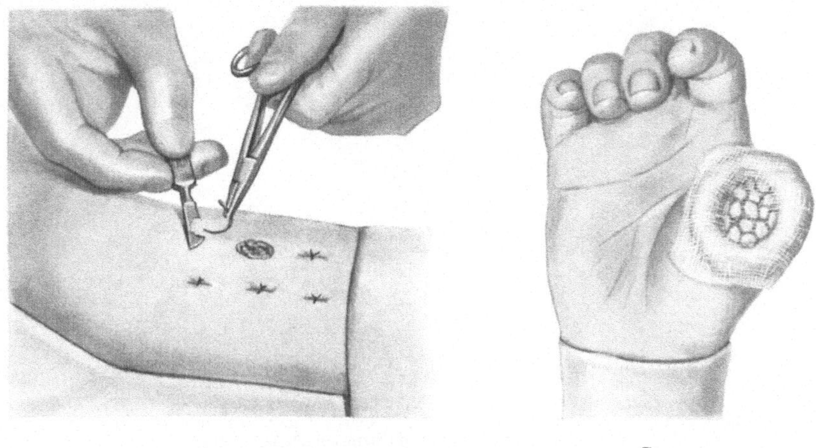

A   B

Abb. 40. Hautinseln nach Reverdin zur Versorgung einer Granulationsfläche am Daumenstumpf. Mit Nadel
und Skalpell (A) entnimmt man die runden Transplantate und vernäht aus kosmetischen Gründen die
Entnahmestellen. Angeklebter Zellstoffring und Gazeschleier schützen die verpflanzten Inseln (B)

Bildung dünner Epithelsäume sekundär heilen. Mit einer Fibrinschicht verkleben
die Hautinseln in den ersten 24 Std. Wir lassen die Wunde selbst verbandlos
und schützen die in Funktionsstellung fixierte Hand zusätzlich durch ein Korbgestell aus Zellstoff, welches mit einem Mullschleier überzogen wird. Die Borke
über den Inseln läßt sich mit einem feuchten Borsalbenverband loslösen. Nach
10—14 Tagen sind die Reverdin-Hautinseln gewöhnlich angeheilt. Auf granulierenden Wundflächen kann die vermehrte Sekretbildung das Anheilen der
Transplantate verhindern. Daher soll man einen leichten Kompressionsverband
anlegen, welcher mindestens 2mal täglich mit Borwasser feuchtgehalten wird
und nach 4 Tagen zu wechseln ist. Die gedeckten Bezirke bleiben in kosmetischer
Hinsicht immer etwas auffällig.

Das Verfahren ist einfach und für den praktischen Arzt brauchbar. Zweifellos
gibt es für die Klinik heute bessere Methoden der Hautübertragung, jedoch ist
das Vorgehen nach Reverdin als Interimslösung weiterhin vertretbar, wenn man
rasch eine kleinere aseptische oder infizierte Wundfläche zur Abheilung bringen
will.

c) Dermatom-Briefmarken nach Gabarro

Mit dem Hauttransplantationsmesser (Schepelmann, Humby, Lagrot,
Schink u. a.) lassen sich in einfacher Weise beliebig lange Hautstreifen von
einstellbarer konstanter Schichtdicke schneiden (Abb. 41). Zwei Schrauben

regulieren den Abstand zwischen einer drehbaren Rolle und der Klinge. Die einstellbare Distanz zwischen Rolle und Klinge entspricht der Dicke des Transplantates. Da sich Messer und Rolle in der Längsachse gegeneinander verschieben

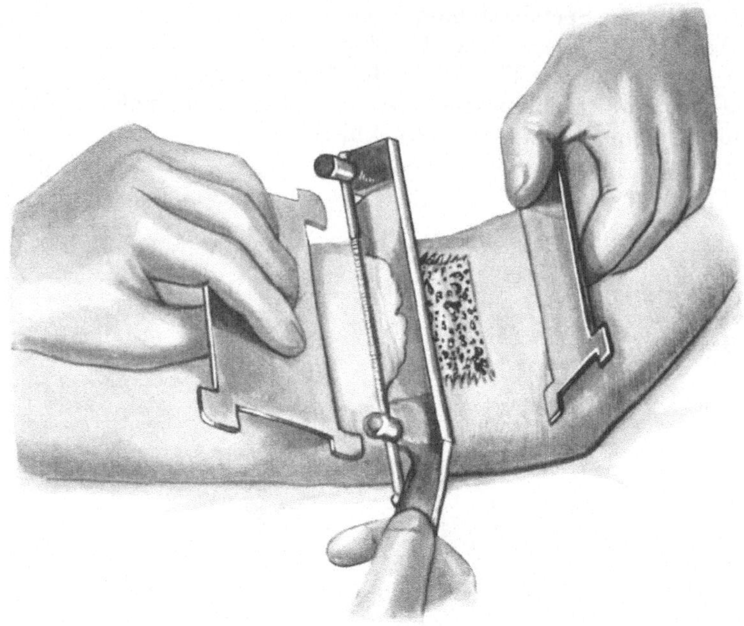

Abb. 41. Entnahme eines Dermatomstreifens von einstellbarer Dicke mit dem Hauttransplantationsmesser nach E. SCHEPELMANN, modifiziert nach W. SCHINK

können, erfolgt der Schnitt durch gleichmäßiges Hin- und Herbewegen des Instrumentes. Der Operateur setzt die Teile des Messers eigenhändig zusammen, damit die Schneideklinge richtig liegt und mit der notwendigen Einstellzahl die gewünschte Hautdicke erzielt wird. Die menschliche Haut ist nicht überall gleich stark ausgebildet; wir schneiden sie gewöhnlich in $^1/_2$—$^3/_4$ ihrer Dicke und wählen beim Erwachsenen am Transplantationsmesser meist eine Einstellzahl zwischen 5 und 10. Die gewaschene und mit Äther-Alkohol vorbereitete Entnahmestelle betupft man mit einem Tropfen sterilen Öls. Nachdem der Assistent den spendenden Hautbezirk durch 2 schräg aufgesetzte Metallplatten gespannt hat, wird das Messer in einem Winkel von 70—80° — also fast senkrecht — angesetzt und fest gegen die Entnahmestelle gedrückt. Die Gefahr des Zutiefschneidens ist durch die gleitende Rolle ausgeschlossen. Den Schnitt führt man gleichmäßig in distaler Richtung. Der Hautstreifen wird bei gleichbleibender Dicke beliebig lang entnommen und schließlich quer mit der Schere abgeschnitten. Man breitet ihn sodann auf einem

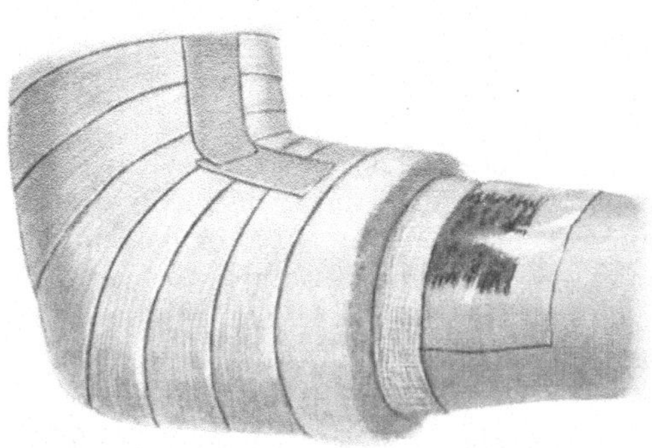

Abb. 42. Verbandstechnik im Stufenbild nach Entnahme eines Dermatomlappens. Über die Wundfläche klebt man eine Polyäthylenmembran mit Mastisol. Verbandgaze, Watte und elastische Binde sorgen für leichte Kompression. Heftpflasterstreifen fixieren den Verband

im Autoklaven mit gelber Vaseline sterilisierten Vorhangtüll („tulle gras") aus. Das Hautstück bleibt darauf haften, ohne daß sich seine Ränder durch den Zug der elastischen Fasern einrollen können.

Aus Gründen der Asepsis wird zunächst die Entnahmestelle versorgt. Die Blutstillung geschieht mit einer größeren, in 2%iger Wasserstoffsuperoxydlösung getränkten Mullkompresse. Anschließend deckt man das bluttrockene Spenderfeld und seine Umgebung mit einer nichtbenetzbaren sterilen Kunststoffmembran (Polyäthylenfolie, Hostaphan u. ä.) ab (Abb. 42). Mastisolstriche um die Entnahmefläche sorgen dafür, daß die durchsichtige Membran unverschieblich haftet. Über

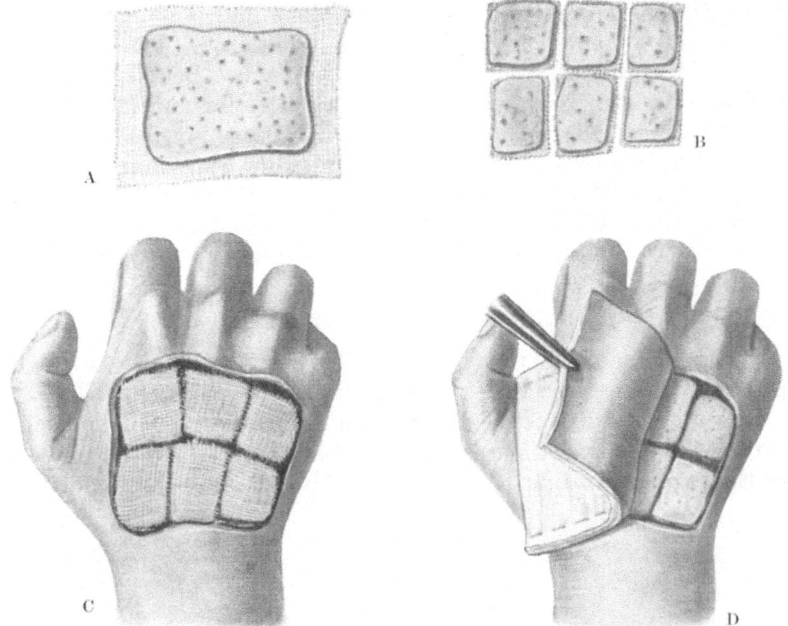

Abb. 43. Verbandstechnik nach Versorgung einer Granulationsfläche mit Hautinseln in Briefmarkenform nach P. Gabarro. Wird der Dermatomlappen mit der Epidermisseite auf den mit gelber Vaseline getränkten Vorhangtüll („tulle gras") ausgebreitet, so rollt sich der Lappen nicht ein (A) und kann in Form von Briefmarken zugeschnitten werden (B). Wenn die Briefmarken mit der Coriumseite den Granulationen aufliegen, so kann man den Tüll abziehen. Schmale Sekretstraßen bleiben stehen (C). Nichtwundhaftendes Metalline-Verbandvlies läßt Wundsekrete passieren (D)

eine dünne sterile Mullage legt man in dicker Schicht sterile Watte. Abschließend wird der Verband durch elastische Binden gegen die Wundfläche komprimiert und mit längsverlaufenden Heftpflasterstreifen gegen Verrutschen und Sekundärinfektion gesichert. Nach 4 Tagen wird die Entnahmefläche zum ersten Male verbunden. Die Membran läßt sich dabei schmerzlos abziehen; die Weiterbehandlung bis zur vollständigen Epithelisierung geschieht durch Verbände mit Unguentum nigrum, welche alle 2 Tage gewechselt werden. Die Salbe darf man nur *sehr dünn* auf zweischichtige Mullfähnchen auftragen, damit Sekret austreten kann und Luftzutritt möglich ist. Dieses ganze Verfahren hat G. Hegemann angegeben; wir wenden es ausschließlich an, weil mit keiner anderen Methode eine so prompte spontane Abheilung der Entnahmestelle in 10—12 Tagen zu erzielen ist. Ferner hat man den Vorteil, diesen Hautbezirk später wieder als Spender benutzen zu können.

Die Teilung des geschnittenen Hautstreifens mit dem untergelegten Vaseline-Tüll in einzelne etwa briefmarkengroße Stücke geschieht mit gerader Schere (Abb. 43). Die zu schließende Wunde wird mit den Dermatom-Briefmarken unter

Belassung schmaler Sekretstraßen ausgelegt und mit nichtwundhaftendem
Metalline-Verbandvlies bedeckt. Man kann aber auch dieselbe Verbandtechnik
wie bei der Hautplastik nach REVERDIN anwenden. Im Durchschnitt sind die
Granulationsflächen nach 17 Tagen vollständig epithelisiert. Uns haben sich die
Dermatom-Briefmarken nach P. GABARRO besonders zur Deckung ausgedehnter
Wundflächen nach Verbrennungen bewährt; die neue Hautdecke erwies sich stets
als genügend widerstandsfähig.

d) Hautinseln nach DAVIS

Diese Hautinselbildung nach DAVIS (1914 pinch grafts) entspricht im Prinzip
der nach REVERDIN; auch hier geht die Epithelisierung der zu versorgenden
Wundfläche von einzelnen verpflanzten Zentren aus. Beide Methoden haben
dieselben Anwendungsmöglichkeiten und die gleichen Vor- und Nachteile. Unterschiedlich ist lediglich die Schichtdicke; im Gegensatz zu den Reverdin-Inseln
enthalten die Davis-Inseln das gesamte Corium; ihr Durchmesser beträgt etwa
5 mm (Abb. 39). Bei dem freihändigen Schneiden mit Schere oder Skalpell wird
man die Schichtdicke nicht immer gleichmäßig treffen und daher in der Praxis
keine strenge Unterteilung in Reverdin- und Davis-Inseln machen können (Abb. 40).

e) Hautlappen nach OLLIER-THIERSCH

Bei der Methode nach OLLIER (1872) und THIERSCH (1886) deckt ein einzelnes,
frei verpflanztes dünnes Hautstück vollständig eine Wundfläche ab. Das Transplantat besitzt immer nur einen Teil der gesamten Hautdicke. Beim freihändigen
Schneiden mit dem Thiersch-Messer sind die Läppchen sehr dünn und enthalten
außer der Epidermis nur Teile der Lederhaut (Abb. 39, 44). Für handchirurgische

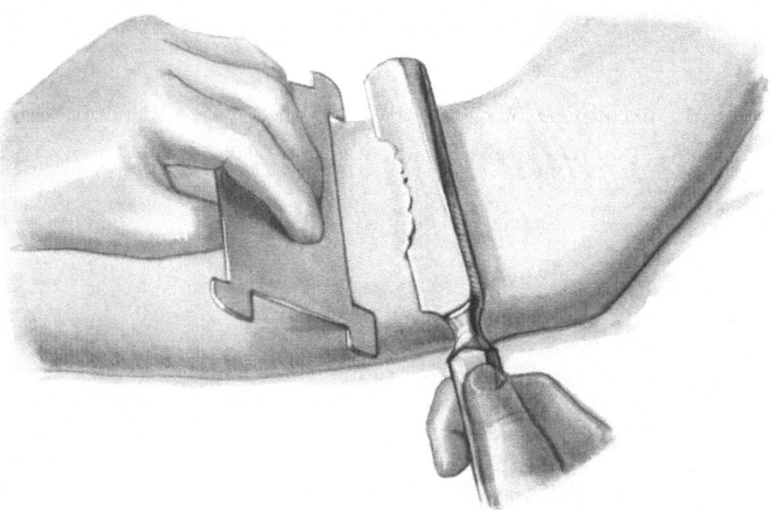

Abb. 44. Entnahme eines Ollier-Thiersch-Lappens durch freihändigen Schnitt mit dem Transplantationsmesser
nach REHN

Zwecke gelingt mit Hilfe eines Rasier- oder Amputationsmessers ebenfalls die
Entnahme eines Thiersch-Hautstreifens. Das Messer muß sehr scharf und frisch
abgezogen sein, wenn es gleichmäßig schneiden soll. Mittels einer schräg unter
Druck und Zug aufgesetzten Metallplatte spannt sich der Operateur die Ent-

nahmestellen. Durch einen Tropfen sterilen Öls erhöht man die Gleitfähigkeit auf der Haut. Das Messer wird dicht hinter der Platte in etwa 1 cm Abstand schräg aufgesetzt; dieser Abstand soll in ganzer Schnittlänge gewahrt bleiben. Wenn sich der bereits geschnittene Lappen in Falten über die Klinge legt, breitet der Assistent ihn mit anatomischen Pinzetten spannungslos flach aus, ohne ihn anzuheben. Gelangt man zu tief und eröffnet das Fettgewebe, so ist der Schnitt abzubrechen und an einer neuen Stelle zu beginnen. Zur Erzielung einer glatten Wundheilung empfiehlt es sich, die Haut über dem versehentlich freigelegten Unterhautfettgewebe zu nähen. Die Entnahmestelle versorgt man nach G. Hege-mann, wie es bei den Dermatom-Briefmarken nach Gabarro beschrieben wurde (Abb. 42). Der spendende Hautbezirk verschließt sich spontan durch erhalten-gebliebene Hautanhangsgebilde. Er bleibt gewöhnlich weich, elastisch und etwas heller als die Umgebung. Die Überpflanzung geschieht wie bei den Dermatom-Briefmarken nach Gabarro; das dünne Hautstück wird auf sterile Vaselinegaze ausgebreitet, in Form und Größe der zu deckenden Wunde zurechtgeschnitten und auf die Wundfläche gelegt. Bei einer sauberen frischen Defektwunde nähen wir den Hautlappen unter leichter Spannung genau ein und lassen die Fäden lang. In physiologischer Kochsalzlösung angefeuchtete Wattebäuschchen drücken das überpflanzte Hautstück gleichmäßig gegen den Wundgrund an; durch Knoten der gegenüberliegenden, lang gelassenen Fäden werden sie fixiert. Über die feuchten Wattelagen kommen trockene. Den gesamten Kompressionsverband befestigen elastische Binden. Das Verrutschen der Bindentouren läßt sich durch längsverlaufende Heftpflasterstreifen verhüten. Nach 24—48 Std verklebt das Transplantat mit dem Wundgrund; 3 Tage später finden sich neugebildete Gefäße, und vom 10. Tag ab sind die Hautlappen hinreichend fest angeheilt. In der Heilungsphase schrumpft durch narbige Umwandlung nicht nur das Transplantat, sondern auch der Pflanzboden, indem sich das junge gefäßreiche Bindegewebe in Narbengewebe umwandelt. Daher soll das Transplantat keinesfalls größer bemessen sein als der Hautdefekt (U. Buff). Wurde diese Plastik auf der dorsalen Fingerseite ausgeführt, so erfolgt die Fixation bis zur Einheilung ebenfalls in Funktionsstellung. Die verpflanzte Hautdecke bleibt gewöhnlich dunkler pig-mentiert, gegen Beanspruchung empfindlich und leichter verletzlich. Die Thiersch-Lappen sind weitgehend durch die mit Spezialgeräten geschnittenen und dickeren Dermatomlappen verdrängt worden.

f) Dermatomlappen nach Padgett

Bereits M. Kirschner empfahl, die Thiersch-Lappen dicker zu entnehmen. Möglich wurde dies erst nach Einführung besonderer Schneideinstrumente. Heute lassen sich für handchirurgische Zwecke die erforderlichen Hautlappen mit dem Hauttransplantationsmesser in beliebiger Länge und konstanter Dicke ohne Klebestoffe bequem schneiden (Abb. 41). Die Schnittechnik und die Nach-behandlung der Entnahmestelle ist bei den Dermatom-Briefmarken nach Gabarro beschrieben worden.

Das Padgett-Hood-Dermatom (1939) ist das Instrument, welches sich am besten zur Herstellung größerer Lappen für Hohlhand oder Handrücken eignet (Abb. 45 A). Die fettfreie Haut muß rasiert, gewaschen und mit Äther-Alkohol gereinigt sein. Den abgekühlten und trockenen Halbzylinder des Gerätes (Walze) bestreicht man ebenso wie die Haut des Entnahmefeldes mit einer dünnen Schicht Spezialgummilösung. Wird ein besonders geformtes Hautstück benötigt, so legt man ein der Defektgröße genau angemessenes Stoffmuster auf die Spendestelle. Mit Kirschnerscher Hautfarbe zeichnet man die Umrisse des Musters auf die

Haut und ritzt mit dem Skalpell die Cutis oberflächlich ein. Nur das vorgezeichnete Hautfeld wird mit der Spezialgummilösung versehen. Die Umgebung soll
nicht kleben; sie erhält deshalb einen Anstrich mit flüssigem Paraffin. Ist die

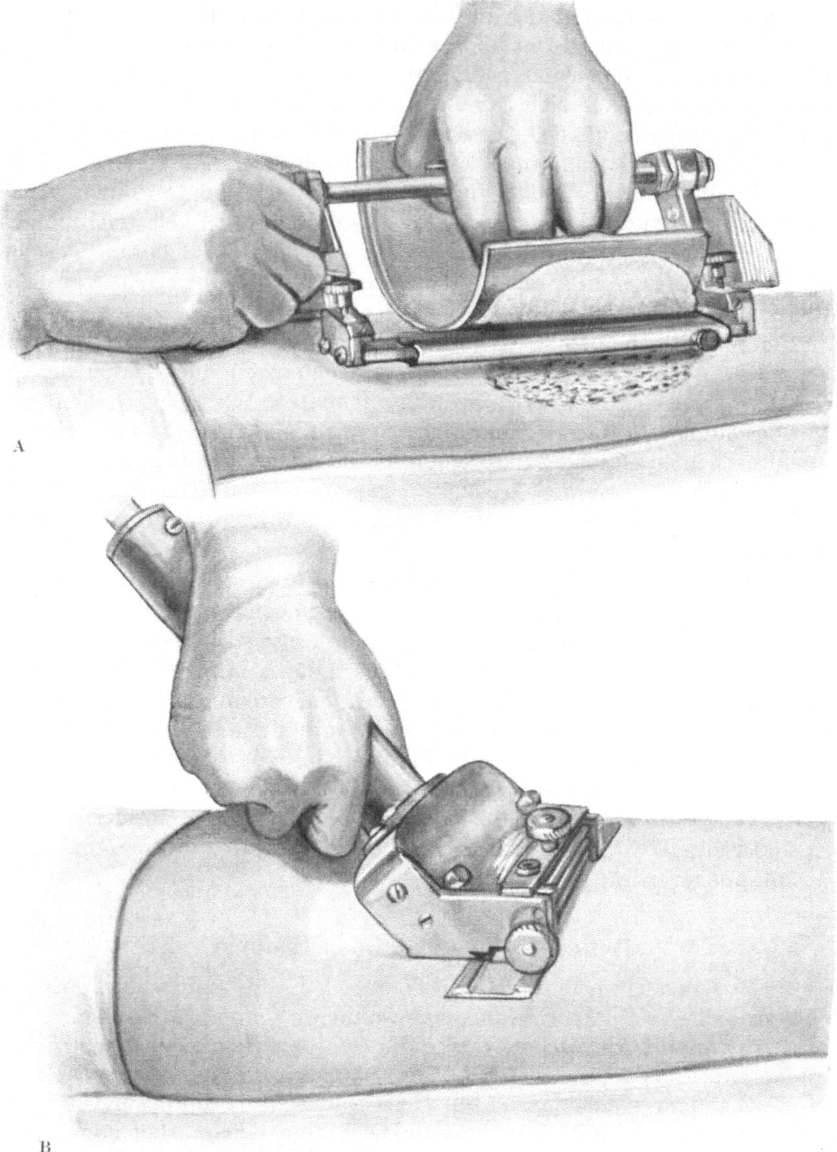

Abb. 45. Entnahme von Hauttransplantaten. A Entnahme eines Dermatomlappens von einstellbarer Dicke
mit dem Dermatom nach PADGETT-HOOD. B Entnahme eines Dermatomstreifens von einstellbarer Dicke und
Breite mit dem Elektro-Dermatom nach MOLLOWITZ

Klebemasse auf der ganzen Walzenfläche und der Haut angetrocknet, was etwa
5 min dauert, dann kann der Schnitt beginnen. Der Abstand des Messers von
der Walze entspricht der Lappendicke; er läßt sich genau regulieren. Bei Erwachsenen wählt man eine Schichtdicke von 0,4—0,5 mm und bei Kindern von etwa

0,3 mm. Das Dermatom wird auf die Entnahmestelle gedrückt und bleibt während des langsamen Abrollens der Walze fest gegen die Haut gepreßt; nur im Schnittbereich wird es etwas angehoben. Beim Schneiden gleitet das Messer mit dem Messergriff seitwärts an dem Halbzylinder hin und her. Die Entnahmewunde muß man fortlaufend kontrollieren. Es ist auf eine gleichmäßige Felderung des Coriums zu achten. Bei Freilegung des Subcutanfettes ist vor dem Weiterschneiden der Messerabstand zu verringern. Das an der Walze klebende Hautstück läßt sich mit einem Äthertupfer vom Rande her ablösen. Wir armieren das Transplantat sofort mit Haltefäden und nicht mit quetschenden Klemmen.

Es gibt auch ein Padgett-Hood-Elektro-Dermatom. Wir benützen das Elektrodermatom nach G. Mollowitz (Abb. 45 B). Für den Ungeübten empfiehlt es sich, die Hautschneidegeräte zuerst an Amputationspräparaten auszuprobieren. Über die Nachbehandlung der Entnahmefläche wurde zuvor bei der Besprechung der Gabarroschen Methode berichtet. Keloidbildung nach Entnahme eines dicken Dermatomlappens läßt sich strahlentherapeutisch beeinflussen.

Beim Einnähen des Transplantates führt man die Nadel stets zuerst durch das verpflanzte Hautstück und dann durch den Wundrand; sonst würde sich der Dermatomlappen mit jedem Nadelstich vom Wundgrund abheben. Die Nähte sollen das verpflanzte Hautstück fest gegen

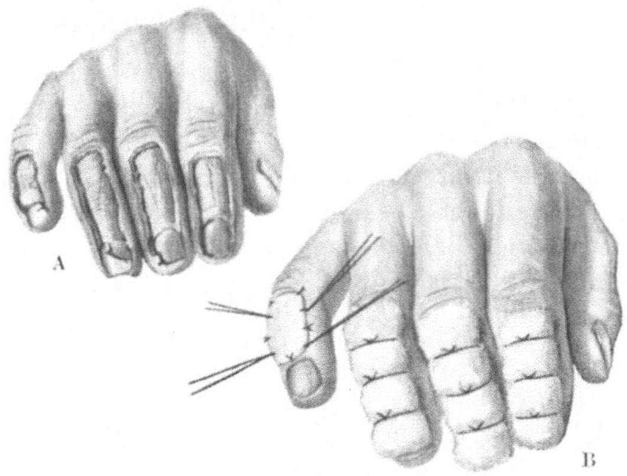

Abb. 46. Verbandstechnik nach Versorgung frischer Defektwunden (A) mit Dermatomläppchen (B). Lang gelassene Fäden der eingenähten Transplantate knotet man über angefeuchteter Watte

die Wundfläche fixieren. Deshalb knüpft man die lang gelassenen Fäden über angefeuchtete Wattebäuschchen (Abb. 46). Nachsickerndes Blut ist auszustreichen, weil ein Hämatom unter dem Transplantat dessen Nekrose bedeutet. Da kleine Stichincisionen im Zentrum des Transplantates nicht für eine Hämatomentleerung ausreichen und diese Einstiche zudem auffällige Narben hinterlassen, ziehen wir es bei handchirurgischen Plastiken vor, statt dessen die Nähte in größerem Abstand anzulegen. Ein Kompressionsverband schützt vor Sickerblutung. Die Verbandtechnik ist die gleiche wie bei Thiersch-Läppchen.

Für kleinere Dermatomlappen ist nicht immer eine Naht erforderlich. Man muß aber die glattangelegten Transplantate mit einem Druckverband fixieren. Bei aseptischen Defektwunden bedeckt man die Dermatomlappen mit dachziegelförmig übereinandergelegten Mullfähnchen, welche man zuvor in Borwasser anfeuchtet. Darüber kommt eine Watteschicht. Der Verband wird bei Funktionsstellung der Hand fixiert. Nach 4 Tagen nimmt man bei aseptischen Wunden den ersten Verbandwechsel vor. Bestehen am Transplantat Degenerationszeichen in den oberen Schichten, erkennbar an der Blasenbildung oder Abstoßung der Epidermis, so bedeuten diese Erscheinungen noch keinen Mißerfolg. Man trägt die Blasen oder kleinere sicher nekrotische Bezirke mit der Schere ab. Rechnet man bei infiziertem Wundgrund mit vermehrter Sekretion, so läßt sich eine mögliche Flüssigkeitsstauung unter dem Transplantat durch einen feuchten Druckverband verhindern. In den Verband eingelegte Gummiröhrchen werden 2mal täglich von außen mit Borwasserlösung beschickt, damit das verdunstende Wasser ein Diffusionsgefälle herstellt, welches die Wundsekrete unter dem Lappen absaugt (E. C. PADGETT). Bei sezernierenden Wunden verbinden wir erstmalig am 2. Tag und wechseln dabei die oberflächlichen Schichten. — Die meisten Handdefektwunden lassen sich mit Dermatomlappen versorgen. Die angeheilten Transplantate zeichnen sich durch ihre hellere, gelbliche Farbe aus. Ihr Verhalten richtet sich nach der Schichtdicke. Dünne Dermatomlappen entsprechen eher den Transplantaten nach OLLIER-THIERSCH und dickere den fettfreien Cutislappen. Guternährte Dermatomlappen benötigen nach 8—10 Tagen keinen Druckverband mehr; es genügt ein Schutzverband mit vaselinebestrichenen Mullfähnchen. Eine mißlungene Dermatomplastik kann man bereits nach einigen Tagen wiederholen.

g) Vollhautlappen nach WOLFE-KRAUSE

Der fettfreie Cutislappen nach WOLFE (1875) und KRAUSE (1876) liefert die besten funktionellen und kosmetischen Resultate. Er besitzt genügend elastische Fasern, behält fast die normale Hautfarbe bei oder hat einen etwas stärker pigmentierten Farbton und erweist sich als recht widerstandsfähig. Diese Lappen verlangen einen besonders gut durchbluteten Pflanzboden. Indiziert sind die Vollhautlappen bei frischen Defektwunden der Fingerkuppe, Fingerbeere mit erhaltener Subcutis und in der Hohlhand besonders über dem Daumen- und Kleinfingerballen.

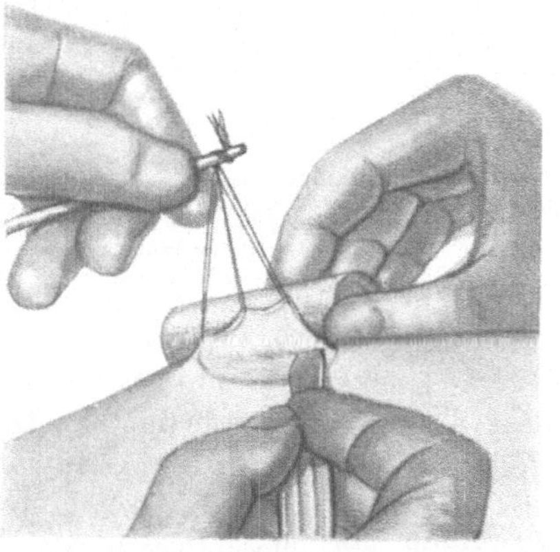 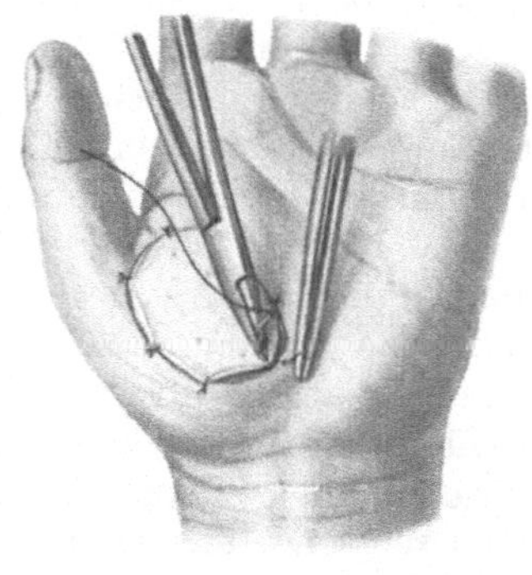

A   B

Abb. 47. Vollhautlappen nach WOLFE-KRAUSE zur Versorgung einer frischen Defektwunde über dem Daumenballen. Atraumatische Entnahme des vorgezeichneten fettfreien Hautbezirkes an Haltefäden (A). Kleinere Entnahmestellen vom Unterarm lassen sich durch Hautverschiebung schließen. Beim Einnähen sticht man zunächst durch das Transplantat und danach durch den Wundrand (B). Gegendruck mit der geschlossenen Pinzette erleichtert den Durchstich der Nadel. An lang gelassenen Fäden knotet man schließlich feuchte Watte über dem Transplantat ein

Da der Entnahmebezirk wegen Fortnahme der Haut in Gesamtdicke nicht spontan heilt, ist er durch Naht zu verschließen, notfalls durch ein freies dünnes Hauttransplantat zu decken. Die Größe des Wolfe-Krause-Lappens entspricht genau dem Ausmaß der Defektwunde. Entweder mißt man mit dem Meßstab den zu verschließenden Bezirk aus und zeichnet ihn mit Kirschnerscher Hautfarbe auf die Entnahmestelle, oder man fertigt sich der Wundgröße entsprechend ein Schnittmuster an. Aus sterilisierten, abgewaschenen Röntgenfolien oder dünnen Gummiplatten lassen sich Schablonen herstellen; man kann auch die Form der Wunde aus Mosettig oder Leinen ausschneiden. Als Entnahmestelle kommt die haarlose Haut der Unterarmbeugeseite in Betracht; in diesem Bereich ist sie gut verschieblich. Bei Frauen soll man aus kosmetischen Rücksichten eine Entnahmeregion wählen, welche später durch Kleidung verdeckt wird. Der vorgezeichnete Bezirk wird mit dem Skalpell umschnitten. 2 oder 3 Haltefäden ziehen den Wundrand hoch; man schneidet den Lappen tangential fettfrei heraus (Abb. 47). Auf diese Weise wird kein quetschender Pinzettendruck auf das Gewebe ausgeübt. Sollte noch an einer Stelle Fettgewebe an der Unterfläche des excidierten Lappens haften, so trägt man es mit gebogener Schere ab. Die Entnahmestelle läßt sich primär zunähen. Mitunter gelingt dies erst nach Unterminieren der Wundränder oder Anlegen von Entlastungsschnitten. Nach genauester Blutstillung des Pflanzbodens wird der gewonnene Cutislappen an seinem Bestimmungsort eingenäht, damit das Transplantat innigen Kontakt mit der Wundfläche gewinnt und nicht durch Blut abgehoben wird. Auf exakte Adaptation der Wundränder ist zu achten. Wie beim Einnähen der Dermatomlappen soll die Nadel zuerst durch das Transplantat und dann durch den Wundrand gestochen werden. Die lang gelassenen Fäden knotet man über einem mit physiologischer Kochsalzlösung angefeuchteten Wattepolster. Der Kompressionsverband wird wie bei den Dermatomlappen nach OLLIER-THIERSCH angelegt. Beim ersten Verbandwechsel nach 8 Tagen ist der Cutislappen gewöhnlich eingeheilt.

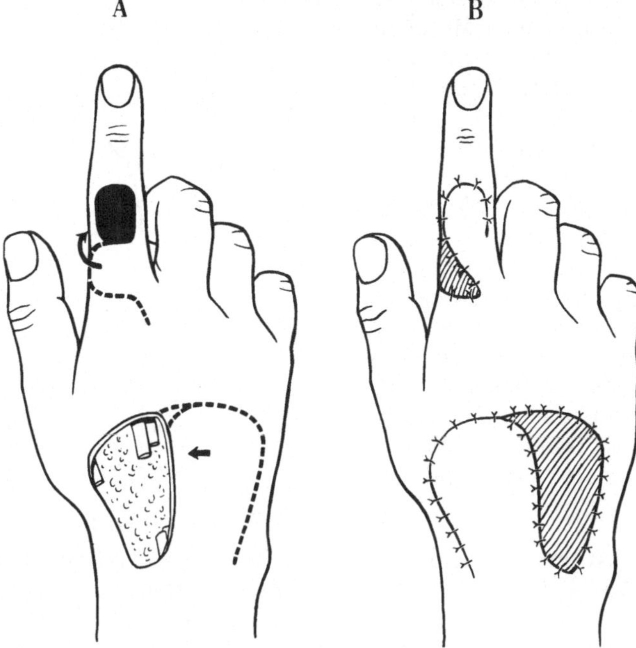

Abb. 48. Der Verschiebelappen ist bei Hautdefekten auf dem Handrücken oder der Fingerstreckseite anzuwenden, wenn später Wiederherstellungsoperationen an Sehnen geplant sind und daher Subcutis vorhanden sein muß (A). Verschluß der Entnahmestelle mit einem freien Hauttransplantat (B)

Gelegentlich sieht man vereinzelt kleine Nekroseherde oder Abhebung der Epidermis mit Blasenbildung. Die Entfernung derNähte an der Entnahmestelle erfolgt wegen der Hautspannung nicht vor dem 12.—14. Tage.

h) Verschiebelappen

Auf der Fingerstreckseite, am Handrücken und Unterarm ist die Haut weich, dünn und gut verschieblich. In diesen Abschnitten kann daher der Verschiebelappen als gestielte Nahplastik zum Verschluß von Hautdefekten zur Anwendung kommen. Voraussetzung für das Verfahren, welches bereits von J. F. DIEFFENBACH angegeben wurde, ist eine unversehrte Wundumgebung; sonst besteht für die verschobenen Wundränder Nekrosegefahr.

Indiziert ist die Anwendung des Verschiebelappens bei einer kleineren Defektwunde, welche nach Versorgung von Nebenverletzungen mit Subcutis als Gleitschicht verschlossen werden soll. Dies kann man mit einem freien Transplantat nicht erreichen.

Ein proximal gestielter Lappen wird bis auf die Fascie umschnitten und bei leichter Drehung und Verschiebung in die Wunde gelegt (Abb. 48). Dabei ist nicht immer ein vollständiges Ablösen der Haut von der Unterlage erforderlich. Breite, Länge und Basis des Lappens müssen ausreichend bemessen sein, damit bei gesicherter Vascularisation das Einnähen in den Defekt ohne Spannung möglich ist. Die Entnahmestelle wird mit einem Spalthautlappen verschlossen.

Es gibt zahlreiche Variationen dieser Methode. So verschiebt St. Bunnell mit Hilfe eines zum Wundverlauf parallelgerichteten Entlastungsschnittes die Hautbrücke, um z. B. eine Defektwunde am Unterarm — ähnlich wie bei dem Visierlappen — spannungslos verschließen zu können (Abb. 49). In den nunmehr klaffenden Entlastungsschnitt kommt ein freies Hauttransplantat von Teildicke.

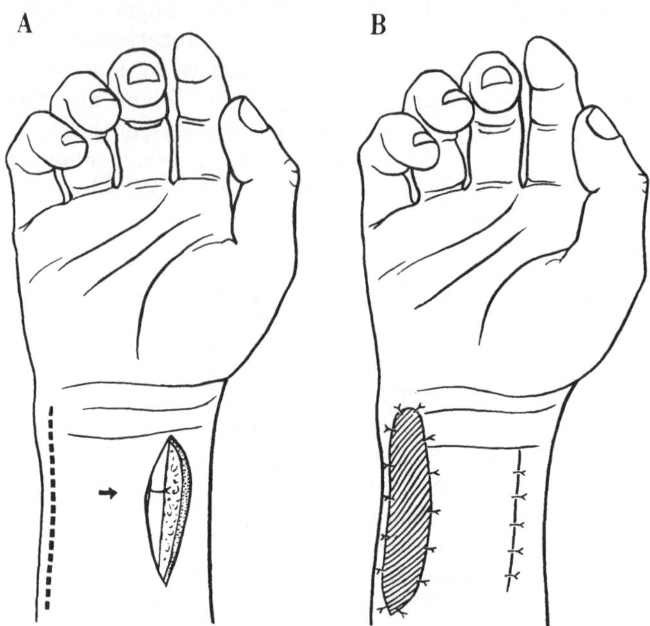

Abb. 49. Einen Hautdefekt am Unterarm mit freiliegenden Sehnen oder Nerven (A) verschließt St. Bunnell durch Entlastungsschnitt und Verschieben der Hautbrücke. Die Wundfläche über dem Entlastungsschnitt wird mit einem freien Hauttransplantat versorgt (B)

j) Seitlicher Fingerlappen nach Bunnell

Wenn bei palmarem Hautdefekt über der Grundphalanx das Gefäß-Nervenbündel, das Gelenk oder die Beugesehne freiliegen, so ist der seitliche Fingerlappen

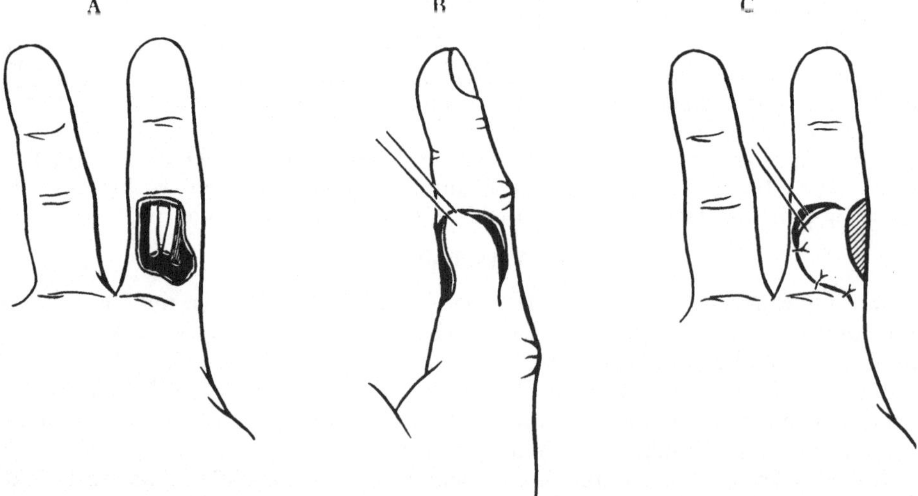

Abb. 50. Der seitliche Fingerlappen nach St. Bunnell erlaubt bei tiefer Defektwunde über der Beugeseite eines Grundgliedes (A) mit Nebenverletzungen den primären Wundverschluß. Ein freies Hauttransplantat (Dermatomstreifen) bedeckt die Entnahmestelle des seitlichen Fingerlappens (B, C)

nach St. Bunnell anwendbar (Abb. 50). Von der dorso-lateralen Seite verschiebt man den bis auf die Aponeurose abgelösten Lappen in die Defektwunde und verschließt die Entnahmestelle mit einem Dermatomlappen.

k) Rotationslappen

Mit einem Rotationslappen, wie ihn L. v. Blaskovics als Verschiebeplastik am Auge verwandte, läßt sich eine randständig gelegene, kleinere Defektwunde des Handrückens verschließen (Abb. 51). Für diese gestielte Nahplastik besteht somit die gleiche Anzeige wie für den Verschiebelappen. Ein bogenförmiger Entlastungsschnitt mit proximaler Basis nimmt den gesamten Handrücken ein. Nach Verlagerung des mobilisierten Lappens wulstet sich der stehenbleibende Wundrand. Man verhindert diese Faltenbildung durch Ausschneidung eines kleinen Burowschen Dreiecks am Wundende. Eine Defektwunde mit Nebenverletzungen in der Mitte des Handrückens kann durch 2 Rotationslappen bei technisch gleichem Vorgehen geschlossen werden.

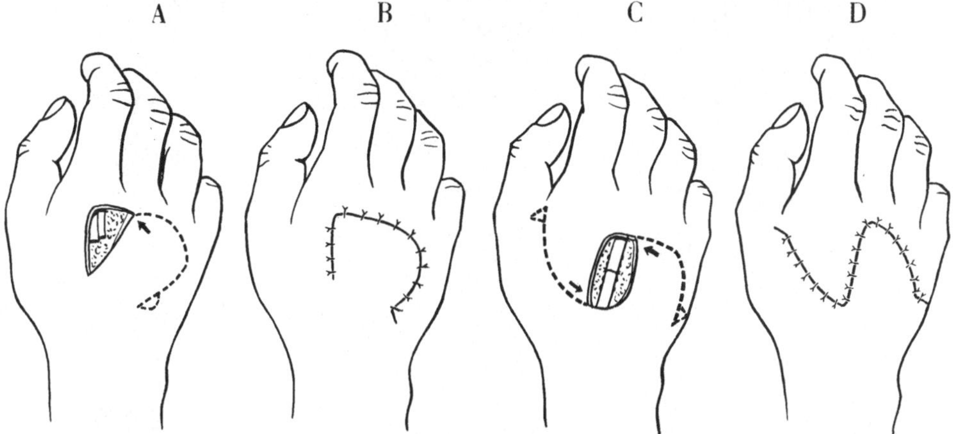

Abb. 51. Mit 1 (A, B) oder 2 Rotationslappen (C, D) läßt sich eine kleinere komplexe Defektwunde am Handrücken verschließen. Durch Ausschneiden eines Burowschen Dreiecks vermeidet man Faltenbildung

l) Fähnchenlappen nach Villain

Zum Verschluß einer queren Finger-Amputationsfläche eignet sich ein gestielter dorso-lateraler Fähnchenlappen nach R. Villain (Abb. 62 G). Das Fähnchen ist genügend lang auszumessen, damit der abpräparierte hochgeschlagene Lappen die Wundfläche vollständig decken kann. Ein dünnes freies Hauttransplantat verschließt die Entnahmestelle. Mit dieser Sonderform des Verschiebelappens erhält man einen widerstandsfähigen, gutgepolsterten, schmerzfreien Stumpf.

m) Gekreuzter Fingerlappen nach Tempest

Da bei Defektwunden der Finger ein freies Hauttransplantat nicht auf freiliegendem Knochen, offenem Gelenk oder auf einer des Peritenons entblößten Sehne anheilt, kann hier durch einen gekreuzten Fingerlappen der Gliedabschnitt erhalten werden. Es gibt viele Anwendungsmöglichkeiten, da der gekreuzte Lappen nach M. N. Tempest (1951) proximal, distal oder lateral gestielt sein kann (Abb. 52). *Spenderstelle* ist stets die *Streckseite* des Nachbarfingers; die Längsschnitte an der Entnahme liegen mediolateral. Diese Lappen werden bis auf die Fingerfascie abpräpariert; sie besitzen also die volle Hautdicke. Man soll das Transplantat um $^1/_4$ größer wählen, als der Defekt ist. Der in der plastischen Chirurgie weniger Geübte kann sich zuvor ein Schnittmuster aus Stoff anfertigen. Lösung der Blutsperre und Blutstillung erfolgen jetzt vor dem Verschluß der Haut-Spendestelle. Diese sowie der Lappenstiel sind bis zum Rande der

Einpflanzungsstelle mit einem freien Hauttransplantat in Teildicke von demselben Arm zu versorgen. Anschließend wird mit dem gekreuzten Lappen der Fingerstumpf oder die Wunde über der Beuge- oder Streckseite des verletzten Fingers verschlossen. Wir dirigieren den Lappen mit einem Haltefaden. Knopfnähte sind an den

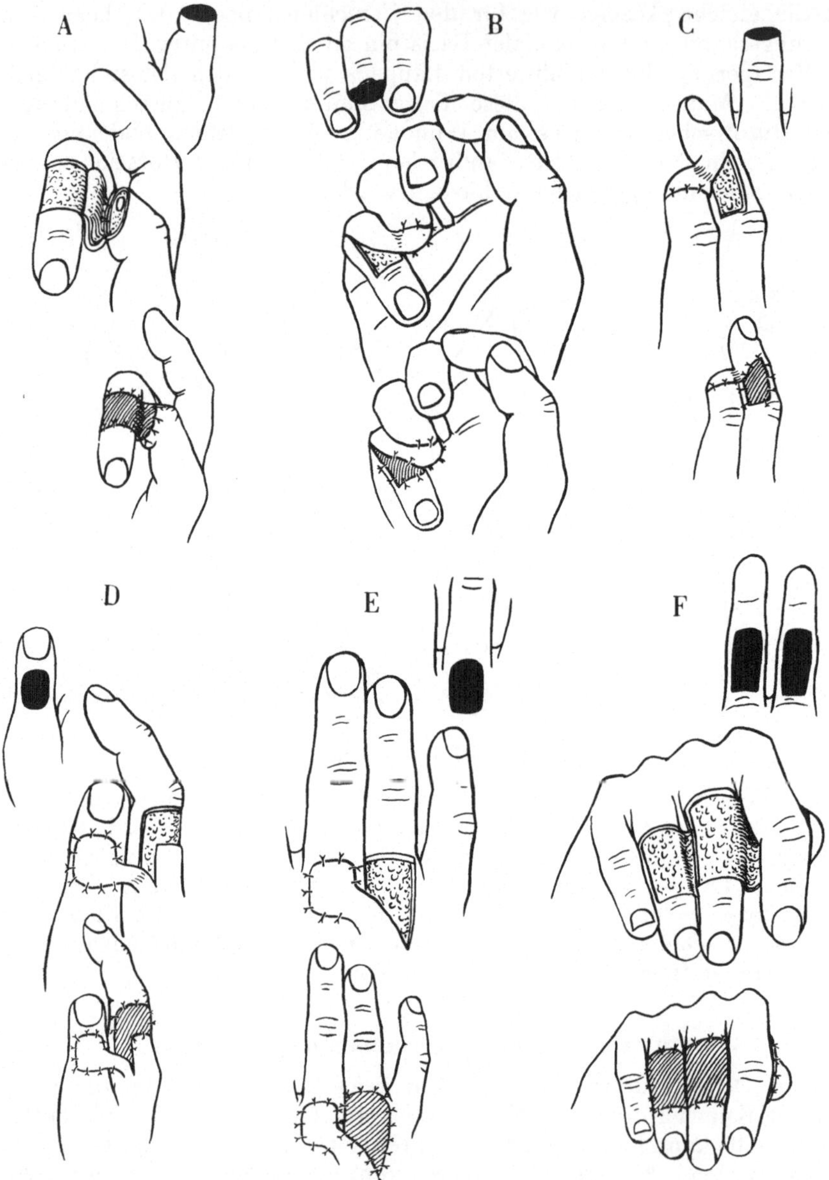

Abb. 52. Den gekreuzten Fingerlappen nach M. N. Tempest bildet man mit seitlichem, proximalem oder distalem Hautstiel aus der Streckseite des Nachbarfingers oder dem Handrücken. Die Methode eignet sich zum Verschluß von Defektwunden am Daumenendglied (A), Fingerendglied (B), bei traumatischer Amputation (C), über Gelenken (D), über einer Strecksehne (E) und über der Beugeseite zweier gleichzeitig verletzter Finger (F).

Fingern zweckmäßiger als Matratzennähte; sie drosseln nicht die Blutzufuhr und erlauben den Blutaustritt zwischen den Nähten. Der spendende Finger wird in Funktionsstellung palmar geschient und der Arm 2 Tage lang hochgelagert. Danach ist ambulante Weiterbehandlung zulässig. Zwischen dem 14. und 21. Tag kann man den Stiel durchtrennen (Abb. 53). War er lang genug angelegt, so besteht beim Einnähen der Stielreste kein Materialmangel. Später sind die gedeckten Abschnitte widerstandsfähig, schmerzfrei und können belastet werden. Dank der guten Polsterung bleibt die Gleitfähigkeit der Sehnen erhalten. Uns hat sich die geschilderte Methode bei queren oder schrägen Endgliedabkappungen und bei größeren Defektwunden der Finger-Beuge- und Streckseite bewährt. Besonders die Verletzung des Daumenendgliedes läßt sich leicht mit einem lateral gestielten Lappen von der zweiten Phalanx des Mittelfingers versorgen. Nachteile dieses Vorgehens bestehen im zweimaligen Eingriff und in der Freilegung der unverletzten Streckseite des Nachbarfingers. Wir können dies jedoch in Kauf nehmen; denn bei dem spendenden Finger

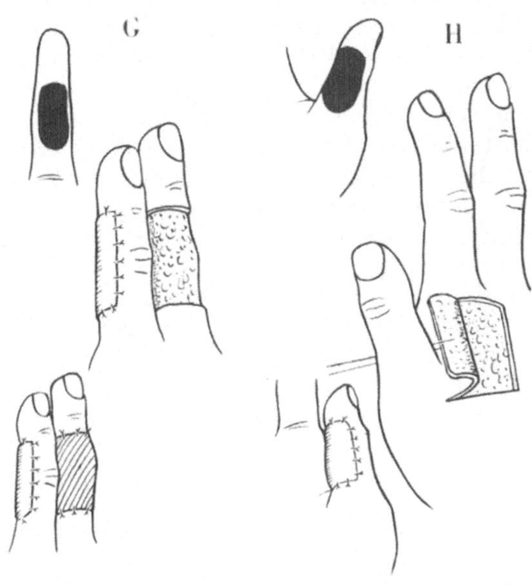

Abb. 52 (Fortsetzung). Sie ist empfehlenswert zur Versorgung einer Defektwunde über einem dreigliedrigen Finger (G) und über dem Daumen (H). Ein freies Hauttransplantat verschließt die Entnahmestelle und teilweise noch die Lappenunterfläche

sahen wir niemals eine Funktionsstörung. Nach der zweiten Sitzung kann an den eingenähten Stielresten gelegentlich eine Stichkanalinfektion auftreten; sie ist aber an den Fingerseiten leicht zu beherrschen. Zurückhaltend sind wir mit der Methode des gekreuzten Fingerlappens, wenn der sonst zur Spende geeignete Nachbarfinger mitverletzt ist. Wir benutzen möglichst den dickeren, größeren Nachbarfinger zur Entnahme, weil der hier gebildete Lappen mit genügendem Spielraum in den Defekt des kleineren verletzten Fingers hineinpaßt.

n) Gestielter Fingerlappen vom Daumen- oder Kleinfingerballen nach BUNNELL

Auf periostentblößtem Knochen heilen frei verpflanzte Vollhautlappen nicht

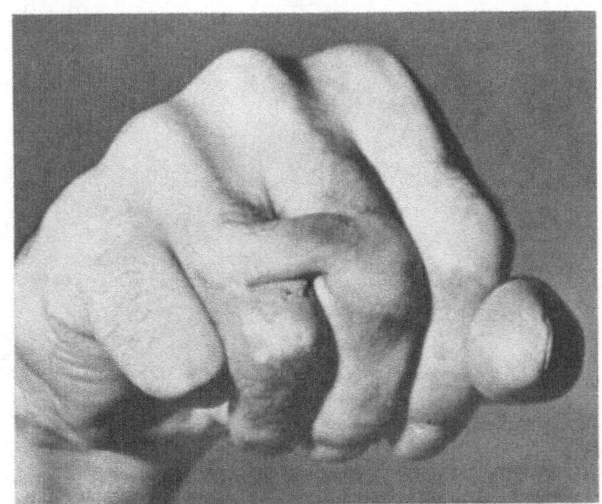

Abb. 53. Gekreuzter Fingerlappen zum Verschluß einer größeren Defektwunde über dem Mittelgelenk des 3. Fingers. Versorgung der Entnahmestelle am Ringfinger mit einem Dermatomlappen, welcher außerdem die Lappenunterfläche abschließt

an. Im Bereich der Fingerbeeren können diese Verletzungen mit einem gestielten Lappen vom Thenar für die Finger 2—4 oder vom Hypothenar für den 5. Finger versorgt werden. Nach Vorzeichnung, Loslösung und Umklappung des hufeisen-

förmigen Lappens über seine Basis verschließt man die am Daumen- oder Kleinfingerballen gesetzte Wunde durch einen Wolfe-Krause-Lappen. Bei maximaler
Fingerbeugung näht man das aufgeschlagene Transplantat in die Defektwunde
der Fingerbeere ein. Etwa nach 16 Tagen wird der Lappenstiel durchtrennt und
eingenäht. Diese Methode haben wir überprüft; die Lappenbildung aus der
Hohlhand gelingt am besten, wenn man das Transplantat lateral stielt. Das Fettpolster schafft eine gut gepolsterte Fingerbeere, welche alsbald wieder Sensibilität aufweist. Der Methode haften aber erhebliche Nachteile an: Der spätere
Narbenbezirk in der Hohlhand beträgt bei Versorgung von nur *einer* Fingerbeere
etwa 2×3 cm. Das Narbenfeld wirkt sich ungünstig auf Tastvermögen und Greiffähigkeit, besonders beim Handarbeiter aus. Vom Geübten durchgeführt, heilen
diese Plastiken glatt. Stellt sich aber eine Infektion ein, so können Eiterungen bis
in die Hohlhand vordringen. Aus diesen Überlegungen heraus benutzen wir die
Palmarseite der Hand grundsätzlich nicht als Hautspender. An Stelle der
gestielten Lappen vom Daumen- oder Kleinfingerballen führt man heute die
Plastik mit dem gekreuzten Fingerlappen von der Streckseite eines Nachbarfingers nach M. N. Tempest durch.

o) Z-Plastik nach Denonvilliers

Mit der Z-Plastik, welche von Denonvilliers (1856) zur Behandlung eines
Ektropion angegeben wurde, unterbricht man den Längsverlauf einer Wunde

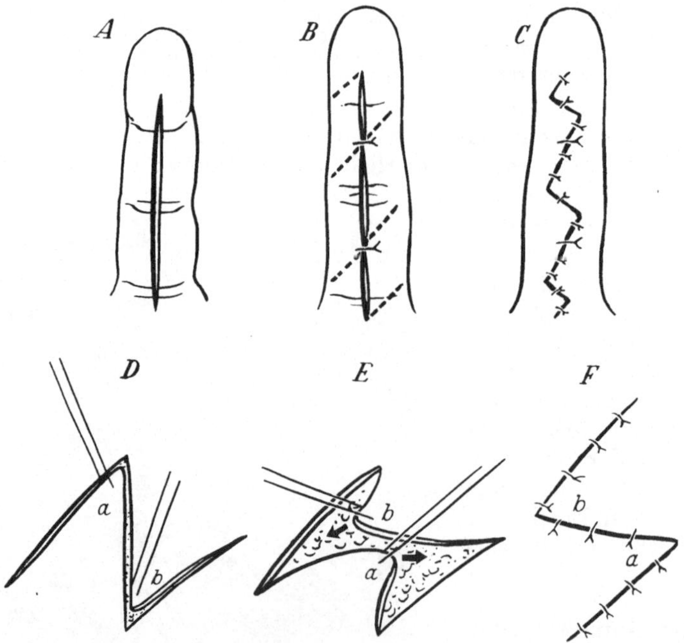

Abb. 54. Bei glattrandiger Längswunde über der Beugeseite (A) verhindert die primäre Z-Plastik eine dermatogene
Fingerkontraktur. Durch schräge Hilfsschnitte (B) entstehen gleich große Hautdreiecke, deren Winkel an den
Spitzen nicht mehr als 60° betragen dürfen. Nach Austausch der Hautdreiecke (*a* und *b* in D, E, F) entsteht
eine Zickzacklinie (C). Der Gewinn an Länge geht auf Kosten der Breite

oder Narbe, um nicht erneut eine funktionsstörende, senkrecht zur Handachse
verlaufende Narbe zu erhalten (Abb. 54). Bei einer frischen Verletzung mit
gequetschter Wundumgebung ist die Z-Plastik bis nach der Wundheilung zurückzustellen. Beim Anlegen der beiden parallelverlaufenden Schenkel eines jeden Z

sollen 2 gleich große spitzwinklige Dreiecke entstehen. Die beiden Winkel des Z sind gleich groß zu wählen; sie dürfen nicht größer als 60⁰ und nicht kleiner als 30⁰ sein. Wenn die Hautlappen einschließlich der Subcutis unterminiert sind, verschiebt man die beiden Dreiecke des Z gegeneinander und näht sie ein. Durch diese Transposition wird unter Veränderung des Wundverlaufes ein Gewinn an Länge auf Kosten der Breite erzielt. Es ist leichter, die einzelnen Z-Bildungen nur über den Beugefurchen vorzunehmen und die dazwischenliegenden Wundabschnitte zuerst durch Situationsnähte zu verschließen. Auf diese Weise entstehen bei dem Austausch der gebildeten Dreiecke keine Verwechslungsmöglichkeiten.

p) Ausnützung der Fingerhaut bei Amputation

Ist die Amputation eines verletzten Fingers indiziert, so kann dessen palmare Hautfläche zum Verschluß einer gleichzeitigen Defektwunde des Handrückens dienen. In gleicher Weise läßt sich die dorsale Fingerfläche zum Verschluß einer Hohlhandwunde ausnützen (Abb. 55). Die freipräparierte Haut eines ausgelösten Fingers hat gleichzeitig den Amputationsknochenstumpf zu bedecken. Vom amputierten Finger kann man außerdem bei Bedarf Hautstücke für eine freie Plastik verwenden (Abb. 65). Die Auslösung der Fingerglieder, Sehnen und Gelenke ist

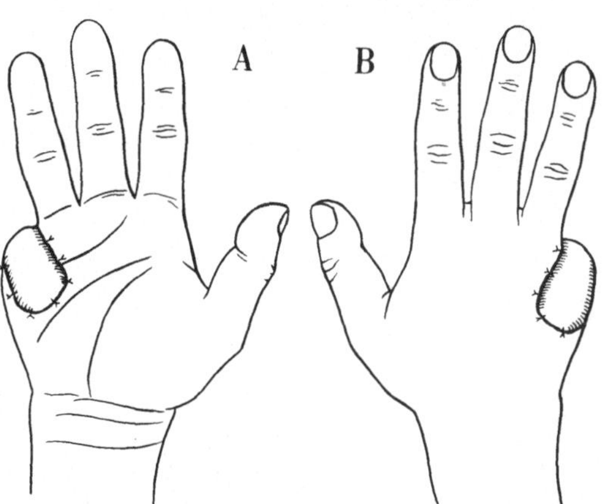

Abb. 55. Durch die Amputation eines gefühl- und funktionslosen Fingers läßt sich mit der beuge- oder streckseitigen Fingerhaut eine Defektwunde in der Hohlhand (A), am Handrücken (B) oder an einem Nachbarfinger verschließen

nicht schwierig. Noch erhaltene Gefäß-Nervenbündel sind zu schonen. Zur Versorgung einer Defektwunde in der Hohlhand wird der Finger nach einem medianen Längsschnitt auf der Beugeseite ausgelöst; befindet sich die zu deckende Wundfläche am Handrücken, so erfolgt der Längsschnitt zur Fingeraushülsung median auf der Streckseite. Auch mediolaterale Schnitte kommen für diese Methode in Betracht, wenn gleichzeitig Beuge- und Streckseite des amputierten Fingers verwendet werden sollen. Die Wölbung einer Fingerbeere gleicht sich in der anderen Umgebung in wenigen Tagen aus.

q) Gestielte Armhautlappen

Ist zum Verschluß einer Defektwunde des Handrückens oder der Hohlhand die Indikation für eine gestielte Fernplastik gegeben, so kommt als Spendebezirk zunächst die Armhaut in Betracht; sie gleicht im Aussehen am meisten der Haut an der Hand. Je nach dem Sitz der Verletzung legt man auf der Innen- oder Außenseite des gegenseitigen Oberarmes einen zweifüßigen Lappen an (M. ISELIN). Zu achten ist auf bequeme Haltung des verletzten Armes. Der Daumen soll frei bleiben. Breite des *Brückenlappens* und Breite des Hautdefektes müssen übereinstimmen (Abb. 56). Reichlich ist jedoch die Lappenlänge zu bemessen, damit die untergeschobene Hand bequem Platz hat. Nachdem die Entnahmestelle des Brückenlappens bis an die Unterfläche der Lappenfüße mit einem Dermatomstreifen versorgt ist, werden die korrespondierenden Wundränder miteinander vernäht. Um einer Infektion vorzubeugen, empfiehlt M. DELBET, zwischen Hand und versorgte Entnahmestelle eine Silberfolie einzulegen. Nach etwa 2 Wochen

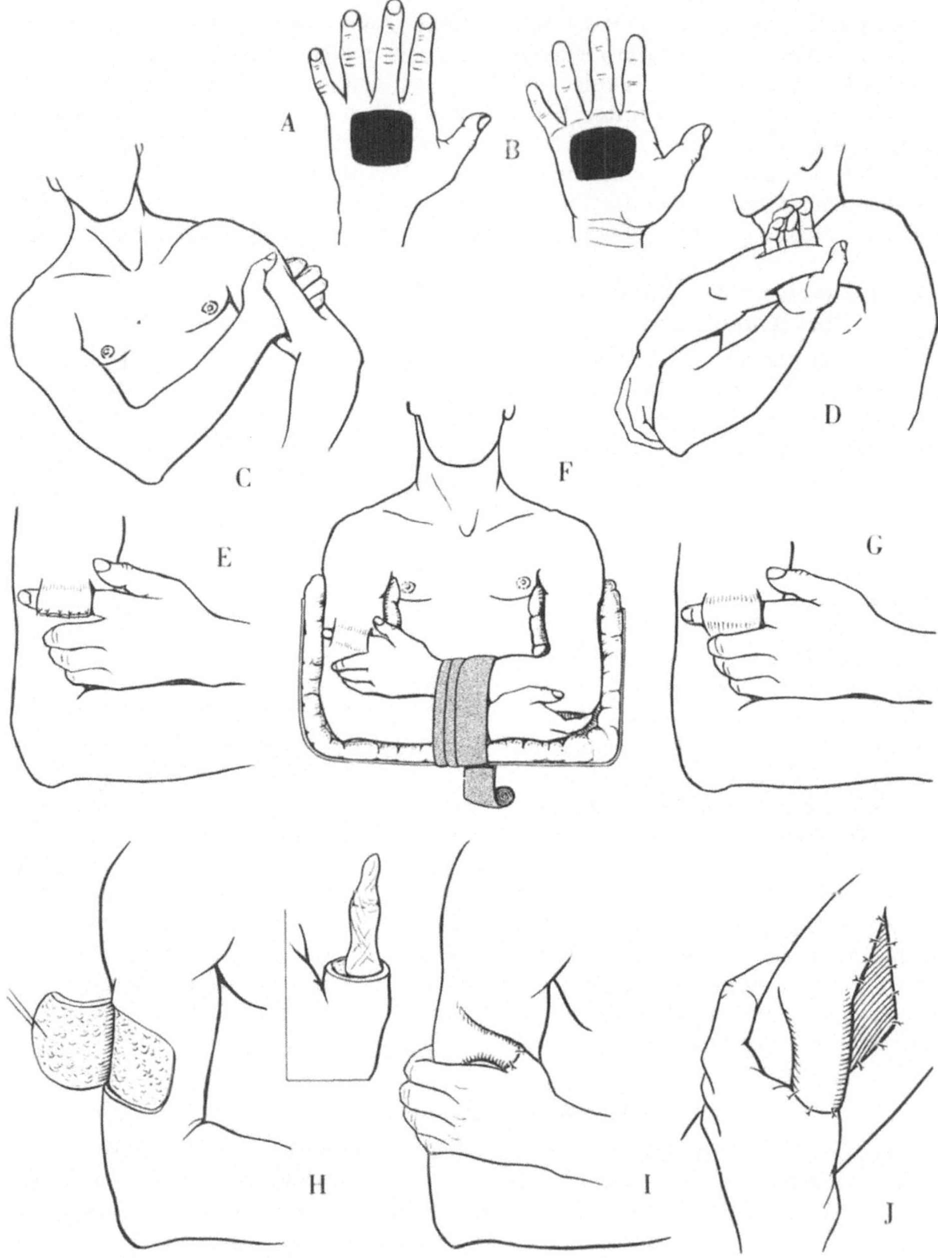

Abb. 56. Für Hautdefekte am Handrücken (A) oder in der Hohlhand (B) empfiehlt M. Iselin den zweifüßigen Armhautlappen. Ein einseitig gestielter Armhautlappen (E), dessen Entnahmestelle durch ein freies Hauttransplantat zu decken ist, oder Brückenlappen (G) können nach J. M. Converse die Beuge- oder Streckseite eines Fingers ersetzen. Ruhigstellung mit Schienenverband (F). Deckung eines zirkulären Hautdefektes am Daumen mit dem einfüßigen Rundstiellappen nach J. M. Converse (H). Dabei wird ein etwa 8×8 cm großer, lateral gestielter Oberarmhautlappen eingerollt und vernäht (I). Die Entnahmestelle verschließt man durch ein freies Hauttransplantat (J)

wird der eine Lappenfuß durchtrennt und eine Woche später der andere. In einer letzten Sitzung glättet man die Wundränder.

Nach J. M. Converse (1948) eignet sich die antero-laterale Seite des Oberarmes für die Bildung einseitig gestielter oder zweifüßiger Lappen zum Verschluß von Defektwunden auf der Beuge- oder Streckseite einzelner Finger (Abb. 56). Die Entnahmestelle wird mit einem Dermatomstreifen versehen. In der postoperativen Phase werden die rechtwinklig gebeugten Arme auf gutgepolsterten Schienen mit elastischen Binden fixiert.

Einen zirkulären Hautdefekt am Daumen ersetzt J. M. Converse durch einen schrägverlaufenden, etwa 8×8 cm großen gestielten Oberarmlappen, der sofort

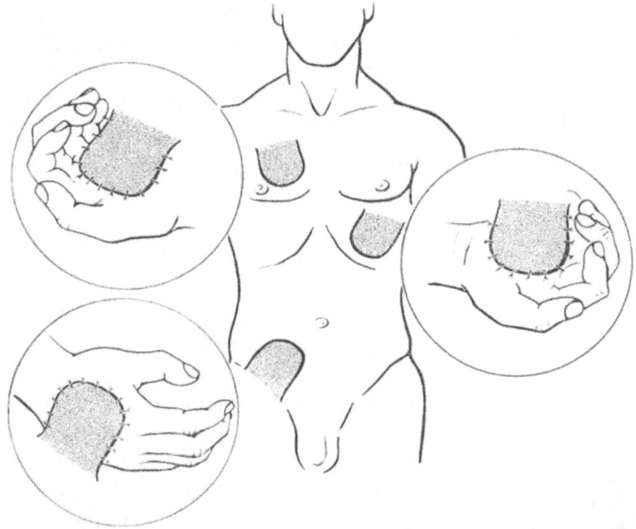

Abb. 57. Mit dem proximal gestielten Brust- und oberen Bauchhautlappen oder mit dem distal gestielten unteren Bauchhautlappen lassen sich größere, tiefer reichende Defektwunden in der Hohlhand oder am Handrücken verschließen. Der Lappenstiel zieht über die Handaußenkante, damit der Daumen freibleibt. Ein freies Hauttransplantat verschließt den Spenderdefekt und die Lappenunterfläche

zum einpoligen Rundstiellappen geschlossen wird (Abb. 56). Die Längsnaht soll nicht auf der Beugeseite des Daumens liegen. Wie zuvor ist der Spendebezirk zu versorgen. Nach 21 Tagen durchtrennt man den Stiel und verschließt nach Anfrischung die restlichen Wundränder.

r) Gestielter Brust-Bauchhautlappen

Ist eine gestielte Fernplastik notwendig, so kann sie mit Brust- oder Bauchhaut ausgeführt werden. Die kosmetischen Ergebnisse sind nicht so gut wie bei den Armhautlappen. Unschön wirkt ein solcher Flügellappen, wenn ein dickes, behaartes Hautstück mit starkem Fettpolster in die Hohlhand übertragen wird. Durch nachträgliche Reduzierung des Fettgewebes und punktförmige Elektrokoagulation der Haarzwiebeln kann man später das kosmetische Bild etwas verbessern. Weniger geeignet ist die Röntgenepilation.

Bei bequemer Stellung der Armgelenke wird zunächst mit einem Stoffmuster die richtige Lappengröße und Verlaufsrichtung ermittelt (Abb. 57). Der Lappen und sein Stiel müssen um $^1/_4$—$^1/_5$ größer als der zu verschließende Hautdefekt und die beabsichtigte Stiellänge sein, weil sich die elastische Haut nach dem Ausschneiden zusammenzieht. Der gestielte Lappen soll über die Außenkante der Hand unter Freilassung des Daumens in den Hautdefekt geführt werden. Nun wird der mit Kirschnerscher Hautfarbe vorgezeichnete Cutis-Subcutislappen bis auf die Fascie ausgeschnitten. Man darf aber nicht sofort das gefäßführende subcutane Fettgewebe entfernen; die ernährenden Hautgefäße verlaufen unmittelbar über der Fascie. Zur Schonung des Gewebes leitet man den Lappen an Haltefäden. Die Entnahmestelle läßt sich durch Ecknähte verkleinern. Ein großer Dermatomlappen wird über die restliche Wundfläche und über einen Teil des Lappenstieles eingenäht, damit der Schnittrand des Dermatomlappens später mit dem Rand der Handdefektwunde vereinigt werden kann. Wir hinterlassen dadurch keine freie Wundfläche am Lappenstiel (Abb. 58). Zur Herstellung einer möglichst breiten Kontaktfläche ist der Dermatomlappen mit einigen Nähten gegen den Wundgrund zu fixieren. Den Abschluß bilden Nähte durch den Cutis-Subcutislappen und die Wundränder an der Einpflanzungsstelle. Lappendurchtrennung und Einnähen der Stielreste erfolgen wie bei den anderen Plastiken am 21. Tag (Abb. 59).

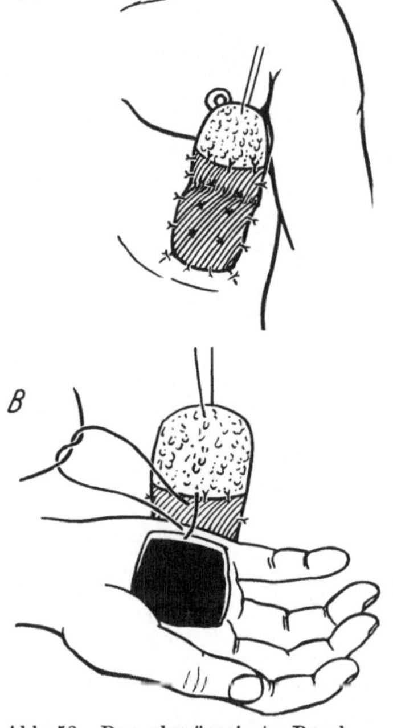

Abb. 58. Der abpräparierte Bauchhautlappen ist hochgeschlagen und mit einem Haltefaden versehen. Verkleinerung der Entnahmestelle durch Ecknähte und Einnähen eines großen Dermatomlappens über die restliche Wundfläche bis auf den Lappenstiel. Der Dermatomlappen ist mit einigen Nähten gegen den Wundgrund fixiert (A). Der Schnittrand des Dermatomlappens wird mit dem Rand der Defektwunde durch Naht vereinigt (B)

s) Muffplastik

Dieses Verfahren wurde angegeben, um ausgedehnte Hautverluste an der Mittelhand und an den Fingern zu versorgen. Dabei wird die verletzte Hand wie in einen Muff unter die Bauchhaut geschoben. Mit Kirschnerscher Hautfarbe zeichnet man zuerst die Handform auf die Bauchwand auf und macht dort der Lage des Handgelenkes entsprechend einen größeren Einschnitt, um die Hand durch die unterminierte Bauchhaut einführen zu können. Ferner sind kürzere Einschnitte in Höhe der Fingerendglieder erforderlich, damit die Fingerspitzen hier heraustreten können. Eine Unterfütterung mit Thiersch-Lappen ist nicht möglich. Da die Wundsekretion immer erheblich ist, schneiden die Nähte alsbald durch. Wegen der geraden und steifen Haltung der Finger, der geringen Kontrollmöglichkeit des Wundgebietes, der hohen Infektionsgefahr und der Maceration der verbliebenen Handhaut hat man dieses plastische Verfahren aufgegeben. Die Muffplastik läßt sich immer durch bessere Methoden ersetzen.

t) Deckung von Granulationsflächen

Granulationsflächen sind stets infiziert und sondern Wundsekret ab. Durch Übertragung freier Transplantate in Lappen- oder Inselform kann man Infektion und Eiterung beseitigen. So früh wie möglich sollte man den plastischen Verschluß einer Granulationsfläche anstreben; selbst die Infektion stellt keine Kontraindikation dar. Bei massiver Eitersekretion jedoch wird das Transplantat fortgeschwemmt; ebenso heilt es nicht auf blassen, schmierigen Granulationen. Die Aufnahmewunde muß dann entweder operativ oder konservativ für die Hautplastik vorbereitet werden. Alle Nekrosen, alle schlaffen Granulationen, alles schlecht durchblutete, narbige Gewebe und Niveauunterschiede werden bei der chirurgischen Vorbehandlung mit Schere und dem scharfen Löffel abgetragen. Die Blutung stillt man mit Wasserstoffsuperoxyd oder heißen Kochsalzkompressen. Vor der plastischen Deckung kann man noch

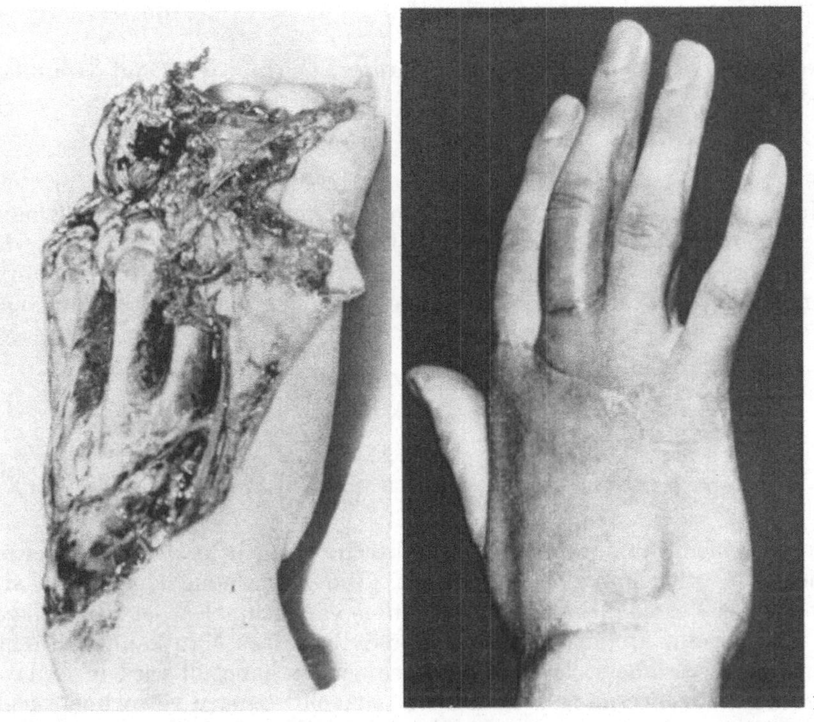

A   B

Abb. 59. Maschinenverletzung mit ausgedehntem Hautdefekt über dem Handrücken, Verlust der Strecksehnen für die Finger 2, 3, 4 und Eröffnung der Grundgelenke (A). Primärer Wundverschluß durch gestielten Bauchhautlappen. Sekundäre Wiederherstellung der Fingerstreckfähigkeit durch freie Sehnentransplantate vom Fußrücken. Nachträgliche Fowler-Plastik am 3. Finger (B)

eine Behandlung mit Borwasserverbänden durchführen, bis ein bluttrockener, frischroter Wundgrund geschaffen ist. Diese Vorbereitungszeit soll 2 bis höchstens 5 Tage betragen. — Die konservative Vorbereitung der Granulationsfläche besteht in Handbädern von 10 min Dauer und feuchten Kochsalzverbänden; dabei stoßen sich die Nekrosen ab. Nach Austestung der Keime können außerdem lokal Verbände mit chemotherapeutisch oder antibiotisch wirksamen Salben zur Anwendung kommen. F. ANDINA wandte Dakin-Kompressen und neuerdings Furacin-Gel an.

Bei Deckung von Granulationsflächen entfällt die hier wegen der reaktiven Hyperämie nachteilige Blutsperre. Auf die granulierenden

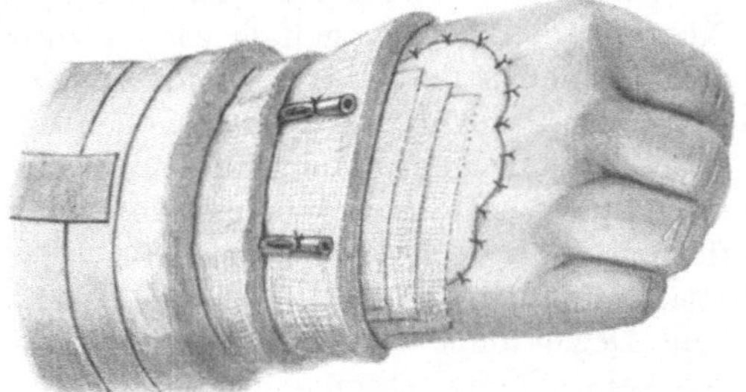

Abb. 60. Verbandstechnik im Stufenbild nach Versorgung einer Granulationsfläche am Handrücken durch einen Dermatomlappen. Angefeuchtete Mullfähnchen bedecken dachziegelartig das Transplantat. Zwischen zwei Mullkompressen legt man Gummischläuche zur späteren Anfeuchtung des Verbandes mit Borwasser. Eine elastische Binde über dicker Wattelage bewirkt leichte Kompression. Heftpflasterstreifen verhindern Verrutschen des Verbandes

Wunden werden Hautinseln nach REVERDIN oder Dermatom-Briefmarken nach GABARRO in nicht zu engen Abständen gelegt (Abb. 43). Nach 8 Tagen wird der

Verband entfernt. Sezerniert die Wundfläche dann noch, so legt man auch in der Folge feuchte Kochsalzkompressen auf.

Auf sauberen frischroten Granulationen heilen auch unaufgeteilte Dermatomlappen gut an. Man verschließt die Granulationsfläche mit einem gleich großen Dermatomlappen und verbindet die Plastik in der auf Abb. 60 dargestellten Weise.

Die anspruchsvollen Wolfe-Krause-Lappen gehen jedoch auf Granulationsgewebe zugrunde.

u) Fingernagelverletzungen

Bleibt bei einer offenen Nagelverletzung die Matrix erhalten, so glättet man den Nagel und versorgt die Wunde. Einen verletzten Nagelwall soll man sehr exakt nähen. Ist der Nagelrest, besonders im proximalen Abschnitt, bereits gelöst, so wird er entfernt. Beim Abriß des Nagelbettes von der Endphalanx liegt der Knochen frei. Nach Extraktion eines etwaigen Nagelrestes kann man die

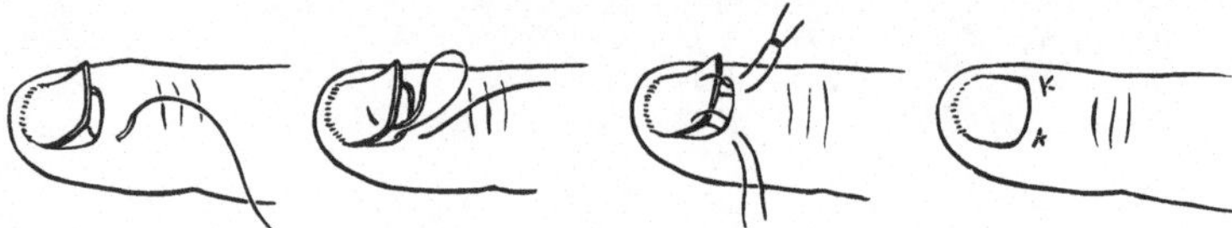

Abb. 61. Naht durch Nagelwall und Nagelbett nach H. M. Nichols bei Verlust der Hornplatte und Abriß der Wurzel vom Knochen

Matrix mit feinem Stahldraht nähen. Sollte eine Fraktur bestehen, so werden die Fragmente in offener Wunde eingestellt. Die Entfernung eines Bruchstückes erfolgt nur bei Verschmutzung, oder wenn es gänzlich gelöst ist. Das Nagelbett verbindet man mit grobmaschiger steriler Salbengaze. Man kann sich das Verbandmaterial selbst herstellen: Grobmaschiger Vorhangtüll wird in Sodawasser 20 min lang zur Entfernung der Appretur gekocht, danach getrocknet, geglättet und zerschnitten (U. Buff). Im Autoklaven werden die Tüllstücke mit Vaseline sterilisiert. Eine palmare Metall-Fingerschiene stellt den verletzten Finger in Funktionsstellung ruhig. Die Nähte entfernt man nach 10 Tagen. Einen hypertrophischen nachgewachsenen Nagel feilt man schonend ab. Gewöhnlich wächst ein Fingernagel innerhalb von 4—6 Monaten nach. Bei Nagelverlust kann aus kosmetischen Gründen ein künstlicher Fingernagel aufgeklebt werden.

Nach K. M. Nichols läßt sich eine von der Phalanx ausgerissene Matrix mit 2 Nähten unter dem Nagelfalz wieder annähen. Die Lage der Fäden ermöglicht das Einschieben der Matrix in ihr Lager (Abb. 61). Nach 1 Woche zieht man den Salben-Gazeverband vom eingeheilten Nagelbett ab und entfernt die Nähte.

Reißt der Nagel mit Matrix und Wurzel vollständig von der Phalanx ab, so würde hier ein frei verpflanztes Hautstück nicht auf der entblößten Corticalis anheilen. Man deckt den Defekt durch eine gestielte Nahplastik in Form eines dorsalen Fähnchenlappens (Abb. 62, G). Die Entnahmestelle verschließt man mit einem Dermatomstreifen. Unerkannt stehengebliebene Reste der Nagelwurzel lösen beim Nachwachsen noch nach Wochen Schmerzen und Narbenstörungen aus. Erst mit der nachträglichen operativen Entfernung des Nagelwurzelrestes tritt endgültige Heilung ein. Da wir bestrebt sind, möglichst die Fingerlänge zu erhalten, ist bei derartigen Verletzungen die Endgliedresektion nicht gerechtfertigt.

v) Fingerkuppenverletzungen

Bei den Fingerkuppenverletzungen sind Teile des Endgliedes meistens glatt amputiert. Für den Verschluß der Wundfläche gibt es 4 bewährte Methoden (Abb. 62).

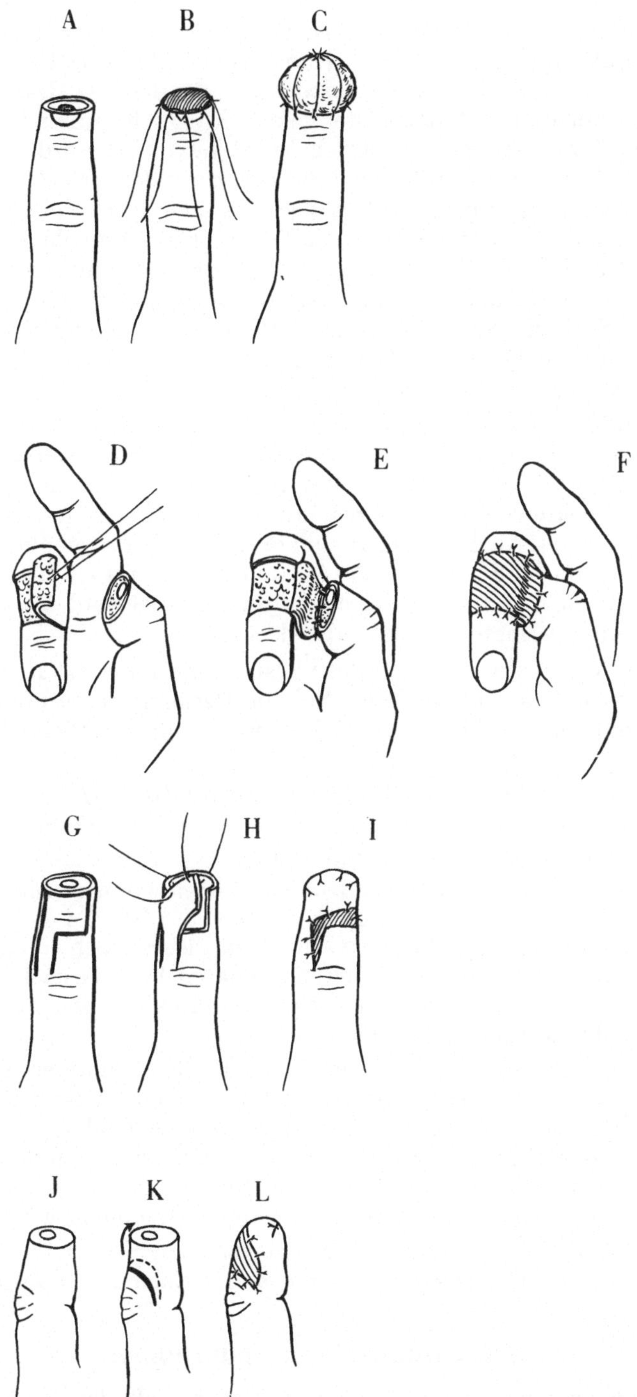

Abb. 62. Bei glatter Amputationsverletzung (A) verschließt E. MOBERG die Wunde mit einem fettfreien Vollhaut-
transplantat nach WOLFE-KRAUSE vom Unterarm (B). Die einzelnen lang gelassenen Drahtenden der Hautnaht
werden über einem angefeuchteten Wattepolster (C) geknüpft. Am Daumen ist bei Abkappungsverletzung der
gekreuzte Fingerlappen von der Streckseite des Mittelfingers mit lateraler Stielung nach M. N. TEMPEST anwendbar (D, E). Entnahmestelle und Lappenunterfläche werden durch ein freies Hauttransplantat abgedeckt (F).
R. VILLAIN benutzt einen Fähnchenlappen mit dorsolateralem Stiel zur Deckung einer Amputationsverletzung.
Auf die Restwundfläche kommt ein freies Hauttransplantat (G, H. I) Einen dorsalen Visierlappen verschiebt
ST. BUNNELL über die Wundfläche (J, K) und bedeckt die Entnahmestelle mit einem freien Hauttransplantat (L)

1. E. Moberg verschließt die sparsam angefrischte Wundfläche mit einem gleich großen Cutislappen nach Wolfe-Krause vom Unterarm. Die Naht darf den Nagelrest erfassen. Einzelne lang gelassene Drahtenden der Hautnaht werden über einem angefeuchteten Wattepolster geknüpft. Die Kompression muß dosiert sein, damit das Transplantat nicht durch Druck nekrotisch wird. Der Finger ist auf palmarer Schiene in Funktionsstellung ruhigzustellen. Nach 14 Tagen kann man die Hautnähte entfernen. Haben sich Teile der Epidermis abgestoßen, so bedeutet dies noch keinen Mißerfolg. Der Vorteil dieses Vorgehens ist die leichte Ausführbarkeit und die Sicherheit im Erfolg. Durch Schrumpfung wird langsam sensibel versorgte Haut aus der Umgebung nachgezogen, so daß sich das Tastvermögen des Stumpfendes zunehmend verbessert. Die wichtige Fingerbeere bleibt bei diesem Vorgehen narbenfrei. In gleicher Weise lassen sich oberflächliche Verluste einer verletzten Fingerbeere ersetzen.

2. Die Wundfläche über einer freiliegenden verletzten Phalanx versorgt man mit einer gestielten Hautplastik. Geeignet ist der bereits geschilderte gekreuzte Fingerlappen nach M. N. Tempest. Bei Abkappungen an den dreigliedrigen Fingern wird der gekreuzte Fingerlappen mit proximaler oder distaler Stielbildung von der Streckseite des Nachbarfingers gebildet. Für die Daumenkuppe entnimmt man den Lappen von der Streckseite des Mittelfingers und stielt ihn an der radialen Seite des Mittelgliedes. Entnahmefläche und Lappenstiel werden mit einem freien Hauttransplantat (Dermatomlappen) abgedeckt.

3. Fehlt der Nagelteil des Endgliedes vollständig, so benutzt R. Villain einen Fähnchenlappen mit dorso-lateralem Stiel zur Deckung der Amputationsfläche. Da keine Wundfläche verbleiben darf, kommt auf das restliche Entnahmefeld ein freies Hauttransplantat.

4. Bei fehlendem Nagelteil des Endgliedes rät St. Bunnell zu einem dorsalen Visierlappen, der über die Wundfläche verschoben wird. Wie zuvor verschließt ein freies Hauttransplantat die Entnahmestelle.

Die Beugeseite der Finger und die Hohlhand benutzen wir grundsätzlich *nicht* als Hautspender, um das Tast- und Greifvermögen der Hand nicht zu beeinträchtigen. So lehnen wir bei Fingerkuppenverlust den Visierlappen von der Beugeseite des Endgliedes oder den seitlich gestielten palmaren Lappen nach R. Klapp ab. Aus dem gleichen Grunde wenden wir auch den dreieckigen palmaren Verschiebelappen nach E. Tranquilli-Leali nicht an.

Besonders bei Kindern lohnt sich der Versuch, die noch an einer Hautbrücke hängende Daumenkuppe wieder anzunähen und mit einem senkrecht durch die distale und proximale Phalanx eingebohrten Kirschner-Draht zu fixieren. Heilt der periphere Fingerabschnitt nicht an und mumifiziert, so fällt er später ab. Weitere Nachoperationen sind nach unseren Beobachtungen nicht erforderlich, da sich die Haut der Umgebung über dem Stumpf zusammenzieht und ihn deckt.

In Abb. 63 sind die Möglichkeiten der verschiedenen Hauttransplantationen bei Defektwunden an der Hand zusammenfassend schematisch dargestellt.

2. Traumatische Amputationen

Nach traumatischer Amputation eines Fingers soll der Stumpf eine gutgepolsterte Hautbedeckung erhalten und beweglich bleiben. Dafür gibt es 2 Möglichkeiten: Entweder wird die Wundfläche in Höhe der Verletzung plastisch gedeckt (gestielte Nahplastik, freie Hautplastik), oder man kürzt den Knochen so weit, daß sich die beiden Wundränder spannungslos über dem Stumpfende vereinigen lassen. In dem einen Falle bleibt die Fingerlänge bis in Höhe der

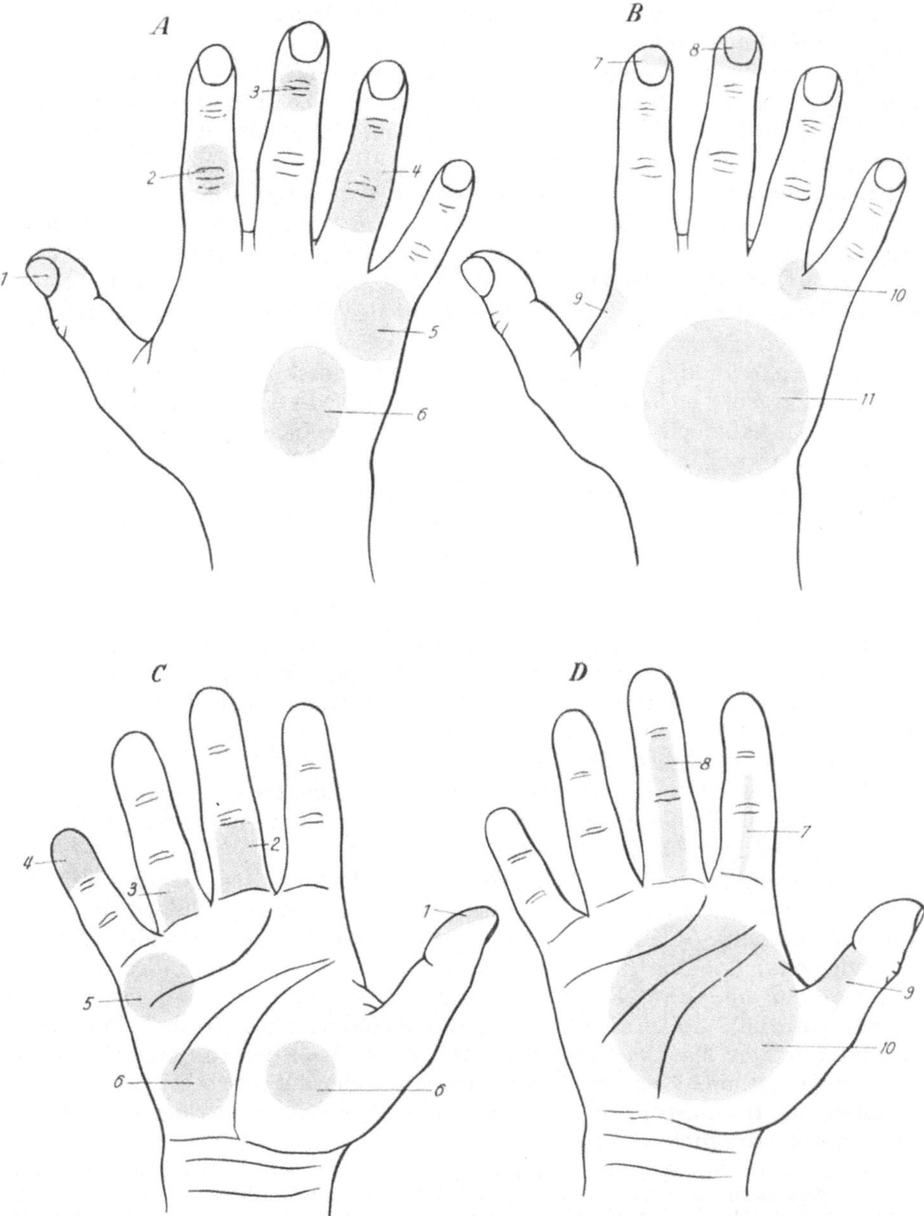

Abb. 63. Schematische Darstellung der Hauttransplantationen bei Defektwunden an der Hand. Bei Angabe von mehreren Möglichkeiten gilt die zuerst genannte Methode für einen oberflächlichen Hautdefekt

Streckseite (A und B)

1 Wolfe-Krause-Lappen. Gekreuzter Fingerlappen vom Mittelfinger. *2* Dermatomlappen. Verschiebelappen vom Grundglied. *3* Dermatomlappen. Gekreuzter Fingerlappen. *4* Dermatomlappen. Gekreuzter Fingerlappen vom Nachbarfinger. *5* Ausnützung der Fingerhaut bei Amputation. *6* Verschiebelappen. Rotationslappen. *7* Wolfe-Krause-Lappen. Gekreuzter Fingerlappen vom Nachbarfinger. *8* Wolfe-Krause-Lappen. Fähnchenlappen. Visierlappen. Gekreuzter Fingerlappen vтом Nachbarfinger. *9* Dermatomlappen. Verschiebelappen vom Handrücken. Gestielte Fernplastik vom gegenseitigen Unterarm. *10* Dermatomlappen. *11* Dermatomlappen. Gestielte Fernplastik vom gegenseitigen Arm oder vom Bauch

Beugeseite (C und D)

1 Wolfe-Krause-Lappen. Gekreuzter Fingerlappen vom Mittelfinger. *2* Wolfe-Krause-Lappen. Gekreuzter Fingerlappen. *3* Seitlicher Fingerlappen. *4* Wolfe-Krause-Lappen. *5* Ausnützung der Fingerhaut bei Amputation. *6* Wolfe-Krause-Lappen. *7* Z-Plastik bei linearer Längswunde. *8* Dermatomlappen mit seitlichen Rotationslappen. *9* Dermatomlappen. Gekreuzter Fingerlappen vom Handrücken. Gestielte Fernplastik vom gegenseitigen Unterarm. *10* Dermatomlappen. Gestielte Fernplastik vom Bauch oder gegenseitigen Arm

Verletzung erhalten und im anderen reicht die Kürzung bis zum Orte der Wahl. Beide Maßnahmen haben ihre Indikationen.

Am Daumen muß jegliche Kürzung unterbleiben; denn von der Länge der Gegenhand ist die Greiffähigkeit abhängig. Vorschädigung oder gleichzeitige Verletzung mehrerer Finger verbieten an den dreigliedrigen Fingern ebenfalls die Kürzung einer Phalanx. Auch ist es aus beruflichen oder kosmetischen Gründen oft nicht geraten, die Länge des traumatisch verkürzten Fingers noch weiter zu reduzieren. — Ist aber bei einem Handarbeiter nur ein einzelner dreigliedriger Finger verletzt, so erreicht man durch die Amputation am Orte der Wahl in kurzer Zeit einen belastungsfähigen Stumpf. In gleicher Weise geht man bei einem älteren Menschen vor, um die Beweglichkeit der unversehrten Nachbarfinger zu erhalten.

Sucht man in den verschiedenen Amputationsskizzen nach dem „Ort der Wahl", so ergeben sich an den einzelnen Fingergliedern unterschiedliche Stumpflängen. Wir haben ein vereinfachtes Amputationsschema aufgestellt, welches auf unseren Erfahrungen basiert. Es unterscheidet sich in 2 Punkten von dem Schema nach K. KRÖMER: Wir bilden kürzere Grundgliedstümpfe, und wir sehen die Handwurzel im Hinblick auf Wiederherstellungsoperationen der Mittelhand nicht für „minder wichtig" an (Abb. 64).

Bestechend einfach sind Exartikulationen in den einzelnen Fingergelenken ausführbar, aber aus funktionellen Gründen nicht zu empfehlen. Von den Fingergliedern kürzen wir bei Verlust der Tuberositas phalangis distalis möglichst nicht mehr als die Hälfte des Endgliedes. Ist der Endgliedstumpf länger als 0,5 cm, so gewährleisten die Dorsalaponeurose und der lange tiefe Fingerbeuger seine Beweglichkeit. Ein kürzerer Knochenrest bleibt unbeweglich und behindert wie ein zu langes Mittelglied die Funktion.

Am Mittelglied resezieren wir das Köpfchen und erhalten damit den langen oberflächlichen Fingerbeuger. Der Fingerstumpf hat dann eine gleichmäßige Rundung und ist nicht kolbig verdickt.

Vom Grundglied soll man das proximale Drittel erhalten, damit die Nachbarfinger nicht ihre seitliche Stütze verlieren (Abb. 65), andernfalls würden sie nach ulnar abweichen. Außerdem sieht man nach Exartikulation des Mittelfingers im Grundgelenk, daß die Nachbarfinger in Streckstellung über der Fingerlücke konvergieren und beim Faustschluß durch Rotation in der Längsachse divergieren (Abb. 66). So ist die Erhaltung des Grundgelenkes für die Sehnenfunktion der unverletzten Nachbarfinger wesentlich. Der Rest des Grundgliedes soll nach M. ZUR VERTH nicht zu lang sein. Diese Forderung ist berechtigt; auch wir mußten bei Handarbeitern zu lange und daher störend wirkende Grundgliedstümpfe nachträglich kürzen.

Schmerzhafte Stumpfneurome lassen sich eher vermeiden, wenn die palmaren Fingernerven vorgezogen und dann reseziert werden. Gleichzeitig werden die begleitenden Fingerarterien ligiert. Mit der Vibrationssäge kürzen wir den Knochenstumpf und glätten den Rand der Corticalis mit dem Luer, ohne das Periost abzureißen. Die Sehnen schneidet man in Höhe des Knochenstumpfes quer durch und fixiert ihre Enden nicht. Beim Einnähen des palmaren Lappens darf sich kein Bürzel bilden.

Reichen die Verletzungen bis zur Mittelhand, so soll man beim Handarbeiter die Metacarpalia nicht grundlos opfern (Abb. 67). Resektion eines Köpfchens führt zur Verschmälerung des Quergefüges und mindert den Gebrauchswert der Hand. Nimmt man nach ADELMANN das Köpfchen des III. oder des IV. Mittelhandknochens fort, so können die Nachbarfinger später einwärts rotieren und sich schräg stellen. Der Faustschluß ist dann behindert. Beim Geistesarbeiter kann aber durch die Resektion des II. oder V. Metakarpalköpfchens das kosmetische Ergebnis wesentlich verbessert werden. Wir bevorzugen an den randständigen

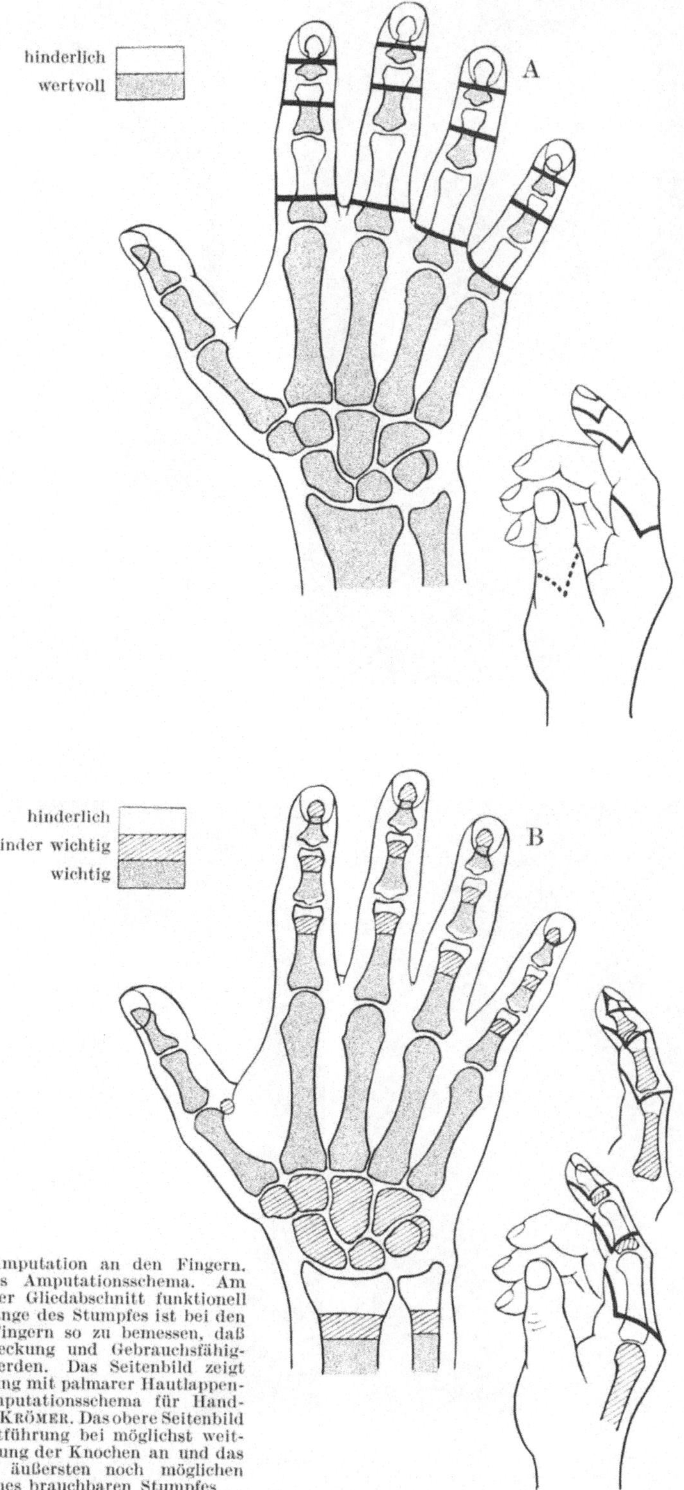

Abb. 64. Die Amputation an den Fingern.
A Vereinfachtes Amputationsschema. Am
Daumen ist jeder Gliedabschnitt funktionell
wichtig. Die Länge des Stumpfes ist bei den
dreigliedrigen Fingern so zu bemessen, daß
gute Weichteildeckung und Gebrauchsfähigkeit erreicht werden. Das Seitenbild zeigt
die Schnittführung mit palmarer Hautlappen-
bildung. B Amputationsschema für Handarbeiter nach K. KRÖMER. Das obere Seitenbild
gibt die Schnittführung bei möglichst weit-
gehender Erhaltung der Knochen an und das
untere bei der äußersten noch möglichen
Erhaltung eines brauchbaren Stumpfes

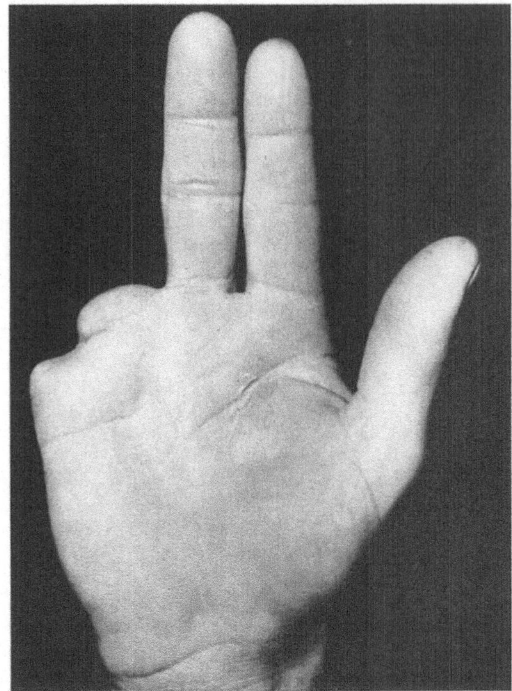

A

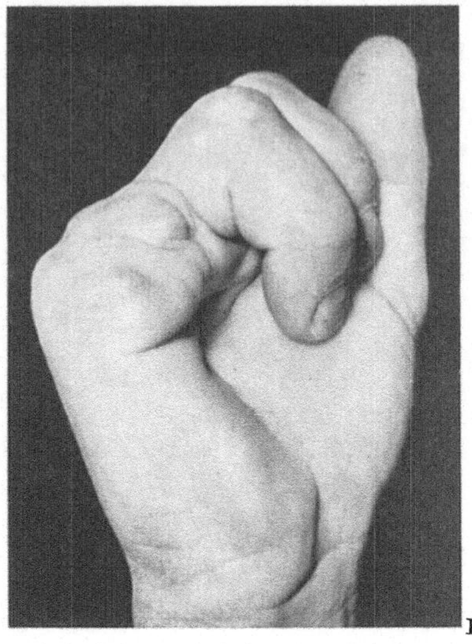

B

Abb. 65. Traumatische Amputation des 4. und 5. Fingers. Stumpfdeckung am Ringfinger mit der palmaren Fingerhaut und Belassung der Grundgliedbasis zur Vermeidung einer ulnaren Deviation der Nachbarfinger (A). Die Fingerbeere des Ringfingers wurde als fettfreies Hauttransplantat (Wolfe-Krause-Lappen) in eine Defektwunde über dem Mittelgelenk des 3. Fingers eingenäht (B)

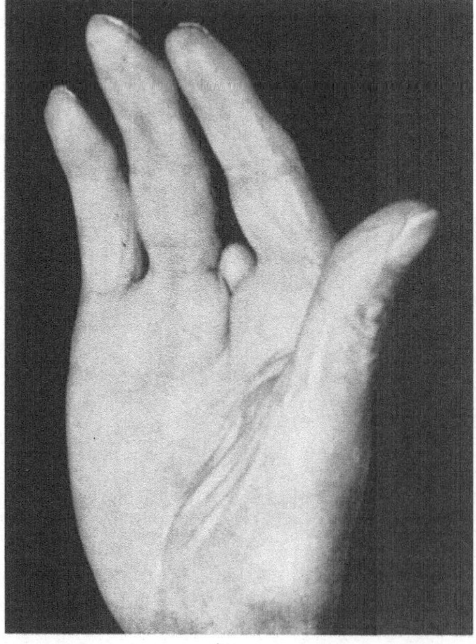

A

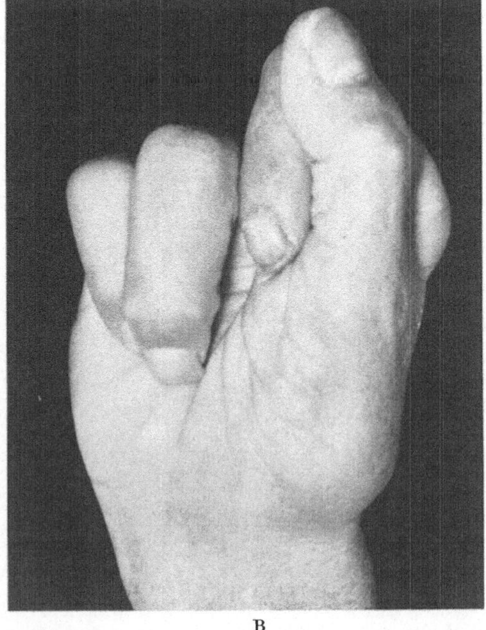

B

Abb. 66. Nach Exartikulation des Mittelfingers im Grundgelenk verlieren Zeige- und Ringfinger ihre seitliche Stütze. Die Nachbarfinger konvergieren bei der Streckung über dem Defekt (A) und divergieren beim Faustschluß unter gleichzeitiger Rotation (B)

Mittelhandknochen II oder V eine durch den proximalen Drittelpunkt schrägverlaufende Resektionslinie und erreichen damit eine stufenlose Handverschmä-
lerung. Die Binnenmuskeln des betreffenden Strahles soll man möglichst auf das
Grundglied des erhaltenen Nachbarfingers verpflanzen, damit der neue rand-
ständige Finger abduziert werden kann. So wird bei Zeigefingerverlust die Sehne
des M. interosseus dorsalis I an den Mittelfinger genäht. Nach Absetzung des
Kleinfingers befestigt man die Hypothenarmuskeln an den Ringfinger.

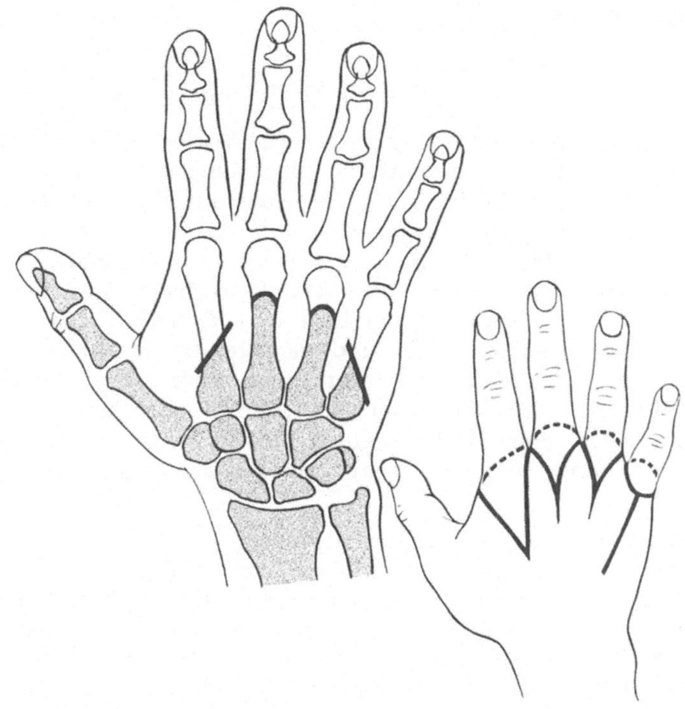

Abb. 67. Schnittführungen bei den Amputationen in Höhe der Mittelhandknochen II—V

Wenn die traumatische Amputation sich bis in die Handwurzel erstreckt, so
verhalten wir uns wie am Daumen konservativ und opfern keinen unverletzten
Knochen. Die Wiederherstellung zur Schaffung eines Greiforganes gelingt mit
Hilfe einer gestielten Fernplastik und mit einem Knochentransplantat leichter,
wenn noch Reste der Handwurzelreihen vorhanden sind.

Bei den Schnittführungen für die Amputationen am Orte der Wahl bedeckt
ein beugeseitig gebildeter Hautlappen die Knochenwundfläche. Die Länge des
Lappens muß ausreichend bemessen sein und die nachträgliche Schrumpfung
berücksichtigen. Diese widerstandsfähigen Lappen besitzen ein ausreichendes
Fettpolster, so daß sie gegen den Knochenstumpf verschieblich bleiben. Da die
Beugeseite der Hand gewöhnlich weniger geschädigt ist als die Streckseite, kann
man die klassischen Schnittführungen dem Verlauf der frischen Wunden anpassen.
Einen längeren Hautschlauch soll man bei einer Amputationsverletzung im Hin-
blick auf eine spätere Wiederherstellungsoperation nicht wegschneiden.

Hat die Verletzung zur kompletten oder partiellen Amputation mehrerer
Finger im Bereich der radialen Handhälfte geführt, so läßt sich bisweilen durch
Fingerauswechselung oder Auswechselung einzelner Fingerabschnitte noch ein

Greiforgan mit sensibel versorgter Haut schaffen. Eine solche Transferierung kann der Geübte mitunter primär ausführen und damit hervorragende Ergebnisse erzielen. Im Prinzip jedoch ist es sicherer und ratsamer, diese Auswechselung sekundär vorzunehmen.

Liegen traumatisch amputierte Finger im Notverband, so kann man bei Bedarf seine Gewebe zur freien Plastik ausnutzen. Nach der üblichen Waschung und Alkoholdesinfektion lassen sich die unbeschädigte abpräparierte Haut zum Verschluß von Defektwunden und ausgelöste Phalangen zur Überbrückung von Knochendefekten verwenden.

3. Offene Knochenbrüche

Gelangen bei einem offenen Knochenbruch Bakterien in die Wunde, so kann die Infektion bis in die eröffnete Markhöhle vordringen. Durch die primäre Wundversorgung soll die Infektionsgefahr auf ein Mindestmaß gesenkt werden Die Excision des gequetschten Gewebes, der Gewebstrümmer und die Entfernung von Fremdkörpern muß sehr exakt vorgenommen werden, da Keime in devitalisiertem Gewebe ungehemmt wachsen. Zur mechanischen Reinigung der Fragmente benutzen wir Luer und Meißel. Kleine Bruchstücke, welche völlig gelöst, periostentblößt und verschmutzt in der Wunde liegen, sind zu entfernen. Allerdings erschwert man sich durch Opferung von Fragmenten die Reposition, besonders im Bereich der Phalangen, und zuweilen kommt es zu einer Defektpseudarthrose. Nach primärem Wundverschluß wird die Fraktur eingerichtet und wie bei einem geschlossenen Bruch weiterbehandelt.

Die Fragmente können auch bereits in offener Wunde eingerichtet werden. Unter Sicht des Auges gelingt dies anatomisch genau; dabei ist eine weitere Freilegung der Bruchstücke möglichst zu vermeiden. Die primäre Osteosynthese verhindert eine erneute Dislokation. Kommt es zur postoperativen Wundinfektion, so beläßt man den Marknagel, Rush-Federstab, Kirschner-Draht oder die Drahtumschlingung, welche sämtlich aus Nichtelektrolytmetallen bestehen. Die Infektion geht nach Spaltung der Wunde, bei ununterbrochener Ruhigstellung und antibiotischem Schutz zurück. Die Knochen können dann trotz der Wundkomplikation in guter Stellung zusammenwachsen.

Bestehen bei offenen Fingerfrakturen Nebenverletzungen, so kann man den verletzten Finger nicht immer erhalten. Hautverluste lassen sich plastisch decken. Nerven wird man primär nur dann nähen, wenn das Gewebe nicht gequetscht ist; andernfalls erfolgt die sekundäre Nervennaht. Um sich diese zu erleichtern, kann man bei der Erstversorgung die Nervenstümpfe durch Armierung mit schwarzer Seide kenntlich machen. Wenn Sehnen in Höhe einer Fraktur durchtrennt sind, werden sie im Bereich der Hand ebenfalls nicht primär genäht, weil Narbenblockbildung und Funktionsausfall die Folge wären. Bekanntlich sollen nach einer Sehnennaht aktive Bewegungsübungen spätestens nach der 3. Woche beginnen; zu diesem Zeitpunkt bedarf aber die Fraktur noch der Schienung. Die funktionellen Ergebnisse sind nach Sekundärnaht oder späterer Sehnenplastik besser. Bei schweren Begleitverletzungen eines einzelnen gebrochenen Fingers entschließt man sich eher zur Amputation, um eine funktionelle Beeinträchtigung der Nachbarfinger zu verhindern. Je ausgedehnter die Mitverletzung anderer Finger ist, um so konservativer gehen wir aber vor, weil jedes Fingerglied für eine Wiederherstellungsoperation wertvoll sein kann.

a) Fingerglieder

Bei den offenen Brüchen der distalen Phalangen ist vorwiegend die Tuberositas betroffen. Man kann röntgenologisch nachgewiesene abgesprengte Teile des Nagelfortsatzes belassen. Sollten derartige Absprengungen später keinen knöchernen Anschluß gewinnen und Beschwerden verursachen, so ist nachträglich ihre Resektion immer noch möglich.

Die offenen Brüche der mittleren und proximalen Phalangen werden nach der chirurgischen Wundversorgung eingerichtet und bis zur knöchernen Heilung bei Funktionsstellung der Hand ruhiggestellt. Falls sich postoperativ wieder eine Dislokation einstellt, darf man erst nach 14 Tagen, wenn die Wundheilung beendet ist, eine Umstellung vornehmen; sonst kommt es zu Wundaufbruch und Sekundärinfektion.

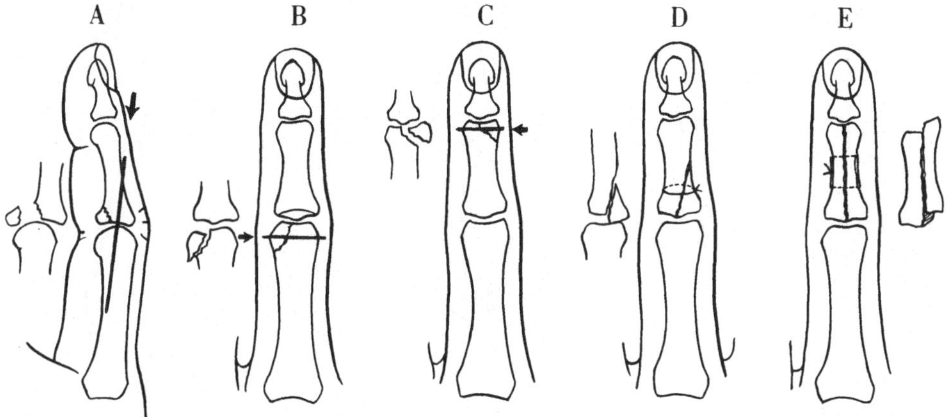

Abb. 68. Versorgung der Fingergelenkbrüche nach mißlungener konservativer Einstellung durch percutane Transfixation (A) oder durch offene Osteosynthese mit Kirschner-Drähten (B, C) oder Drahtumschlingung (D, E) zur Beseitigung von Gelenkstufen

Entschließt man sich zur Fixation der Bruchstücke in offener Wunde, so stehen mehrere Möglichkeiten zur Verfügung, um eine nachträgliche Fragmentverschiebung zu vermeiden (Abb. 68). Querbrüche lassen sich bereits durch 2 seitliche Periostnähte in einfacher Weise fixieren. Bei Schräg- oder Längsbrüchen erreicht man mit einer einzigen zirkulären Drahtumschlingung eine ausreichende Osteosynthese. Der Draht muß dicht am Knochen geführt werden, damit man weder Sehnengewebe noch ein Gefäß-Nervenbündel mitfaßt oder abschnürt. Durch mehrere Drahtumschlingungen würde man die Periostgefäße drosseln, und es könnte noch nach Monaten eine Defektpseudarthrose entstehen. Querbrüche lassen sich auch durch den doppelt transossär geführten Draht einstellen. Zur Vorbohrung benutzt man dabei einen Fingerbohrer, welcher eine flache gelochte Spitze zur Einfädelung des Drahtes besitzt. Er wird in mediolateraler Richtung quer durch das proximale und distale Fragment geführt. Eine weitere Möglichkeit zur Versorgung von Querbrüchen bildet die Anwendung von 2 gekreuzten Bohrdrähten. Endlich kann auch ein Bohrdraht in der Längsachse der Fingerglieder eingeführt werden. Hierbei kommt es aber zuweilen zu einer Dislocatio ad peripheriam; sie läßt sich vermeiden, wenn man darauf achtet, daß die Fingerkuppen gleichmäßig auf Kahn- und Mondbein ausgerichtet sind. Die kleinen rostfreien Drähte werden reaktionslos vertragen und stellen ausreichende Stabilität her, so daß beim Anlegen des Verbandes keine erneute Verschiebung der Fragmente zu befürchten ist. Die Drähte sollen bei transartikulärer Lage nicht länger als 4 Wochen liegenbleiben, weil sonst Gelenksteifen entstehen können.

b) Mittelhand- und Handwurzelknochen

Der offene Bruch eines Mittelhandknochens, meistens durch Quetschung entstanden, läßt sich gewöhnlich ohne operative Fixation gut einstellen. Sind aber mehrere Metacarpalia gebrochen, so empfiehlt es sich, 1—2 Kirschner-Drähte quer durch die distalen Fragmente einzubohren, um die Wölbung der Mittelhand wiederherzustellen (Abb. 69). Die Drähte müssen einen benachbarten unverletzten

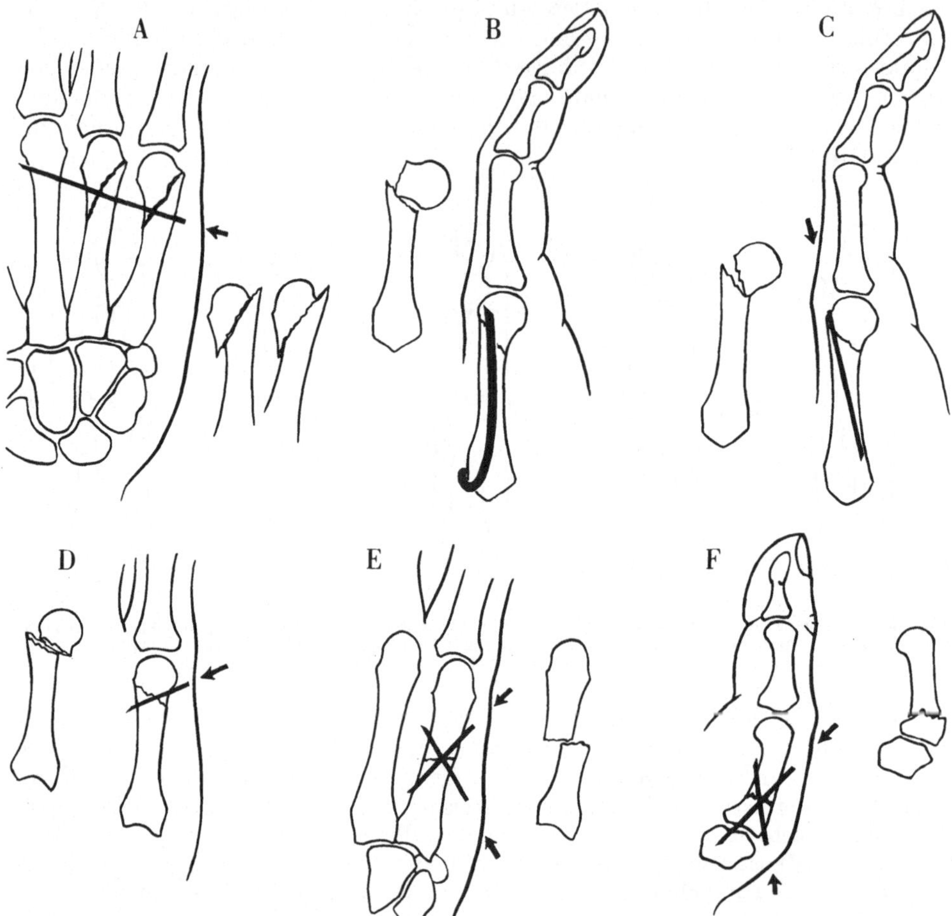

Abb. 69. Versorgung der Mittelhandbrüche. Bleiben konservative Maßnahmen erfolglos, so kann man bei subkapitalen Mittelhandbrüchen die Redislokation durch Einbohren eines Kirschner-Drahtes (A und C, D) oder durch einen kurzen Rush-Federstab (B) vermeiden. Querbrüche lassen sich durch 2 gekreuzte Bohrdrähte sicher fixieren (E, F)

Mittelhandknochen miterfassen. Wie bei den Phalangen gelingt die Osteosynthese auch durch Drahtumschlingung; sie ist am I. und V. Mittelhandknochen ohne besondere Schwierigkeiten ausführbar. Mit dem Rush-Federstab erzielt man eine intramedulläre Fixation. Der Nagel wird von der Streckseite über die Basis des verletzten Knochens bis in das distale Fragment eingeführt.

Offene Brüche der Handwurzelknochen bedürfen nur selten einer inneren Schienung; meistens beschränkt man sich auf die chirurgische Wundversorgung.

Bei jeder der genannten offenen Knochenverletzungen ist, auch bei einer Osteosynthese, die Schienung in Funktionsstellung der Hand zweckmäßig, um die Fraktur sicher ruhigzustellen und Nachbargelenke des verletzten Strahls zu entlasten. Außer der dorsalen Unterarmgipsschiene legt man an die Palmarseite des verletzten Fingers eine gebogene, schmale, filzgepolsterte Drahtschiene an (Abb. 70). Bei gleichzeitiger Defektwunde der Haut mit primärer Plastik verbietet sich bei einer offenen Fraktur die starre äußere Schienung; hier muß die Fixation durch Osteosynthese und elastischen Kompressionsverband allein ausreichen. Offene Knochenbrüche benötigen bis zur Konsolidierung stets eine längere Zeit als geschlossene. Über die Dauer der Ruhigstellung entscheidet der

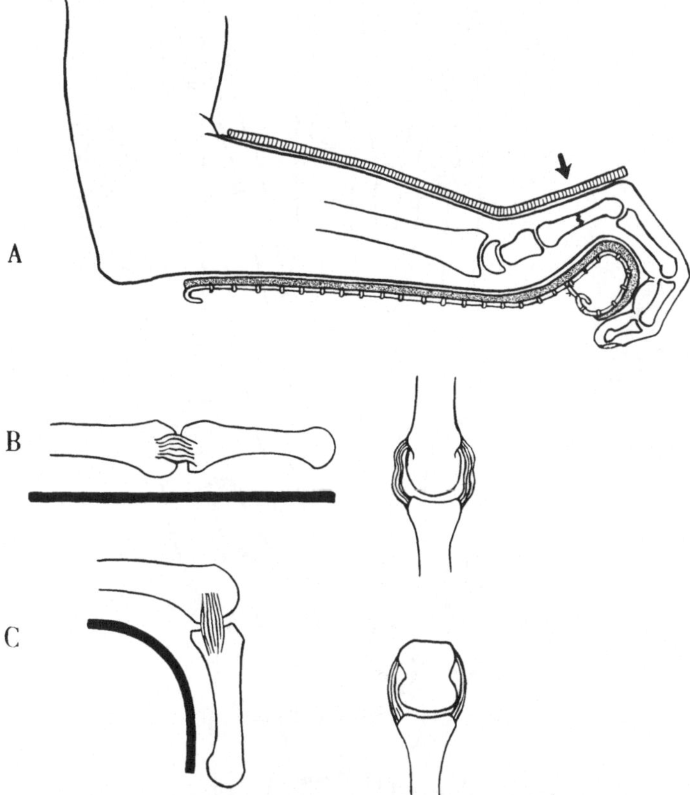

Abb. 70. Verbandtechnik bei Brüchen der Mittelhandknochen und Fingerglieder nach L. Böhler. Dorsale Gipsschiene vom Handrücken bis zur Ellenbeuge. Die palmare, filzgepolsterte Fingerschiene ist dem Handgewölbe entsprechend geformt. Eine Drahtklammer hält die Wölbung der Schiene in der Hand aufrecht (A). Entspannung der Seitenbänder bei gestreckten Fingergelenken. Diese Streckstellung führt durch Bänderschrumpfung zur Fingerversteifung (B). Anspannung der Seitenbänder bei gebeugten Fingergelenken. In dieser Ruhestellung bleiben die Fingergelenke beweglich (C)

klinische Befund. Das Röntgenbild zeigt meistens erst nach Monaten den knöchernen Durchbau der Fraktur an. Die schematische Skizze (Abb. 71) gibt Richtzahlen an, wie lange eine Fraktur im Bereich der einzelnen Handabschnitte zu fixieren ist.

c) Unterarmknochen

Die Behandlung offener Brüche im distalen Unterarmdrittel bedarf im Rahmen der Handchirurgie einer Erörterung, da Radius und Ulna mitbestimmend für Stellung und Funktion der Hand sind. Die Elle nimmt als feststehender Knochen an der Pro- und Supination nicht teil. Diese Drehbewegung führt die Speiche aus, indem sie sich um die Elle bewegt und dabei die Hand mitnimmt. Distraktion, Scher- oder Drehkräfte führen bei der Ulnarfraktur nicht selten zur Pseudarthrose.

Die Radiusfraktur hingegen heilt meistens knöchern, weil hier die Bruchstücke ausreichenden Kontakt finden.

Bei kleiner Platzwunde wird nach genauer Wundausschneidung der offene Bruch durch die Hautnaht in einen geschlossenen verwandelt, dann eingerichtet und bis zur Konsolidierung fixiert. — Liegen die Weichteile breit offen, so bietet

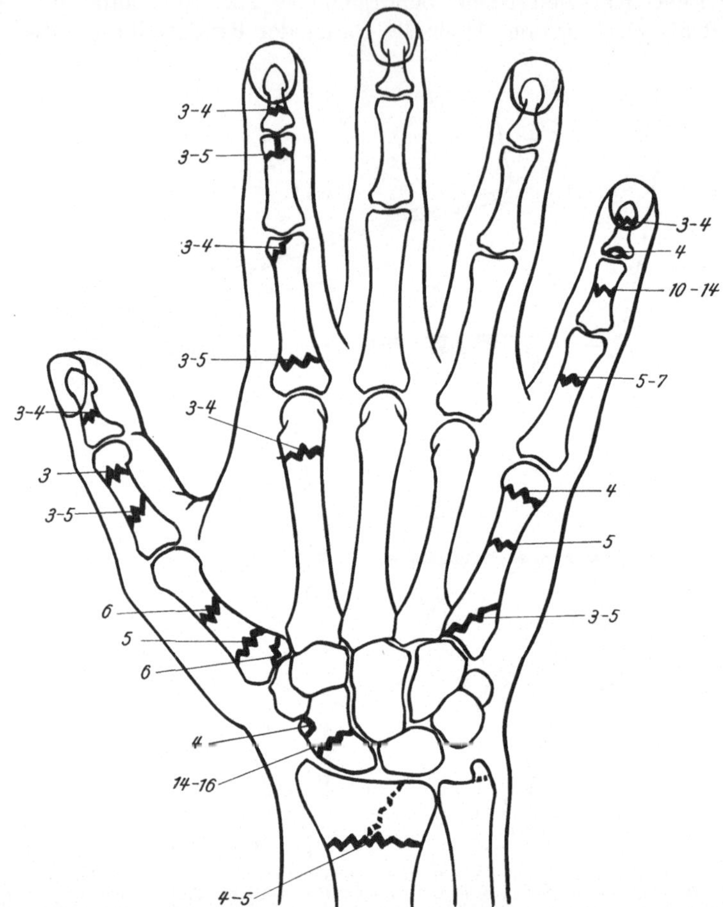

Abb. 71. Durchschnittliche Dauer der Immobilisation in Wochen nach geschlossenen Frakturen im Bereich der Hand mit Verwendung einiger Zahlenangaben von E. MOBERG. Schrägbrüche mit breiter Berührungsfläche heilen schneller als Querbrüche mit schmaler Kontaktfläche. Bei offenen Frakturen ist die Knochenregeneration verzögert, so daß längere Fixation nötig ist. Letztlich entscheidet über Dauer und Beendigung der Ruhigstellung der klinische Befund; denn der röntgenologisch erkennbare Durchbau der Fraktur kann lange Zeit in Anspruch nehmen. Aus den Zahlen ist ersichtlich, daß spongiöse Abschnitte in kürzerer Zeit konsolidieren als die harte Corticalis der mittleren Phalangen. Der Kahnbeinbruch nimmt eine Sonderstellung ein

die primäre Osteosynthese einige Vorteile: Die Bruchstücke lassen sich in offener Wunde genau aufeinanderstellen, und die Gefahr der Redislokation ist damit beseitigt. Plastischer Hautersatz und Osteosynthese lassen sich am Unterarm gleichzeitig durchführen. Bei schrägen oder mehr längsverlaufenden Schaftbrüchen genügt die Drahtumschlingung. Für Querbrüche jedoch ist die intramedulläre Frakturfixation nach L. V. RUSH angezeigt (Abb. 72).

Folgende technische Einzelheiten sind dem Atlas von L. V. RUSH und H. GELBKE entnommen: Nach exakter Wundausschneidung legen wir mit einer kleinen Incision über der Tabatière den Proc. styloideus radii zwischen den Sehnen des kurzen und langen Daumenstreckers frei und stoßen die Reibahle (3,1 mm) zuerst senkrecht vor. Ist die Corticalis passiert, ändert man die Richtung;

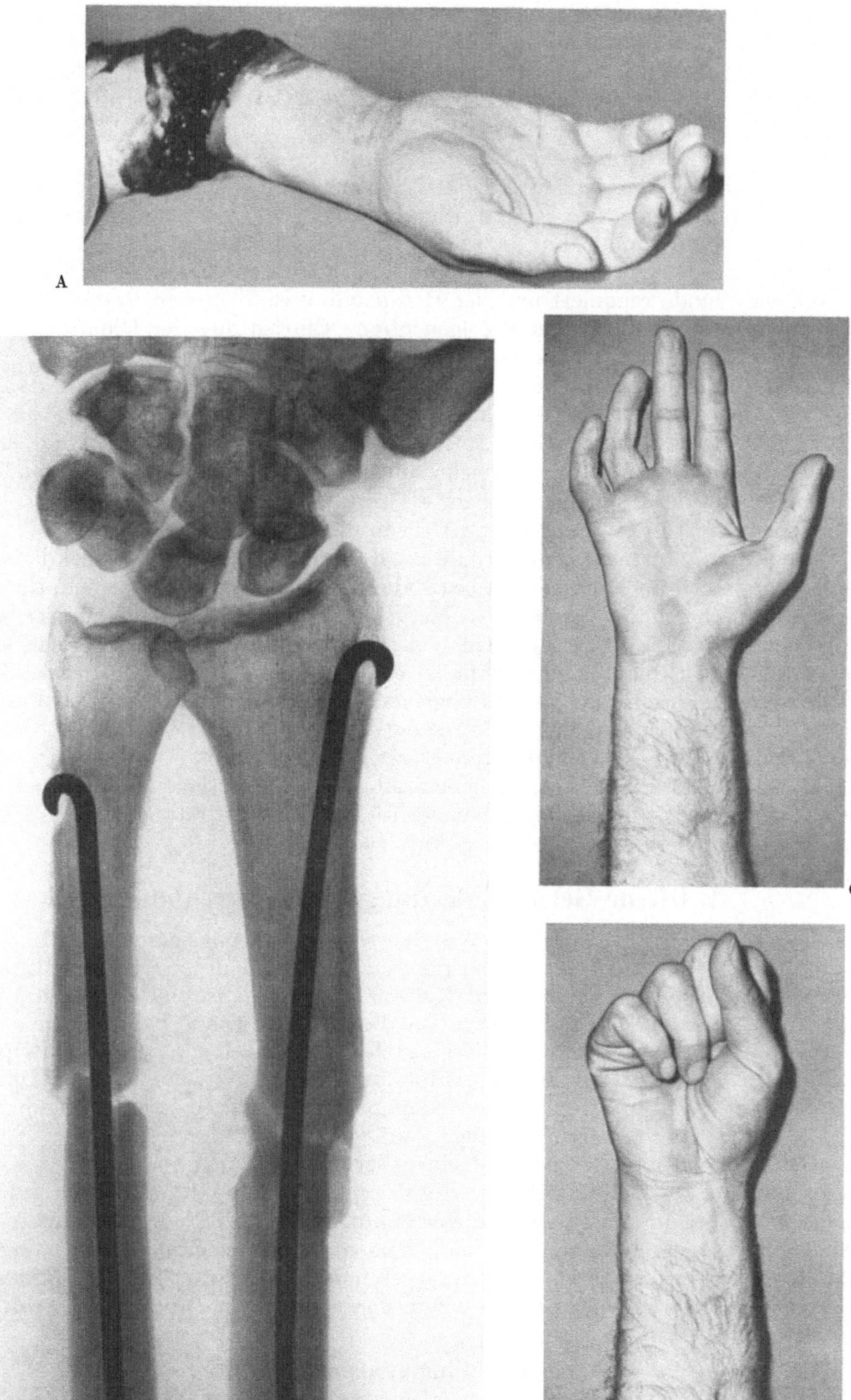

Abb. 72. Kreissägeverletzung des rechten Unterarmes mit offenen Brüchen beider Unterarmknochen, Durchtrennung sämtlicher Beugesehnen der dreigliedrigen Finger und des N. ulnaris (A). Primäre intramedulläre Frakturfixation mit Rush-pins (B) (Rö-Bild 4 Wochen post op.) und primäre Naht der tiefen Beugesehnen und des N. ulnaris. Nach 9 Monaten Wiederkehr von Sensibilität, Stabilität und Funktion (C, D)

die Reibahle wird nun fast senkrecht zur Längsachse des Radius etwa 1,5 cm tief eingebohrt. Der 3,1 mm starke Federstab (pin) soll etwa der Länge der Speiche entsprechen. Er wird in die vorgebohrte Bahn so eingesetzt, daß seine abgeschrägte schlittenförmige Spitze auf die gegenüberliegende Corticalis stößt und beim Eintreiben in den Markkanal zunächst bis in Höhe der Fraktur abgleitet. Jetzt treibt man den Federstab ebenfalls in die Ulna von distal bis in Höhe der Fraktur vor. Er muß von der Außenseite des Knochens her eingeführt werden. Mitunter sind die Markkanäle so eng, daß ein dünnerer Pin von 2,3 mm Durchmesser genommen werden muß. Für die innere Schienung reicht ein solcher Pin aus; für eine stabile Osteosynthese ist er zu schwach. Nun wird zuerst die Radiusfraktur in offener Wunde reponiert und der Radiuspin etwa 3 cm weit in das proximale Fragment vorgeschoben. Dann folgen offene Einrichtung der Ulnafraktur und ebenfalls Vortreiben des Ulnapins 3 cm tief in das körpernahe Bruchstück. Nach Kontrolle der Fragmentstellung schlägt man die Federstäbe so weit ein, daß ihre hakenförmigen Enden an den Einschlagstellen noch tastbar herausstehen. Sie lassen sich dann später leichter auffinden und entfernen. In den Wundbereich kommt eine Laschendrainage, welche durch eine zusätzliche Hautincision nach außen geleitet wird und nicht länger als 24 Std liegenbleibt.

Nebenverletzungen (Sehnen und Nerven) versorgt man bei offenen Unterarmbrüchen unter günstigen Hautverhältnissen primär. Muß man aber bei der Erstversorgung auch noch eine Hautplastik durchführen, so verschiebt man die Versorgung durchtrennter Sehnen und Nerven auf einen späteren Zeitpunkt (4 bis 6 Wochen). Wegen der genügenden Weichteilpolsterung am Unterarm wirkt sich eine Narbenblockbildung hier nicht so nachteilig aus wie an der Hand. Trotz Ruhigstellung des Hand- und Ellbogengelenkes können bei offenen Unterarmbrüchen die Finger für aktive Bewegungsübungen alsbald freigegeben werden, nach Sehnen- oder Nervennaht jedoch erst nach 21 Tagen.

Für die Heilungsphase genügt eine breite dorsale Gipsschiene, welche von den Fingergrundgelenken bis zum Oberarm reicht. Zur Verhütung einer Infektion ist in diesen Fällen antibiotischer Schutz ratsam.

4. Offene Gelenkverletzungen und Verrenkungen

Durch sorgfältige chirurgische Wundversorgung wird das geschädigte und verschmutzte Gewebe abgetragen und die Wunde über dem offenen Gelenk durch Naht oder Hautplastik geschlossen. Nur am Handgelenk ist eine Laschendrainage für 24 Std zu erwägen. Nicht durch den Wundwinkel, sondern durch eine gesonderte kleine Incision leitet man diese durch die Haut. Der Kapsel-Bandapparat wird nicht genäht, damit kein Fremdmaterial in Gelenknähe zu liegen kommt. Bei glatter Stich- oder Schnittverletzung darf man in sauberer Wunde eine Sehnen- oder Nervendurchtrennung primär versorgen.

Geht die Gelenkverletzung mit einer Verrenkung einher, so ist mit der chirurgischen Wundversorgung gleichzeitig in offener Wunde die Luxation zu beseitigen. Wie bei den geschlossenen Verrenkungen gelingt dies gewöhnlich durch Nachahmung des Verletzungsmechanismus unter gleichzeitigem Zuge am verrenkten Abschnitt und Druck auf den verschobenen Gelenkanteil. Nach komplizierten Gelenkverletzungen geben wir in den ersten Tagen Antibiotica oral oder parenteral.

a) Fingergelenke

Jede offene Durchtrennung der Strecksehne oder Dorsalaponeurose über einem Fingerknöchel führt zur Eröffnung des betreffenden Gelenkes. Meistens handelt es sich um Verletzungen der Mittelgelenke. Bei sauberen Wundverhält-

nissen näht man den Streckapparat primär und verschließt die Wunde. Nach
14 Tagen darf der verletzte Finger bewegt werden. Besteht eine Defektwunde
der Haut und der Dorsalaponeurose, so muß
zuerst die Haut plastisch ersetzt werden; die
Wiederherstellung des Streckapparates erfolgt
sekundär. Besonders gefährlich können punktförmige Stichverletzungen im Bereich der
Fingerknöchel sein; oft zeigt erst die Gelenkinfektion das wahre Ausmaß der Verletzung
an. Erkennt man in derartigen Fällen die
Gelenkbeteiligung rechtzeitig, so kann man

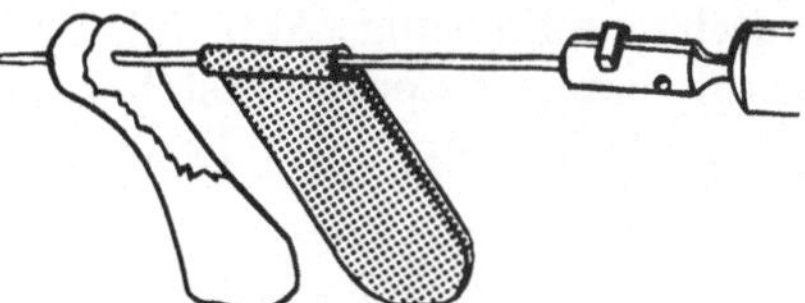

Abb. 73. Beim Bohren dirigiert man den
Draht mit Hilfe einer Führung, welche zwischen Daumen und Zeigefinger gehalten wird
und die Vibration mindert

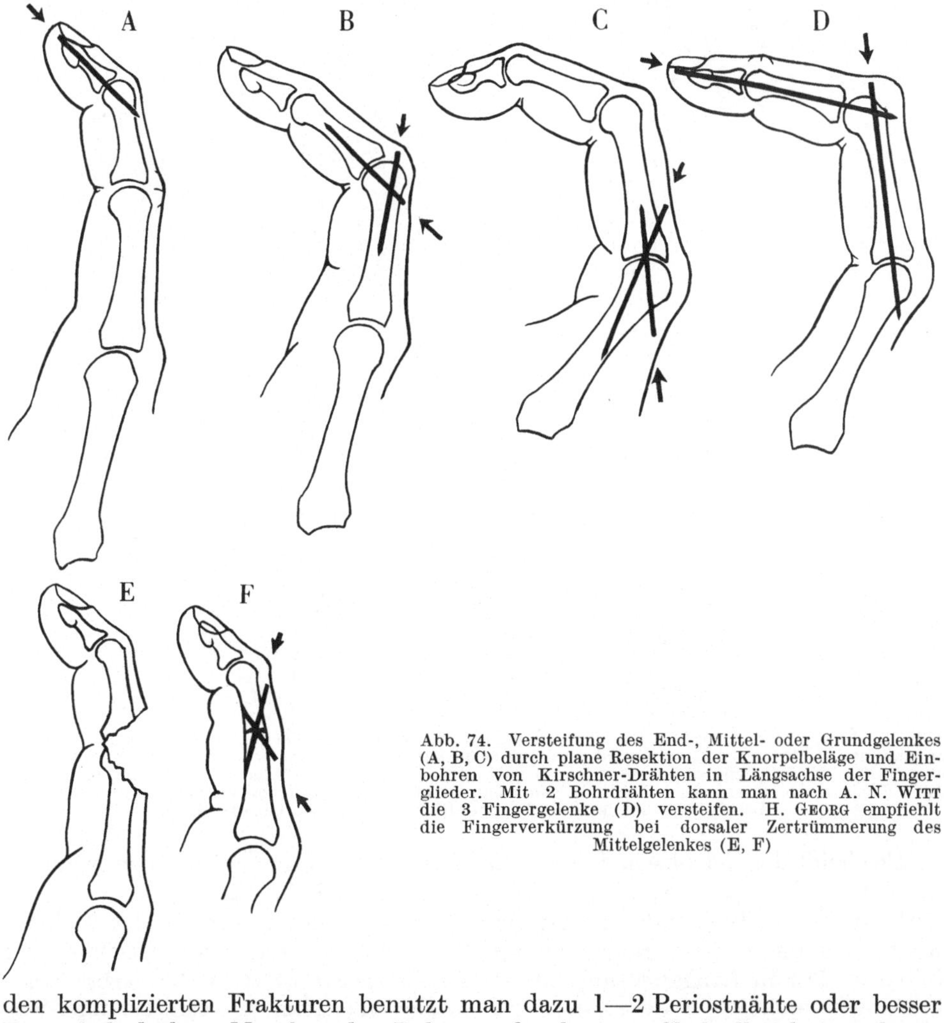

durch sachgemäße Wundversorgung und Ruhigstellung den späteren Verlust des
Gelenkes verhüten. Geht eine offene End- oder Mittelgelenkverletzung mit einer
Fraktur der Gelenkflächen einher, so muß man diese wiederherstellen. Wie bei

Abb. 74. Versteifung des End-, Mittel- oder Grundgelenkes
(A, B, C) durch plane Resektion der Knorpelbeläge und Einbohren von Kirschner-Drähten in Längsachse der Fingerglieder. Mit 2 Bohrdrähten kann man nach A. N. Witt
die 3 Fingergelenke (D) versteifen. H. Georg empfiehlt
die Fingerverkürzung bei dorsaler Zertrümmerung des
Mittelgelenkes (E, F)

den komplizierten Frakturen benutzt man dazu 1—2 Periostnähte oder besser
Fingerbohrdrähte. Man legt den Bohrweg durch einen Skalpellstich frei, damit
durch den rotierenden Draht keine Hauttorsion mit Randnekrose eintritt. Auf
die Spitze des Fingerbohrdrahtes fädelt man nun das Gelenkfragment auf, fügt

es passend in sein Lager ein und bohrt den Draht in transversaler oder schräger
Richtung in die Phalanx (Abb. 68). Die Vibration des Drahtes dämpft man
durch eine Führung (Abb. 73). Die Spitzen dürfen dann nicht zu dicht unter der
Haut endigen; sonst entstehen Drucknekrose und Perforation. Entzündungen
pflegen nicht über die Perforationsstelle fortzuschreiten.

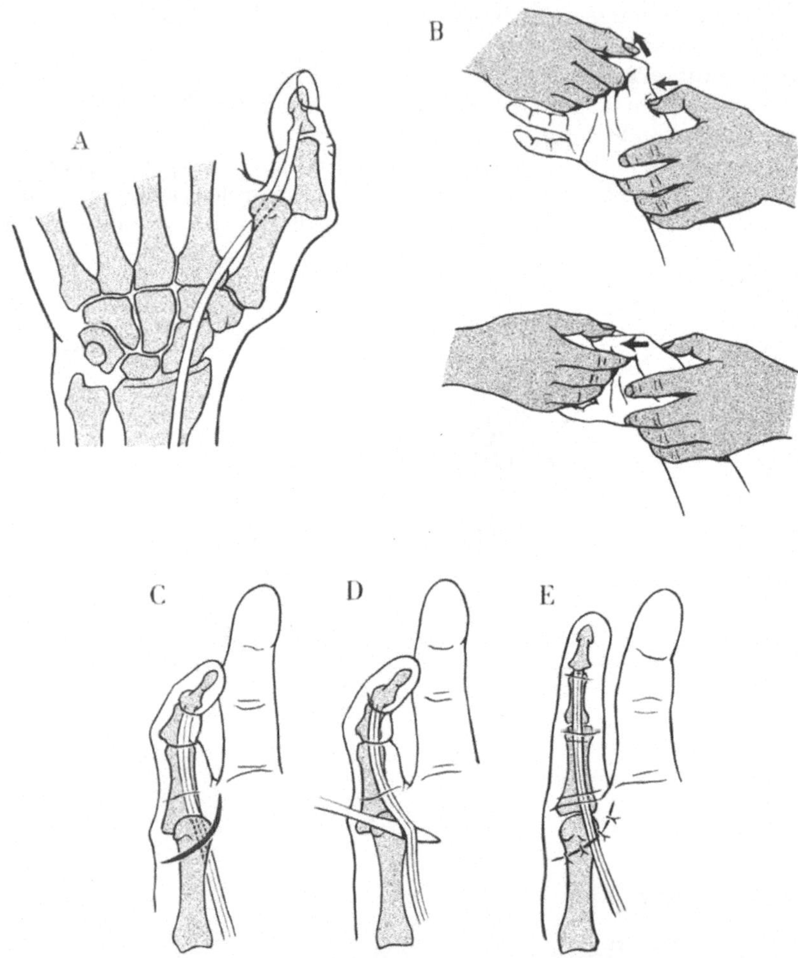

Abb. 75. Dorsale Verrenkungen in den Fingergrundgelenken. Luxation des Daumengrundgliedes mit oder ohne
Sesambeine (A). Bei der Reposition wird der Daumen überstreckt und extendiert. Durch Fingerdruck schiebt
man die Basis des Grundgliedes über das Köpfchen des I. Mittelhandknochens (B) und beugt langsam den Daumen.
Am 5. Finger ist die Interposition der Beugesehnen dargestellt (C). Offene Reposition durch Herumhebeln der
Beugesehnen um das Köpfchen mit Hilfe eines Elevatoriums (D, E)

Erscheint die Gelenkschädigung sehr ausgedehnt, dann ist mit einer schmerz-
freien Funktion später nicht zu rechnen. In diesen Fällen darf man primär die
Arthrodese mit Bohrdrähten ausführen. Bei Trümmerfrakturen der Gelenke
steht auch die Fingerverkürzung mit Resektion des zerstörten Gelenkes zur
Debatte. Der in Längsrichtung eingebohrte Fingerdraht stellt die verbliebenen
Phalangenabschnitte aufeinander. Da es sich meistens um streckseitige Ver-
letzungen handelt, bleibt auf der Beugeseite zunächst ein wulstiger Haut- und
Weichteilüberschuß stehen. H. GEORG hat auf die Fingerverkürzung bei offener
Zertrümmerung der Mittelgelenke durch dorsale Gewalteinwirkung besonders

aufmerksam gemacht (Abb. 74). Die Fixation geschieht bei diesen offenen Gelenkverletzungen in gleicher Weise wie bei den offenen Knochenbrüchen. Länger als 4 Wochen läßt man die Fingerbohrdrähte nicht liegen, um bleibende Bewegungsstörungen der benachbarten Gelenke zu vermeiden.

An den Daumengelenken und am Grundgelenk des Kleinfingers kommt es am ehesten zu offenen Verrenkungen. Bei eröffneter Sehnenscheide erhöht sich die Infektionsgefahr. Beugesehnen können ein Repositionshindernis bilden. Mit Hilfe eines stumpfen Elevatoriums lassen sie sich in offener Wunde in ihr Lager hebeln (Abb. 75). Mitunter muß man bei gänzlich zerstörtem Kapselbandapparat einen Fingerbohrdraht einführen, welcher die gelenkbildenden Knochen in reponierter Stellung fixiert. Die Ruhigstellung mit dorsaler Gips- und palmarer Fingerschiene beträgt bei diesen Gelenkverletzungen 4 Wochen; nach dieser Frist entfernt man die Bohrdrähte.

b) Handwurzelknochen

Offene isolierte Verrenkungen einzelner Handwurzelknochen kommen selten vor. Selbst in offener Wunde kann nach chirurgischer Versorgung die Reposition Schwierigkeiten bereiten, wenn Kapselteile oder zerrissene Bänder den Gelenkspalt verklemmen. Wir haben bei einer offenen Luxation des Kahnbeins das abgerissene Lig. collaterale carpi radiale interponiert vorgefunden und erst nach Lösung des Bandrestes die Einrenkung leicht ausführen können.

c) Handgelenk

Die offenen Verrenkungen in den 3 Haupt-Handgelenken sind schwere Verletzungen. Nach chirurgischer Wundversorgung und Einrenkung in offener Wunde durch Längszug und Druck auf den luxierten Handabschnitt legt man einen Gipsverband von den Fingergrundgelenken bis zum Oberarm an. Auf der radialen und ulnaren Seite muß der Verband in Längsrichtung bis auf den letzten Faden gespalten werden. Die Ruhigstellung beträgt 6 Wochen; während dieser Zeit sind aber alle nichtfixierten Gelenke selbsttätig zu bewegen.

5. Offene Verletzungen der Nerven

Bei jeder frischen offenen Handverletzung muß man an die Möglichkeit einer Nervenläsion denken. Unsere präoperative Untersuchung beginnt daher mit Prüfung der Sensibilität und Motorik. Die Verlaufsrichtung der Wunde gibt Anhaltspunkte, nach welchen neurologischen Schädigungen zu fahnden ist. Führt der Unfall zur vollständigen Nervendurchtrennung, so ist keine spontane Regeneration zu erwarten. Im proximalen und distalen Nervenstumpf kommt es zu regressiven und progressiven Veränderungen. Die Nervennaht ist indiziert; doch hängt der Zeitpunkt der Sutur von verschiedenen Faktoren ab. Zur Diskussion stehen: Sofortnaht, Frühnaht (nach 3—4 Wochen) und Spätnaht.

a) Sofortige Nervennaht

Bei günstigen Wundverhältnissen streben wir die *sofortige Nervennaht* an, weil dann die nervösen Funktionen am raschesten wiederkehren. Auch lassen sich stärkere Muskelatrophie und trophische Störungen am ehesten vermeiden. Glattrandige, saubere Schnittwunden bieten für die Versorgung der Finger- oder Hohlhandnerven die besten Aussichten. Wir geben hier der Allgemeinbetäubung den Vorzug und führen den Eingriff wie stets in pneumatischer Blutsperre durch.

Die Nervenstümpfe soll man nicht direkt mit Pinzetten ergreifen, sondern nur
das Perineurium mit feiner spitzer anatomischer Pinzette am Schnittrande
erfassen. In der Regel ist eine ausgedehnte Mobilisation der Nervenenden nicht
erforderlich, da sie sich nach glatter Durchtrennung in der frischen Wunde nicht

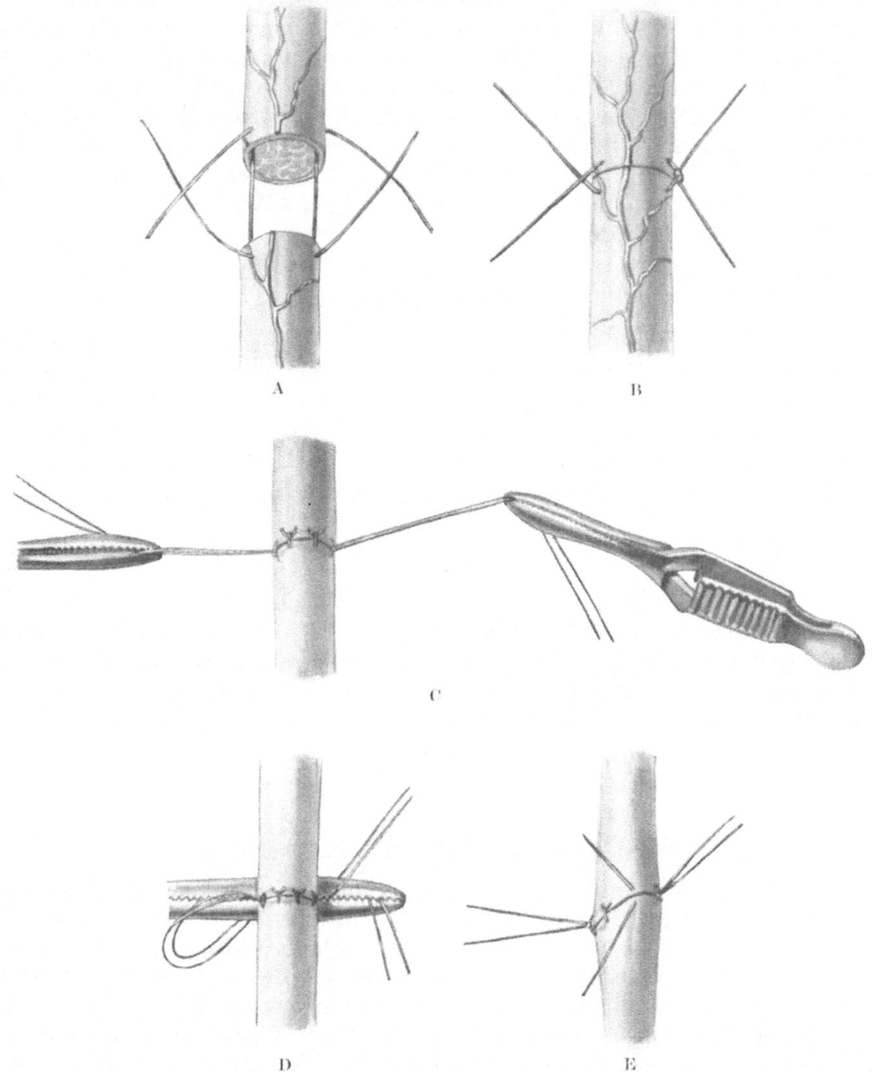

Abb. 76. Technik der Nervennaht. Mit atraumatischer Nadel und schwarzer Seide sind die seitlichen Nähte
gelegt (A). Durch Kreuzen der Fäden führt man die Nervenstümpfe zusammen und knotet die perineural angelegten Nähte nacheinander (B). Nach Abschluß der vorderen Nahtreihe (C) Darstellung der Rückseite des
Nerven (D) und Ausführung der hinteren Nahtreihe (E)

retrahieren. Bei Substanzverlust sind Erweiterungsschnitte nach handchirurgischen Gesichtspunkten anzulegen, damit sich nicht etwa die Hautnaht mit der
Verlaufsrichtung des Nerven deckt.

  Im Bereich des Handgelenkes muß man sich vor Verwechslungen des N. medianus mit verletzten Beugesehnen hüten und auf richtige Anastomose der Nervenstümpfe achten (Abb. 5). Der Nerv sieht matter aus als die Sehnen; er wird von
zarten longitudinal verlaufenden Gefäßchen begleitet und läßt im Querschnittsbild

Nervenbündel erkennen, welche sich von den Sehnenfasern unterscheiden. Im Zweifelsfall klärt der freigelegte Muskel-Sehnenübergang oder der Zug am distalen Sehnenstumpf die Situation. Bei glatter Schnittverletzung ist selbst eine sparsame Resektion der Nervenstümpfe überflüssig. Die Anfrischung käme nur bei Auffaserung oder Verschmutzung in Betracht. Verlauf der Gefäßchen und Lage der Nervenbündel schützen auch vor einer Torsion der Enden beim Anlegen der Naht, falls nicht zuvor bei der Freilegung Orientierungsfäden mit schwarzer Seide gelegt wurden. Mit ophthalmologischem Nahtmaterial (atraumatische Nadel und schwarze Seide — 000000) werden die Nähte nur durch das zarte Perineurium geführt und dabei die Nervenfasern nicht durchstochen (Abb. 76). Die Gleitfähigkeit der Fäden wird erhöht, wenn man sie zuvor einmal durch das subcutane Fettgewebe zieht. Die Zahl der Nähte richtet sich nach dem Kaliber des Nerven. Für eine Sutur im Bereich der Fingerglieder (Abb. 77) genügen 2—4 und in der Hohlhand 6 Nähte. Im distalen Unterarmdrittel lassen sich die Nerven auch mit fortlaufender Naht zwischen den beiden Haltefäden versorgen. Um die Rückseite eines Nerven nähen zu können, muß man ihn mit Hilfe der beiden lang gelassenen seitlichen Haltefäden um seine

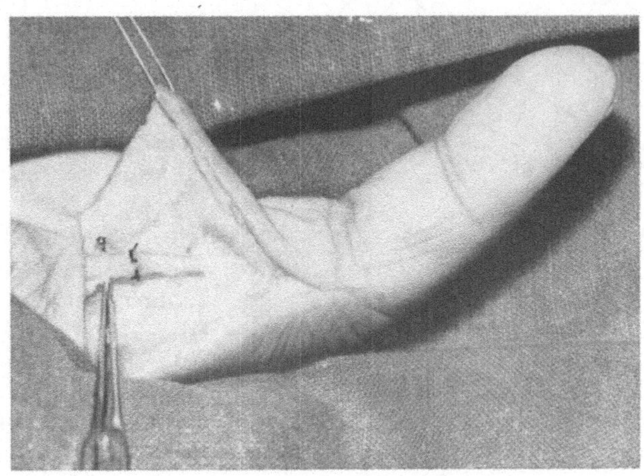

Abb. 77. Naht eines palmaren Fingernerven. Der Nerv ist mit dem zahnärztlichen Kugelfüllinstrument angehoben

Längsachse drehen. Spannung an der Nahtstelle führt zur Vernarbung und zum Mißerfolg; deshalb ist durch Entspannungsstellung der Gelenke oder bei Substanzverlust durch Mobilisation der Nerven jeglicher Zug auszuschalten. Nach Vereinigung der Nervenstümpfe dürfen weder die Fasern zwischen den Nähten hervorquellen noch das Peri- oder Epineurium sich in die Nahtstelle einschlagen. Zum Dirigieren der Nervenstümpfe bewähren sich Nervenhäkchen oder nach einem Vorschlag von E. Moberg das gebogene kugelförmige Füllinstrument des Zahnarztes. Nach frischer Schnittverletzung ist von einer Einscheidung des versorgten Nerven in Fett, Fascie oder Kunststoff abzusehen, da diese die narbige Einschnürung der Nahtstelle begünstigen. Die Sutur der Nerven erfolgt möglichst am Schluß der Wundversorgung, weil bis zum Anlegen des Schienenverbandes die Gelenke entspannt gehalten werden müssen, damit die Nähte nicht nachträglich aus dem Perineurium ausreißen.

Die Naht der Nerven ist wichtiger als die der Sehnen; deshalb soll der Geübte auch noch in solchen Schnittwunden Nervennähte ausführen, bei deren Lokalisation die gleichzeitige Sehnennaht kontraindiziert wäre. Nach Sutur eines Fingernerven lassen wir 2—3 Wochen später vorsichtig aktive Bewegungsübungen ausführen. Wurde ein Nerv der Hohlhand oder am Unterarm genäht, so rechnen wir mit 3—4 Wochen postoperativer Schienung und geben noch für weitere 2 Wochen eine Nachtschiene. Extreme Beugestellung des Handgelenkes kann eine Beugekontraktur verursachen oder beim späteren forcierten Ausgleich zur Nahtdehiszenz führen. Besteht eine Fallhand nach Durchtrennung des

N. radialis, so muß man durch eine Radialisschiene die Streckmuskeln des Unterarmes bis zur Restitution der aktiven Beweglichkeit vor Überdehnung schützen (Abb. 78). Elastische Gummizügel, welche den Fingerbeugern entgegenwirken, verhindern ebenfalls die Überstreckung, und passive Bewegungsübungen mit der anderen Hand wirken Gelenkkontrakturen entgegen. Vorsichtige Thermotherapie und adäquate Elektrotherapie setzen wir nach der Wundheilung konsequent bis zur Wiederkehr der aktiven Beweglichkeit fort. Auf die elektrische Stimulation legen wir Wert, weil sie nach klinischer Erfahrung die Wiederkehr der Muskelkraft beschleunigt.

Für das Vorwachsen der Nervenfasern in den peripheren Nervenabschnitt veranschlagt man eine tägliche Strecke von etwa 1 mm; vorausgesetzt, daß hier keine stärkere Gewebsvernarbung und Minderdurchblutung bestehen. Nach der Naht eines gemischten Nerven kehren Sensibilität und Motorik bei richtiger Nahttechnik zurück. Die Regeneration für die Wegstrecke eines Fingergliedes dauert etwa 1 Monat. Je näher die Läsion zum Endorgan gelegen ist, um so größer ist die Regenerationskraft (ST. BUNNELL). Im Durchschnitt rechnet man bis zur Wiederkehr der Sensibilität nach Nervennaht im Bereich der mittleren Phalangen oder der distalen Phalanx des Daumens 2 Monate, der proximalen Phalangen 3 Monate, der distalen Hohlhandhälfte 4 Monate, der proximalen Hohlhandhälfte 7 Monate und des Unterarmes 9—12 Monate. Zuerst wird grobe Berührung empfunden, später kehren Schmerzempfindung, danach leichte Berührungsempfindung und Temperaturwahrnehmung wieder. Die Gesamtheit dieser Empfindungen kann man als *taktile Sensibilität* bezeichnen. Nicht damit zu verwechseln ist der von E. MOBERG geprägte Begriff der *taktilen Gnosis*; dies ist die gesamte Sensibilität, welche der verletzten Hand wieder den *Blick* gibt. Darunter ist die Fähigkeit zu verstehen, bei geschlossenen Augen einen Gegenstand zu ergreifen, festzuhalten und ihn mit Hilfe des Tastgefühls richtig zu benennen. Der Begriff *Stereognosis* bezeichnet in der Neurologie eine zentrale Funktion; er sollte deshalb nicht auf periphere Nerven bezogen werden (E. MOBERG). Über dem Gebiet regenerierter Nervenfasern bestehen Paraesthesien, weil diese Fasern keine Myelinscheiden besitzen. Einfache mechanische Reize wie Druck werden daher bereits als Schmerz empfunden. Auf dieser Tatsache beruht das Hoffmann-Tinelsche Zeichen: Beklopft man den Nerven dicht distal von der Nahtstelle, so wird ein „elektrisierendes Gefühl" im Versorgungsgebiet angegeben. Das Zeichen ist gewöhnlich ebenfalls bei Neuromen positiv und daher nicht beweisend für Regeneration. Als sicheres

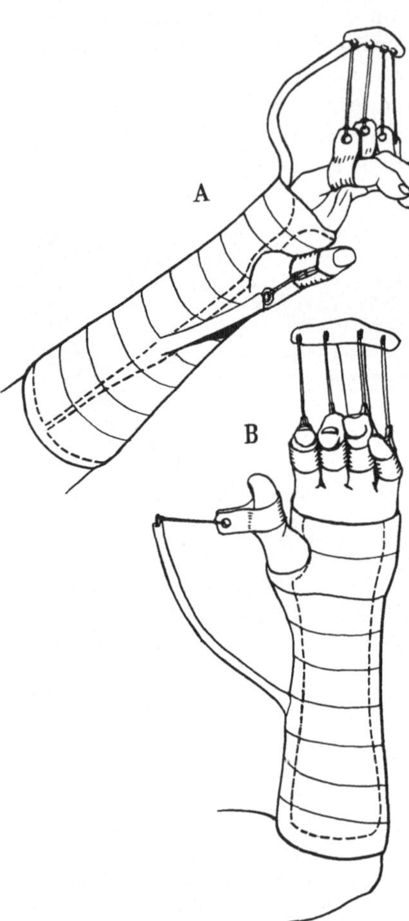

Abb. 78. Abnehmbarer Schienenverband bei Radialislähmung zur Übungsbehandlung der Finger. Die dorsale Gipsschiene enthält gebogene Metallschienen für die dreigliedrigen Finger und den Daumen. Die palmare Schiene reicht bis zur distalen queren Hohlhandfurche. Nach Anwickeln der Schienen wird bei dorsalflektiertem Handgelenk die Fingerstreckung von den Lederschlaufen an den Grundgliedern und den Gummizügeln übernommen (A, B)

objektives Zeichen einer erfolgreichen Nervennaht mit Wiederkehr der taktilen Gnosis kann man das Vorhandensein der Schweißsekretion ansehen.

Bei isolierter Durchtrennung des motorischen Astes vom N. medianus oder des Ramus profundus vom N. ulnaris soll man ebenfalls die primäre Nervennaht anstreben. Nach St. Bunnell dauert es etwa 1 Jahr, bis die Muskeln des Versorgungsbereiches wieder aktiviert werden. Verzichtet der Operateur auf die sofortige Nervennaht, so kann er durch eine Situationsnaht die Retraktion der Nervenstümpfe verhindern und sich das spätere Wiederauffinden erleichtern. Fehlt persönliche Erfahrung für eine Nervennaht oder ist das hierfür erforderliche feine Instrumentarium nicht vorhanden, so soll man sich auf die chirurgische Wundversorgung beschränken und die Nervenstümpfe unberührt lassen. Von entscheidender Bedeutung ist nur die primäre Wundheilung, wenn spätere Wiederherstellungsoperationen Aussicht auf Erfolg haben sollen.

Hat die präoperative Untersuchung das Bild einer Lähmung oder einen Sensibilitätsausfall ergeben, die Exploration der Gelegenheitswunde jedoch einen in seiner Kontinuität erhaltenen Nerven, so verhalten wir uns bei der Erstversorgung abwartend. In solchen Fällen können sich die Ausfallserscheinungen später zurückbilden. Bei nur teilweiser Durchtrennung eines Nerven näht man das Perineurium im Bereiche des verletzten Ausschnittes und stellt damit die vollständige Kontinuität wieder her.

b) Frühzeitige verzögerte Nervennaht

Bei ungünstigeren Wundverhältnissen mit erhöhter Infektionsgefahr, stärkerer Gewebsquetschung oder Substanzverlust der Haut führt man 3—4 Wochen nach der Verletzung die *frühzeitige verzögerte Nervennaht* durch. Die Ergebnisse nach dieser Frühnaht sind so gut wie bei der Sofortnaht. Da bei der Zweitoperation eine Infektionsgefahr der Gelegenheitswunde nicht mehr droht, kann man ohne Bedenken längere Hilfsschnitte zur Mobilisation des Nerven anlegen. Bei diesem Vorgehen hat man ferner den Vorteil, traumatisch geschädigte Nervenstümpfe besser erkennen und ein Urteil über ihre erforderliche Kürzung fällen zu können (H. Nigst). Außerdem pflegen die Nervenhüllen nach 3—4 Wochen bereits etwas verdickt zu sein, so daß sich bei einer Frühnaht die perineuralen Nähte leichter legen lassen.

c) Verspätete Nervennaht

Die *verspätete Nervennaht* wenden wir bei offenen, durch stumpfe Gewalt verursachten Verletzungen an, weil hier starres Narbengewebe die Leitfähigkeit eines primär genähten Nerven beeinträchtigen würde. Ist mit Wundinfektion zu rechnen, liegen größere Hautdefekte oder Substanzverluste vor, welche ein Nerventransplantat erfordern, so entscheiden wir uns bereits bei der Erstversorgung für die Spätnaht des verletzten Nerven. Bei offenen Brüchen kann ebenfalls die Spätnaht in Betracht kommen, wenn Sofort- oder Frühnaht unterblieben sind. Da in vernarbten Weichteilen die Erfolgsaussichten einer Nervennaht sehr gering sind, muß man zuvor durch gestielte Hautplastik eine normale Subcutis schaffen. In der zeitlichen Reihenfolge schließen sich nach Hautplastik und Nervennaht die Wiederherstellung der Knochen oder Gelenke und schließlich die der Sehnen an.

6. Offene Sehnenverletzungen

Bei jeder offenen Handverletzung kann eine partielle oder komplette Läsion einer oder mehrerer Sehnen vorliegen. Ist eine Sehne teilweise durchtrennt, so bleibt zunächst die Funktion erhalten. Sekundär kann es aber bei irgendeiner

Kraftanstrengung noch zum vollständigen Riß kommen, was man an dem plötzlichen Funktionsausfall erkennt. Eingerissene Sehnenfasern sollte man wegen der Verwachsungsneigung glätten.

Geht die Verletzung auf der Beugeseite mit vollständigen Sehnendurchtrennungen einher, so lassen sich die Mittel- und Endglieder peripher von der Wunde nicht mehr aktiv beugen, während die Grundgelenke noch durch die Binnenmuskeln beweglich bleiben können. Über dem Handrücken kann noch je nach Lage der Strecksehnenläsion eingeschränkte Aktionsfähigkeit mit verminderter Kraft bestehen. Ob man in der Wunde beide oder keinen Sehnenstumpf, das distale oder proximale Sehnenende antrifft, hängt vom Sitz der Verletzung und von der Handstellung beim Unfallereignis ab. Während sich das proximale Sehnenende durch den Muskelzug zurückzieht, verhält sich der distale Sehnenstumpf passiv. In der Hohlhand wird eine durchtrennte tiefe Beugesehne durch den M. lumbricalis und ihre fächerförmigen Zügel zu den Nachbarsehnen beim Zurückschlüpfen gehindert. Am Handrücken fangen die Connexus intertendinei die Strecksehnen ab. Dagegen kann sich an der durchtrennten langen Daumenstrecksehne der proximale Stumpf ungehindert um 7—8 cm retrahieren.

Stets ist bei einer palmaren Sehnenverletzung an die Möglichkeit gleichzeitiger Nervendurchtrennung zu denken und die Gefühlsempfindung zu prüfen. Da die Sensibilität wichtiger als die Funktion ist, muß man Nervenverletzungen vordringlich versorgen. Sind neben den beiden palmaren Fingernerven auch die begleitenden Arterien durchtrennt, so reicht die Blutversorgung über die dorsalen Fingergefäße für die Peripherie nicht mehr aus, weil die Gefäße der Streckseite nur bis zum Mittelgelenk reichen. Ein derart verletzter Finger bleibt livide verfärbt und kälteempfindlich. Wiederherstellungsoperationen an den Sehnen lohnen sich in diesen Fällen nicht, so daß hier die primäre Fingeramputation angezeigt ist. Ferner entschließen wir uns zur Absetzung des Fingers, wenn neben der Sehnendurchtrennung ausgedehntere Knochen- oder Gelenkverletzungen vorliegen. Diese Hinweise gelten nicht für den Daumen, ebenfalls nicht, wenn umfangreichere Verletzungen an mehreren dreigliedrigen Fingern vorhanden sind. In diesen Fällen sollte man mit Rücksicht auf spätere Wiederherstellungsoperationen so konservativ wie nur irgend möglich vorgehen.

Bei sauberen glatten Schnittwunden und unter optimalen äußeren Bedingungen kann innerhalb der 8 Std-Grenze eine primäre Sehnen- und Nervennaht in der Hohlhand und am Unterarm in Betracht kommen. Um eine Keimverschleppung zu vermeiden, muß man nach der Wundausschneidung die Instrumente wechseln, ehe man mit der primären Wiederherstellung eines Nerven oder einer Sehne beginnt. Sind die genannten Vorbedingungen nicht erfüllt und ist das verletzte Gewebe verschmutzt und gequetscht, so beschränkt man sich auf die Wundversorgung und verzichtet auf eine gleichzeitige Sehnen- oder Nervennaht. Jeder Nahtversuch würde Wundinfektion und damit Vernarbung begünstigen; die Folge wäre Funktionseinbuße. Die Naht einer durchtrennten Sehne ist ferner unzulässig, wenn gleichzeitig eine Fraktur vorliegt. Die Heilungsdauer eines Knochenbruches ist länger als die einer Sehne; auch würde die Nahtstelle mit dem Callus verwachsen. Nach glatter Wund- und Bruchheilung mit unbehinderter passiver Gelenkbeweglichkeit bietet die sekundäre Wiederherstellungsoperation der Sehne bei nunmehr gesicherter Asepsis und Schnittführung am Orte der Wahl größere Erfolgsaussichten. Sind an einem Finger gleichzeitig die Sehnen auf der Beuge- und Streckseite durchtrennt, so verzichtet man auf eine primäre Sehnennaht.

a) Heilungsvorgang bei Sehnenverletzungen

Eine durchtrennte Sehne neigt dazu, bei der Heilung mit ihrer Umgebung zu verwachsen, da von hier aus die Vascularisation erfolgt. Aneinandergelagerte oder durch Naht vereinigte Sehnenenden zeigen im mikroskopischen Bild zunächst spindelförmige Anschwellung mit fibroblastischer Proliferation der bindegewebigen Hüllen. Erst am Ende der zweiten Woche überbrücken Sehnenfasern den Defekt. Durch Einwachsen kollagener Fasern erhält die Nahtstelle in der dritten Woche eine gewisse Festigkeit. In der vierten Woche löst sich die abgeschwollene Sehne im allgemeinen vom umgebenden Gewebe und wird damit wieder gleitfähig. Während der Heilungsphase schadet Aktivität; denn jede Gewebsirritation führt zur Vernarbung. Dagegen treten bei Ruhigstellung nur geringfügige Verwachsungen ein, welche gewöhnlich das spätere Gleitvermögen der Sehne nicht wesentlich beeinträchtigen.

Die Heilung einer verletzten Sehne geht stets mit Schwellung einher. Infolgedessen steigt der Druck innerhalb der Sehnenscheiden an. Die in den Vincula tendinum verlaufenden Nerven und Gefäße werden dann abgedrosselt, und das Gleitgewebe der Sehne geht in einigen Zentimetern Ausdehnung durch Ischämie verloren; es resultiert eine Tenodese.

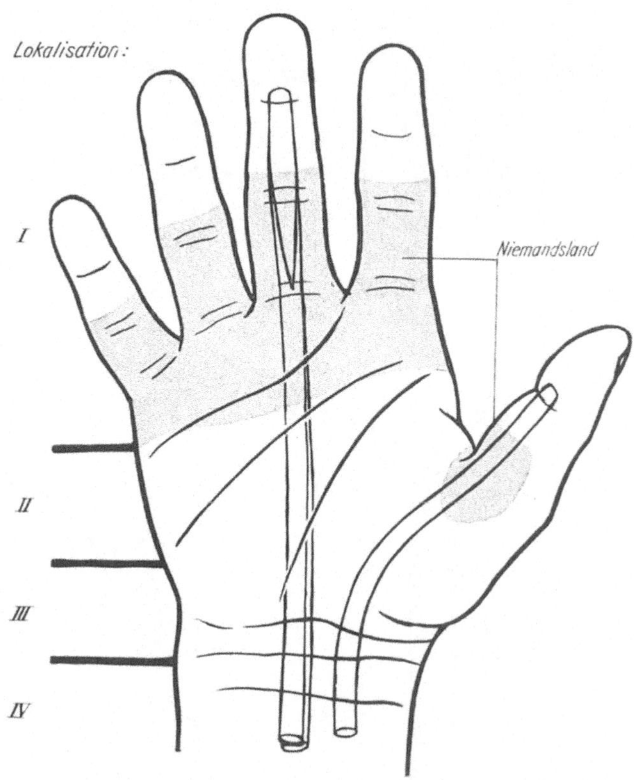

Abb. 79. Behandlungsschema bei Durchtrennungen der Beugesehnen, wenn die Voraussetzungen für eine primäre Wiederherstellungsoperation gegeben sind. Lokalisation I: Innerhalb der 1 cm-Grenze Reinsertion der Profundussehne am Endglied und Resektion des distalen Sehnenstumpfes. Proximal von der 1 cm-Grenze führt man am Zeige-, Mittel- und Ringfinger die Tenodese mit temporärer Arthrodese nach E. MOBERG aus. Am Daumen Z-förmige Sehnenverlängerung und Reinsertion der langen Daumenbeugesehne. — Im Niemandsland unterbleiben Versuche einer End-zu-End-Naht. In den Lokalisationen II bis IV genügt für eine regelrechte Fingerfunktion jeweils die Naht der tiefen Beugesehne

Spielen sich diese Vorgänge zudem in einem starr am Knochen fixierten fibrösen Tunnel ab, so hätten Nahtversuche keine Erfolgsaussichten. Eine solche Zone beginnt an den dreigliedrigen Fingern etwas peripher von den Beugefurchen über den Mittelgelenken und endet in Höhe der distalen, queren Hohlhandfurche; am Daumen liegt dieses Gebiet in der Gegend des Grundgelenkes. „Niemandsland" nennt ST. BUNNELL jene Bezirke, in denen man keine direkten Nahtversuche unternehmen soll (Abb. 79). Die Wiederherstellungsoperation nach 3—4 Wochen besteht in Excision des oberflächlichen und tiefen Beugers bis zur Hohlhand und im Sehnenersatz durch ein freies Transplantat, welches peripher am Endglied verankert und zentral im proximalen Hohlhandabschnitt mit dem Sehnenstumpf des tiefen Beugers anastomosiert wird.

b) Technik der Sehnennähte

Für die Sehnenchirurgie ist die Beherrschung der atraumatischen Operationstechnik unerläßlich. Die Hilfs- und Erweiterungsschnitte dürfen niemals über
dem Sehnenverlauf liegen; sie sollen vielmehr den Hautfurchen folgen. In dem
Bestreben, die Sehnen möglichst wenig zu berühren oder gar mit Pinzetten oder
scharfen Haken zu traumatisieren, dirigieren wir sie mit Haltefäden. Das Zurückschlüpfen des proximalen Sehnenendes verhindern wir durch queres Einstechen

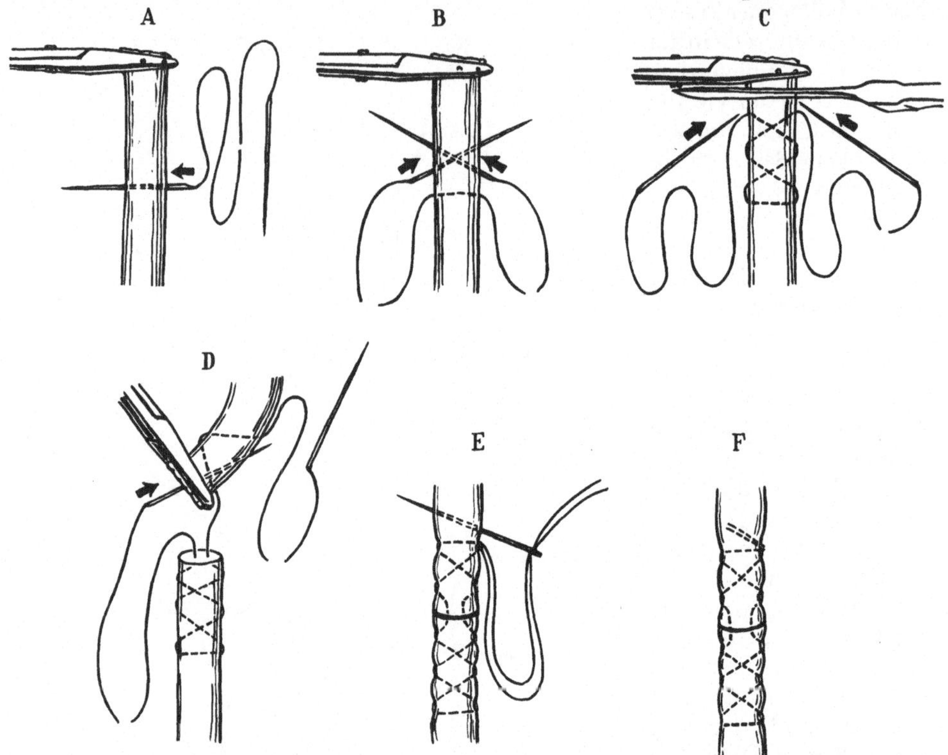

Abb. 80. Sehnennaht nach DYCHNO-BUNNELL an runden Sehnen. Das proximale Sehnenende wird mit einem
Sehnenfaßzängchen gehalten und der Draht — mit 2 geraden atraumatischen Nadeln an jedem Ende — in 1,5 cm
Entfernung vom Stumpfende beginnend (A) und sich selbst kreuzend eingeführt (B). Mit dem Skalpell schneidet
man das vom Sehnenfaßzängchen gequetschte Gewebe ab (C), führt die Nadeln durch den Sehnenquerschnitt
und setzt in gleicher Weise am distalen Sehnenstumpf — ebenfalls nach Wegschneiden des vom Sehnenfaßzängchen
gequetschten Gewebes — die Naht fort (D). Beide Nadeln werden an einer Seite herausgeleitet und jeder Faden
einzeln angezogen, bis sich die Sehne etwas in Falten legt. Ein späterer Muskelzug kann dann keine Diastase der
Naht verursachen. Nach Abschneiden der beiden Nadeln verknotet man die Drahtenden und sticht sie mit einer
geraden Nadel schräg durch das Gewebe (E). Kurz abgeschnitten, schlüpfen die Enden in die Sehne zurück.
An der Sehnenoberfläche bleibt kaum Nahtmaterial sichtbar (F)

einer geraden Nähnadel. Sehnenfaßzängchen erleichtern die Nahtlegung; jedoch
muß das schmale gequetschte Sehnenende mit dem Messer reseziert werden. Im
blutleeren Operationsfeld sind die Gewebe mit Ringerlösung anzufeuchten und
vor Austrocknung zu schützen; sie behalten dann ihren Glanz, und die Fibrinausfällung bleibt auf ein Mindestmaß beschränkt.

c) Nahtmaterial

Von unserem Nahtmaterial fordern wir gute Gewebsverträglichkeit, Zug- und
Reißfestigkeit und haltfeste Knoten. Catgut erfüllt diese Bedingungen am allerwenigsten. Für eine Sehnennaht lassen sich feinste Seide, Nylon oder Perlon
(Supramid) verwenden. Wir bevorzugen den schwedischen rostfreien Stahldraht

(7drähtig gezwirnt aus 0,05 mm starken Drähten). Für die feinen Adaptationsnähte und die Einscheidungsnähte an den Mm. lumbricales ist schwarze Seide
(00000) mit atraumatischer Nadel geeignet.

d) Nahtmethoden

Eine Nahtmethode ist dann brauchbar, wenn sie zur guten Adaptation
der Sehnenstümpfe führt, wenn sich das Nahtmaterial möglichst in das
Sehneninnere versenken läßt, wenn die Naht haltbar und leicht auszuführen
ist. Aus der Vielzahl der vorgeschlagenen Techniken (FRIEDRICH, WILMS,
LANGE, FRISCH, KIRCHENMAYR, WITZEL, LENGGENHAGER, FLÜCKIGER, SILER
u. a.) wenden wir für die im Querschnitt runden Sehnen die Nähte nach
DYCHNO-BUNNELL und nach M. L. MASON an. Damit folgen wir den Rat-
schlägen von E. MOBERG.

α) Versenkte Dychno-Bunnell-Naht

Der Draht mit öhrloser gerader Nadel an jedem Ende wird, sich selbst kreuzend, durch das proximale und dann durch das distale Sehnenende geführt (Abb. 80). Nach Aus-stich beider Nadeln zieht man jeden Draht einzeln fest an, bis sich die Sehne etwas in Falten legt und das Naht-material an der Oberfläche kaum noch sichtbar ist. Die Naht ist fest, sicher und

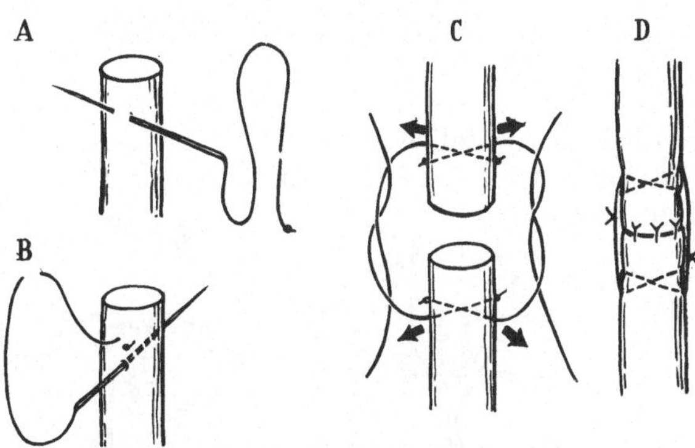

Abb. 81. Sehnennaht nach MASON-ALLEN an runden Sehnen. Der Knoten an jedem Drahtende fixiert die Naht an den oberflächlichen Faserbündeln der Sehne (A). Querstich durch die Sehne (B). Man knotet die gegenüberliegenden Enden der insgesamt 4 Nähte (C). Die Sehnenquerschnitte legen sich durch feinste Adaptationsnähte (D) besser aneinander

dauerhaft. Nach Monaten kann der Draht innerhalb der Sehne in zahlreiche
kleine Stücke zerbrechen, wie dies unsere Röntgenkontrollen zeigen. Hinsichtlich
der Funktion bedeutet dieser Materialbruch keinen Schaden.

β) Sehnennaht nach MASON

Insgesamt 4 stärkere Drähte werden mit gerader Nadel jederseits an den
Sehnenstümpfen tangential eingezogen und mit Hilfe eines Knotens an den ober-
flächigen Faserbündeln befestigt (Abb. 81). Jeder Faden wird durch die Sehne
geführt und mit dem gegenüberliegenden Drahtende geknotet. Zusätzlich legen
MASON-ALLEN feine Adaptationsnähte, damit die Schnittflächen innigen Kontakt
erhalten.

γ) Achternaht

Für die im Querschnitt flachen Strecksehnen ist die Achternaht zu empfehlen;
vorausgesetzt, daß die Wunde quer zur Längsrichtung der Sehne verläuft. Die
Naht beginnt mit dem Stich durch den zentralen Wundrand, geht zuerst durch
den distalen und dann durch den proximalen Sehnenstumpf zurück, kreuzt den
Draht in der Wunde und endet mit dem Durchstich durch den peripheren Wundrand. Nach dem Rückstich werden die Drahtenden außerhalb der Wunde
geknotet (Abb. 82); 3 Wochen später bietet die Entfernung dieser Naht keine
Schwierigkeiten.

δ) Einrollnaht

Über dem End- oder Mittelgelenk werden flache Sehnenstümpfe besser durch die Einrollnaht als durch die Achternaht zusammengehalten (Abb. 83). Bei der Einrollnaht durchsticht man die Haut und den proximalen Sehnenstumpf, erfaßt den distalen Sehnenstumpf, dann wiederum das proximale und erneut das distale Sehnenende und beendet die Naht mit dem Ausstich und dem Rückstich durch die Haut. Die Knoten liegen wie bei der Achternaht außerhalb der Wunde. Nach 3 Wochen entfernt man das Nahtmaterial.

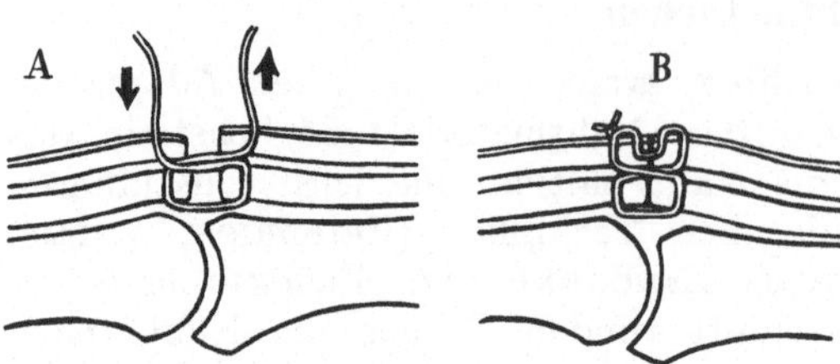

Abb. 82. Bei der Achternaht an flachen Sehnen wird die Nadel zuerst durch den proximalen Wundrand und den distalen Sehnenstumpf, danach durch das zenrtale Sehnenende und den peripheren Wundrand gestochen (A), ehe der Rückstich durch die Haut erfolgt und die Drahtenden angezogen und geknotet werden (B)

ε) Doppelrechtwinkelnaht

Die Doppelrechtwinkelnaht mit feinster schwarzer Seide wird gelegentlich als zusätzliche Adaptationsnaht bei Beugesehnenverletzungen angewandt. Die Nadel wird in 2 Ebenen rechtwinklig durch beide Sehnenstümpfe geführt (Abb. 84).

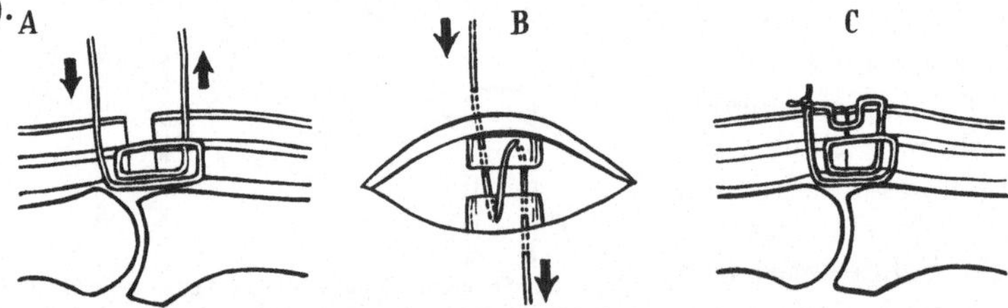

Abb. 83. Bei der Einrollnaht an flachen Sehnen durchsticht man zuerst die Haut, dann den proximalen und den distalen Sehnenstumpf, wiederholt die Sehnendurchstiche und läßt am anderen Wundrand die Naht schließlich mit einem Rückstich enden (A, B, C)

ζ) Fixation des Sehnenendes am Endglied nach Bunnell

Die Sehnenverankerung am Endglied nach St. Bunnell kann man auf der Beuge- und Streckseite ausführen (Abb. 85). Diese transossäre Fixation läßt sich auch anwenden, wenn eine Sehne mit einem kleinen Fragment an der Basis des Endgliedes ausgerissen ist. Handelt es sich um eine Durchtrennung der tiefen Beugesehne, so entfernen wir mit einem mediolateralen Schnitt den distalen Sehnenstumpf und rauhen mit einem schmalen Flachmeißel die Stelle der Reinsertion an, damit die Sehne am Knochen verwachsen kann. Die Sehnenverankerung soll nicht zu weit distal erfolgen, weil sonst das Endglied in ständige Beugestellung gelangt. Nun wird die distale Phalanx in schräger Richtung mit einem kleinen Kirschner-Draht durchbohrt. In die gelochte Spitze des Bohrdrahtes hängt man eine Drahtschlinge ein, sobald der Fingernagel passiert ist. Dann zieht man den Bohrdraht mit der Flachzange zurück und hängt die Drahtschlinge aus. Man kann den Draht auch in umgekehrter Richtung von der Nagelmitte aus durch das Endglied bohren. Ist das proximale Sehnenende durch eine quer eingestochene gerade Nähnadel gegen Zurückschlüpfen gesichert, läßt sich die ausziehbare Drahtnaht anlegen. Die Herrichtung des Ausziehdrahtes ist aus Abb. 86 ersicht-

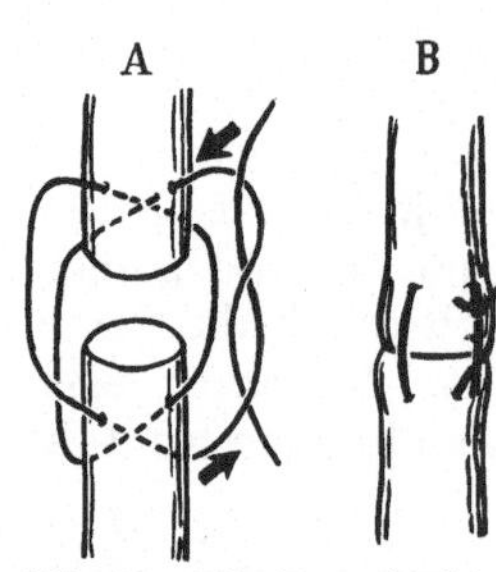

Abb. 84. Die Doppelrechtwinkelnaht wird als Adaptationsnaht mit feinster schwarzer Seide angelegt. Man führt die Nadel in 2 Ebenen rechtwinklig zueinander durch beide Sehnenstümpfe (A, B)

lich. Beide freien Drahtenden werden mit Hilfe der zuvor eingeführten Schlinge durch das Endglied gezogen und auf dem Fingernagel über einem kleinen Metallplättchen geknotet. Schließlich wird der Ausziehdraht mit einer gebogenen Nadel an der Beugeseite des Mittelgliedes ausgestochen. Nach 5 Wochen schneidet man den Draht unter dem Metallplättchen ab und zieht am Ausziehdraht das gesamte Nahtmaterial in proximaler Richtung mit gleichmäßigem Zug heraus. Wir haben einmal in der 4. Woche einen Ausriß der reinserierten Beugesehne

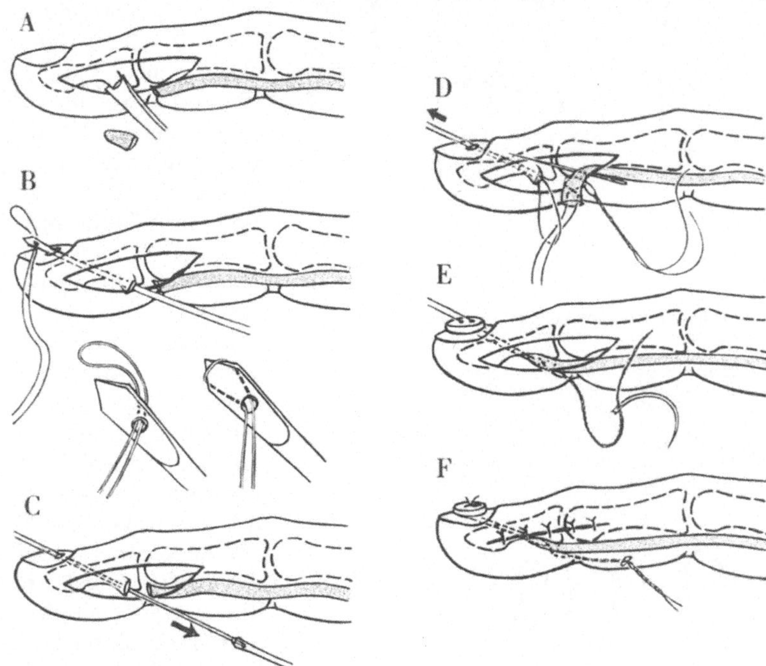

Abb. 85. Transossäre Fixation des Sehnenendes am Endglied nach St. Bunnell. Freilegung der Sehnenstümpfe mit einem mediolateralen Schnitt, Resektion des distalen Sehnenendes und Anrauhen der Endgliedbasis mit einem schmalen Flachmeißel für die Reinsertion der Sehne (A). Vorbohren des Fingerbohrdrahtes durch das Endglied und den Nagel und Einhängen einer Drahtschlinge durch die gelochte Spitze (B). Zurückführen des Bohrdrahtes und Aushängen der Drahtschlinge (C). Durch queres Einstechen einer geraden Nähnadel hindert man das proximale Sehnenende am Zurückschlüpfen, legt hier die ausziehbare Drahtnaht an und führt deren freie Enden mit Hilfe der zuvor eingeführten Drahtschlinge durch das Endglied (D). Über einem Metallplättchen oder Gazebäuschchen knotet man den Draht (E). Mit Ausstich des Ausziehdrahtes und Wundverschluß ist die Reinsertion der Profundussehne beendet (F). Analog kann man auf der Streckseite und entsprechend bei Sehnenausriß mit kleinem Gelenkfragment vorgehen

am Endglied des Mittelfingers gesehen, als der Patient mit der anderen Hand die vollständige Endgliedstreckung erzwingen wollte. Seitdem entfernen wir die ausziehbare Drahtnaht erst nach 5 Wochen. Trotz des liegenden Ausziehdrahtes darf man nach der 3. Woche mit der aktiven Übungsbehandlung beginnen. Die Methode von St. Bunnell hat sich uns ausgezeichnet bewährt.

η) Ausziehbare Drahtnaht nach Bunnell

Ein gedrehter Ausziehdraht gleitet beim Herausziehen besser im Gewebe. Daher stellt man sich zunächst den Ausziehdraht her, indem man Stahldraht $(0,05 \times 7)$ um ein Nervenhäkchen spannt und die in einer Klemme erfaßten Drahtenden im Uhrzeigersinne dreht (Abb. 86). Für die eigentliche Naht wird ein etwa 30 cm langes Drahtstück an jedem Ende mit einer geraden Nähnadel armiert; besser sind die fertig gelieferten öhrlosen atraumatischen geraden Nähnadeln. Eine der Nadeln sticht man etwa 1,5 cm vom Sehnenende entfernt quer durch die Sehne und führt sie durch die Öse des Ausziehdrahtes. Dann sticht man

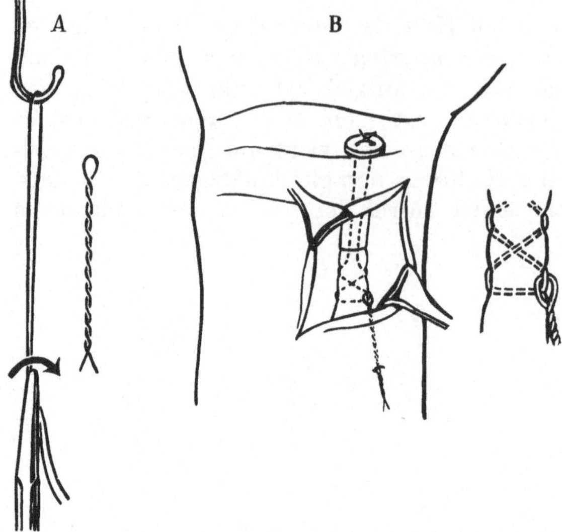

Abb. 86. Ausziehbare Drahtnaht nach ST. BUNNELL. Den Auszieh-draht stellt man sich mit einem angeklemmten Stahldraht (0,05 × 7) durch Torsion über einem Nervenhäkchen her (A). Gedrehter Ausziehdraht gleitet beim Herausziehen besser im Gewebe. Nach dem ersten Sehnendurchstich fädelt eine Nadel den Ausziehdraht auf. Beide gerade Nadeln durchdringen 1—2mal kreuzend den proximalen Sehnenstumpf, dann in gerader Richtung das distale Sehnenende und die Haut, wo die Drahtenden über einem Metall-plättchen geknotet werden. Mit einer gebogenen Nadel sticht man den Ausziehdraht proximal von der Wunde durch die Haut (B)

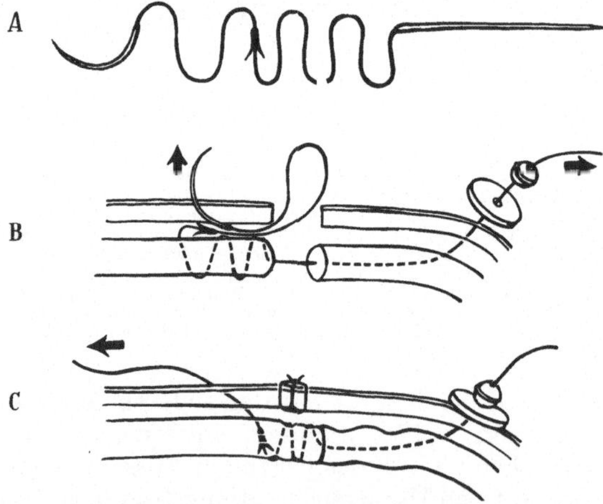

Abb. 87. Sehnennaht nach F. LENGEMANN. In dem Draht befindet sich ein Widerhaken und an den Enden eine gerade und eine gebogene Nadel (A). Die gerade Nadel wird durch die Sehnenenden und die Haut geführt (B). Beim Anziehen des Drahtes schiebt sich der Widerhaken fest in das proximale Sehnenende. Die Schrotkugel über dem Gummiplättchen drückt man breit. Die gebogene Nadel wird durch den anderen Wund-rand ausgestochen. Hier dient das freie Drahtende später zum Ausziehen des versenkten Nahtmaterials. Die Wundränder ver-schließt man gesondert (C)

beide Nadeln ein- bis zweimal so durch die Sehne, daß sie sich gleichzeitig kreuzen. Der Aus-stich liegt am freien Sehnen-ende. Das von der Faßzange gequetschte Gewebe wird ab-geschnitten. Nun durchdrin-gen die beiden geraden Nadeln das distale Sehnenende in Längsrichtung und schließlich die Haut, wo die Drahtenden über einem Metallplättchen geknotet werden. Den Aus-ziehdraht leitet man proximal von der Wunde mit einer ge-bogenen Nadel durch die Haut. Nach 3 Wochen schneidet man beide Drähte unter dem Me-tallplättchen ab und zieht das gesamte Nahtmaterial am Ausziehdraht in proximaler Richtung heraus. Trotz des einleuchtenden Vorteils, das gesamte Nahtmaterial nach 3 Wochen vollständig entfer-nen zu können, waren wir von den funktionellen Ergebnissen dieser Nahttechnik ("pullout wire") im Bereich der Hohl-hand nicht immer befriedigt. Wir fanden bei Nachopera-tionen Bindegewebsbrücken zwischen den gering dehiszen-ten Sehnenenden; gleichzeitig war das Gleitvermögen herab-gesetzt. Erst mit einer versenk-ten Naht erzielten wir den gewünschten Erfolg.

ϑ) Sehnennaht nach LENGEMANN

Auch diese Naht läßt sich nach Heilung der durchtrenn-ten Sehne vollständig entfer-nen. Die Naht nach F. LENGE-MANN wird mit einem Draht ausgeführt, der mit einer ge-bogenen Nadel, einem Widerhaken und einer geraden Nadel versehen ist (Abb. 87). Die gerade Nadel wird drei- bis viermal durch das proximale Sehnen-ende, dann in Längsrichtung durch das distale Sehnenende und durch die Haut geleitet. Man spannt den Draht, bis der Widerhaken fest im proximalen Stumpf sitzt. Über die gerade Nadel werden ein Gummiplättchen und eine Schrotkugel aufgefädelt. Drückt man die Kugel mit einer breiten Flachzange platt, so bleibt der gespannte Draht fixiert. Die Sehne soll etwas gefältelt liegen, damit die Sehnenquerschnitte Kontakt behalten. Man sticht die gebogene Nadel von der Wunde aus in proximaler Richtung durch die Haut und beläßt hier das freie Drahtende, um an ihm 3 Wochen später die Naht herauszuziehen. Die Haut ist gesondert zu nähen.

e) Behandlung der offenen Beugesehnen-
verletzungen

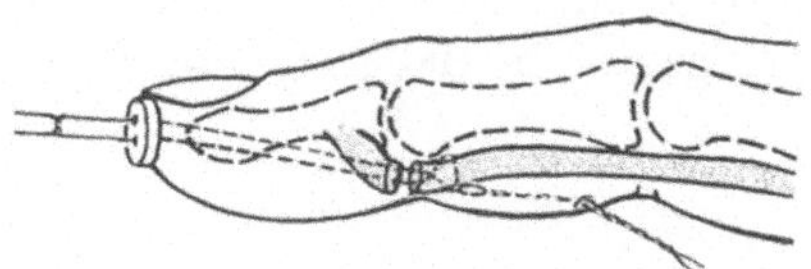

Abb. 88. End-zu-End-Naht der Profundus-sehne über dem distalen Fingergelenk mit der ausziehbaren Drahtnaht nach ST. BUNNELL. Die Drähte gleiten neben der Tuberositas phalangis distalis vorbei und werden über einem Metallplättchen oder Gazebäuschchen geknotet

Aus operationstechnischen Gründen teilen wir die Beugeseiten der Fingerglieder, der Hohlhand, der Handwurzel und des Unter-armes in die Lokalisationen I bis IV ein (Abb.79). Es stehen uns in diesen Abschnitten bei frischen Sehnendurchtrennungen zahlreiche operative Möglichkeiten zur Verfügung. Die nachstehenden Richtlinien setzen günstige Wundverhältnisse, ausreichendes technisches Können des Operateurs und die erforderliche Aus-stattung voraus. Fehlen diese Vorbedingungen, so soll man sich bei der Erst-behandlung auf die Wundversorgung beschränken und die Wiederherstellung auf einen späteren Zeitpunkt verschieben.

α) Lokalisation I — dreigliedrige Finger

Dieser Bereich erstreckt sich über die Fingerschei-den von der Basis der Endglieder bis in Höhe der distalen queren Hohlhandfurche.

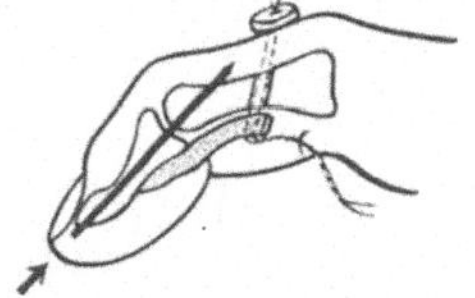

Reinsertion am Endglied

Liegt die Verletzung über dem End- oder Mittel-glied, so würde eine einfache End-zu-End-Naht zur Tenodese führen (Abb. 88). Diese Fesselung der genähten Sehne an die Umgebung läßt eine aktive Beugung des Endgliedes gewöhnlich nicht mehr zu. Deshalb ist es besser, die Schnittwunde medio-lateral weiterzuführen und den distalen kleinen Seh-nenrest zu entfernen. Nach ST. BUNNELL verankert man nun das proximale Ende der tiefen Beuge-sehne mit einer ausziehbaren Drahtnaht an der Basis des Endgliedes (Abb. 85). Die Verkürzung der Profundussehne darf aber nicht mehr als 1 cm betra-gen, weil man sonst die Funktion der benachbarten Profundussehnen beeinträch-tigen würde. Auch aus diesem Grunde soll man bei Sehnendefekten keine primäre End-zu-End-Naht versuchen.

Abb. 89. Tenodese in Flexions-stellung mit temporärer Arthro-dese des Endgelenkes nach E. MOBERG bei Durchtrennung der Profundussehne distal vom Ansatz der Superficialissehne. Durch mediolateralen Schnitt wird der distale Sehnenstumpf freigelegt und bei 30° Beugung des End-gelenkes an dem aufgerauhten Mittelglied befestigt. Die auszieh-bare Drahtnaht passiert ein Bohr-loch im Mittelglied. Mit einem Fingerbohrdraht stellt man für die Heilungsdauer eine temporäre Arthrodese her. Von der Finger-spitze aus wird der Kirschner-Draht eingebohrt und 6—8 Wochen später von der Streckseite des Mittelgliedes aus entfernt

Tenodese mit temporärer Arthrodese nach MOBERG

Über dem Mittelglied kann die Profundussehne allein durchtrennt sein. Da in diesem Fall eine Reinsertion am Endglied die Profundussehne um mehr als 1 cm ver-kürzen würde und die Superficialissehne ohnehin funktioniert, empfiehlt E. MOBERG für Zeige-, Mittel- oder Ringfinger folgendes Vorgehen: Durch mediolateralen Schnitt wird der distale Profundusstumpf freigelegt, wie eine Bogensehne über das Endgelenk gespannt und an der aufgerauhten Beugeseite des Mittelgliedes befestigt (Abb. 89). Dazu benutzt man die ausziehbare Drahtnaht, deren Enden durch ein schräges Bohrloch im Mittelglied geführt und auf der Streckseite des Fingers über einem Metallplättchen geknotet werden. Dieses Plättchen darf nicht durch übermäßigen Druck die Haut schädigen. Perlmuttknöpfe haben den Nachteil, gelegentlich beim Anziehen und Knoten der Drähte in der Mitte auszubrechen. Mit einer gebogenen Nadel stechen wir den Ausziehdraht durch die palmare Fingerhaut. Damit ein guter Flexionsgriff entsteht, muß man zusätzlich das Endgelenk in Beugestellung fixieren. Nach Stichincision über der Fingerkuppe

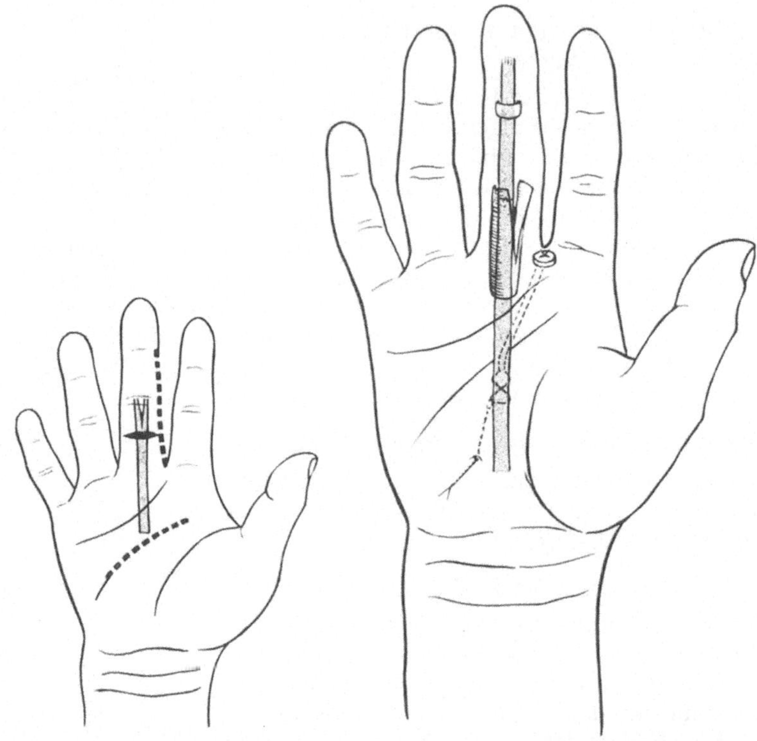

Abb. 90. Naht auf Distanz nach St. Bunnell bei glatter quer verlaufender Schnittwunde über dem Grundglied mit Durchtrennung beider Beugesehnen. Mit mediolateralem Fingerschnitt und Schrägschnitt neben der proximalen queren Hohlhandfurche entfernt man den oberflächlichen Beuger, schlitzt das proximale Ringband und legt in der Hohlhand die Stütznaht mit ausziehbarer Drahtnaht an. Gewöhnlich ist eine Adaptationsnaht der beiden Profundusstümpfe nicht erforderlich

führt man einen Fingerbohrdraht durch das Endglied und das distale Interphalangealgelenk bis in das Mittelglied ein. Nach 3—4 Wochen schneidet man das Metallplättchen ab und entfernt durch Zug am Ausziehdraht das gesamte Nahtmaterial aus dem Finger. Den versenkten Kirschner-Draht zieht man nach 6—8 Wochen durch einen kleinen dorsalen Schnitt über dem Mittelglied heraus. E. Moberg weist darauf hin, daß die alleinige knöcherne Ankylose des Endgelenkes mehr Zeit für die Heilung in Anspruch nehmen würde. Außerdem hält er eine übertriebene Flexionsstellung für nicht nachteilig, da sie sich später zu verringern pflegt.

„Niemandsland" über den dreigliedrigen Fingern

Im Niemandsland hat jeglicher Nahtversuch bei Durchtrennung der beiden Beugesehnen zu unterbleiben (Abb. 79). Nach primärer Wundheilung führt man 4 Wochen später die Beugesehnenplastik durch (Abb. 167, 174). Ist in dieser Zone nur die Superficialissehne durchtrennt, so entfernt man die Sehnenstümpfe im Verletzungsbereich. Durch Verzicht auf einen Nahtversuch bleibt die Fingerfunktion erhalten, weil die intakte Profundussehne End- und Mittelgelenke allein beugen kann. — Das Nahtverbot im Niemandsland ist für den handchirurgisch erfahrenen Operateur unter besonders günstigen Bedingungen nicht bindend, wenn er die durchtrennte oberflächliche Beugesehne entfernt und den Muskelzug auf den proximalen Sehnenstumpf der verletzten tiefen Beugesehne ausschaltet. Hierfür sind Stütznähte erforderlich, wie sie St. Bunnell und Cl. Verdan angegeben haben. Auf dem Prinzip der Abstützung beruht auch die Sehnentransfixation nach O. Bsteh; hier wird jedoch die oberflächliche Beugesehne nicht reseziert.

Naht auf Distanz nach Bunnell

Die „Naht auf Distanz" (suture at a distance) nach St. Bunnell kommt bei der Erstversorgung kleiner glatter Schnittwunden über dem Grundglied mit Durchtrennung beider Beugesehnen in Betracht. Nach einem mediolateralen Fingerschnitt werden die Stümpfe der oberflächlichen Beugesehne entfernt (Abb. 90). Von den beiden distalen Sehnenschenkeln lassen wir 9 mm lange Enden stehen, weil später sonst Überstreckung in den Mittelgelenken eintreten würde. Die Sehnenscheide mit dem proximalen Ringband wird geschlitzt, damit für die in der Heilungsphase anschwellende Sehne genügend Platz geschaffen wird. An der Bifurkation der Superficialissehne muß man die Abtrennung behutsam vornehmen, damit die im Vinculum verlaufenden Gefäße der Profundussehne nicht reißen. Die palmar gelegenen Gefäß-Nervenbündel bleiben unberührt liegen. Einen

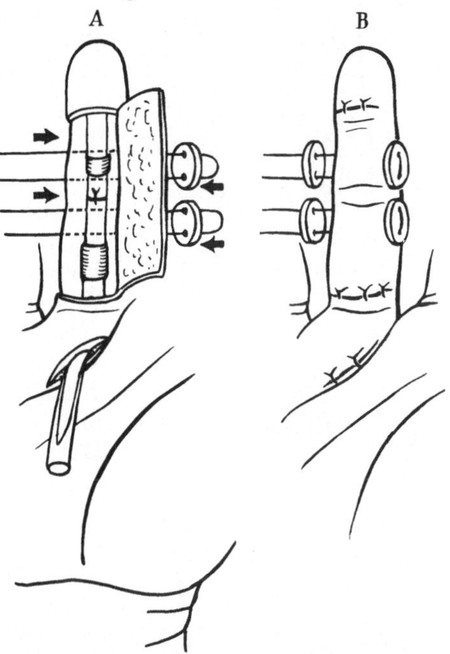

Abb. 91. Blockiernähte nach Cl. Verdan bei kleiner glattrandiger Schnittwunde über der distalen Hälfte des Grundgliedes mit Durchtrennung beider Beugesehnen. Nach Excision des oberflächlichen Beugers bis zur Hohlhand (A) legt man extrahierbare Drahtnähte in U-Form quer durch den proximalen und distalen Sehnenstumpf (B). Meistens erübrigt sich eine Adaptationsnaht der beiden Profundusstümpfe

durchtrennten Fingernerven näht man unter diesen Wundbedingungen ebenfalls primär. In der Hohlhand legt ein zur proximalen queren Hohlhandfurche paralleler Schnitt beide Beugesehnen des betroffenen Fingers frei. Die Superficialissehne wird durchtrennt, herausgezogen und entfernt. Durch die Profundussehne führt man eine ausziehbare Drahtnaht, um durch Fixation der Sehne gegen die Haut den Muskelzug auszuschalten. Diese Stütznaht wird vor der Zwischenfingerfalte durch die Haut herausgeführt und über einem Metallplättchen geknotet, während der Ausziehdraht proximal von der Wunde mit einer Nadel durch die Haut gestochen wird. Auf eine Adaptationsnaht der Sehnenenden in der Fingerwunde kann man verzichten, wenn beide Stümpfe der Profundussehne entspannt aneinanderliegen. Nach 3 Wochen wird die Stütznaht in der Hohlhand entfernt.

Blockiernähte nach Verdan

Bei der Erstversorgung einer kleinen glattrandigen Schnittwunde über der distalen Hälfte des Grundgliedes mit Durchtrennung beider Beugesehnen kann man die „Blockiernähte" (sutures bloquées) von Cl. Verdan anwenden (Abb. 91).

Nach Excision der Wunde und dem üblichen Wechsel der Instrumente wird der Schnitt mediolateral weitergeführt und wie zuvor bei der „Naht auf Distanz" der oberflächliche Beuger bis zur Hohlhand entfernt. Bei der Freilegung muß man die palmaren Gefäß-Nervenbündel schonen. Einen verletzten Fingernerven kann man bei diesen Wundverhältnissen primär nähen. Extrahierbare Drahtnähte werden in U-Form durch den proximalen und distalen Sehnenstumpf in querer Richtung zur Längsachse der Profundussehne geführt und beiderseits über einem Metallplättchen geknotet. Liegen die beiden Enden bei gebeugtem Finger gut aneinander, so erübrigt sich eine zusätzliche Adaptationsnaht. Nach 3 Wochen schneidet man die Plättchen ab und zieht die Sperrnähte heraus.

Sehnentransfixation nach Bsteh

Die Sehnentransfixation (Sehnendurchspießung) nach O. Bsteh dient der Versorgung durchtrennter Beugesehnen im Niemandsland (Abb. 92). Nach der Wundversorgung werden die Sehnenscheiden seitlich in proximaler und distaler Richtung eingeschnitten. Damit beugt man einer Vitalitätsstörung der Sehnenstümpfe vor. Bei dieser Methode verbleibt die oberflächliche Beugesehne im Fingerkanal. Durch einen Hilfsschnitt im proximalen Anteil der Hohlhand werden beide Beugesehnen des betroffenen Fingers freigelegt. Ein etwa vorhandener Sehnensack wird reseziert. Retrahierte Sehnenstümpfe sind so weit fingerwärts zu befördern, bis sie sich mit den distalen Enden im Verletzungsbereich berühren. In Höhe des Hilfsschnittes legt man sowohl durch die oberflächliche als auch durch die tiefe Beugesehne je eine feine Naht. Diese erfaßt die Sehnenbündel nur teilweise, damit sich die Sehne nicht auffasern kann. Nun wird eine rostfreie Injektionsnadel neben dem Hilfsschnitt durch die Haut und proximal von den gelegten Nähten durch beide Beugesehnen eingeführt, bis die Nadelspitze im Periost des Mittelhandknochens oder in den Ansätzen der Zwischenknochenmuskulatur festen Sitz gefunden hat. Diese Befestigung verhindert eine Retraktion der adaptierten Sehnenstümpfe. Nach 3 Wochen entfernt man die Injektionsnadel.

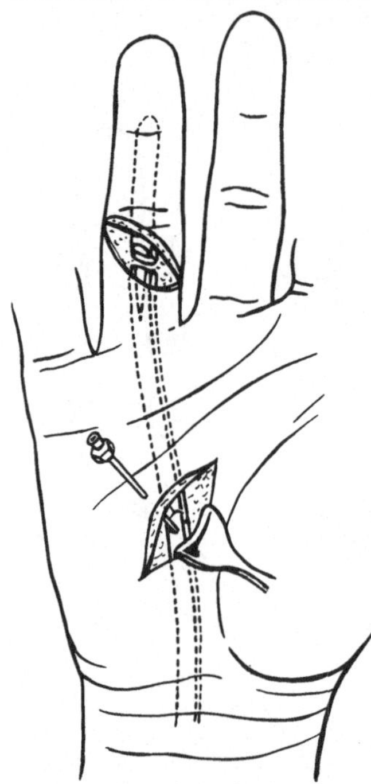

Abb. 92. Sehnentransfixation nach O. Bsteh zur Versorgung durchtrennter Beugesehnen im Niemandsland. Nach schrägem Hilfsschnitt in der Hohlhand erfolgt Reposition und Adaptation der retrahierten proximalen Sehnenstümpfe. Neben dem Hilfsschnitt ist die Nadel durch die Haut eingestochen. Sie durchdringt beide Beugesehnen proximal von den beiden partiellen Durchstechungsligaturen der Sehnen. Die Nadelspitze sitzt im Periost des entsprechenden Mittelhandknochens oder im Ansatz der Zwischenknochenmuskulatur; dadurch wird der Muskelzug ausgeschaltet

β) Lokalisation I — Daumen

Über dem Endgelenk läßt sich die durchtrennte lange Daumenbeugesehne mit dem proximalen Sehnenende an der Basis des Endgliedes reinserieren. Der distale kurze Sehnenstumpf muß entfernt werden, weil die End-zu-End-Naht gewöhnlich zur Tenodese führt. Die Nahttechnik mit dem ausziehbaren Stahldraht gestaltet sich wie bei den dreigliedrigen Fingern (Abb. 85).

Z-förmige Sehnenverlängerung

Proximal von der Beugefalte des Endgelenkes kann die Reinsertion zu einer störenden Sehnenverkürzung führen. Aus diesem Grunde geben wir bei Beugesehnenverletzungen des Daumens der Z-förmigen Sehnenverlängerung am Unterarm den Vorzug: Das distale kurze Sehnenende wird von einem mediolateralen Schnitt aus entfernt (Abb. 93). Der proximale Sehnenstumpf kann von seinem Mesotenon festgehalten werden. Wenn er sich aber retrahiert und der Sehnenkanal leer ist, so darf man keinesfalls die Wunde median auf der Beugeseite verlängern. Man würde die Sehne nicht finden, weil der Stumpf dann im Daumenballen liegt. Längsverlaufende mediane Narben soll es in der Handchirurgie nicht geben; sie führen zur dermatogenen Kontraktur und verhindern in diesem Falle das Gleiten der langen Daumenbeugesehne. Wir müssen daher einen bogenförmigen Schnitt über dem Daumenballen anlegen und zwischen den beiden palmaren Fingernerven das Sehnenende des M. flexor pollicis longus darstellen. Die lange Daumenbeugesehne liegt zwischen dem oberflächlichen und tiefen Kopf des M. flexor pollicis brevis. Der motorische Ast des N. medianus darf nicht in den Wundbereich gelangen. Das Sehnenende wird mit einer Drahtnaht armiert. Von der Fingerwunde aus schiebt man eine gelochte Führungssonde bis zum Daumenballen vor, an welcher man die Drahtnaht befestigt und später vorziehen kann. Zur Vermeidung von Verwachsungen zwischen Sehnenplastik und Hautnaht ist ein Rechtwinkelschnitt in der mittleren Beugefurche des Handgelenkes mit Fortsetzung über der Speiche günstiger als ein Längsschnitt. Ist die Fascie gespalten, so wird der M. flexor carpi radialis speichenwärts verzogen, während der N. medianus in seiner Lage verbleibt. In der Tiefe liegt der M. flexor pollicis longus; der kräftige

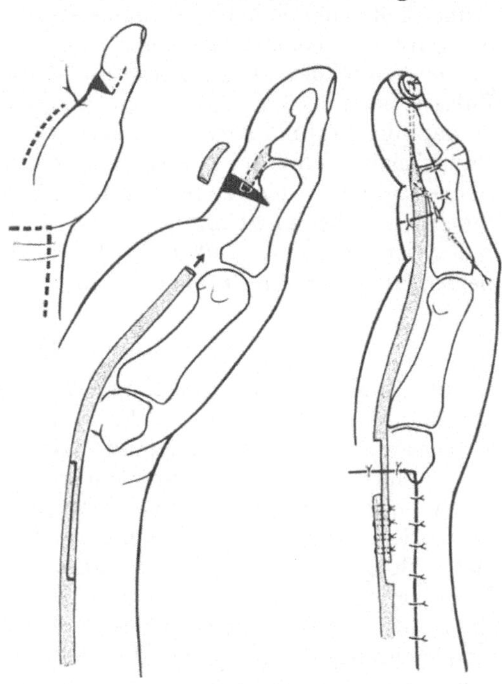

Abb. 93. Z-förmige Sehnenverlängerung und Reinsertion des proximalen Endes der langen Daumenbeugesehne nach Sehnendurchtrennung über dem Grundglied. Von einem mediolateralen Schnitt aus wird das kurze distale Sehnenende entfernt. Den retrahierten proximalen Sehnenstumpf legt man über dem Daumenballen zwischen den beiden palmaren Fingernerven frei. Die Sehne des M. flexor pollicis longus wird durch einen Rechtwinkelschnitt am Unterarm dargestellt und Z-förmig verlängert, bis die Reinsertion des vorgezogenen Sehnenendes am Endglied gelingt

Muskel geht hier in seine Sehne über. Die hervorgezogene Sehne wird mit einer geraden Nähnadel quer durchstochen und auf diese Weise am Zurückschlüpfen gehindert. Anschließend wird die Sehne Z-förmig verlängert. Die Reinsertion des vorgezogenen Sehnenendes am Endglied ist nun spannungslos möglich (Abb. 85).

„Niemandsland“ über dem Daumen

Das Niemandsland reicht am Daumen von der Beugefalte des Grundgelenkes etwa 1,5 cm in proximaler und distaler Richtung. In diesem Abschnitt verhalten wir uns wie bei den dreigliedrigen Fingern: Ist die Wunde primär verheilt, so erfolgt die Wiederherstellungsoperation der langen Daumenbeugesehne 3—4 Wochen später. Das Sehnentransplantat reicht vom Daumenendglied bis in das distale Unterarmdrittel (Abb. 167).

γ) Lokalisation II — Hohlhand

In der Palma manus, also proximal von der distalen queren Hohlhandfurche, sind die Ergebnisse primärer Sehnennähte besser, weil die fibrösen Tunnel fehlen. Ist hier nur eine oberflächliche Beugesehne verletzt, so erübrigt sich deren Naht. Wünscht man jedoch einen zusätzlichen Kraftspender, dann heftet man die Superficialissehne an die unverletzte Profundussehne an und kürzt den distalen Sehnenstumpf des oberflächlichen Beugers. Von beiden durchtrennten Beugesehnen soll man allein die Profundussehne vernähen und die freiliegenden Stümpfe der Superficialissehne excidieren. Würde man sofort die Rekonstruktion beider Sehnen vornehmen, so käme es infolge inniger Vernarbung zum Funktionsausfall. Zulässig ist es auch, den zentralen Stumpf der Superficialissehne an den peripheren Stumpf der Profundussehne anzuschließen, wenn man den freibleibenden distalen Superficialisstumpf im Nahtbereich entfernt. In der Hohlhand kann man die Sehnennaht mit dem zugehörigen M. lumbricalis durch 1—2 feine Seidennähte umhüllen. Aber nicht immer ist dies technisch möglich. — Über dem Daumenballen ist nach einer Sutur der langen Daumenbeugesehne auch die Naht der beiden Fingernerven durchzuführen.

δ) Lokalisation III — Handgelenkkanal

Im Canalis carpi sind die langen Beugesehnen und der N. medianus auf engen Raum zusammengedrängt. Sehnennähte haben in diesem Bereich keine großen Erfolgsaussichten, da isolierende Gewebshüllen fehlen. Durch innige Verwachsungen in genähten Bezirken könnte auch die Gleitfähigkeit unverletzter Nachbarsehnen leiden. Durchtrennte oberflächliche Beugesehnen excidieren wir bis in die Hohlhand und bis zum Unterarm, um Platz zu schaffen für die genähten tiefen Beugesehnen. Will man Nähte an benachbarten Sehnen auf verschiedene Höhe verlegen, um die Gefahr gegenseitiger Verwachsungen zu mindern, so kann die Naht einer Superficialissehne statt einer Profundussehne nützlich sein. Dann ist gleichzeitig der Ausgleich des Beugeverlustes im Fingerendgelenk durch eine Tenodese oder Arthrodese angezeigt (Abb. 74, A; 89). Sehr exakt ist der N. medianus zu versorgen. Das Retinaculum flexorum bleibt offen.

ε) Lokalisation IV — Unterarm

Die extravaginalen Sehnenverletzungen im distalen Unterarmdrittel bedürfen keiner besonderen handchirurgischen Empfehlungen. Bei korrekter Nahttechnik sind die funktionellen Ergebnisse gut. Die Sehnenstümpfe des für die Handfunktion unwesentlichen M. palmaris longus soll man nicht vereinigen. Wegen der Nähe des N. medianus darf hier keine Verwechslung zwischen Sehnen- und Nervenstumpf unterlaufen (Abb. 5, 72). In dieser Lokalisation ist ebenfalls die alleinige Naht der tiefen Beugesehnen für die Fingerfunktion ausreichend.

f) Nachbehandlung nach Beugesehnennähten

Leichte Flexionsstellung des Handgelenkes und mittlere Beugestellung der Fingergelenke bringt eine ausreichende Entspannung. Die Ruhigstellung muß 3 Wochen betragen. Wir legen eine dorsale Gipsschiene von den Grundgelenken bis zum Ellbogengelenk und eine palmare gebogene Fingerschiene an. Sind mehrere Finger verletzt, so reicht die Gipsschiene von den Fingerspitzen bis zum Ellbogenglenk. Sie bewirkt eine Entspannungshaltung aller Gelenke. Fingerschienen legen wir dann nicht an, weil geknüllter Verbandstoff oder Stahlwolle, in die Hohlhand mit elastischer Binde eingewickelt, eine leichte Kompression bewirken sollen. Gewöhnlich führen die Verletzten mit oder ohne Erlaubnis ganz geringfügige Fingerbewegungen aus. Eine absolute Ruhigstellung nach Beugesehnennaht ist nicht erreichbar; denn jeder Verband gibt nach kurzer Zeit etwas Spielraum. Während der ersten beiden Tage bleibt der Verletzte im Bett. Die Hand ist in der Auflageschiene hochgelagert (Abb. 26). Wenn Durchblutung und Sensibilität ungestört bleiben, setzen wir die Behandlung ambulant fort. Mit Beendigung der Fixation nach 3 Wochen kann man körperwarme Handbäder von 10 min Dauer verordnen. Sie sind nur dann zweckmäßig, wenn gleichzeitig aktive Bewegungsübungen — z. B. Ausdrücken eines Schwammes — ausgeführt werden. Der Verletzte soll ein Gelenk nach dem anderen aktiv beugen und das jeweilige proximale Gelenk in Streckstellung fixieren, weil dann die Muskeltätigkeit kraftvoller gelingt. Im allgemeinen Teil sind weitere Möglichkeiten der Nachbehandlung vermerkt. Werden zwischen der 4.—8. Woche die Gelenke des verletzten Fingers nicht wieder aktiv beweglich, so ist mit einer Wiederkehr der Funktion nicht mehr zu rechnen. Wenn sich aber in dem genannten Zeitraum schon Anfänge von aktiver Beweglichkeit zeigen, so pflegen sich bei Fortsetzung der Nachbehandlung die Bewegungsausmaße im Laufe von Wochen und Monaten allmählich zu steigern. — Bisweilen unterstützen lokale Hydrocortisongaben (1mal wöchentlich 25 mg von der 4.—8. Woche verabfolgt) die Wiederkehr der Fingerfunktion. Das Mittel wird in örtlicher Betäubung im Sehnenverlauf injiziert, wobei man die Nahtstellen ausspart.

g) Behandlung der offenen Strecksehnenverletzungen

Strecksehnendurchtrennungen finden sich am häufigsten über den Fingerknöcheln; diese Verletzung führt stets zur Gelenkeröffnung. Da die Sehnenenden nicht zurückschlüpfen, sind sie meistens in der Wunde sichtbar, so daß die Versorgung einer durchtrennten Dorsalaponeurose oder Fingerstrecksehne keine besonderen Schwierigkeiten bietet. Die Richtung erforderlicher Hilfs- und Erweiterungsschnitte ist aus Abb. 176 zu ersehen. Da im Fingerbereich bis zum Handrücken Sehnenscheiden fehlen und die Haut hier gut verschieblich ist, sind die funktionellen Ergebnisse nach einfacher End-zu-End-Naht auch bei einer späteren Narbenblockbildung zwischen Haut und Nahtstelle gewöhnlich zufriedenstellend. Verlust oder teilweise Einbuße der Fingerstreckfähigkeit ist eher in Kauf zu nehmen als ein Funktionsausfall der Beugesehnen. Die Durchtrennung der dorsalen Fingerarterien und -nerven über dem Grundglied ist praktisch bedeutungslos; hier ist im Gegensatz zur Beugeseite keine Nervennaht nötig. Bei Hautdefekten mit plastischem Hautersatz hat eine primäre Wiederherstellung durchtrennter Strecksehnen zu unterbleiben (Abb. 59).

Den offenen Strecksehnenriß über dem Endgelenk näht man nur bei glatter querverlaufender Schnittwunde mit der ausziehbaren Drahtnaht nach ST. BUNNELL (Abb. 94). Sind die Sehnenfasern ausgefranst, so unterbleibt eine Naht; denn der Draht würde durchschneiden. Nach der Wundausschneidung schießt man von der Phalanx distalis aus einen Kirschner-Draht bis in das Mittelglied ein, welcher für 4—5 Wochen die Überstreckstellung des Endgliedes aufrechterhält (Abb. 99). Zusätzlich wird der Verband nach F. MOMMSEN (Abb. 95) angelegt. Durch narbige Schrumpfung kann sich auch ohne Sehnensutur später noch eine ausreichende Streckfunktion einstellen. Diese Narben über dem Endgelenk bleiben mitunter für einige Wochen empfindlich. Trotz glatter Wundheilung sieht man dann eine leicht gerötete Glanzhaut. Über dem Mittelglied können die Seitenzüge der Dorsalaponeurose verletzt sein. Ist die Läsion einseitig, so nehmen wir von einer Naht Abstand; bei Durchtrennung beider Seitenzüge jedoch ist die End-zu-End-Naht und die Ruhigstellung mit dem Mommsen-Verband erforderlich.

Glatte, quere Durchtrennung des Tractus intermedius über dem Mittelgelenk bringt dieses zum Aufklappen. Die seitlichen Züge der Interossei und des Lumbricalis sind erhalten und strecken das Endglied. Mit 1 oder 2 ausziehbaren Achternähten (Abb. 82) oder einer Einrollnaht (Abb. 83) werden beide Sehnenstümpfe und Wundränder vereinigt. Sind gleichzeitig die seitlichen Züge der Binnenmuskeln durchtrennt, so kann das Endglied nicht mehr aktiv gestreckt werden. Wenige feinste Knopfnähte sollen die Seitenzüge wieder vereinigen, um

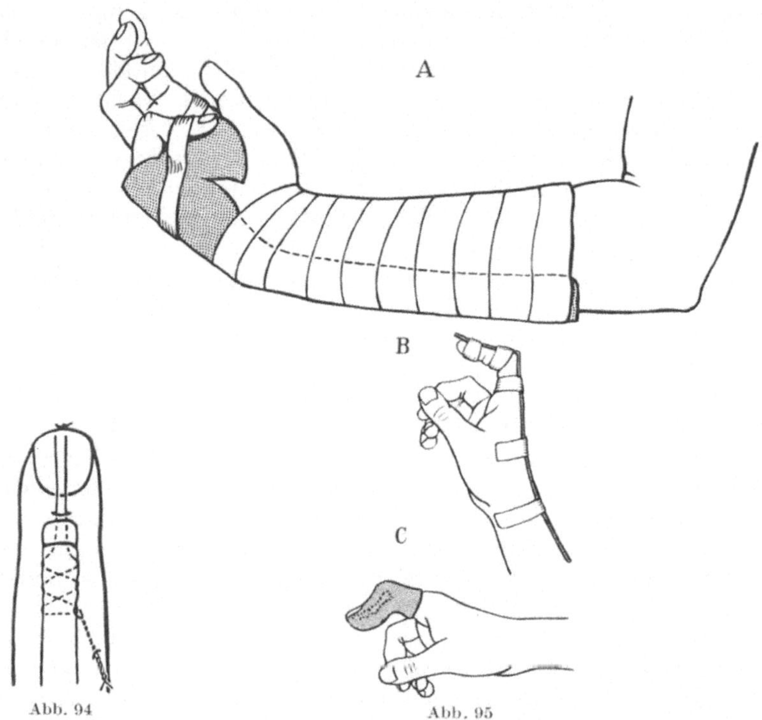

Abb. 94   Abb. 95

Abb. 94 Versorgung des frischen offenen Strecksehnenrisses über dem Endgelenk mit der ausziehbaren Drahtnaht nach St. Bunnell und Knüpfen der Drahtenden über dem freien Nagelrand

Abb. 95. Verbandanordnung bei Durchtrennung der Strecksehne über dem Endgelenk eines dreigliedrigen Fingers nach F. Mommsen. Mit dorsaler Unterarmgipsschiene und Gipsklotz in der Hohlhand sind Handgelenk und Fingergrundgelenk aus muskelphysiologischen Gründen gebeugt. Fixierung des überstreckten Endgliedes durch Heftpflasterstreifen (A). Die maximale Entspannung der Binnenmuskeln fehlt bei dorsaler Fingerschienung (B) oder der Gipshülse (C); hier ist unter dem Fingernagelausschnitt die Stellung der Fingerglieder eingezeichnet

eine spätere Fehlstellung des Mittelgelenkes zu verhindern. Lassen die Wundverhältnisse keine primäre Sehnennaht zu, so führt man sekundär die Fowler-Plastik zur Wiederherstellung der Streckfähigkeit durch (Abb. 59, 179).

Bei Strecksehnendurchtrennung über dem Grundgelenk kann sich der proximale Sehnenstumpf nicht weit retrahieren, weil die Fingerstrecker untereinander durch die Connexus intertendinei verbunden sind. Hier kann man durch Achteroder Einrollnähte gleichzeitig die Sehne reparieren und die Wunde verschließen.

Eine offene Strecksehnenverletzung über dem Handrücken führt nur zu einem geringen Funktionsverlust, da sich der Zug der Nachbarsehnen über die Connexus intertendinei unterstützend auf die Fingerstreckung auswirkt. Wenn sich das proximale Sehnenende retrahiert, so ist es durch einen kurzen Querschnitt über dem Handgelenk aufzusuchen und in die distale Wunde zu verlegen. In diesem Bereich erzielt man mit allen Nahtmethoden gute Ergebnisse. Wenn die Nahtstellen bis in Höhe des Handgelenkes reichen, so muß das Retinaculum extensorum über dem betreffenden Sehnenscheidenfach gespalten werden. Lassen sich die Sehnenenden des M. extensor digiti minimi nicht vereinigen, so kann man sie nach Spaltung des Sehnenscheidenfaches mit den Sehnen des M. extensor digitorum anastomosieren. Substanzverluste an mehreren Sehnen sind sekundär zu ersetzen (Abb. 59). Am Unterarm haben die End-zu-End-Nähte durchtrennter Strecksehnen gute Erfolgsaussichten.

Strecksehnenverletzungen über dem Daumenstrahl verlangen besondere Beachtung. Die durchtrennte Sehne des M. extensor pollicis longus wird wie eine Beugesehne behandelt, weil sie in einem längeren Kanal verläuft. Gewöhnlich handelt es sich um Axthiebverletzungen in der Mitte des I. Mittelhandknochens. Der proximale Sehnenstumpf zieht sich um etwa 7 cm und mehr zurück. Er darf aber nicht durch einen Längsschnitt in seinem Verlauf verfolgt werden, weil die Narbe später die Gleitfläche in ihrer ganzen Ausdehnung zerstören würde. Statt dessen sucht man mit einem kurzen Querschnitt das proximale Sehnenende über dem Handgelenk auf und verlagert es in das subcutane Fettgewebe bis zum distalen Sehnenstumpf. Durch Vorschieben einer Führungssonde von der distalen Schnittwunde bis zum proximalen Hilfsschnitt wird die Verlagerung erleichtert. Den Sehnenstumpf versieht man mit einem Haltefaden, so daß die Sehne beim Zurückziehen der Führungssonde folgen muß. Würde man das entsprechende Fach am Handrücken als Sehnenlager benützen, so bestünde die Gefahr der ischämischen Sehnennekrose wie auf der Beugeseite im Niemandsland. Schiebt man eine gerade Nähnadel in querer Richtung durch die Sehne, so kann sie nicht zurückgleiten, während die Dychno-Bunnell-Naht angelegt wird.

Über dem Grundgelenk des Daumens und peripher davon halten Achternähte oder Einrollnähte die Sehnenenden und Wundränder gut zusammen. Als gemeinsame Behandlungsrichtlinie für die durchtrennte Sehne des M. abductor pollicis longus und des M. extensor pollicis brevis gilt die primäre End-zu-End-Naht. Liegen die Nahtstellen in Höhe des Retinaculum extensorum, so sind die entsprechenden Fächer zu spalten. Wenn sich die primäre Sehnennaht verbietet, so muß die Wiederherstellung sekundär geschehen, damit die Stabilität des Sattel-, Grund- und Endgelenkes gewahrt bleibt.

Schienung. Um eine streckseitige Sehnennaht zu entspannen, stellen wir das Handgelenk und das entsprechende Fingergrundgelenk in Streckstellung für 3 Wochen Dauer ruhig. Eine leichte Beugung von Mittel- und Endgelenk ist für die Nahtstelle bedeutungslos. Die dorsale Unterarmgipsschiene und die aufgebogene palmare Fingerschiene lassen die unverletzten Finger beweglich. Die Nachbehandlung genähter Strecksehnen wird wie bei den Beugesehnenverletzungen gehandhabt.

7. Offene Verletzungen der Gefäße

Die Unterbindung der Speichen- *oder* Ellenschlagader vor dem Handgelenk hat für die Hand meistens keine nachteiligen Folgen, da wegen der zahlreichen Anastomosen ein Hauptgefäß für die arterielle Versorgung der Peripherie gewöhnlich genügt (Abb. 10). Die gleichzeitige Durchtrennung der A. radialis und der A. ulnaris pflegt mit umfangreichen Mitverletzungen der langen Beugesehnen sowie des N. medianus und N. ulnaris einherzugehen. An den Fingerspitzen kann es dann zur Nekrose kommen, wenn der Umgehungskreislauf über die Aa. interosseae nicht ausreichend ist. Gefäßverletzungen des Armes und der Hand verlangen wegen der Kollateralkreisläufe stets die Ligatur des proximalen und des distalen Gefäßstumpfes.

Eine einzige A. digitalis palmaris propria reicht für die Ernährung eines Fingers aus. Nach Durchtrennung beider palmaren Gefäße, z. B. in Höhe des Mittelgelenkes, bleibt die periphere Durchblutung auf die Dauer unzureichend. Der Ausfall beider dorsalen Fingerarterien dagegen ist bedeutungslos, da diese am Grundglied enden. Am Daumen können die stärker ausgebildeten dorsalen Gefäße die Ernährung des distalen Fingerabschnittes gewährleisten, wenn die palmaren Gefäße ligiert sind.

An Hand und Unterarm entsteht manchmal aus einer unversorgten Stichverletzung der Gefäße ein pulsierendes oder arterielles Aneurysma. Durch Wucherung des Bindegewebes bildet sich ein fibröser Sack, der auf sensible Nerven drücken kann. Die Resektion eines solchen Aneurysma arteriale traumaticum spurium ist indiziert; dabei sind die adhärenten Nerven sorgfältig abzulösen.

III. Allgemeine Richtlinien für die Versorgung geschlossener Handverletzungen

1. Quetschungen der Hand

Nach Kontusionen kommt es zu Schwellung und Druckschmerzhaftigkeit besonders auf dem Handrücken und den Fingerstreckseiten. Das Ödem führt zu mehr oder minder ausgeprägter Bewegungsbehinderung, so daß eine vorübergehende Einstellung der Arbeit gerechtfertigt ist. Stets muß man auch bei scheinbar eindeutigem klinischem Befund Röntgenaufnahmen in beiden Ebenen anfertigen, damit nicht eine Knochenverletzung übersehen wird. Ein größerer Bluterguß in der Hohlhand wird abpunktiert; der Einstich erfolgt über der ulnaren Handkante. Die Behandlung besteht in Ruhigstellung des verletzten Gliedes. Für einen einzelnen Finger genügt eine gebogene filzgepolsterte Schiene (Abb. 24). Mit Hilfe der Fingerschienen nach L. Böhler können auch mehrere Finger gleichzeitig fixiert werden. Für die Hand kommen gebogene Metallschienen (Abb. 23) und dorsale oder palmare Unterarmgipsschienen in Betracht, welche das Handgelenk dorsalflektieren und für „Funktionsstellung" der Fingergelenke sorgen. Die Gipsschiene soll höchstens die halbe Zirkumferenz eines Fingers umfassen, weil sich sonst bei Zunahme der Schwellung Durchblutungsstörungen einstellen. Bei ausgedehnter Hautnekrose nach Handquetschung soll der plastische Hautersatz alsbald erfolgen; sonst kommt es zur Fibrose der kurzen Handmuskeln (Abb. 96).

Nach Abklingen der akuten Symptome lassen wir bis zur Wiederkehr der freien Beweglichkeit im körperwarmen Handbad für 10 min Dauer aktive Fingerbewegungen mit Schwammkompression ausführen.

a) Quetschung des Fingerendgliedes

Wird ein Fingerendglied gequetscht, so kann sich zwischen Hornplatte des Nagels und Nagelbett ein Hämatom bilden. Über eine knöcherne Verletzung der Tuberositas phalangis distalis orientiert uns das Röntgenbild. Verursacht die Blutansammlung kein ausgesprochen unangenehmes, schmerzhaftes Druckgefühl, so beläßt man den Nagel zunächst. Bei stärkeren Beschwerden wird die Hornplatte in ihrer distalen Hälfte angebohrt, damit das Blut abfließen kann. Man kann auch das Hämatom mit einem spitzen Messerchen anstechen, welches man vom Nagelrand unter die Hornplatte und bis zur Blutansammlung vorschiebt. Einen abgehobenen und teilweise gelösten Nagel wird man entfernen; denn er stößt sich mit dem Nachwachsen des neuen Nagels stets ab. Die Nagelextraktion geschieht in Oberstscher Leitungsanaesthesie mit Péan oder Spezialklemme.

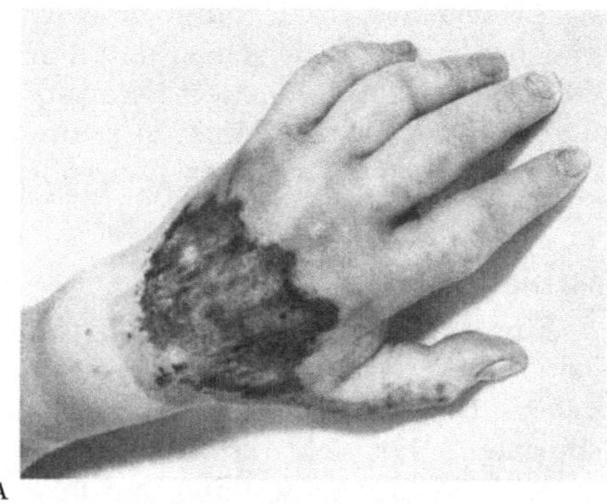

A

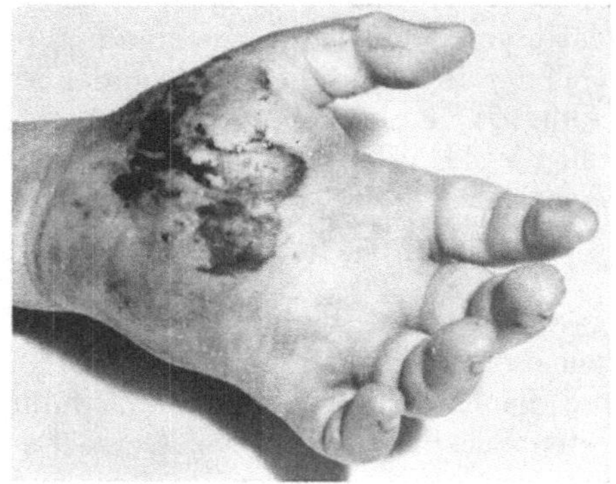

B

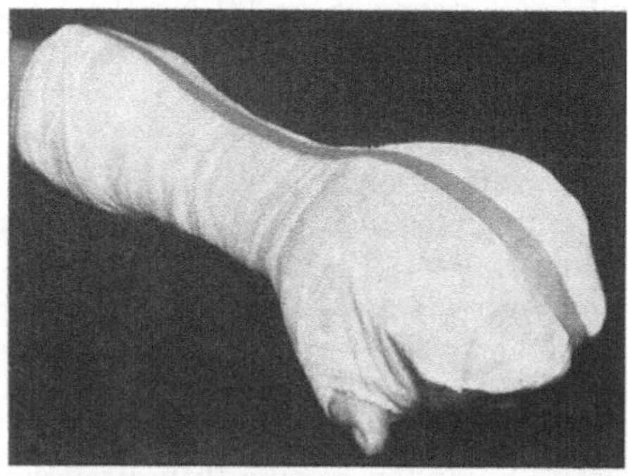

C

Abb. 96. Quetschung der linken Hand zwischen
2 Walzen mit Hautnekrose am Handrücken und in
der Hohlhand (A, B). Punktion des Blutergusses in
der Hohlhand (40 cm³) und Anlegen eines elastischen
Kompressionsverbandes mit dorsaler Gipsschiene in
Funktionsstellung der Hand (C). Nach Demarkation
sind am 8. Tag die Hautnekrosen excidiert (D, E).
Am 12. Tag Wundverschluß mit Dermatomlappen.
Freie Fingerfunktion nach 6 Wochen trotz eines noch
leichten Fingerknöchelödems (F, G)

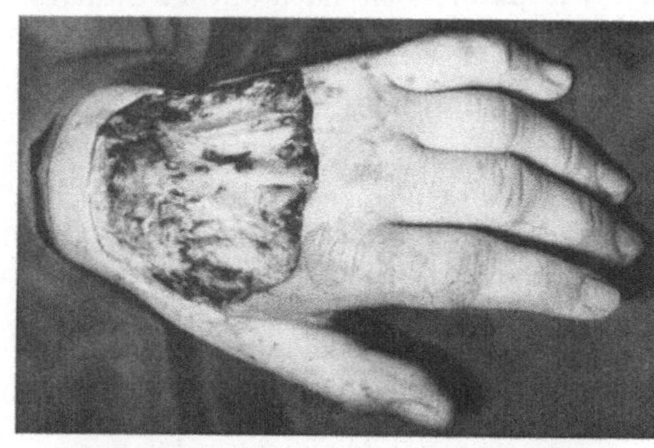

D

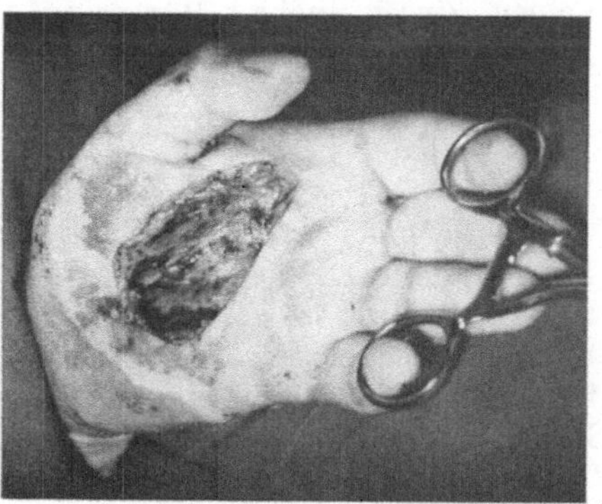

E

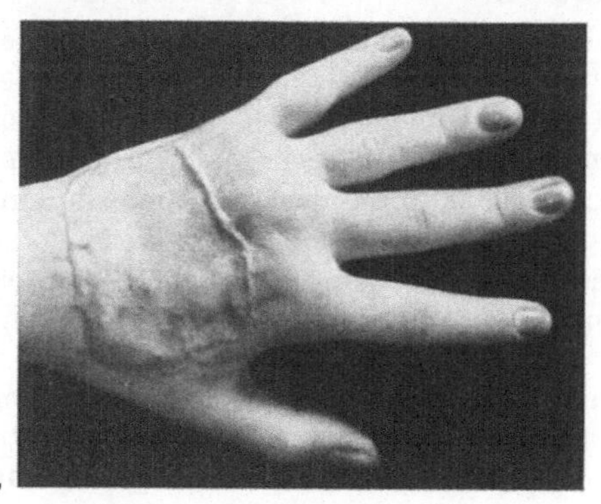

F

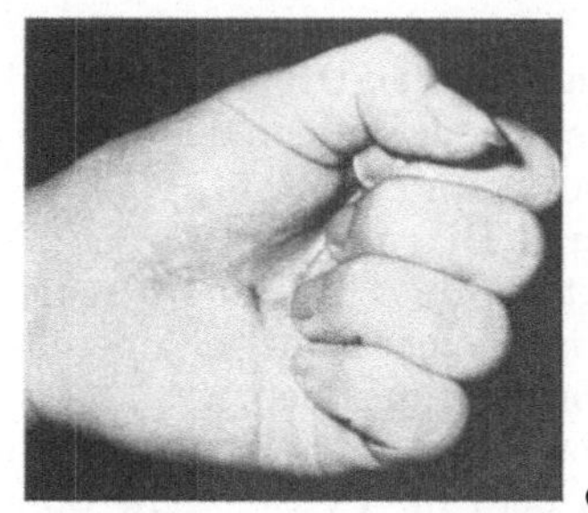

G

Dabei schiebt man eine Klemmenbranche vom freien Nagelrand unter die Hornplatte vor, schließt die Klemme und dreht sie zunächst nach der einen und dann nach der anderen Seite, bis sich der Nagel vollständig aus seinem Bett herauslöst (Abb. 97). Es ist nicht ratsam, einen Nagel vor der Extraktion längs zu spalten und die 2 Hälften einzeln zu entfernen, da der Nagel mit auffälliger Längsfalte nachwächst, wenn dabei die Matrix beschädigt wurde.

b) Ruptur der Fibrocartilago volaris

Je eine vierseitige faserknorpelige Platte, Fibrocartilago volaris, begrenzt die Beugeseite der Fingergelenke (Abb. 9). Sie sind in die Gelenkkapsel eingewoben und dienen den Beugesehnen als Führungslager. Diese elastisch-biegsamen und festen Scheiben können bei Quetschungen brechen. Man sieht diese Verletzung häufig am Grundgelenk. Außer Schwellung und lokalem Druckschmerz findet sich bei passiver Bewegungsprüfung ein Hyperextensions- und Hyperflexionsschmerz. Dieser nur in der Endphase von Streckung und Beugung auszulösende Gelenkschmerz ist pathognomonisch. Röntgenologisch läßt sich die Ruptur der Fibrocartilagines volares nicht erfassen.

Therapeutisch empfiehlt sich Ruhigstellung des Fingers für 6 Wochen Dauer. Wie stets ist auf Funktionsstellung zu achten sowie auf die aktive Bewegung aller nicht fixierten Gelenke des Armes. Nach Abnahme des Verbandes soll die gewohnte Arbeit alsbald aufgenommen werden, weil sich dann Kraft und Beweglichkeit am ehesten wieder einstellen. In veralteten Fällen hat die Ruhigstellung keinen Zweck mehr. Besserung sahen wir dann noch nach intraartikulären Hydrocortisoninjektionen.

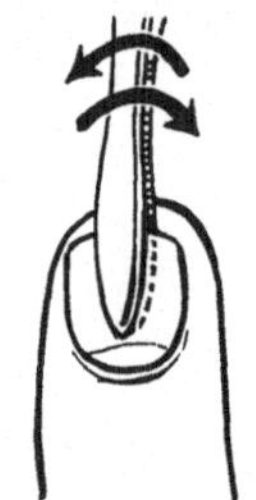

Abb. 97. Entfernung eines Fingernagels. Die Klemmenbranchen erfassen den Nagel. Durch radiale und ulnare Drehbewegung der Klemme dreht man den Nagel aus seinem Lager

2. Zerrung der Gelenkbänder

a) Fingergelenke

Distorsionen der Fingergelenke sind Folgen einer Überstreckung oder seitlichen Fingerknickung. Das gedehnte, aber nicht zerrissene Band ist auf Druck empfindlich, das Gelenk ist geschwollen. Der Versuch einer seitlichen Fingerabknickung löst Dehnungsschmerz aus. Das Gelenk ist aber nicht aufklappbar. Am häufigsten fanden wir das Daumengrundgelenk und die Mittelgelenke der dreigliedrigen Finger verletzt. Ruhigstellung auf gebogener Fingerschiene führt nach wenigen Tagen zur Beschwerdefreiheit.

b) Handgelenk

Bevor man eine Distorsion des Handgelenkes diagnostiziert, ist durch Röntgenfilme in 2 Ebenen eine knöcherne Verletzung der Handwurzel auszuschließen. Hat man wegen Druckschmerz über dem Ligamentum collaterale radiale Verdacht auf einen Kahnbeinbruch, so fertigt man die 4-Bild-Serie nach F. Schnek, O. Russe an (Abb. 114, 115). Führen auch diese Aufnahmen noch nicht zu einer sicheren Diagnose, so werden sie 2 Wochen später wiederholt. Zu diesem Zeitpunkt würde selbst eine Fissur durch Resorptionserscheinungen erkennbar sein. Erst nach einer Röntgenkontrollserie mit negativem Befund darf man einen Kahnbeinbruch ausschließen.

Bei Bänderzerrung des Handgelenkes erzielt man am ehesten Schmerzfreiheit, wenn man für 14 Tage eine dorsale oder palmare Unterarmschiene anlegt. Dies ist in jedem Falle richtig, selbst wenn ein erst später erkennbarer Kahnbeinbruch vorliegt. — Das Os triquetrum besitzt auf der Dorsalseite einen kleinen Haken, der bei Unfällen isoliert abbrechen kann. Gelegentlich findet sich an dieser Stelle ein einzelnes Knöchelchen (Epipyramis). Bei Distorsion des Handgelenkes ist die differentialdiagnostische Entscheidung, ob Unfallfolge oder Anomalie vorliegt, erst durch Vergleichsaufnahme der anderen Hand zu treffen. Die Distorsion mit Knochenabriß stellen wir 21 Tage lang ruhig.

3. Bänderrisse an den Fingergelenken

Übersteigt die einwirkende Gewalt die Festigkeit des Kapsel-Band-Apparates, so reißen bei Überstreckung oder seitlicher Fingerknickung Gelenkkapsel und Seitenband. Der Riß findet sich gewöhnlich am distalen Ansatz des Seitenbandes; bisweilen ist das Band mit einem kleinen seitlichen Knochenstück ausgerissen. Das ulnare Seitenband des Daumengrundgelenkes und die Ligg. collateralia der Mittelgelenke sind am häufigsten betroffen. Stets untersuchen wir vergleichend die Gelenke der unverletzten Hand. Die fehlende Stabilität wird bei seitlicher Aufklappung des Gelenkes deutlich. Nach örtlicher Betäubung zeigen dann in dieser Stellung „gehaltene" Röntgenaufnahmen das Ausmaß der Schädigung und einen Knochenabriß an.

Ohne Behandlung bleibt die Stabilität des Gelenkes gestört, die Kraft im Finger gemindert, die Bewegung mitunter eingeschränkt und schmerzhaft. Die Bänderausrisse an den dreigliedrigen Fingern heilen durch Ruhigstellung in leichter Beugung des verletzten Gelenkes. Diese Schienung muß 6 Wochen lang beibehalten werden.

a) Naht des Seitenbandes am Daumengrundgelenk

Am Daumengrundgelenk ist das Seitenband kräftig entwickelt. Seine Verletzung kann daher operativ versorgt werden (Abb. 98). Zuweilen reißt das Band mit einem kleinen Knochenfragment aus. Läßt sich dieses unter Röntgenkontrolle nicht in sein Lager zurückbringen, so muß man es freilegen. Das Vorgehen gleicht dem bei einer Sehnenverankerung am Knochen: In pneumatischer Blutsperre am Oberarm wird der Hautschnitt über dem Daumengrundgelenk auf der Seite der Bandverletzung bogenförmig angelegt, damit Haut- und Bandnaht nicht übereinander zu liegen kommen. Bei der frischen Verletzung ist das Gewebe in Höhe des Bandausrisses blutig imbibiert. Wir legen das Band in ganzer Breite und ausreichender Länge für die Naht frei und stellen die Basis des Grundgliedes dar. An der Ausrißstelle rauht ein schmaler Meißel den Knochen an, damit das Band an dieser Stelle fest verwachsen kann. Mit einem Kirschner-Draht durchbohrt man die Phalanx in schräger distaler Richtung. Wir verwenden kurze Fingerdrähte mit gelochter Spitze, damit man eine Drahtschlinge einfädeln und über die Spitze des Drahtes einhängen kann. Mit dem Zurückziehen des Kirschner-Drahtes erscheint die Drahtschlinge in der Wunde; sie wird aus der Drahtspitze ausgehängt und als Führungsschlinge benutzt (Abb. 85 B, C). Das Seitenband näht man wie eine Sehne nach der Methode der ausziehbaren Drahtnaht von St. Bunnell (Abb. 85). Als Nahtmaterial eignet sich Stahldraht $(0,05 \times 7)$, der an jedem Ende mit einer geraden atraumatischen Nadel armiert ist. Der eingeflochtene Ausziehdraht wird in proximaler Richtung mit einer gebogenen Nadel durch die Haut nach außen gestochen. Sind die beiden geraden Nadeln abgeschnitten, so hängen wir die Enden des Stahldrahtes in die Führungsschlinge ein. Zieht man die liegende Schlinge durch den Knochen zurück, so folgen die Enden der Seitenbandnaht ohne weiteres. Nachdem ein Metallknopf unter beide Drahtenden

gezogen worden ist, straffen wir den Draht, überzeugen uns von der richtigen
Lage des Seitenbandes und knoten die Drahtenden über dem Metallknopf mehrmals. Mit der Hautnaht ist der Eingriff beendet.

Ein sehr kleines Fragment bricht beim Durchbohren auseinander; es läßt sich
dann nicht erhalten. Deshalb werden nur größere Knochenstücke direkt in die
Naht einbezogen. Die Ruhigstellung beträgt 6 Wochen. Nach dieser Zeit wird

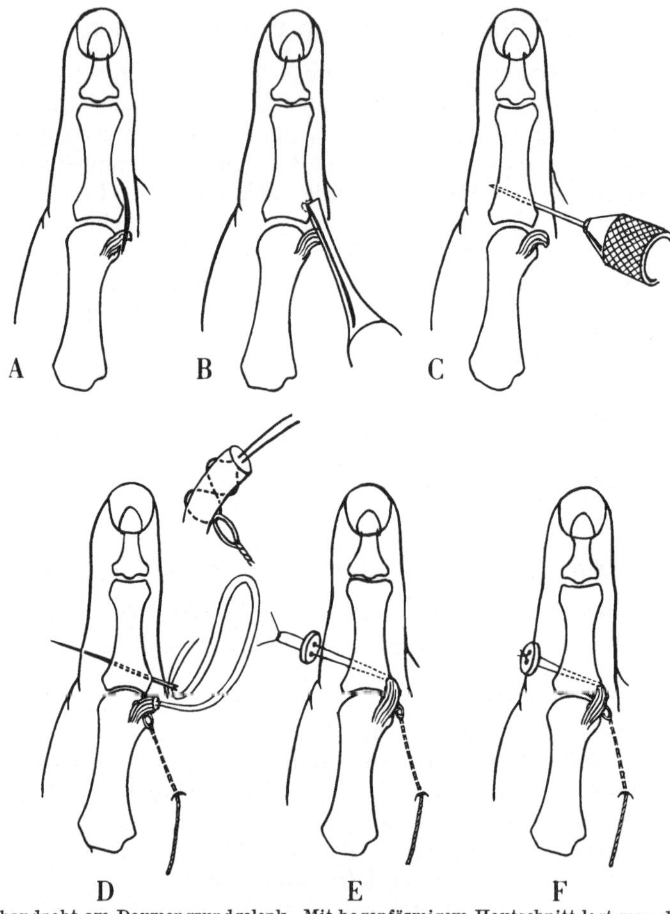

Abb. 98. Seitenbandnaht am Daumengrundgelenk. Mit bogenförmigem Hautschnitt legt man das Band frei (A)
und rauht den Knochen mit dem Meißel an (B). Anlegen des Bohrkanals (C) und Durchziehen der Stahldrähte (D).
Der Ausziehdraht nach St. Bunnell wird proximal durch die Haut gestochen. Knüpfen der Naht über einem
Metallknopf (E, F). — St. Bunnell hat diese Methode zur Befestigung einer Sehne am Knochen angegeben

das Metallplättchen abgeschnitten und das versenkte Nahtmaterial am Ausziehdraht herausgezogen. Die Entfernung des Drahtes erfordert keine Anaesthesie.
Die Stabilität des Gelenkes ist nach der Bandnaht gut.

b) Subcutane Sehnenverletzungen

Geschlossene Sehnenverletzungen beobachtet man fast nur dorsal über dem
Endgelenk. Der Riß der Strecksehne kommt bei starker Endgliedbeugung
zustande und stellt daher eine typische Ballsportverletzung dar. Das hängende
Endglied kann aktiv nicht mehr gestreckt werden („drop finger"). Nach D. R.
Pratt, H. Georg wird ein Kirschner-Draht von der Fingerspitze aus durch das

Endgelenk eingeschossen (Abb. 99). Der Bohrdraht hält die hergestellte Streckstellung des Endgliedes für 4—5 Wochen aufrecht. Zusätzlich legen wir den
Verband nach F. Mommsen an (Abb. 95). Nur innerhalb der ersten 8 Tage nach
der Verletzung hat diese Behandlung Aussicht auf Erfolg. Bei veralteten Fällen
ist nach 3 Wochen die Raffnaht nach H. Georg auszuführen (Abb. 177). Weniger
erfolgssicher ist die sofortige Freilegung mit treppenförmigem Hautschnitt und
Naht der gerissenen Sehne, weil das Nahtmaterial in den ausgefransten Sehnenfasern durchschneidet. Die zweckmäßigste Nahtmethode wäre die ausziehbare
Drahtnaht nach St. Bunnell (Abb. 94); dabei knotet man die Drahtenden über
dem gelochten freien Nagelrand und entfernt die Naht nach 5—6 Wochen. Der
Mommsen-Verband entspannt die Nahtstelle. Regelmäßig sind Sitz des Verbandes und unveränderte Lage des Gipsklotzes in
der Hohlhand zu überprüfen. Auch ohne Therapie
sieht man bisweilen noch nach Monaten eine befrie-
digende Funktion des Fingerendgelenkes, wenn die
den Sehnenriß überbrückende Narbe schrumpft.

Der geschlossene Querriß der Streckaponeurose
über dem Mittelgelenk führt wie bei den offenen
Verletzungen zur aktiven Streckunfähigkeit. Sind die
Seitenzüge erhalten, so können sie palmarwärts ab-
gleiten und das Endglied überstrecken. Tritt das
Köpfchen des Grundgliedes durch die Seitenzüge, so
vermehrt sich beim aktiven Streckungsversuch die
Mittelgelenkbeugung („Knopflochmechanismus“). Passiv läßt sich das Mittelgelenk zwar strecken, aber die
Fehlstellung tritt bei Freigabe des Fingers sofort wieder
ein. Sind gleichzeitig die Seitenzüge durchgerissen, so
bleibt die Endgliedüberstreckung aus (Abb. 166, R).
Die Naht der Dorsalaponeurose mit fortlaufender
Drahtnaht, Achter- oder Einrollnähten wird wie bei
den offenen Sehnendurchtrennungen ausgeführt.

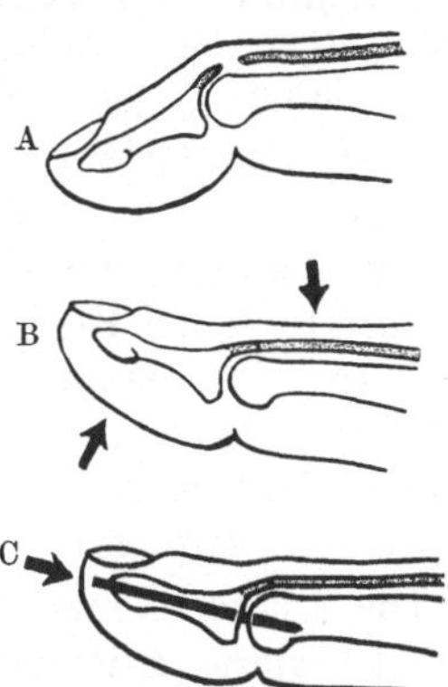

Abb. 99. Bei der konservativen
Behandlung des frischen geschlossenen Strecksehnenrisses über dem
Endgelenk führt die Hyperextension des Endgliedes zur Annäeh-
rung der beiden Sehnenstümpfe
(A, B). Der Fingerbohrdraht
hält die Überstreckstellung
aufrecht. (C)

Beim geschlossenen Längsriß der Streckaponeurose über dem Grundgelenk
gleitet die Strecksehne seitlich über dem Gelenk ab; die Fingerstreckung ist
behindert. Mit fortlaufender Drahtnaht läßt sich der Riß versorgen.

4. Verrenkungen

a) Verrenkungen der Fingergelenke

An den End- und Mittelgelenken ereignen sich Verrenkungen in dorsaler,
palmarer oder seitlicher Richtung. Die Deformität des luxierten Gelenkes
ist unverkennbar. Die Einrenkung in örtlicher Betäubung durch Zug am
Endglied und Gegendruck auf die Basis der dislozierten Phalanx macht keine
Schwierigkeiten. Unerläßlich ist eine Röntgenkontrolle zur Bestätigung der
gelungenen Reposition. Die Fixation für 14 Tage Dauer geschieht mit
Heftpflasterstreifen, welche in dorso-palmarer Richtung (nicht zirkulär!)
angelegt werden.

Verrenkungen im Grundgelenk finden sich am Daumen häufiger als an den
dreigliedrigen Fingern. Bei der Luxatio pollicis tritt die Basis der Grundphalanx
über das Köpfchen des I. Mittelhandknochens auf die Dorsalseite. Je nachdem,
ob die beiden Gelenkflächen noch Kontakt miteinander haben oder außer Verbindung stehen, unterscheidet man eine unvollständige von einer vollständigen

Verrenkung des Daumens. Gelenkstufe, starre Fixation in der abnormen Richtung und Röntgenbilder sichern die Diagnose. Der Zug der umgebenden Weichteile bildet ein Repositionshindernis bei dem fehlerhaften Versuch, durch einfachen Zug die Reposition zu erzwingen. Die dislozierte Sehne des M. flexor pollicis longus legt sich nur um so enger um das Köpfchen des I. Mittelhandknochens. In örtlicher Betäubung muß die Einrenkung ohne Gewaltanwendung durch Überstreckung des Daumens und dann durch direkten Druck gegen die Basis des Grundgliedes nach vorn geschehen (Abb. 75, *B*). Sobald die beiden Gelenkflächen Kontakt gewinnen, gelingt die Beugung mit einem hör- und fühlbaren Einschnappen. Stets sollen Röntgenkontrollbilder die gelungene Reposition dokumentieren. Neben der Sehne des M. flexor pollicis longus können die eingeklemmte Gelenkkapsel oder ein interponiertes Sesambein als Repositionshindernis wirken. Gelingt es nicht, die Verhakung der langen Daumenbeugesehne durch stärkere seitliche Daumenneigung in ulnarer Richtung zu beseitigen, so muß das Gelenk durch einen kleinen mediolateralen Schnitt freigelegt werden. Mit dem Elevatorium wird die Sehne um das Köpfchen des I. Mittelhandknochens herumgehebelt. Auch nach offener Einrenkung sind die funktionellen Ergebnisse später gut. Analog verfahren wir bei der seltenen palmaren Daumenluxation. Den eingerenkten Daumen stellt man für 3 Wochen mit einer dorsalen Gipsschiene ruhig, welche vom Endglied bis zur Mitte der radialen Unterarmseite reicht. Ist ein Seitenband ausgerissen, so wird es operativ reinseriert (Abb. 98).

Die Grundgelenke der Finger 2—5 sind meistens wie beim Daumen nach dorsal luxiert. Interposition der Gelenkkapsel oder beider Beugesehnen um das Köpfchen des entsprechenden Mittelhandknochens kommen vor; in solchem Falle zeigt ein luxierter randständiger Finger eine latero-dorsale Winkelstellung. Die Reposition geschieht in örtlicher Betäubung durch Überstreckung und Druck auf die proximale Phalanx in palmarer Richtung. Sind beide Beugesehnen um das Köpfchen des V. Mittelhandknochens verlagert, so bilden sie ein unüberwindliches Repositionshindernis. Die Verklemmung wird operativ behandelt: Mit einem Elevatorium hebelt man beide Beugesehnen unter Schonung der Gefäß-Nervenbündel über das Köpfchen und beseitigt die Verrenkung (Abb. 75). Der verletzte Finger wird 3 Wochen lang auf einer palmar angelegten Fingerschiene ruhiggestellt.

b) Verrenkungen der Handgelenke

In den 3 Hauptgelenken der Handwurzel (Articulationes radiocarpea, intercarpea und carpometacarpea) können Verrenkungen nach dorsal (Abb. 100) und ganz selten nach palmar vorkommen. Auch die Verrenkungen einzelner Handwurzelknochen werden beobachtet.

In örtlicher Betäubung oder Leitungsanaesthesie gelingt die Einrichtung am Unfalltage relativ einfach durch langsam sich verstärkenden Längszug an den Fingern und Gegendruck auf die Handwurzel. Ohne Assistenz läßt sich selbst bei veralteten Fällen die Reposition im Extensionsgerät nach R. KLAPP ausführen (Abb. 101). Anschließend bleibt das Handgelenk in Mittelstellung 4 Wochen lang durch eine dorsale Unterarmgipsschiene fixiert. Bei den Verrenkungsbrüchen hat F. SCHNEK dorsale oder palmare Abscherungen der Speichengelenkfläche und Abbrüche an den Griffelfortsätzen beschrieben; in solchen Fällen beträgt die Ruhigstellung ebenso wie bei älteren Verrenkungen 6 Wochen. Um die Gebrauchsfähigkeit der Hand zu erhalten, muß auf selbsttätige Übungsbehandlung aller nicht ruhiggestellten Gelenke geachtet werden.

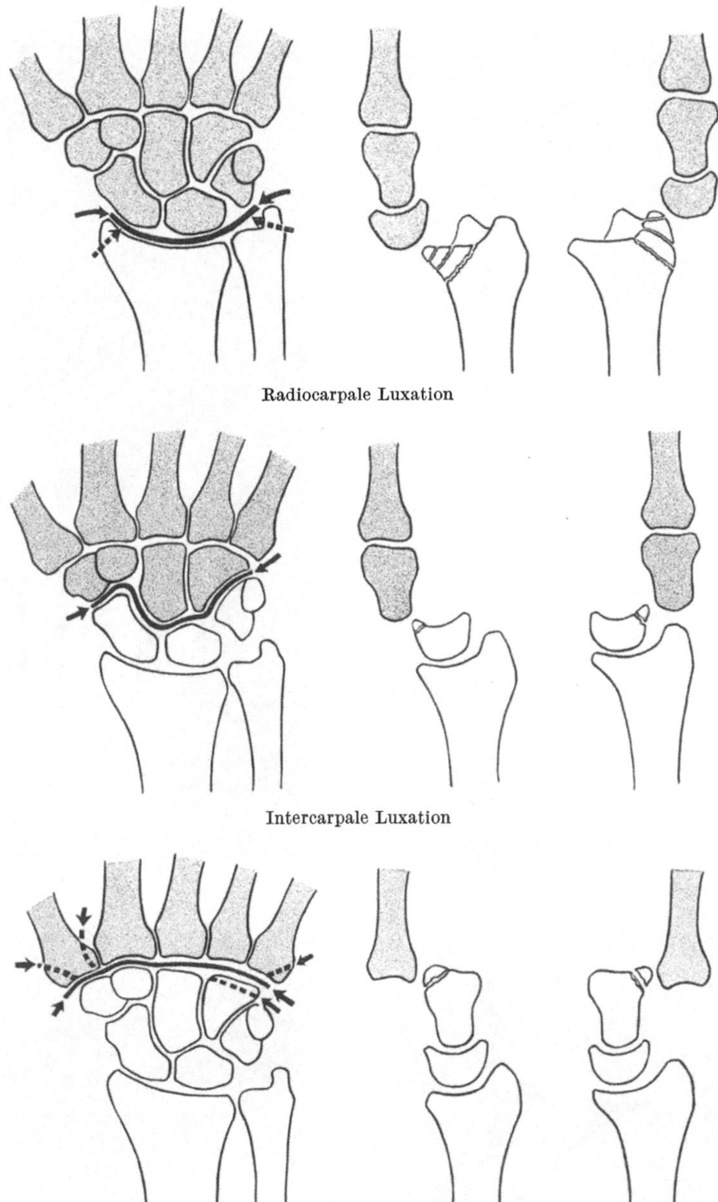

Abb. 100. Verrenkungen der Hand in den 3 Hauptgelenkflächen nach Untersuchungen von F. SCHNEK. Die dunklen distalen Knochenabschnitte sind in den ausgezogenen reinen Trennungslinien nach palmar oder dorsal luxiert. Bei den Verrenkungen können gleichzeitig Knochenabrisse an den Gelenkflächen vorkommen; die hierbei entstehenden unreinen Trennungslinien sind gestrichelt dargestellt

c) Perilunäre Verrenkungen der Hand

Geht ein Sturz mit extremer Dorsalflexion im Handgelenk einher, so kann eine perilunäre dorsale Verrenkung der Hand eintreten (Abb. 102). Vor dem distalen Radiusende imponiert dann das verlagerte Mondbein als druckempfindliche Vorwölbung. Im Versorgungsbereich des N. medianus kann Paraesthesie bestehen. Die dreigliedrigen Finger werden in mittlerer Beugestellung gehalten,

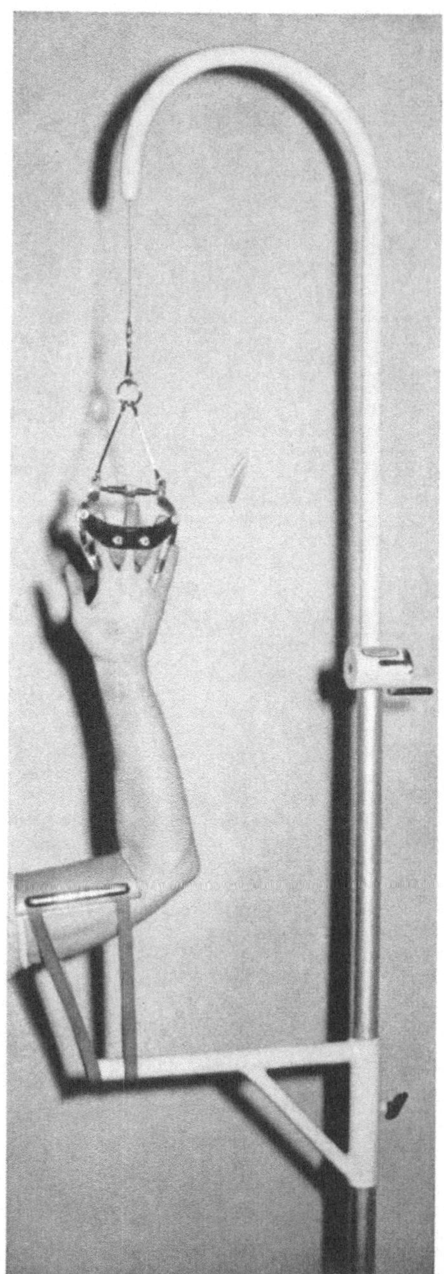

A

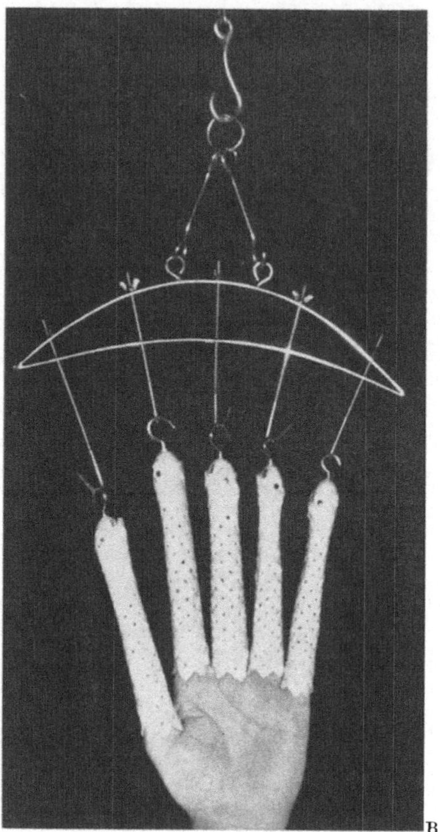

B

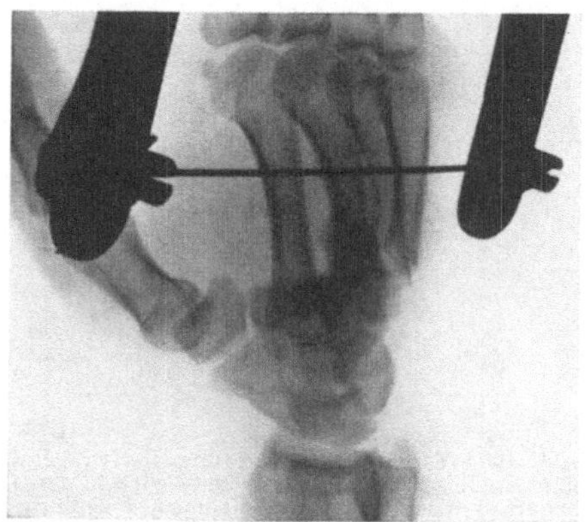

C

Abb. 101. Extensionsapparat nach R. KLAPP zur Einrichtung von Speichenbrüchen, Vorderarmbrüchen und Verrenkungen in den Handwurzelgelenken. Streckung durch Aufrollen der Drahtlitze auf seitlicher Welle mit Feststellvorrichtung. Gegenzug am gebeugten Oberarm durch gepolsterten Blechsattel. Die richtige Rotationsstellung des Unterarmes spielt sich von selbst ein. Fester als die Fingerklaue (A) halten Strohhülsen („Mädchenfänger") (B). Bei Drahtextension durch die Mittelhandknochen läßt sich der Kirschner-Bügel einhängen, wie das Röntgenbild (C) anläßlich der Einrenkung einer 4 Tage alten Luxatio carpometacarpea mit Fraktur des IV. und V. Mittelhandknochens zeigt (C)

und die Beweglichkeit des Handgelenkes ist behindert. L. BÖHLER hat bei dieser Verletzung Schädigungen des N. medianus und des N. ulnaris beschrieben.

Röntgenologisch läßt sich die Verlagerung des Mondbeines besonders im seitlichen Bilde erkennen; es stellt sich dann im palmo-dorsalen Strahlengang nicht mehr

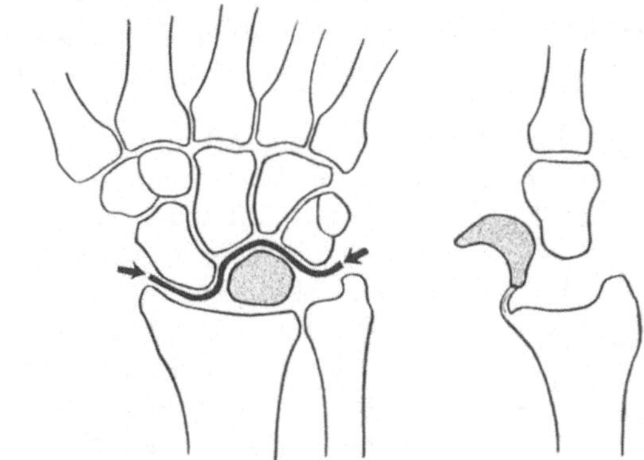

Perilunäre Luxation

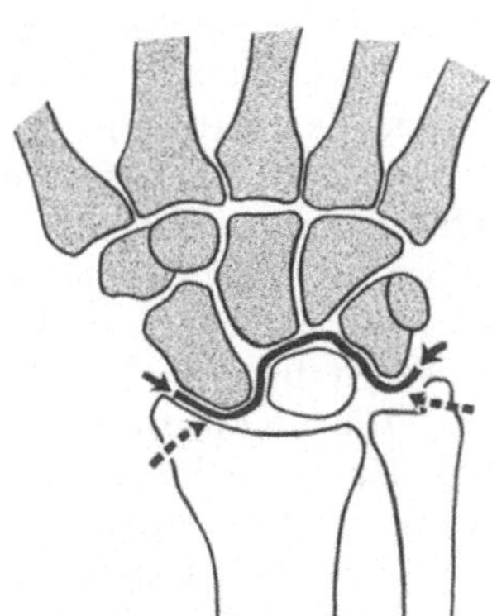

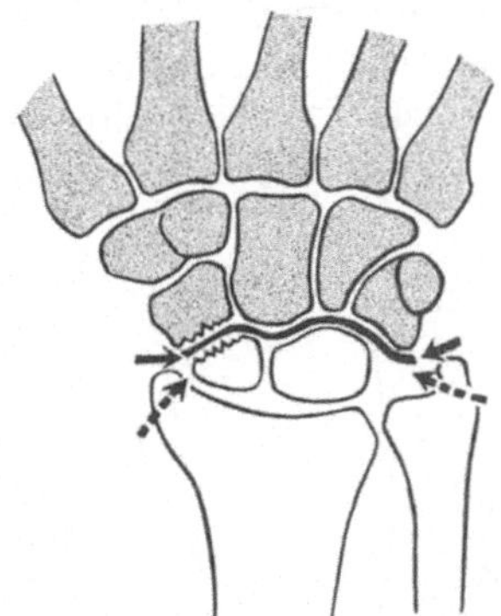

Transstylo-perilunäre Luxation   Transnaviculo-perilunäre Luxation

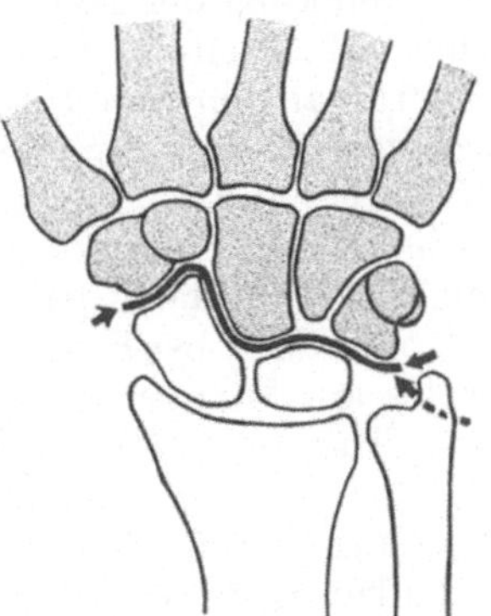

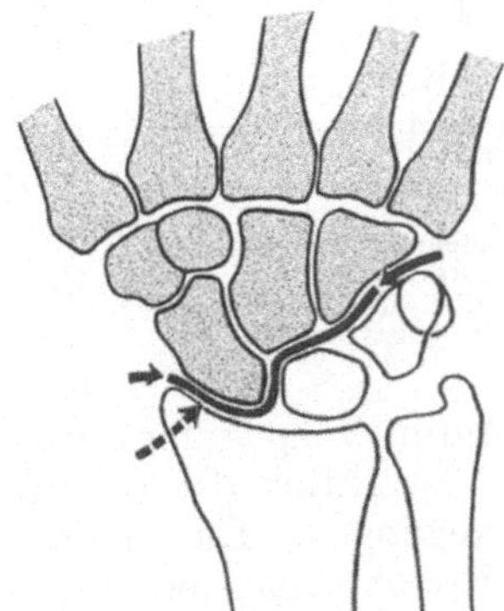

Perinaviculo-lunäre Luxation   Peritriquetro-lunäre Luxation

Abb. 102. Verrenkungen in der perilunären Gelenkfläche nach Untersuchungen von F. SCHNEK. Die reinen Trennungslinien sind ausgezogen und die unreinen mit Knochenabrissen an den Gelenkflächen gestrichelt dargestellt

als reines Dreieck und seitlich nicht mehr als Halbmond dar. Im extremen Falle liegt das Os lunatum völlig aus dem Gelenkgefüge herausgeworfen und um seine Längsachse gedreht. Bei dieser Verletzung kommen auch Abrisse der Griffelfortsätze von Elle und Speiche vor.

Anläßlich der perilunären Verrenkung und auch bei der Fraktur des Kahnbeins sieht man im Röntgenbild häufig eine Konstitutionsanomalie, welche F. Schenk als Konsolenradius bezeichnet (Abb. 103, 104). Die distale Speichengelenkfläche ist stärker palmar gebeugt, so daß im Seitenbild die Gelenklippe der Speiche auf der Beugeseite vermehrt konsolenartig vorspringt. Die ausgeprägteste Form dieser angeborenen Anomalie ist die Madelungsche Deformität mit dorsaler Verlagerung des Ellenköpfchens und Supinationsstellung der Hand. Da die proximale Carpalreihe bereits in Normalstellung relativ dorsalflektiert steht, ergibt sich daraus die besondere Disposition für Handwurzelverletzungen.

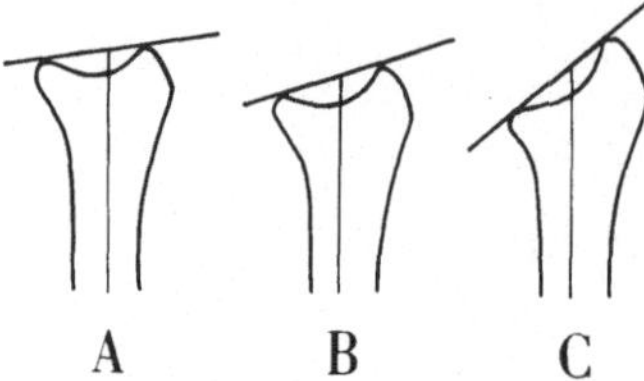

Abb. 103. Verschiedene Neigungswinkel der distalen Speichengelenkfläche zur Längsachse des Unterarmes nach Untersuchungen von F. Schnek: A Normalradius, B Konsolenradius, C Madelungradius

In örtlicher Betäubung (20 cm³ der 2%igen Novocainlösung) oder in Leitungsanaesthesie gelingt die Einrenkung durch gleichmäßigen, starken Zug. Dabei ist manchmal eine leichte Supinationsdrehung der Hand erforderlich. Bei Längszug an den Fingern gibt das Os capitatum den Platz für das Os lunatum frei; gleichzeitig drücken die Beugesehnen auf das Mondbein und drehen es gegen das Gelenk zurück. Bisweilen muß man von außen durch Fingerdruck etwas nachhelfen. Nach dem 10 min währenden Zug (L. Böhler) ist gewöhnlich die Verrenkung beseitigt. Selbst wenn das Handgelenk jetzt normale Konturen zeigt und frei beweglich ist, müssen Röntgenkontrollen vor und nach Anlegen der dorsalen Gipsschiene die regelrechte Stellung der Handwurzelknochen bestätigen. Die Paraesthesie geht entweder sofort nach der Einrenkung oder wenige Tage später zurück. In Mittelstellung wird das Handgelenk 3 Wochen lang fixiert. H. M. Nichols führt die Einrenkung ohne Assistenz aus (Abb. 105). — Bei der sehr seltenen perilunären palmaren Verrenkung der Hand ist das Mondbein auf der Streckseite tastbar.

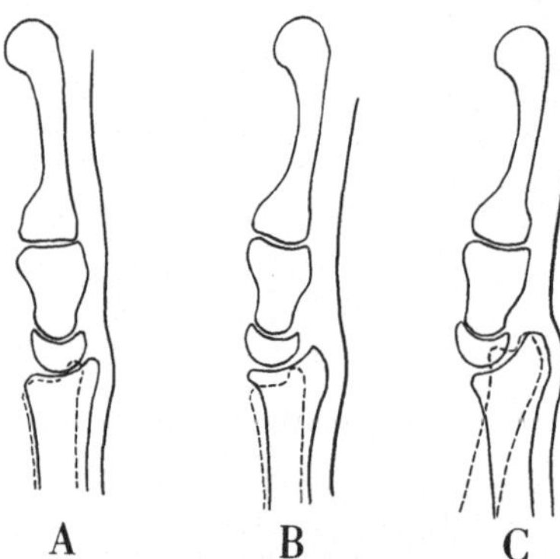

Abb. 104. Ruhelage des Handskelets bei den verschiedenen Neigungswinkeln der distalen Speichengelenkfläche nach Untersuchungen von F. Schnek: A Normalradius, B Konsolenradius, C Madelungdeformität mit kompensatorischer Dorsalflexion der proximalen Handwurzelreihe und Einsattelung an der Handgelenkstreckseite

Vergrößert man den Handgelenkspalt durch Einspritzen von 40 cm³ physiologischer Kochsalzlösung, so gelingt die Einrenkung des Mondbeines noch in den ersten Tagen nach der Verletzung. Diese Methode gab W. Knieriem für verschleppte Fälle bei Fehlen eines Schraubenzuggerätes an. Ihm gelang die Einrenkung nach dieser Aufquellung selbst noch am 5. Tag in tiefer Allgemeinnarkose bei manueller Distraktion des Handgelenkes und unter gleichzeitigen Pro- und Supinationsbewegungen. Die örtliche Betäubung erwies sich dabei als nicht ausreichend. Kommt man bei veralteten Fällen trotz der Aufquellung und Anwendung des Schraubenzugapparates nicht zum Ziele, so kann man einen percutan von dorsal-distal nach palmar-proximal gerichteten Kirschner-Draht in das Mondbein einführen (Abb. 106), dieses herumhebeln und reponieren (G. Vetter).

Eine nicht eingerichtete Mondbeinverrenkung führt zur schmerzhaften Arthrose mit Bewegungsbehinderung des Handgelenkes und der Finger. Daher muß bei Mißlingen der unblutigen Einrenkungsversuche operativ vorgegangen werden. Man legt dabei einen queren Hautschnitt über der Beugeseite des Handgelenkes parallel zum Verlauf der distalen Handgelenkfurche an. Zwischen den Sehnen des M. palmaris longus und des M. flexor carpi radialis wird die Fascie in Längsrichtung gespalten. Zwischen dem ulnaren Sehnenscheidensack (Sehnen der langen Fingerbeuger und N. medianus) und dem radialen Sehnenscheidensack

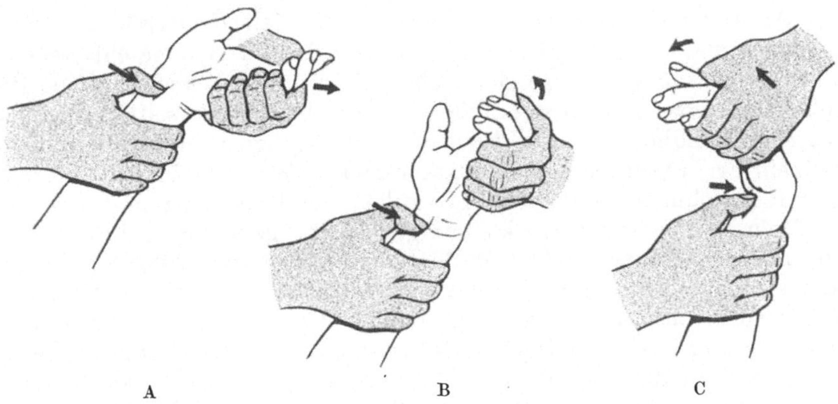

A   B   C

Abb. 105. Einrenkung des Mondbeines bei der perilunären Verrenkung der Hand nach H. M. NICHOLS. Längszug an der Hand und Fixation des Unterarmes mit Daumendruck auf das Mondbein (*A*). Langsame Beugung des überstreckten Handgelenkes (*B*); dabei tritt das Mondbein in seine normale Lage (*C*)

(Sehne des M. flexor pollicis longus) liegt das verlagerte Mondbein. Ist das Os lunatum gelenkflächengerecht in sein Lager eingefügt, so beendet man die Distraktion des Handgelenkes und fertigt Röntgenaufnahmen in 2 Ebenen an. Auf keinen Fall soll das Mondbein entfernt werden, weil bei gestörtem Handgefüge Kraft und Beweglichkeit des Handgelenkes leiden. Die Luxation des Mondbeines führt erfahrungsgemäß nicht zur Nekrose oder Malacie des Knochens.

Isolierte geschlossene Verrenkungen der übrigen Handwurzelknochen sind sehr seltene Verletzungen, welche nach Reposition und Immobilisierung des Handgelenkes für 3 Wochen Dauer ausheilen.

d) Perilunäre Verrenkungsbrüche der Hand

Als typische intercarpale Luxationsfraktur beschrieb DE QUERVAIN den mit palmarer Luxation des Mondbeines kombinierten Kahnbeinbruch. Bei dieser Verletzung luxiert das proximale Fragment des Kahnbeins mit dem Mondbein in palmarer Richtung. Die Einrichtung geschieht wie bei der reinen perilunären Verrenkung. Verschiebungen der Kahnbeinbruchstücke versucht man durch seitlichen Druck, durch Abbiegen und Drehen der Hand auszugleichen. Die Ruhigstellung führen wir 12 Wochen lang im Gipsverband bis zur knöchernen Heilung des Kahnbeines durch. Bei der perilunären Verrenkung sind als

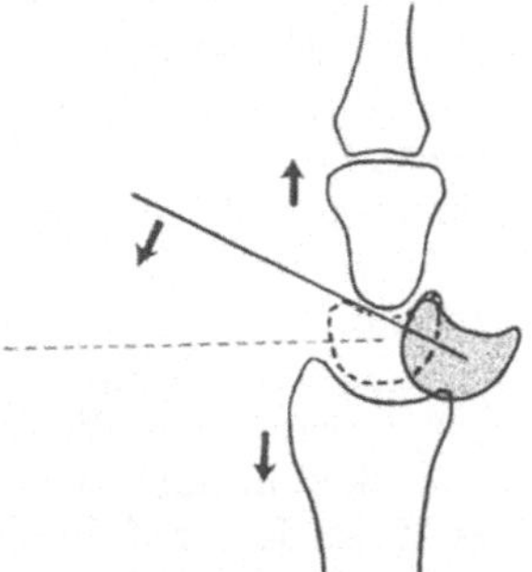

Abb. 106. Reposition des Mondbeines bei perilunärer Luxation nach G. VETTER. Während der Schraubenzugextension wird von der Streckseite ein Kirschner-Draht in das Mondbein eingeführt, das freie Drahtende in proximaler Richtung herumgehebelt und dadurch das Mondbein reponiert

Begleitläsion bekannt: Brüche des Os capitatum (H. MATTI) und des Os triquetrum, einhergehend mit Abrißbrüchen des Processus styloideus von Radius und Ulna (J. ENDER u. Mitarb.). Diese Verletzungen heilen innerhalb von 4 Wochen. — Läßt sich der typische perilunäre Verrenkungsbruch nicht konservativ einrichten, so muß auch hier operativ vorgegangen werden. Wir haben früher nach der Reposition die beiden Kahnbeinbruchstücke mit einem Kirschner-Draht fixiert. Nach unseren Erfahrungen läßt sich mit dieser transossären Drahtschienung keine knöcherne Heilung erreichen; diese trat erst nach autoplastischer Knochenbolzung des Kahnbeines ein (Abb. 154).

5. Knochenbrüche

Die Auswertung unserer handchirurgischen Jahresstatistiken ergibt ein Häufigkeitsverhältnis der offenen Knochenbrüche zu den geschlossenen von 1:1,3. Beide Hände sind zwar gleich oft verletzt, doch betreffen offene Brüche die linke Hand etwa doppelt so häufig wie die rechte. Beiderseits fanden wir auf der radialen Handhälfte in der Reihenfolge: Zeigefinger, Mittelfinger, Daumen relativ mehr Frakturen als auf der ulnaren Seite. Sämtliche Finger sind in ihren peripheren Abschnitten besonders gefährdet; die Endglieder stehen an erster Stelle. Mehrere Fingerknochen können gleichzeitig gebrochen sein.

Mit unseren therapeutischen Maßnahmen wollen wir frühzeitig knöcherne Bruchheilung und schmerzfreie, normale Handfunktion erreichen. Für die Beurteilung der Prognose spielen zwar Gelenkbeteiligung, Ausmaß der Fragmentverschiebung und Gesundungswille des Verletzten eine Rolle; entscheidend aber bleibt die sachgemäße, sorgfältige Erstversorgung. Je achsengerechter die Einstellung der Fragmente mit anatomischer Restitution der Gelenkflächen gelingt, um so besser wird das funktionelle Resultat sein. Verletzte Finger dürfen nur in Funktionsstellung fixiert werden, sonst entstehen Dauerschäden. An folgende Gefahren ist bei Versorgung von Fingerbrüchen zu denken:

1. Nach längerer Ruhigstellung neigen die Fingerknochen zur Entkalkung und die Gelenke zur Versteifung.

2. Bleibt eine Verdrehung (dislocatio ad peripheriam) bestehen, so ist später der Faustschluß behindert, weil sich der rotierte Finger über den Nachbarfinger schlägt.

3. Verwachsungen zwischen Frakturcallus und Beuge- oder Strecksehne behindern die Funktion.

4. Eine Drahtextension, falls überhaupt erforderlich, soll nicht am Endglied angelegt werden, weil hier Knochen und Weichteile dadurch Schaden nehmen. Zudem kommt es leicht zur Distraktion der Fragmente.

5. Reponieren der Fraktur durch nachträgliches Biegen der bereits angewickelten Fingerschiene kann zu einem übermäßigen Längszug mit Distraktion der Fragmente führen und die knöcherne Heilung verzögern oder verhindern.

6. Operative Maßnahmen verlangen strenge Indikation und gesicherte Asepsis.

7. Schnürende zirkuläre Verbände (Gips!) gefährden die Durchblutung und damit die Lebensfähigkeit des verletzten Fingers.

8. Eine Redislokation läßt sich rechtzeitig erkennen, wenn der Heilverlauf durch regelmäßige Nachuntersuchungen und Röntgenkontrollen überwacht wird.

9. Nach unzweckmäßiger Behandlung knöcherner Handverletzungen können sich chronische Schmerzzustände und Gelenkreizungen an Hand und Schulter einstellen.

a) Diagnostik der Fingerbrüche

Die klassischen Frakturzeichen (Achsenknickung, abnorme Beweglichkeit, Crepitation) sind bei Gelenkrollenbrüchen oder beim Längsbruch einer Phalanx nicht eindeutig; sie fehlen gänzlich bei knöchernen Verletzungen der Handwurzel. Die unsicheren Frakturzeichen (Schwellung, Bluterguß, Bewegungsschmerz, Druckschmerz, indirekter Bruchschmerz bei Stauchung und Zug am verletzten Fingerstrahl) können nicht nur bei einer Fraktur, sondern auch bei einer Kontusion oder Distorsion vorkommen. Ein nur geringer Verletzungsschmerz schließt

einen Knochenbruch nicht aus. Den sicheren Beweis für das Vorhandensein
einer Fraktur erbringen erst die Röntgenbilder in 2 Ebenen. Mitunter müssen
zusätzlich Schrägaufnahmen in halber Pro- oder Supination, Feinstfocusaufnahmen, stereoskopische Bilder oder Vergleichsbilder mit der unverletzten Hand
zur Sicherung der Diagnose beitragen.

b) Endgliedbrüche

Durch direkte quetschende oder stauchende Gewalteinwirkung entsteht der
Nagelgliedbruch mit bisweilen mannigfachem Verlauf der Bruchlinien (Abb. 107).
Die Tuberositas phalangis distalis kann gänzlich zertrümmert sein und dorsale,
palmare oder seitliche Verlagerung der Fragmente aufweisen. Am Daumen

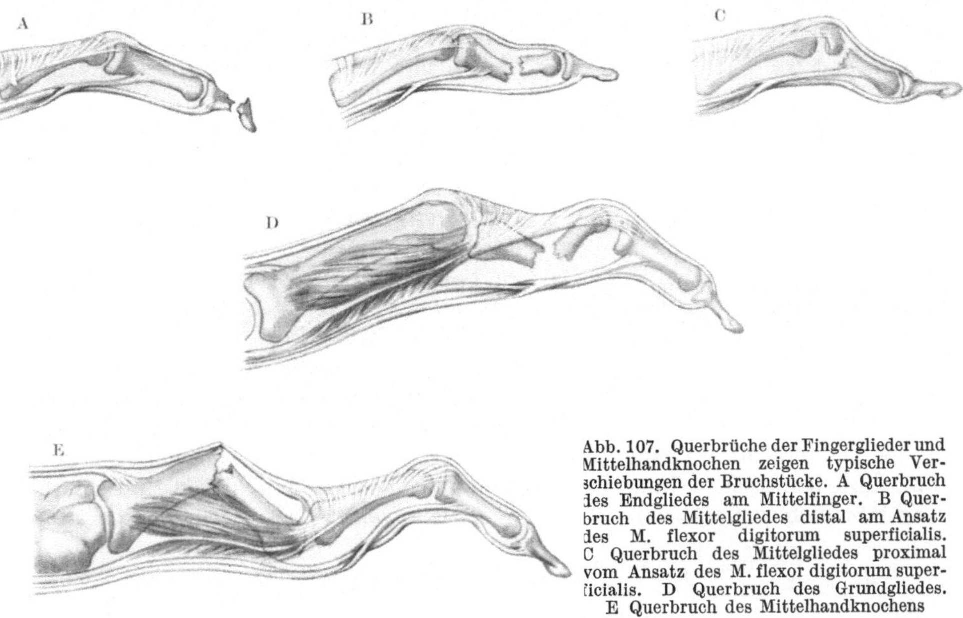

Abb. 107. Querbrüche der Fingerglieder und
Mittelhandknochen zeigen typische Verschiebungen der Bruchstücke. A Querbruch
des Endgliedes am Mittelfinger. B Querbruch des Mittelgliedes distal am Ansatz
des M. flexor digitorum superficialis.
C Querbruch des Mittelgliedes proximal
vom Ansatz des M. flexor digitorum superficialis. D Querbruch des Grundgliedes.
E Querbruch des Mittelhandknochens

beobachtet man nicht selten eine Längsspaltung der distalen Phalanx mit klaf-
fendem Bruchspalt. Ist das Endgelenk beteiligt, so bleiben mitunter schmerzhafte Bewegungsstörungen bestehen. Schaft oder Basis frakturieren quer oder
in V- und Y-Form mit und ohne Verschiebung der Bruchstücke.

Vorwiegend am Mittelfinger kommt der Abbruch des dorsalen Sehnenfort-
satzes nach Einklemmung oder gewaltsamer Beugung vor; diese Verletzung geht
mit einer aktiven Streckunfähigkeit des Endgliedes einher. Der passive Streckungsversuch ist schmerzhaft. Bisweilen besteht ein Gelenkerguß. Die Überstreckungsbrüche des Endgliedes zeigen dasselbe klinische Bild wie der Strecksehnenabriß. Röntgenologisch erkennt man eine Abscherung der dorsalen Gelenkfläche
bis zur Hälfte und eine Subluxation des Endgliedes nach der Beugeseite. —
Außerdem sind Abbrüche des palmaren Sehnenansatzes oder der seitlichen Basis-
anteile bekannt.

Behandlung. In Oberstscher Leitungsanaesthesie werden beim Querbruch
Dislokationen durch Längszug, Biegen oder seitlichen Druck ausgeglichen. Nach
der Reposition wird bei dorsalflektiertem Handgelenk der verletzte Finger auf
einer palmar angelegten filzgepolsterten Fingerschiene ruhiggestellt und eine
dorsale Unterarmgipsschiene angelegt (Abb. 70, 108). Die Fingerschiene kann

nicht verrutschen, wenn sie lang genug ist und ihre zuvor umgebogenen Drahtenden von der Mullbinde erfaßt werden. Das periphere Schienenende ist durch einen Draht an das Mittelstück fixiert, damit die Biegung der Schiene unverändert

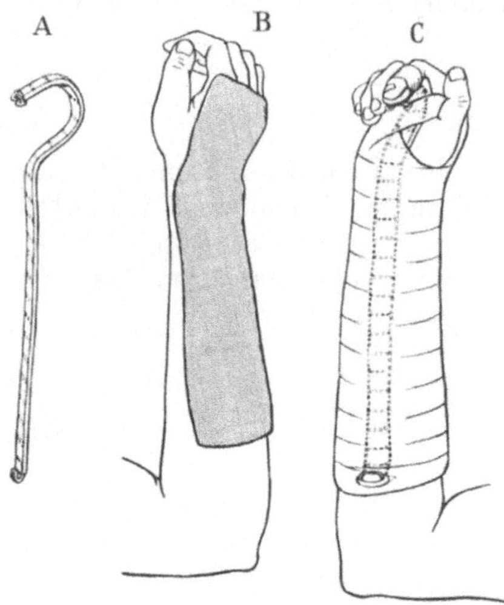

bleibt. Der verletzte Finger darf sich nicht in der Längsachse verdrehen und muß in der Heilungsphase die erforderliche Ausrichtung auf das Kahn- oder Mondbein beibehalten. Deshalb ist die Schiene außerdem in der Hohlhand zu fixieren, ohne daß dadurch die Nachbarfinger in der Bewegung behindert werden. Das Endglied des verletzten Fingers befestigt man durch Heftpflaster an die Schiene. Wenn Grund- und Mittelgelenk etwa um 110° gebeugt sind, so kann der Verletzte den Ärmel über den Schienenverband streifen. — Will man eine Fingergipsschiene anlegen, so darf diese nur die halbe Zirkumferenz des Fingers erfassen, weil sonst schmerzhafte Schwellung und Blutumlaufstörungen auftreten. Unverletzte Nachbarfinger sind nicht als zusätzliche „natürliche Schiene" in den Gipsschienenverband mit einzubeziehen.

Abb. 108. Verbandanordnung zur Behandlung von eingerichteten Brüchen der Fingerglieder. Eine palmare, filzgepolsterte Drahtfingerschiene wird der Funktionsstellung entsprechend gebogen (A) und eine dorsale Unterarmgipsschiene angelegt (B). Den verletzten Finger befestigt man mit Heftpflasterstreifen an die bereits angewickelte Fingerschiene (C)

Bei der Behandlung frischer Abrißbrüche des Strecksehnenansatzes muß wie bei den einfachen Strecksehnenausrissen das Endglied überstreckt und das Mittelglied gebeugt werden, damit sich das kleine dorsale Gelenkfragment anlegt. Ein Fingerbohrdraht kann die Überstreckstellung des Endgelenkes sichern (Abb. 99). Diese Fingerhaltung läßt sich weder durch eine streckseitig angelegte Metallschiene noch durch

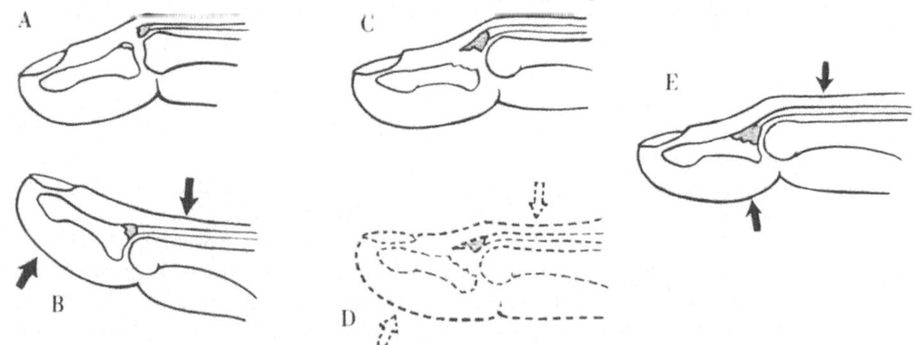

Abb. 109. Abrißbrüche des Strecksehnenansatzes nach L. BÖHLER. Strecksehnenabriß mit Gelenkfragment macht aktive Streckung des hängenden Endgliedes unmöglich (A). Durch Überstreckung des Endgliedes (B) nähern sich die Fragmente. Ist die dorsale Seite der Gelenkfläche abgeschert (C), so würde sich bei Hebung des Endgliedes (D) die Diastase der Fragmente vergrößern. Die Reposition gelingt durch palmaren Druck auf die Basis des Endgliedes (E)

eine Finger-Gipshülse über längere Zeit aufrechterhalten (Abb. 95). F. MOMMSEN verbesserte die Verbandtechnik auf Grund seiner muskelphysiologischen Untersuchungen. Er wies nach, daß bei Hand- und Grundgelenkbeugung eine vollkommene Entspannung der „Lumbricalis-Profundus-Einheit" eintritt. In dieser Haltung können End- und Mittelgelenke nicht mehr aktiv gebeugt oder gestreckt werden. Diese Entspannungsstellung des Endgelenkes hat sich bei der Behandlung von offenen und gedeckten Durchrissen am Endglied als zweckmäßig erwiesen.

Folgendermaßen wird nach F. Mommsen der Verband angelegt: Eine dorsale Unterarmgipsschiene reicht vom Ellbogen bis zu den Zwischenfingerfalten; dabei sind Hand- und Grundgelenke gebeugt. Der verletzte Finger liegt mit überstrecktem Endglied auf einem Gipsklotz. Nachdem der Verband in dieser Stellung erhärtet ist, wird das überstreckte Endglied mit einem Heftpflasterstreifen auf dem Gipsklotz befestigt.

Die Überstreckungsbrüche richtet man durch palmaren Druck auf die Endgliedbasis und dorsalen Gegendruck auf das Mittelglied ein. Hier würde eine Überstreckung des Endgliedes die Subluxation nur verstärken (Abb. 109). Eine Gipshülle fixiert den Finger bei leichter Beugung im Endgelenk (etwa 10°). Operative Behandlung kommt bei Ausbruch eines Gelenkfragmentes nur selten in Frage; sie gestaltet sich dann wie bei der Versorgung von Beuge- oder Strecksehnendurchtrennungen über dem Endgelenk (Abb. 85, 94). Legt man die ausziehbare Drahtnaht an, so kann das kleine Gelenkbruchstück leicht bersten und später Reizzustände verursachen, welche erst nach seiner Entfernung abklingen. Aus diesen Gründen bevorzugen wir die konservative Behandlung dieser Verletzungen.

c) Mittel- und Grundgliedbrüche

Anatomisch sind sich Mittel- und Grundglied sehr ähnlich. Nach direkter Gewalteinwirkung entsteht gewöhnlich ein querer Schaftbruch, bei indirekter ein schräger. Bei Mittelgliedbrüchen ergeben sich typische Achsenknickungen, abhängig von der Länge des distalen Fragmentes und damit von der Lagebeziehung der Insertionen des M. flexor digitorum superficialis zum Bruchspalt (Abb. 107). Verbleibt die Sehne am proximalen Fragment, so bilden die Bruchstücke einen nach dorsal offenen Winkel. Der Winkel ist nach palmar geöffnet, wenn die Sehnenschenkel dem distalen Fragment angehören. Bei Schrägbrüchen pflegt die Verkürzung nur gering zu sein. Längsbrüche können bis in das Nachbargelenk reichen. Die Bruchstücke verschieben sich gewöhnlich bei geschlossenen Frakturen der Fingerglieder nicht wesentlich, weil die Weichteile eng dem Knochen anliegen. Gelenkrollenbrüche proximal der Knorren verlaufen meistens quer und können sich in T- oder V-Form in das Gelenk fortsetzen, wodurch beide Condylen getrennt werden. Schräg abgebrochene Condylen können sich drehen und verlagern. Die Basis einer Phalanx kann durch Stauchung in ganzer Breite frakturieren, oder es schert sich eine ihrer Seiten ab. Epiphysentrennungen muß man sehr genau einrichten, um Achsenknickungen und Wachstumsstörungen zu verhindern.

Die Grundgliedbrüche verlaufen wie die Mittelgliedbrüche vorwiegend quer oder schräg durch den Schaft. Die beiden Bruchstücke bilden durch den Zug der Strecksehne und der kurzen Hohlhandmuskeln einen nach dorsal offenen Winkel (Abb. 107). Ein kurzes peripheres Bruchstück kann um die transversale Achse bis zur völligen Umwendung abknicken. Torsionsfrakturen des Grundgliedes sieht man vorzugsweise am 5. Finger. Die Längsbrüche, Basisbrüche und Frakturen im Bereiche des Caput phalangis unterscheiden sich hier nicht von denen des Mittelgliedes.

Behandlung. Wie bei den Endgliedern reponieren wir gebrochene Mittel- und Grundglieder in Leitungsanaesthesie und beseitigen die Dislokation der Fragmente durch palmaren, dorsalen, seitlichen Druck oder Biegen und Ziehen am peripheren Fingerabschnitt. Der Einrichtung folgt die Ruhigstellung durch

dorsale Unterarmgipsschiene in Kombination mit der palmaren gebogenen Draht-
oder Metallfingerschiene (Abb. 108). Das Anlegen eines solchen zweiteiligen Verbandes ist bei der Versorgung der Endgliedbrüche geschildert. Es kommt bei der
Schienung darauf an, die Biegungen für Hand- und Fingergelenke individuell
passend mit der Flachzange herzustellen; gleichgültig, ob gepolsterte Fingerschienen nach L. BÖHLER, Aluminiumschienen nach M. ISELIN oder filzgepolsterte
Drahtschienen benützt werden (Abb. 23, 24). Dadurch erst bekommen die Bruchstücke bei eingehaltener Funktionsstellung eine ausreichende Stütze. Brüche
mehrerer Finger versorgt man ebenfalls mit dorsaler Unterarmgipsschiene und
einer mehrteiligen Finger-
schiene. Diese muß so an-
gelegt sein, daß die peripheren Fingerabschnitte weder
torquiert, abduziert noch
abgeknickt werden. Nur am
Daumengrundglied würde
sich eine geringe dorsale
Abknickung nicht allzu
nachteilig auswirken, weil
dadurch der Öffnungs-
abstand des Daumens beim
Greifen vergrößert wird.

Gipsschienenverbände
zur Behandlung eingerichte-
ter Grundgliedbrüche legen
wir nur am Kleinfinger, und
zwar nach der Verbandtechnik von L. BÖHLER, an
(Abb. 110).

Da an den Fingern das
funktionelle Ergebnis bei
unausgeglichenen Verschiebungen schlecht ist, sollte
man besonders bei gelenk-
nahen Frakturen nach miß-

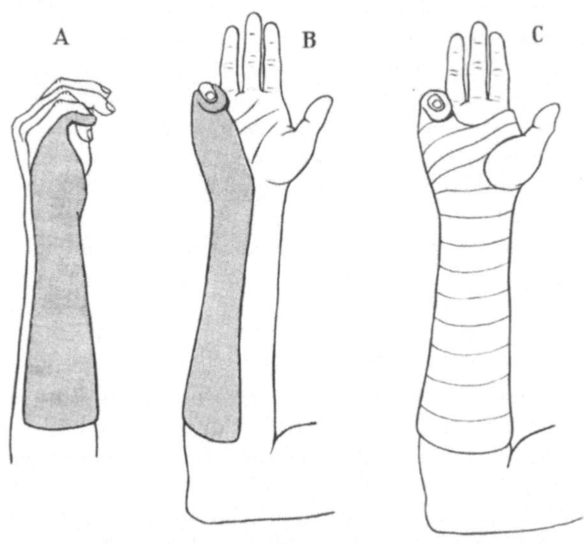

Abb. 110. Gipsschienenverband zur Behandlung von eingerichteten
Brüchen des Grundgliedes am Kleinfinger. Bei Funktionsstellung legt
man eine Gipsschiene ellenseitig an und läßt den Fingerrücken frei
(A, B). Eine streckseitige Unterarmgipsschiene fixiert das Handgelenk
in leichter Dorsalflexion. Nach L. BÖHLER muß die zirkulär angewik-
kelte Mullbinde sofort gänzlich ·durchschnitten und durch eine nicht
straff angelegte ersetzt werden (C); am folgenden Tag ergänzt man
den Verband durch eine bis zur distalen Hohlhandfurche reichende,
zirkuläre Gipsbinde

lungener konservativer Versorgung die operative Bruchbehandlung erwägen.
Es kommen Drahtumschlingungen oder Fingerbohrdrähte in Betracht, wie es bei
der primären Versorgung offener Knochenbrüche geschildert wurde (Abb. 68).
Man soll nicht mehr als eine einzige zirkuläre Drahtnaht legen, sonst kommt es
durch Abdrosselung der periostalen Gefäße zu Ernährungsstörungen, Osteolyse
und später zur Defektpseudarthrose. Bei geschlossenen Gelenkfrakturen sind
die Zerstörungen der Gelenkflächen niemals so erheblich, daß eine primäre
Arthrodese nötig wäre. Die operative Frakturbehandlung verlangt bei diesen
kleinen Knochen besonderes Geschick; sonst könnte ein zusätzlicher Schaden
entstehen.

Drahtextensionen am Endglied wirken sich ungünstig aus. Man sah Druck-
geschwüre und Durchrisse der Fingerkuppe, Distraktion der Bruchstücke
und verzögerte Bruchheilung. Zur Behandlung gebrochener Phalangen
ist keine Extension erforderlich, wie sie früher im Tennisschlägerverband
durchgeführt wurde. Außerdem zieht jede Fixation eines verletzten Fingers
in Streckstellung eine Schrumpfung der Kollateralligamente nach sich mit
Versteifung der Gelenke in ungünstiger Position (Abb. 70). Insbesondere haben

die Holzspatelschienen bei der Behandlung von Fingerfrakturen viel Schaden angerichtet.

Über die Dauer der Ruhigstellung orientiert die Abb. 71.

E. MOBERG nimmt für die Konsolidierung einer Fraktur in dem beinahe gefäßlosen, elfenbeinartigen Abschnitt des Mittelgliedes 10—14 Wochen, im mittleren Teil des Grundgliedes 5—7 Wochen und in den restlichen spongiösen Abschnitten 3—5 Wochen an.

Der knöcherne Durchbau einer Fraktur zeigt sich im Röntgenbild erst nach mehreren Monaten. Wann die Schiene entfernt werden kann und aktive Bewegungsübungen beginnen sollen, entscheidet der klinische Befund. Die Nachbehandlung gestaltet sich wie bei den offenen Frakturen. Besonders empfehlenswert sind körperwarme Handbäder von 10 min Dauer mit aktiver Schwammkompression und bei bewegungsbehinderten Grundgelenken der Handschuh nach H. KRUKENBERG, E. MOBERG (Abb. 29).

d) Knochenbrüche der Mittelhand

Nach unseren handchirurgischen Statistiken verhält sich die Häufigkeit der Fingerbrüche zu den Brüchen der Mittelhandknochen und der Handwurzelknochen wie 2,4:1:0,4.

α) Brüche des I. Mittelhandknochens

Der I. Mittelhandknochen bricht gewöhnlich an der Basis oder im Schaft, wenn eine Gewalt in Längsrichtung auf den Daumen einwirkt. Bei Jugendlichen sieht man Epiphysentrennungen. Verläuft die Bruchlinie bis in das Gelenk, so ergibt sich durch den Zug des M. abductor pollicis longus eine mehr oder minder ausgeprägte radio-dorsale Verschiebung des I. Mittelhandknochens von der Gelenkfläche des Os trapezium. Bei diesem Bennettschen Verrenkungsbruch bleibt ein kleines Gelenkfragment von der Basis des Metakarpale I auf der Beugeseite stehen (Abb. 112 A). Es kommen auch reine Verrenkungen ohne Knochenverletzung vor.

Jede sichtbare Stufenbildung über der Streckseite des Daumensattelgelenkes deutet selbst bei fehlender Schmerzäußerung auf eine Verletzung des I. Mittelhandknochens hin, besonders wenn Opposition und Abduktion des Daumenstrahles behindert sind.

Behandlung. Sowohl die geschlossenen Basisbrüche als auch die Schaftbrüche zeigen Achsenknickung mit hohlhandwärts offenem Winkel. Diese Frakturen werden ebenso wie die Epiphysenlösungen in örtlicher Betäubung durch palmaren Druck auf das Köpfchen und dorsalen Druck auf die Basis des I. Mittelhandknochens eingerichtet. Da mit Redislokation der reponierten Bruchstücke zu rechnen ist, soll die gut anmodellierte dorsale Gipsschiene bei opponiert und abduziert gehaltenem Daumen vom Endgelenk bis zum Unterarm reichen. Die Dauer der Ruhigstellung beträgt 5 Wochen.

Der frische Bennettsche Verrenkungsbruch läßt sich in örtlicher Betäubung wie der Basis- oder Schaftbruch einrichten. Schwierig ist die Verhütung der Redislokation, da beim Erhärten des Gipsverbandes die Wirkung der reponierenden Kräfte nachläßt. Der Gipsverband wird zweizeitig angelegt (Abb. 111, 112 B). Die erste Gipsschiene umfaßt von dorsal den abduziert gehaltenen I. Mittelhandknochen einschließlich Daumenballen, das Grundglied des Daumens und den Handrücken von den Grundgelenken bis zum Unterarm. Nur eine flache Delle darf über der Basis des I. Mittelhandknochens beim Anmodellieren der Gipsschiene entstehen. Die Schiene wird nach L. BÖHLER zunächst durch Mullbinden

festgewickelt und erst am folgenden Tage mit zirkulären Gipsbinden befestigt.
Der Verband muß das Daumenendgelenk und die distale quere Hohlhandfurche
freilassen. Zeigt die Röntgenkontrolle, daß die Subluxation des I. Metakarpale
weiterbesteht, so legt man subcapital eine Extension am I. Mittelhandknochen bei
sonst wie zuvor geschilderter Verbandanordnung an (Abb. 112 C). Wir fixieren
den Fingerdrahtbügel nach W. Thomsen mit seiner drehbaren Aufhängungs-
vorrichtung an einer filzgepolsterten gebogenen Drahtschiene, welche in den
Gipsverband mit einbezogen wird.

Erzielt man keine gelenkflächengerechte Einstellung, so sind später schmerzhafte Arthrose und Bewegungsstörungen in der Articulatio carpometacarpea

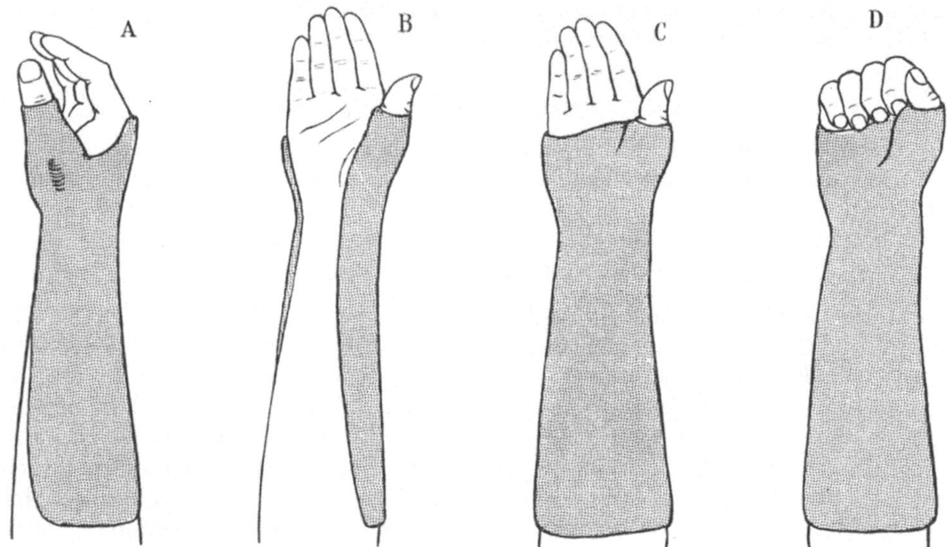

Abb. 111. Gipsverband nach L. Böhler zur Behandlung der Bennettschen Verrenkungsbrüche, der Kahnbeinbrüche oder der Mondbeinverrenkungsbrüche. Die eingeschnittene dorsale Gipsschiene umfaßt den Daumen
unter Freilassung des Endgliedes. Über der Basis des ersten Mittelhandknochens soll die flache Delle einer erneuten
Verrenkung entgegenwirken (A, B). Anwickeln der Gipsschiene mit einer Mullbinde und am folgenden Tag mit
einer zirkulären Gipsbinde (C) unter Freilassung der distalen Hohlhandfurche und des Daumenendgelenkes (D)

pollicis unausbleiblich. Wir entschließen uns daher sofort zur percutanen Draht-
bohrung (Abb. 112 D). Ein in die Hohlhand gebrachter zylindrischer Gegenstand
bewirkt richtige Stellung des I. Mittelhandknochens und gleichzeitig den notwendigen palmaren Gegendruck auf das Capitulum. Ein Assistent achtet auf die
Beibehaltung dieser Fingerstellung. Der Operateur drängt die Basis auf die
Sattelgelenkfläche und bohrt den ersten Draht in proximaler Richtung schräg
durch den I. Mittelhandknochen bis in das Os trapezium. Der zweite Draht soll
transversal durch den I. bis in den II. Mittelhandknochen vordringen. Beim
Bohren fühlt man deutlich, wenn Corticalis und Markraum passiert werden.
Das kleine Gelenkfragment braucht nicht vom Draht erfaßt zu werden; denn bei
gelenkflächengerechter Einstellung des Metakarpale I legen sich die Bruchflächen
von selbst richtig aneinander. Erst wenn die Röntgenaufnahmen richtige Lage
der Bohrdrähte und Fragmente zeigen, legen wir den bereits geschilderten Gipsverband an. Der Verband soll unbeabsichtigte Bewegungsversuche und damit ein
Wandern der Drähte verhindern. Einen Bennettschen Verrenkungsbruch stellen
wir 6 Wochen lang ruhig. Danach werden die Bohrdrähte in örtlicher Betäubung
durch eine kleine Incision mit der Flachzange entfernt.

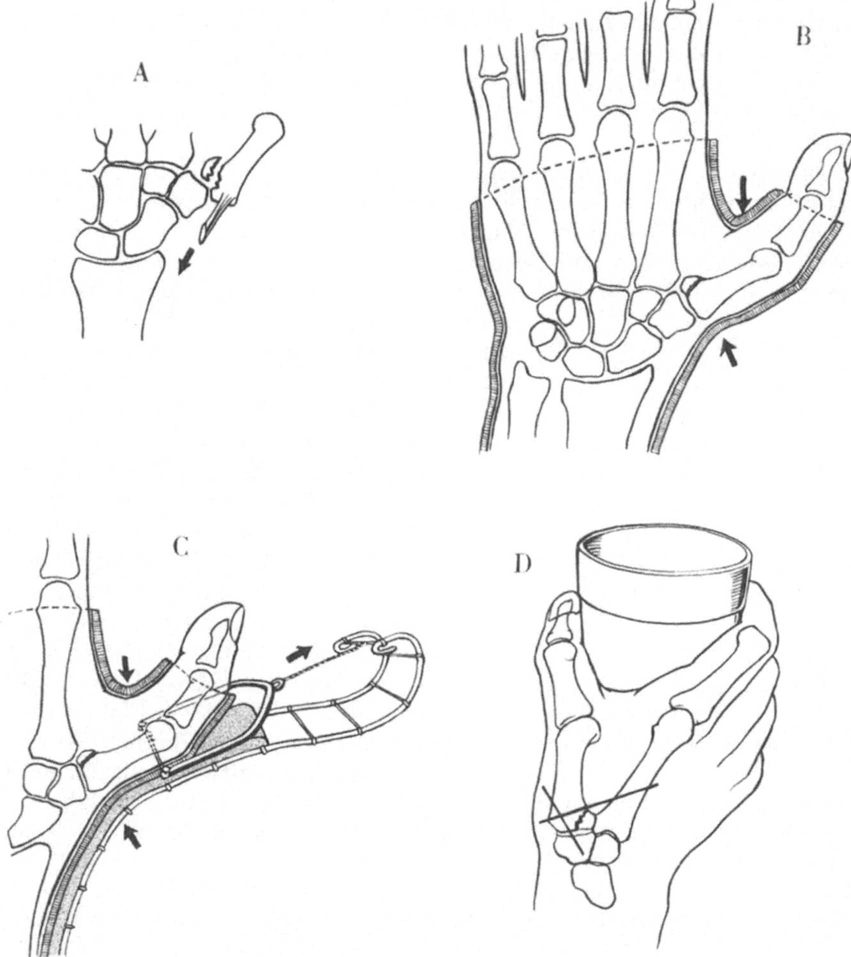

Abb. 112. Bei der Bennettschen Fraktur wird die dorso-radiale Subluxation des I. Mittelhandknochens durch den Zug des M. abductor pollicis longus aufrechterhalten (A). Die frische Bennettsche Fraktur richtet man bei abduziertem Daumen ein und modelliert den erhärtenden Gipsverband an der Basis und am Köpfchen des I. Mittelhandknochens gut an (B). Wenn die dorso-radiale Verschiebung des I. Mittelhandknochens bestehen bleibt, so hilft der Dauerzug mit subcapitaler Drahtextension an einer zusätzlich angewickelten Fingerdrahtschiene (C). Läßt sich bei gänzlich zerrissenem Kapsel-Bandapparat eine Redislokation nicht vermeiden, so bohrt man percutan 2 gekreuzte Fingerdrähte nach St. Bunnell ein. Ein Draht fixiert das Schaftfragment gegen das Os trapezium, der zweite Draht soll den II. Mittelhandknochen erfassen (D). Während des Einbohrens der Drähte hält ein in die Hohlhand gedrückter zylindrischer Gegenstand die richtige Stellung aufrecht

β) Brüche des II.—V. Mittelhandknochens

An den Mittelhandknochen kommen wie bei den Fingergliedern Quer- und Schrägbrüche des Schaftes vor; an den Gelenkenden Abbrüche des Köpfchens und Frakturen der Basis. Seltener sieht man Längsbrüche oder Epiphysenlösungen. Nach M. zur Verth frakturieren in 15% mehrere Mittelhandknochen gleichzeitig. Vorzugsweise werden die randständigen Metacarpalia II und V betroffen. Die kräftigen Beugemuskeln, insbesondere die kurzen Hohlhandmuskeln, bedingen bei Schaftbrüchen die charakteristische Dislokation der Fragmente mit dorsalem Knick und hohlhandwärts offenem Winkel (Abb. 107). Bei der subcapitalen Fraktur ist das nach radio-palmar abgekippte Köpfchen in der Hohlhand fühlbar; gleichzeitig tritt das Grundglied in Hyperextensionsstellung. Wird die Dislokation nicht beseitigt, so bleiben Faustschluß und Gebrauchsfähigkeit des Fingers beeinträchtigt. Von dorsal her läßt sich meistens selbst bei einem Handrückenhämatom die Bruchstelle tasten. Crepitation ist vorhanden; Stauchung und Zug am betroffenen Fingerstrahl sind schmerzhaft. Eine scheinbare Fingerverkürzung spricht für Schrägbruch des Mittelhandknochens. Das tatsächliche Ausmaß der Verletzung lassen erst Röntgenbilder in 2 Ebenen erkennen.

Behandlung. In örtlicher Betäubung werden die Mittelhandbrüche konservativ eingerichtet. Subcapitale Frakturen finden sich meistens am V. Mittelhandknochen. Die Reposition geschieht durch Druck von der Beugeseite gegen das verlagerte Köpfchen und Gegendruck von der Streckseite auf das proximale Fragment (Abb. 113). Bei Verhakung ist zunächst ein Längszug am rechtwinklig gebeugten Grundglied des 5. Fingers notwendig, ehe die Reposition gelingt. Metallschienen fixieren gewöhnlich diese Frakturen nicht ausreichend. Hier ist die gut anmodellierte Gipsschiene am Platze; dabei steht der 5. Finger im Grundgelenk fast gestreckt. Die Fingerspitze zeigt auf die Mitte der Handwurzel. Nach L. BÖHLER soll die dorsale ungepolsterte Gipsschiene, welche den V. Mittelhandknochen und das Grundglied des Kleinfingers auch auf der Beugeseite umfaßt, bis zum Unterarm reichen. — Bei Kindern sieht man Epiphysenlösungen. Diese werden wie die subcapitalen Frakturen eingerichtet und geschient. — Finden sich subcapitale Frakturen an mehreren Mittelhandknochen, so legen wir entweder die Mason-Allen-

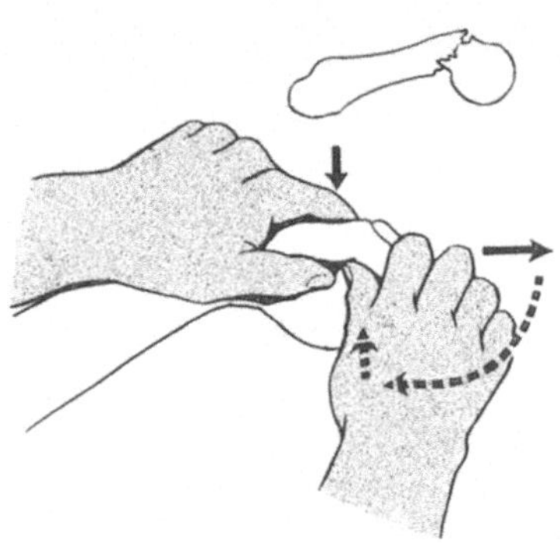

Abb. 113. Reposition einer subcapitalen Fraktur des V. Mittelhandknochens durch Extension am Kleinfinger und palmaren Druck gegen das abgebrochene Köpfchen

Schiene (Abb. 23) oder eine palmare Gipsschiene bis zu den Endgliedern an. Da die Brüche in spongiösen Knochenabschnitten liegen, sind sie innerhalb von 3—4 Wochen konsolidiert.

Ebenso richtet man die Schaftbrüche ein. Die eine Hand des Operateurs drückt von dorsal her auf die Bruchstelle und auf das proximale Fragment, während die andere Hand einen Gegendruck von palmar auf das Köpfchen ausübt. Zur Ruhigstellung des verletzten Strahls legen wir dorsal eine Unterarmgipsschiene und beugeseitig eine gebogene Fingerschiene an, welche das Capitulum gut abstützt (Abb. 108). Die verletzte Hand befindet sich in Funktionsstellung; die Dauer der Fixation beträgt 5 Wochen. Die Technik des Verbandes ist bei den Brüchen der Fingerglieder geschildert. Verdrehungen sind nicht zu befürchten, wenn nach der Reposition alle Fingerspitzen gleichmäßig auf Kahn- und Mondbein zeigen. Seitenverschiebungen versucht man manuell durch Kompression zu beheben. Extensionsbehandlung kommt nur beim Schrägbruch eines Mittelhandknochens einmal in Frage, um eine bleibende scheinbare Fingerverkürzung zu vermeiden. Die Zugvorrichtung darf man nur proximal vom Köpfchen des Grundgliedes anlegen. Wir haben die Drahtextension am Endglied gänzlich aufgegeben. Bei mehreren Schaftbrüchen an den Mittelhandknochen (Serienbrüche) stellt die im Metacarpalbereich gewölbte Schiene nach MASON-ALLEN (Abb. 23) das Handgewölbe wieder her. Der Nachteil dieser Schiene besteht in der gleichzeitigen Ruhigstellung unverletzter Finger.

Die Möglichkeiten der operativen Versorgung dieser Brüche zeigt Abb. 69. Am II. und V. Mittelhandknochen sind Drahtumschlingungen möglich; sonst kommen stets die percutan eingeschossenen Fingerbohrdrähte zur Anwendung. In gekreuzter Anordnung dienen sie der Einstellung von Querbrüchen. Bei Schrägbrüchen durch das Capitulum legt man den Bohrdraht senkrecht zur Bruchebene, nachdem zuvor die Gelenkstufe beseitigt wurde. Schaftbrüche erhalten Stabilität, wenn die Drähte bis in den benachbarten Mittelhandknochen eindringen. Der in longitudinaler Richtung eingeführte Bohrdraht dient zum Fixieren des aufgerichteten Kopffragmentes. Beim Einführen dieses Bohrdrahtes geht man dorsal neben der Strecksehne durch eine kleine Längsincision ein, um den Streckmechanismus zu schonen. Mit dem Rush-pin, welcher dorsal an der Basis des Metacarpale eingeführt wird, läßt sich ein gebrochener Mittelhandknochen ebenfalls fixieren. Nach 5—6 Wochen werden versenkte Fremdkörper entfernt. Verzögerte Bruchheilung sieht man selten und Pseudarthrosenbildung nur bei Knochendefekten.

e) Brüche der Handwurzelknochen

α) Kahnbeinbruch

Unter den Handwurzelknochen wird am häufigsten das Kahnbein von Frakturen betroffen, weil es als relativ großer und gut beweglicher Knochen eigentlich beiden Carpalreihen angehört und auf Stauchung, Biegung und Abscherung besonders beansprucht wird (F. SCHNEK). Springt der palmare Anteil an der Gelenkfläche des Radius lippenförmig vor (Konsolenradius nach F. SCHNEK), so ist die Radiusgelenkfläche vermehrt geneigt und im ganzen etwas parallel zur Beugeseite versetzt. Kompensatorisch steht die proximale Handwurzelreihe bereits bei Ruhelage in leichter Dorsalflexion. Nach F. SCHNEK prädisponiert der Konsolenradius zum Kahnbeinbruch und zur Verrenkung des Mondbeines (Abb. 103, 104). — Der frische Kahnbeinbruch heilt bei frühzeitiger Erkennung und richtiger Behandlung ohne Dauerstörung aus. Wird aber ein Kahnbeinbruch als „Distorsion des Handgelenkes" fehlgedeutet und daher unzureichend und zu kurz immobilisiert, so führt schließlich die Kahnbein-Pseudarthrose zur schmerzhaften Bewegungseinschränkung und Arthrose des Handgelenkes.

Wir sehen die Frakturen des Os scaphoideum vorwiegend bei Handarbeitern zwischen dem 18. und 50. Lebensjahr. Als Unfallursache werden Sturz auf die ausgestreckte Hand, Kurbelrückschlag oder Quetschung des Handgelenkes angegeben. Bei extremer Ulnarabduktion kommt es durch Zugwirkung des Lig. collaterale radiale zur Abrißfraktur der Tuberositas.

Der Verdacht auf einen frischen Kahnbeinbruch besteht bei Druckschmerz über dem Os scaphoideum in der Speichengrube, Schwellung in Höhe des Processus styloideus radii und schmerzhafter Bewegungseinschränkung des Handgelenkes. E. ALTHER macht auf den carpalen Fernschmerz aufmerksam, welcher bei Druck zwischen Daumen und Zeigefinger in Höhe vom Metacarpale II und beim Händedruck auftritt. Dieser Fernschmerz ist nur bei frischen oder veralteten Kahnbeinläsionen auslösbar. Die Diagnose muß stets durch Röntgenbilder bestätigt werden. Durch die „Kahnbeinserie" (F. SCHNEK, O. RUSSE) ist es möglich, selbst schwer faßbare Fissuren zu erkennen (Abb. 114, 115). Die folgenden 4 Aufnahmen haben auf einem 18×24 cm-Film Platz:

1. Dorsopalmare Aufnahme bei voller Pronation und leichter Dorsalflexion des Handgelenkes; dabei sind die dreigliedrigen Finger zur Faust geschlossen.

2. Aufnahme in halber Supination des Handgelenkes; die 4 dreigliedrigen Finger bleiben zur Faust eingebeugt.

3. Seitliche Aufnahme bei gestreckten Fingern zum Ausschluß von Nebenverletzungen.

4. Aufnahme in übermäßiger Pronation; dabei sind die Finger wieder zur Faust geschlossen. Erst diese Aufnahme läßt manchmal einen Bruchspalt oder Pseudarthrosenspalt erkennen.

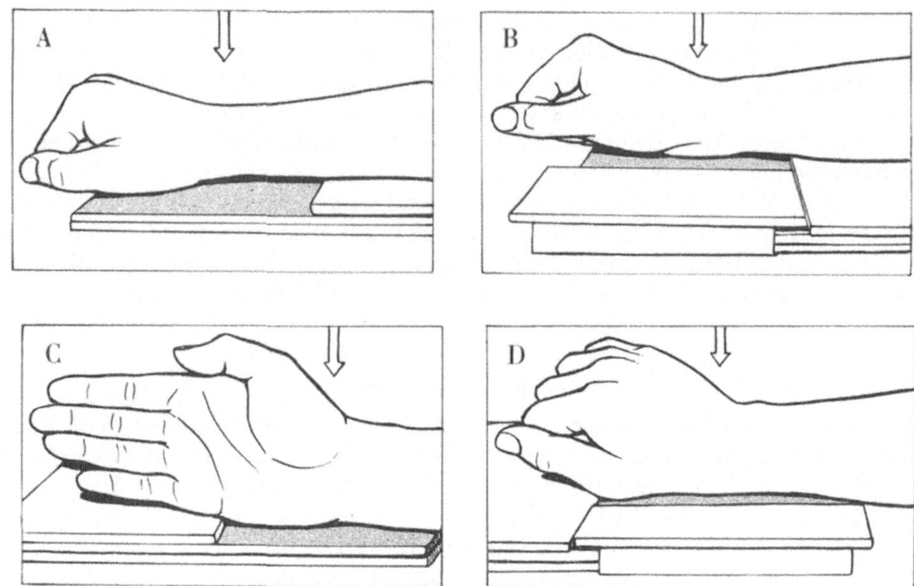

Abb. 114. Die 4 Stellungen der „Kahnbeinserie" nach F. SCHNEK, O. RUSSE. A Dorso-palmare Aufnahme bei voller Pronation und leichter Dorsalflexion des Handgelenkes. Die Finger sind zur Faust geschlossen. B Aufnahme in halber Supination des Handgelenkes. Die dreigliedrigen Finger sind gebeugt. C Seitliche Aufnahme des Handgelenkes zum Ausschluß von Nebenverletzungen. Die Finger sind gestreckt. D Dorso-palmare Aufnahme in übermäßiger Pronation der Hand. Die Finger sind zur Faust geschlossen

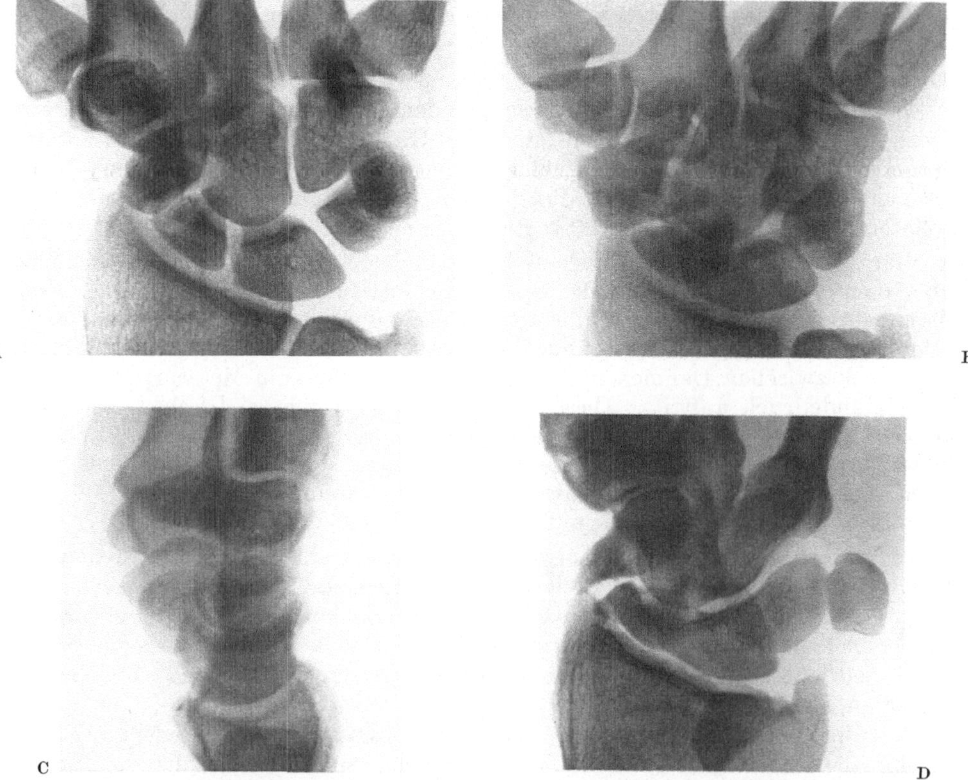

Abb. 115. Die 4 Röntgenbilder (A, B, C, D) der „Kahnbeinserie" sind auf einem Film 18 × 24 cm aufgenommen

Läßt man die Hand mit den zur Faust eingeschlagenen Fingern auf die Kassette auflegen, so stellt sich das Handgelenk in Dorsalflexion und Ulnarabduktion ein. Da bei dieser Aufnahmetechnik das Kahnbein parallel zum Film liegt, wird es in seiner ganzen Größe abgebildet; bei Streckstellung der Finger bleibt das Os scaphoideum gekippt und erscheint verkürzt. Wertvoll sind Feinstfocusaufnahmen, weil sie die Knochenstruktur vergrößert wiedergeben. Sind am Unfalltage keine Veränderungen erkennbar, so soll man bei klinischem Verdacht auf Kahnbeinbruch nach 2 und 4 Wochen Röntgenkontrollen anfertigen; denn nicht selten machen erst Resorptionsvorgänge eine Fissur sichtbar. Auf jeden Fall wird die verletzte Hand sofort mit einem Gipsverband versorgt, als wäre eine Fraktur bereits verifiziert. Um Verwechslungen mit einem geteilten Kahnbein zu vermeiden, fertigt man Vergleichsaufnahmen der unverletzten Hand an; denn die genannte Fehlbildung ist fast immer doppelseitig. Für die röntgenologische Diagnostik im Handwurzelbereich ist das Studium der akzessorischen Knochenelemente und der Entwicklungsanomalien unerläßlich. — Bei den Brüchen des Os scaphoideum unterscheidet man die selteneren extraartikulären Brüche des Kahnbeinhöckers und die häufigeren intraartikulären Brüche des Kahnbeinkörpers.

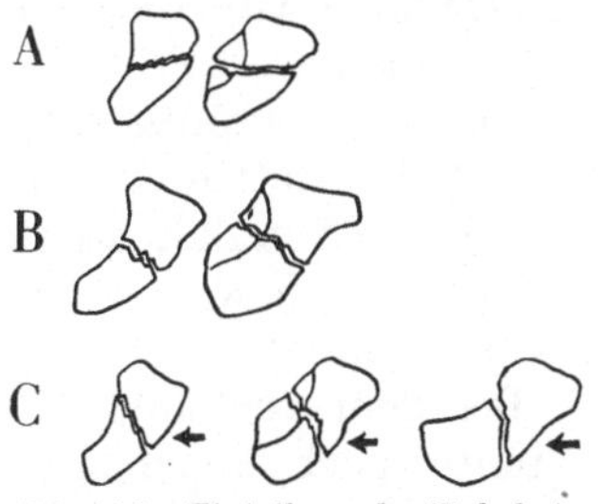

Nach dem Verlauf des Bruchspaltes haben L. Böhler, E. Trojan und H. Jahna 3 Haupttypen gefunden, welche sie in bezug zur Achse des Knochens als horizontalen Schrägbruch, Querbruch und vertikalen Schrägbruch bezeichnen (Abb. 116). In 47,02% der Fälle fanden diese Autoren einen horizontalen Schrägbruch. Die Fraktur kann bereits nach 6 Wochen im zentralen Drittel geheilt sein, weil hier nur Druck- und keine Scherkräfte wirksam werden.

Abb. 116. Einteilung der Kahnbeinbrüche nach L. Böhler, E. Trojan und H. Jahna. A Horizontaler Schrägbruch (47%). B Querbruch (50%). C Vertikaler Schrägbruch (3%). Die Pfeile zeigen auf das typische, spitz zulaufende radio-palmare Ende des peripheren Bruchstückes

In 49,85% lag ein Querbruch vor. Hier können Scher- und Kippkräfte die Heilungsdauer verzögern. In nur 3,13% der Fälle wurde ein vertikaler Schrägbruch gefunden. Im seitlichen Bild oder bei stärkerer Supination der Hand scheint die Fraktur fast vertikal zu verlaufen. Die Scher- und Kippkräfte machen mitunter bei dieser Bruchform eine knöcherne Heilung unmöglich. Diese hängt wesentlich ab von dem Verlauf der Bruchlinien und der mehr oder minder großen Schädigung der Blutgefäßversorgung. Injektionspräparate von E. Lexer zeigen, daß ein stärkeres Gefäß als A. centralis dorsalis von der Streckseite über den Bandansatz in das Kahnbein eindringt und sich gleichmäßig in seinem proximalen und distalen Abschnitt verzweigt. Ein Arterienast tritt am Kahnbeinhöcker ein, und schwächere Ästchen gelangen durch das palmare Band in Knochenmitte. Am schlechtesten versorgt ist der proximale Knochenabschnitt. Bei dem extracapsulären Bruch des Kahnbeinhöckers bleiben beide Fragmente im Zusammenhang mit den ernährenden Gefäßen. Anders liegen die Verhältnisse bei Frakturen im zentralen Drittel; hier können Ernährungsstörungen auftreten und die Bruchheilung beeinträchtigen. Die Bruchstücke stehen meistens bei normaler Achsenstellung in gutem Kontakt zueinander; selten kommt es zur Knickung oder Parallelverschiebung.

Behandlung. Nach Anaesthesierung des Handgelenkes mit 5 cm³ einer 2%igen Novocainlösung gelingt durch kräftigen Längszug am Daumen und modellierende Kompression des Kahnbeins zwischen den Fingern die Reposition der Fragmente. Dabei wird das Os scaphoideum aus der Radiuspfanne herausgehoben und stellt sich in die Längsachse des Radius ein (F. Schnek). Bei Abbruch des Kahnbeinhöckers legt man eine dorsale Unterarmgipsschiene an, welche 4 Wochen liegenbleibt. Beschwerden sind nach knöcherner Heilung nicht zu erwarten.

Die Behandlung von Brüchen des Kahnbeinkörpers ist ununterbrochene Ruhigstellung bis zur Konsolidierung. Die Vereinigung der Bruchstücke geschieht durch Markcallus; denn im Bereich der überknorpelten Gelenkflächen fehlt „periostale" Knochenneubildung. Wird zu früh mobilisiert, so bewegen sich die Fragmente scherend gegeneinander; dies verhindert das Einwachsen neuer Gefäßsprossen und damit die Callusbildung. Es kommt dann entweder zu einer fibrösen Vereinigung der Fragmente, oder der Markraum schließt sich ab; es entsteht eine Pseudarthrose.

Die Verbandtechnik zur Ruhigstellung des frischen Kahnbeinbruches wird nicht einheitlich gehandhabt. W. DÜBEN und F. REHBEIN empfehlen den Faustgips mit Einbeziehung sämtlicher Finger in Funktionsstellung. L. BÖHLER hält die einfache, ungepolsterte, dorsale Gipsschiene mit Einschluß des I. Mittelhandknochens für ausreichend; dabei steht die Hand in Mittelstellung zwischen Dorsal- und Palmarflexion und zwischen Radial- und Ulnarabduktion (Abb. 111). Da das Lig. collaterale carpi radiale am distalen Fragment ansetzt, würde es bei ulnar-abduzierter Hand zu einer Distraktion der Bruchstücke kommen. Die Einbeziehung des Daumengrundgliedes in den Verband verbessert *nicht* die Heilungsergebnisse (L. BÖHLER), da hierdurch das freie Spiel der Daumenmuskulatur unterbunden wird und damit die Kompressionswirkung auf die Bruchstücke des Kahnbeins unterbleibt.

Ein sicheres röntgenologisches Zeichen für bereits ausreichende callöse Festigkeit ist das Auftreten von Verdichtungszonen an den Bruchflächen. Man sieht dann 1 oder 2 kalkdichte Streifen, welche man nicht als beginnende Pseudarthrosenbildung mißdeuten darf (L. BÖHLER, E. TROJAN und H. JAHNA). Bis zum völligen Durchbau des Bruchspaltes ist die Ruhigstellung nicht erforderlich.

Bei dem vertikalen Schrägbruch hat die Immobilisation 12 Wochen und mitunter noch länger zu betragen. In diesen Fällen soll das Daumengrundglied in den Gipsverband einbezogen werden. Wir kontrollieren den Sitz des Verbandes einmal wöchentlich und fertigen alle 6 Wochen „Kahnbeinserien" an, bis der Bruchspalt überbrückt ist. Zeigt das proximale Fragment bei allen Kontrollen vermehrte Kalkdichte, so liegt eine Durchblutungsstörung vor. Eine Aufhellung der Strukturdichte spricht für Revascularisation.

Bei rechtzeitiger Erkennung und ausreichend langer Ruhigstellung ist die Prognose des frischen Kahnbeinbruches gut. Auch in nicht ganz frischen Fällen erreicht man durch genügend lange Fixation die knöcherne Vereinigung der Fragmente. Bisweilen beobachtet man sekundäre Höhlenbildung in einem alten Kahnbeinbruch; dabei handelt es sich nach F. SCHNEK um Resorptionscysten; sie heilen nach monatelanger Ruhigstellung aus. Als Zufallsbefund sieht man gelegentlich am gesunden Kahnbein scharf begrenzte, teilweise gekammerte Höhlenbildungen. Hier fehlt eine Reaktion der Umgebung, und ihre Größe bleibt konstant. Selbstverständlich erübrigt sich jegliche Therapie. Eine runde konstante Aufhellung im Kahnbein (Dwightscher Fleck) beruht auf vermehrter Strahlendurchlässigkeit der mittleren strukturärmeren Partie. Hier handelt es sich nicht um eine Höhlenbildung.

β) Weitere Handwurzelverletzungen

Zu den „typischen" Handwurzelverletzungen gehört die Fraktur des Os lunatum; dabei kann das Vorder- oder Hinterhorn abbrechen. Wirkt eine stauchende Gewalt ein, so verlaufen die Bruchlinien durch den Mondbeinkörper; der Knochen erscheint mehr oder minder deutlich komprimiert. Gleichzeitig können Frakturen benachbarter Handwurzelknochen oder Abbruch der Griffelfortsätze vorkommen.

Unter Freilassung des Daumens stellt man nach Längszug am Mittelfinger diesen mit palmarer Fingerschiene und das Handgelenk mit dorsaler Gipsschiene in Funktionsstellung für 6 Wochen Dauer ruhig. Eine Extension dürfte man nur transversal im distalen Drittelpunkt des Grundgliedes und nicht etwa am Endglied anlegen. Abrisse des Hinterhornes heilen bereits bei Ruhigstellung mit dorsaler Gipsschiene in 3 Wochen folgenlos.

Wie bei dem frischen Kahnbeinbruch kommt operatives Vorgehen beim frischen Mondbeinbruch nicht in Betracht. Insbesondere ist die sofortige Exstirpation eines gebrochenen Handwurzelknochens völlig abzulehnen, weil man dadurch die Gebrauchsfähigkeit der Hand unweigerlich mindern würde; schmerzhafte, deformierende Arthrose und Gelenksteife sind die Folgen eines solchen Knochenverlustes.

Die sog. ,,atypischen Brüche der Handwurzelknochen" bieten in diagnostischer und therapeutischer Hinsicht keine Besonderheiten. Brüche des Os triquetrum wurden gleichzeitig mit der perilunären Luxation beobachtet. Bei der Abrißfraktur am Dreieckbein wird ein kleines schalenförmiges Fragment am ulnaren oder radialen Rande des Knochens herausgebrochen; gleichzeitig kann eine Fraktur des Ellengriffels vorliegen. Eine Pseudarthrose des Os triquetrum ist für die Funktion des Handgelenkes gleichgültig.

Die Fraktur des Os pisiforme gewinnt klinische Bedeutung, wenn sich ein Bruchstück dreht und dadurch die Konsolidierung ausbleibt. Fortbestehen der Beschwerden und Funktionsbehinderungen machen dann die Resektion des luxierten Fragmentes oder des ganzen Erbsenbeines erforderlich.

Am Os hamatum sind Frakturen des Knochenkörpers und Abbruch des Hamulus beschrieben.

Sind im Bereich der Handwurzel Bandansätze ab- oder kleinere Knochenstücke ausgerissen, so legt man für 3 Wochen eine dorsale Gipsschiene an, welche den Daumen frei läßt. Die Dauer der Fixation soll man auf 6 Wochen ausdehnen, wenn die Bruchlinie durch den Körper des Handwurzelknochens verläuft. Brüche des Os trapezium, des Os trapezoideum oder des Os capitum können außerdem die subcapitale Drahtextension am Grundglied von Daumen, Zeige- oder Mittelfinger für die Dauer von 3 Wochen erfordern.

f) Handgelenknahe Unterarmbrüche

In diesem Rahmen müssen auch die Knochenverletzungen am distalen Radiusende mit erwähnt werden, da sie häufig zu Funktionsstörungen führen.

α) Epiphysenlösung am distalen Speichenende

Ein Sturz auf die ausgestreckte Hand kann beim Jugendlichen zur Lösung der distalen Epiphysenfuge des Radius führen. Die Trennung der Wachstumsfuge ist bisweilen mit einem Schaftabbruch verbunden; man findet dann die Epiphyse mit dem ausgebrochenen Fragment in Kippstellung nach dorso-radial disloziert.

Behandlung. Im Extensionsapparat nach R. KLAPP (Abb. 101) geschieht die Reposition in Narkose durch Längszug an den Fingern und Gegenzug am Oberarm bei rechtwinklig gebeugtem Ellbogengelenk. Abbiegen der Hand nach der Beugeseite und Druck auf die Epiphyse von der Streckseite unterstützen die Einrichtung. Erst nach Erhärten der Gipsschiene wird der Längszug aufgehoben. Ruhigstellung ist für die Dauer von 4 Wochen erforderlich. — Die Röntgenkontrolle in 2 Ebenen muß achsengerechte Stellung der Epiphyse ergeben; denn bei unkorrekter Einrichtung können Wachstumsstörungen der Speiche eintreten. Auch nach regelrechter Reposition wurde vorzeitige Verknöcherung der Epiphyse beobachtet (W. GOLLASCH). In solchen Fällen erscheint das distale Speichenende kolbig verdickt, und die zu lange Elle schiebt die Hand in Adduktion und Palmarflexion. Als Ausdruck dieser sekundären Subluxation im Radio-Ulnargelenk tritt das Ellenköpfchen auf der Streckseite vermehrt heraus. Bei dieser traumatischen Manus radioflexa sind Supination des Unterarmes und Dorsalflexion des Handgelenkes stets erheblich eingeschränkt; operative Korrektur ist dann erforderlich (Abb. 153 C).

β) Speichenbrüche am peripheren Ende

Der ,,klassische Speichenbruch" (Colles-Fraktur) entsteht durch Sturz auf die ausgestreckte Hand. Bei Dislokation der Fragmente erscheint der Radius verkürzt mit Stufenbildung in Höhe des Handgelenkes (Bajonettstellung). Schmerzen im Handgelenk schränken die Beweglichkeit von Hand und Fingern ein. Wie bei jeder Gliedmaßenfraktur muß man zuerst prüfen, ob Gefäße, Nerven oder Sehnen verletzt sind. Röntgenaufnahmen in 2 Ebenen orientieren über Verlauf der Bruchlinien, Stellung des peripheren Fragmentes und etwaige Mitverletzung des Ellengriffels. Das periphere Fragment ist meistens (97%) dorso-radial abgeknickt und im Sinne der Supination gedreht; gleichzeitig pflegt ein dorsaler Biegungskeil auszubrechen. In seltenen Fällen (3%) ist das periphere Fragment ellen- und beugeseitenwärts verschoben (Abb. 117). W. EHALT beobachtete ungefähr 40 verschiedene Bruchformen am distalen Ende der Speiche und Elle bei Erwachsenen und Jugendlichen; er unterteilte sie in extra- und intraartikuläre Brüche.

Behandlung. Die Einrichtung eines Speichenbruches führen wir in örtlicher Betäubung oder in Plexusanaesthesie durch; bei ängstlichen Verletzten wird man jedoch die Narkose vorziehen. Bei örtlicher Betäubung muß die Asepsis unbedingt gesichert sein. Es genügen meistens 20 cm³ der 1%igen Hostacainlösung; sie werden von einem dorsalen Einstich aus in das Frakturhämatom und den Bruchspalt injiziert. Ist der Griffelfortsatz der Elle abgebrochen, so sind auch hier etwa 5 cm³ in die Umgebung der Fraktur einzuspritzen. Man kann die Einrichtung mit der Hand oder im Extensionsgerät vornehmen.

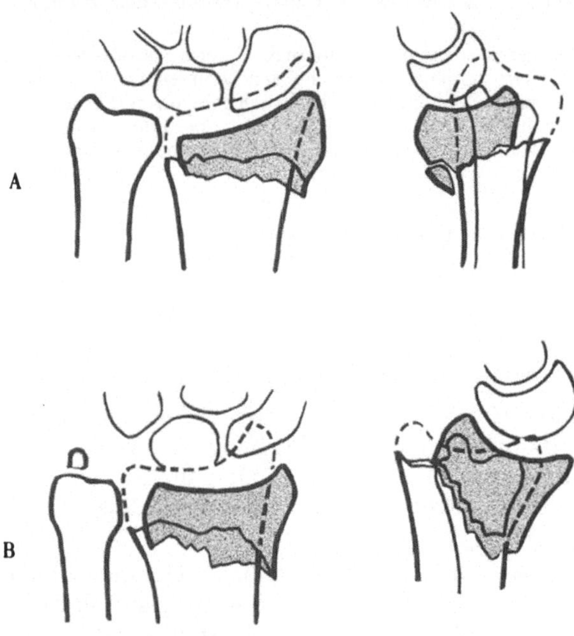

Die manuelle Reposition der typisch dorso-radial geknickten Fragmente geschieht durch gleichmäßigen, kräftigen Zug am Daumen in Verlängerung der Speichenachse und an den Fingern 2—4, welche dabei ulnarwärts abduziert werden. Der Gegenzug erfolgt am rechtwinklig gebeugten Arm. Die Knickung verschwindet unter gleichzeitiger Palmarflexion der Hand. In dieser Phase darf die Hand nicht proniert werden; sonst verdrehen sich die Fragmente. Die Einrichtung wird unterstützt durch dorsalen Druck auf das periphere Fragment mit palmarem Gegendruck.

Abb. 117. Die Speichenbrüche am peripheren Ende nach Untersuchungen von W. EHALT. A Bruch der Speiche an „typischer Stelle" mit typischer dorsaler und radialer Knickung (97%). Ausbruch eines dorsalen Biegungskeiles; Ellengriffel in diesem Fall unversehrt. Leichte Subluxatio radio-ulnaris centralis. B Bruch der Speiche an „typischer Stelle" mit atypischer palmarer Verschiebung und Knickung (3%). Abriß des Ellengriffels

Wir richten die Speichenbrüche im Extensionsapparat nach R. KLAPP (Abb. 101) ein; dazu braucht man keine Assistenz. Erst wenn die Gipsschiene angelegt ist, endet der Zug.

Die dorsale Gipsschiene reicht vom Ellbogengelenk bis zu den Interdigitalfurchen; sie umfaßt noch die ersten beiden und den V. Mittelhandknochen auf der Beugeseite. Der Daumen bildet bei mittlerer Opposition die Verlängerung der Speichenachse; die Hand ist leicht ulnarwärts abduziert, Unterarm und Handgelenk stehen in Mittelstellung. Beim Anwickeln der Schiene bleibt die distale quere Hohlhandfurche frei, damit die dreigliedrigen Finger eingebeugt werden können (Abb. 118).

Besteht eine atypische palmare Verschiebung und Knickung oder Abscherung der Gelenkfläche, so muß das periphere Fragment nach dem Längszug durch Dorsalbiegung der Hand eingerichtet werden. In dieser Haltung legt man zuerst eine palmare Gipsschiene bis zur distalen queren Hohlhandfurche an und danach eine dorsale (Abb. 119).

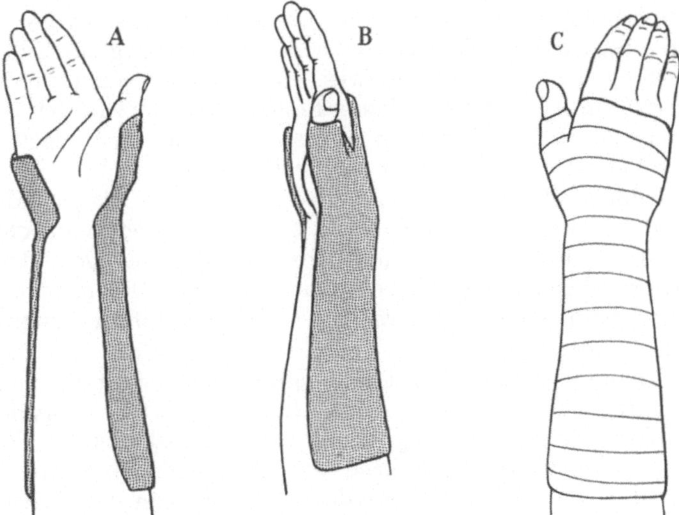

Abb. 118. Speichenbruch am peripheren Ende mit typischer dorsaler und radialer Knickung. Behandlung: Nach der Reposition wird die gering ulnarabduzierte Hand mit dorsaler Gipsschiene (A, B) ruhiggestellt. Anwickeln einer feuchten Mullbinde, welche nach vollständiger Längsspaltung durch eine trockene ersetzt wird (C). Am folgenden Tag darf nur bei fehlender Schwellung eine zirkuläre Gipsbinde unter Freilassung der Hohlhand angelegt werden

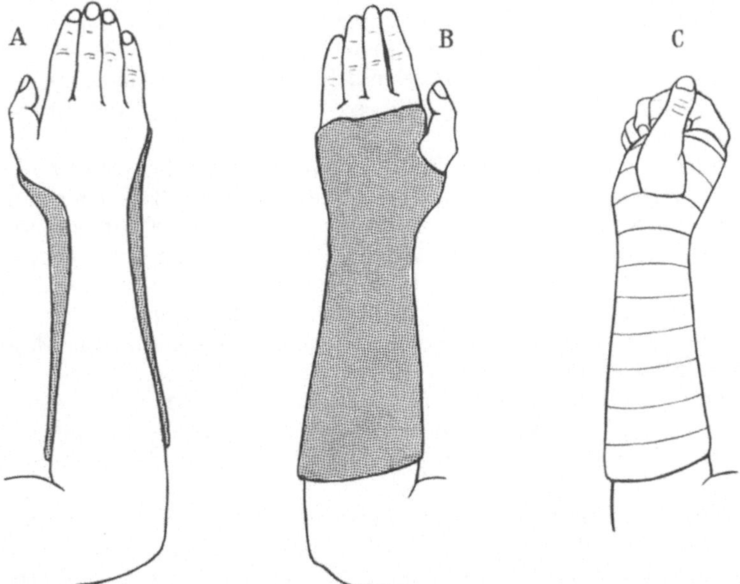

Abb. 119. Speichenbruch am peripheren Ende mit atypischer palmarer Verschiebung und Knickung. Behandlung: Nach Reposition wird die Hand in leichter Dorsalflexion mit palmarer Gipsschiene (A, B) ruhiggestellt. Anwickeln einer feuchten Mullbinde, welche nach vollständiger Längsspaltung durch eine trockene ersetzt wird (C). Am folgenden Tag darf nur bei fehlender Schwellung eine zirkuläre Gipsschiene angelegt werden

Ulnare Abknickung des körperfernen Bruchstückes beseitigt man durch Zug der Hand in radialer Richtung. Zur Vermeidung einer Redislokation muß die Hand in Mittelstellung fixiert werden.

Wie bei jedem reponierten Knochenbruch müssen Röntgenbilder in 2 Ebenen die gelungene Einrichtung bestätigen.

Bei Trümmerbrüchen oder Frakturen mit stärkerer Dislokation der Bruchstücke ist ein Oberarmgipsverband mit rechtwinklig gebeugtem Ellbogengelenk und Mittelstellung des Vorderarmes zwischen Pro- und Supination anzulegen. Gerade bei Zertrümmerung des peripheren Fragmentes und zentraler Subluxation versagen manchmal die konservativen Repositionsversuche. Handelt es sich um einen jüngeren Verletzten, so legen wir den Draht-Gipsverband an: Ein Kirschner-Draht von 1,5 mm Stärke und 15 cm Länge wird durch die Mittelhandknochen II bis V (Abb. 101, C) oder allein durch den I. Mittelhandknochen gebohrt und mit seinen seitlichen Stellschrauben in den Gipsverband einbezogen. Diese Transfixation im Gipsverband soll 6 Wochen dauern. In der Heilungsphase sind die aktiven Bewegungsübungen wegen erhöhter Gefahr der Fingerversteifung besonders sorgfältig zu überwachen.

Für die Verbandüberwachung bei Radiusfrakturen seien noch folgende Ratschläge angeführt: Zur Verhütung von Zirkulationsstörungen spalten wir die fixierende Mullbinde in ganzer Länge bis auf den letzten Faden (L. BÖHLER) und legen eine neue Mullbinde an. Neuerliche Verschiebung der Bruchstücke ist dabei nicht zu befürchten, weil die Gipsschiene das Handgelenk zu zwei Dritteln umfaßt. Wenn keine Schwellung oder sonstige Störungen vorhanden sind, wird nach 1 oder 2 Tagen eine zirkuläre Gipsbinde am Unterarm unter Freilassung der Hohlhand angewickelt. Schwellungsneigung beim zirkulären Gipsverband macht seine radiale und ulnare Längsspaltung und die Hochlagerung des Armes auf einer Abduktionsschiene erforderlich. In der 2. Woche kann es zur Redislokation kommen, wenn das Handgelenk zuviel Spielraum im Verband hat. Dann wird im Extensionsgerät unter leichtem Längszug der Verband gewechselt und die Verschiebung ausgeglichen. Ist der neue zirkuläre Gipsverband gespalten, so erfolgt die übliche Röntgenkontrolle in 2 Ebenen. Wenn sich erneut eine unzureichende Bruchstellung zeigen sollte, so muß man anschließend nochmals in Narkose korrigieren.

Die Dauer der Ruhigstellung richtet sich nach dem Lebensalter und der Bruchform. Der jugendliche Knochen zeigt bereits nach 3 Wochen ausreichende Festigkeit, falls keine erhebliche Dislokation vorlag. Dies gilt besonders für den Wulstbruch (Grünholzbruch) bei Kindern. Bei stärkerer Splitterung oder Verschiebung der Bruchstücke soll man den Verband für 4—5 Wochen belassen. — Die Prognose des gelenknahen Speichenbruches ist gut, wenn man die Einrichtung schonend vornimmt, die achsengerechte Fragmentstellung regelmäßig röntgenologisch kontrolliert, den Sitz des Gipsverbandes überwacht und die Übungsbehandlung nicht vernachlässigt. Bei Gelenkbrüchen kann man wegen der Schädigung des Gelenkknorpels nicht so sicher mit einem günstigen Endzustand rechnen. Das Ergebnis kann sogar schlecht sein, wenn eine Gelenkstufe bestehenbleibt.

Gelegentlich [bleibt nach einem Speichenbruch am peripheren Ende Streckunfähigkeit des Daumenendgliedes zurück. Der Funktionsausfall des M. extensor pollicis longus kommt dadurch zustande, daß sich die Sehne am scharfen dorsalen Knochengrat der Speiche auffasert und zerreißt. Durch Verpflanzung der Extensor indicis-Sehne auf die lange Daumenstrecksehne (Abb. 180) läßt sich die Funktion des Daumens wiederherstellen.

C. Wiederherstellungschirurgie
bei veralteten Handverletzungen

Die wiederherstellenden Eingriffe an der Hand gehören zu den besonders schwierigen und verantwortungsvollen Aufgaben operativer Tätigkeit. Hier sollen vor allem die Grundsätze der Wiederherstellungschirurgie unter Darstellung von Indikation und Durchführung der Standardeingriffe vermittelt werden.

a) Behandlungsplan

Bei einer verkrüppelten Hand sind meistens alle Gewebe in mehr oder minder großer Ausdehnung durch Verletzungsfolgen geschädigt. Die differenzierte Untersuchung von Haut, Nerven, Knochen, Gelenken und Sehnen erlaubt ein Urteil darüber, welchen Wert die geschädigte Hand als Sinnesorgan und Greifwerkzeug noch besitzt, ob und wie der augenblickliche Zustand gebesert werden kann. Steht das Verletzungsausmaß fest, so ist ein individueller Behandlungsplan aufzustellen, welcher die vorbereitenden konservativen Maßnahmen und die Phasen der chirurgischen Wiederherstellung festlegt. Ihrer Bedeutung entsprechend sind nacheinander — oder unter bestimmten Voraussetzungen auch gleichzeitig — Haut, Nerven, Knochen, Gelenke und Sehnen zu rekonstruieren, damit schrittweise Sensibilität, Stabilität und schließlich Funktion wiedererlangt werden. Die Intervalle zwischen den einzelnen Eingriffen müssen lang genug bemessen sein, damit die Trophik der Gewebe gewahrt und die Beweglichkeit der Gelenke erhalten bleibt.

b) Vorbereitung der Haut

Ist eine Korrekturoperation geplant, so müssen zuvor an der zu versorgenden Hand alle Rhagaden und Entzündungserscheinungen beseitigt sein. Am Tage vor der Operation sind die Arme unter warmem fließendem Wasser mit Seife dreimal je 15 min lang zu waschen. Verschwielte Hände bedürfen mitunter einer mehrtägigen Vorbereitung, bis die Haut operationsfähig ist. Auf das Beschneiden und Reinigen der Fingernägel hat man nicht nur bei Kindern besonders zu achten! Am Abend wird der Arm rasiert und nach der letzten Waschung mit Alkohol betupft, in ein steriles Tuch eingeschlagen und mit einer Binde eingewickelt. Ebenso bereitet man eine Spenderegion zur Entnahme von Haut-, Nerven-, Knochen- oder Sehnentransplantaten vor. Am Operationstag erfolgt die nochmalige Waschung und die weitere Vorbereitung des Patienten in gleicher Weise, wie dies bei der Behandlung einer frischen offenen Handverletzung geschildert wurde (Abb. 19).

Gegen die prophylaktische Gabe eines Antibioticums ist nichts einzuwenden, wenn Operateur oder Patient eine Infektionsprophylaxe bei dem wiederherstellenden Eingriff für geboten halten. Wir raten sogar trotz vielfach geäußerter Einwände dazu, wenn die Wundheilung bei der Verletzung nicht ganz störungsfrei verlief. Das Antibioticum sollte man aber vor dem Eingriff peroral, intramuskulär oder intravenös und bei glattem Verlauf nur in den ersten Tagen geben.

I. Haut

1. Narbenkorrektur

Längsverlaufende Narbenstränge über den Fingerbeugeseiten, in den Zwischenfingerfalten oder in der Hohlhand beeinträchtigen die Funktion. Die Excision dieser Narben erfordert genaueste anatomische Kenntnisse; besonders sei an die relativ oberflächliche Lage der palmaren Fingernerven erinnert. Man legt in Blutleere außerhalb des äußeren Narbenrandes den Hautschnitt und dringt mit der Präparation Millimeter für Millimeter weiter in die Tiefe vor. Am proximalen Rande des Narbenfeldes werden die Gefäße, Nerven oder Beugesehnen aus

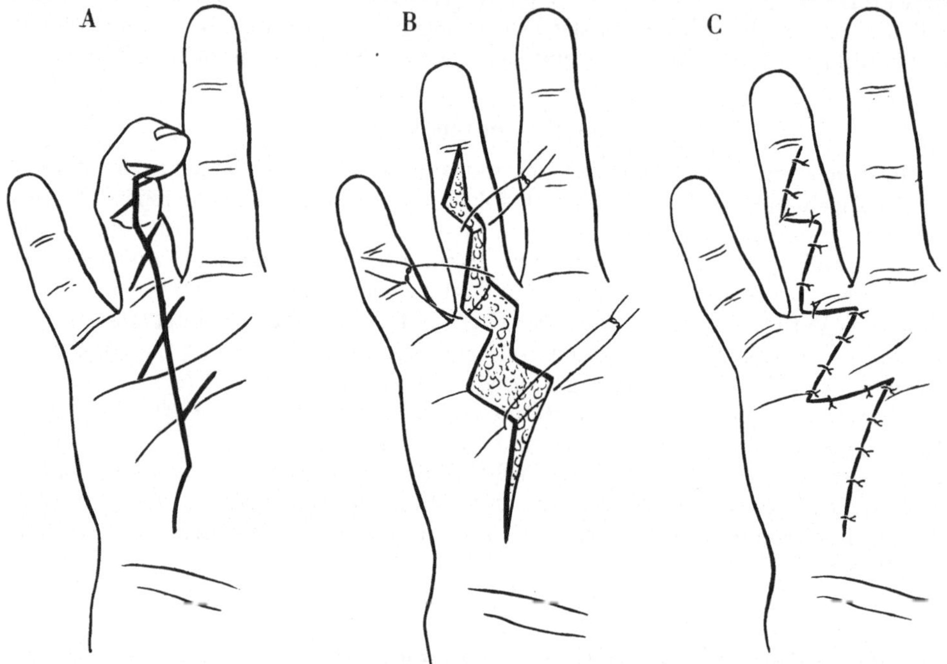

Abb. 120. Die Z-Plastik eignet sich zur Beseitigung dermatogener Beugekontrakturen. Schnittführung nach M. Iselin (A). Mit Streckung des Fingers verziehen sich die freigelegten Lappen (B); es entsteht eine quer- und schrägverlaufende Linie (C)

dem einschnürenden weißgrauen Schwielengewebe befreit und in distaler Richtung verfolgt. Fast immer ist das Unterhautgewebe in größerer Ausdehnung vernarbt als erwartet. Hat man den distalen Wundrand erreicht und das Narbenfeld gänzlich ausgeschnitten, so wird die Blutsperre gelöst. Die befreiten Blutgefäße pulsieren jetzt kräftig.

Nur nach Excision von schmalen, längsgerichteten Narben läßt sich der Defekt durch Verschieben der Wundränder im Sinne der Z-Plastik schließen (Abb. 120). Zuvor müssen jedoch die notwendigen Hilfsschnitte mit dem Zirkel ausgemessen und mit Kirschnerscher Hautfarbe auf die Haut gezeichnet sein, damit sich bei Streckung des betreffenden Fingers die korrespondierenden Hautdreiecke richtig ineinander vernähen lassen.

Einen breiteren Defekt kann man durch freie oder gestielte Hautplastik verschließen. Sind keine weiteren Nachoperationen geplant, so reicht ein fettfreier Vollhautlappen oder ein Dermatomlappen von $^3/_4$ Hautdicke zum Wundverschluß aus. Wenn aber noch die Sutur eines Nerven, eine Sehnennaht oder -plastik, eine Knochen- oder Gelenkoperation vorgesehen ist, so muß die Defektwunde durch eine gestielte Nah- oder Fernplastik versorgt werden; denn das mitübertragene Fettgewebe ist wichtig als Schutz- und Gleitpolster. Bei den frischen Handverletzungen sind in dem Kapitel über „Hauttransplantationen bei Defektwunden" die allgemeinen Richtlinien, die verschiedenen Lappenbildungen und technischen Einzelheiten erwähnt.

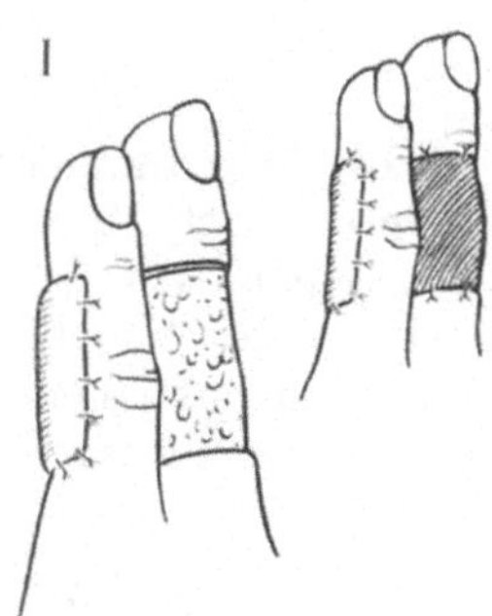

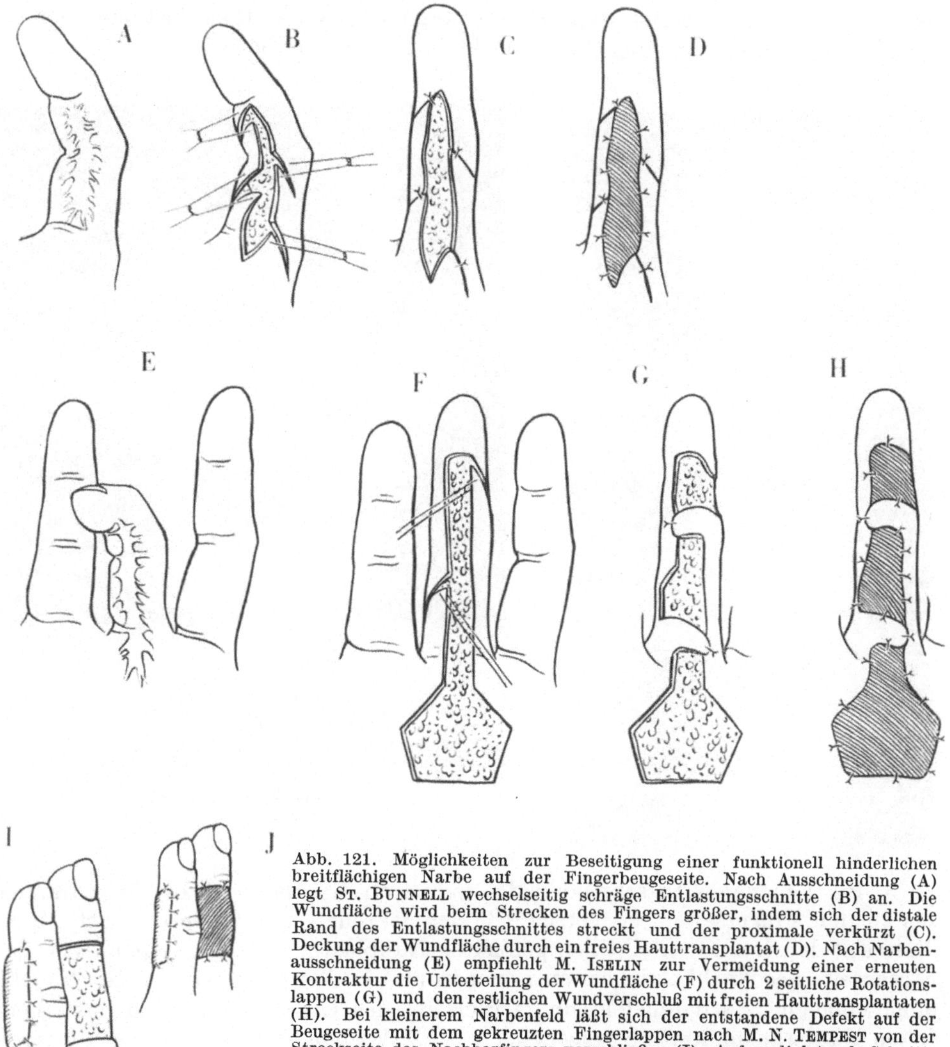

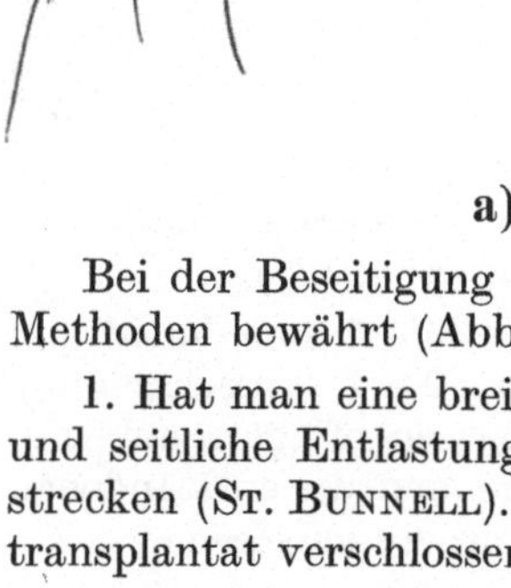

Abb. 121. Möglichkeiten zur Beseitigung einer funktionell hinderlichen breitflächigen Narbe auf der Fingerbeugeseite. Nach Ausschneidung (A) legt St. Bunnell wechselseitig schräge Entlastungsschnitte (B) an. Die Wundfläche wird beim Strecken des Fingers größer, indem sich der distale Rand des Entlastungsschnittes streckt und der proximale verkürzt (C). Deckung der Wundfläche durch ein freies Hauttransplantat (D). Nach Narbenausschneidung (E) empfiehlt M. Iselin zur Vermeidung einer erneuten Kontraktur die Unterteilung der Wundfläche (F) durch 2 seitliche Rotationslappen (G) und den restlichen Wundverschluß mit freien Hauttransplantaten (H). Bei kleinerem Narbenfeld läßt sich der entstandene Defekt auf der Beugeseite mit dem gekreuzten Fingerlappen nach M. N. Tempest von der Streckseite des Nachbarfingers verschließen (I). Auf mediolaterale Schnittführung ist zu achten. Die Entnahmestelle wird mit einem freien Hauttransplantat gedeckt (J)

a) Dermatogene Fingerkontraktur

Bei der Beseitigung von Fingerkontrakturen haben sich uns 3 verschiedene Methoden bewährt (Abb. 121):

1. Hat man eine breitflächige Narbe auf der Fingerbeugeseite ausgeschnitten und seitliche Entlastungsschnitte angelegt, so läßt sich der gekrümmte Finger strecken (St. Bunnell). Die mediane Wundfläche wird mit einem freien Hauttransplantat verschlossen (Abb. 122).

2. Auf der Beugeseite kann man durch 2 schräge Entlastungsschnitte je einen radialen und ulnaren seitlichen Fingerlappen bilden. In Höhe der Beugefurchen werden sie rechtwinklig eingeschlagen, damit die große Wundfläche unterteilt wird. Auf die Restwundflächen kommen freie Hauttransplantate. Hier wird also die freie Hautplastik mit der gestielten Nahplastik kombiniert. Da an den Nahtstellen keine durchgehenden längsverlaufenden Narben entstehen, ist eine erneute Kontraktur nicht zu befürchten. Dieses Vorgehen nach M. ISELIN ist besonders zu empfehlen, wenn die Sehnen über den Beugefurchen freiliegen.

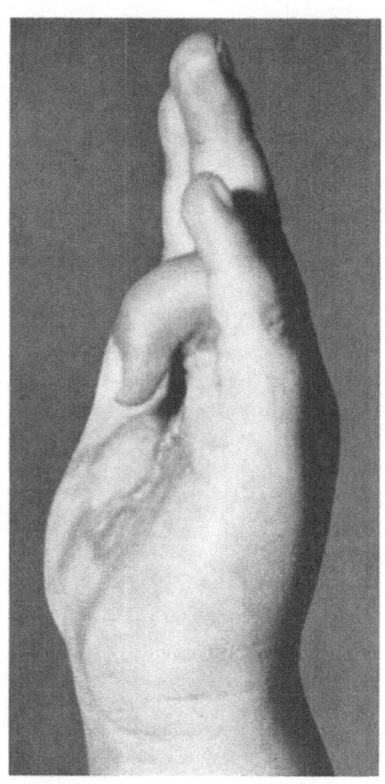

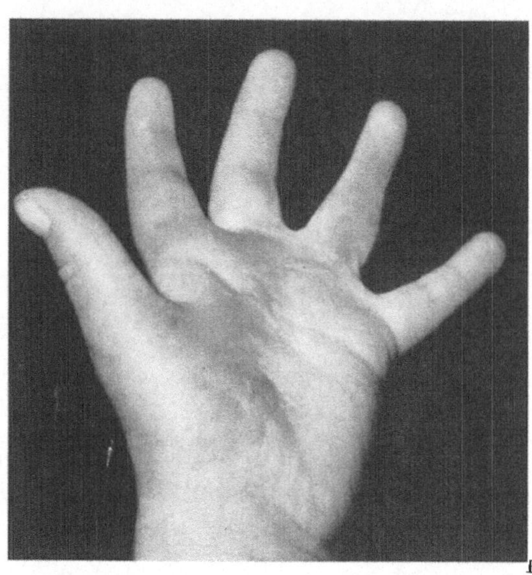

Abb. 122. Dermatogene Beugekontraktur des Ringfingers nach Starkstromverbrennung bei einem 4jährigen Jungen (A). Wiederherstellungsoperation nach ST. BUNNELL: Narbenexcision, Versorgung der Defektwunde am Ringfinger mit einem Dermatomlappen und Z-Plastik in der Hohlhand. Abschlußbild 2 Jahre nach der Plastik (B)

3. Reichen nach Ausschneiden des palmaren Narbenfeldes die Wundränder bis zu den Fingerseiten, so verschließt der gekreuzte Fingerlappen nach M. N. TEMPEST den Defekt. Bei dieser gestielten Nahplastik wird der Lappen von der Streckseite des Nachbarfingers entnommen und in den beugeseitigen Hautdefekt eingeschlagen. Entnahmefeld und Unterseite des Lappenstieles sind mit einem freien Hauttransplantat zu versehen. Nach 3 Wochen durchtrennt man die noch interdigital gelegene Hautbrücke.

b) Geschrumpfte Zwischenfingerfalten

Narbig veränderte Zwischenfingerfalten hindern die Fingerspreizfähigkeit. Zur Korrektur lassen sich folgende 4 Methoden anwenden (Abb. 123):

1. Bei der Wiederherstellungsoperation nach M. ISELIN bildet man dorsal und palmar einen möglichst breiten zungenförmigen Lappen. Nach Ausschneidung des Narbengewebes werden beide Lappen in den Zwischenfingerraum eingeschlagen und miteinander vernäht. An jeder Fingerseite sind die entstandenen trapezförmigen Wundflächen durch freie Hauttransplantate zu versorgen.

2. Ein streckseitiges Narbenfeld findet man gewöhnlich nach Verbrennungen. In Richtung der zu bildenden Zwischenfingerfurche sticht man eine Nadel zur Orientierung ein, schneidet die Narbe aus und schlägt nach St. Bunnell einen seitlich gebildeten Fingerlappen in den Defekt. Soweit sich die Entnahmestelle nicht durch Naht direkt verschließen läßt, versorgt man die restlichen Wundflächen mit freien Hauttransplantaten.

3. Eine geschrumpfte I. Zwischenfingerfalte beeinträchtigt die Abduktion des Daumens. Hat man die Narbe ausgeschnitten und die spindelförmige Wunde durch endständige Entlastungsschnitte Z-förmig verlängert, so tauscht man die beiden Hautdreiecke aus. Nach der Z-Plastik geht bei verändertem Narbenverlauf der Gewinn an Länge auf Kosten der Breite. In Abduktion und mittlerer Opposition des Daumens bohren wir 2 Kirschner-Drähte quer durch den I. und II. Mittelhandknochen, um einer erneuten Schrumpfung vorzubeugen. Die Drähte werden nach 4 Wochen entfernt (Abb. 124).

4. Umfangreiche Hautdefekte in der I. Zwischenfingerfalte erfordern eine gestielte Fernplastik von der Innenseite des gegenseitigen Armes. Entnahmestelle und Lappenunterfläche sind mit einem Dermatomlappen zu versorgen, damit keine freie Wundfläche verbleibt.

c) Narbenkorrektur an der Mittelhand

Bisweilen bedürfen multiple, funktionsstörende Narben an der Mittelhand einer plastischen Korrektur. In solchen Fällen verwenden wir eine gestielte Fernplastik von Brust oder Bauch, wie dies bei den frischen Handverletzungen geschildert wurde (Abb. 57, 58). Für ein einzeitiges Vorgehen sind diese planen Haut-Fettlappen geeignet.

Wenn aber Hautmaterial mehrzeitig und an verschiedene Handabschnitte verpflanzt werden soll, so ist es am zweckmäßigsten, einen Rundstiellappen zu bilden. Seine wesentlichen Vorteile sind: das Fehlen einer freien Wundfläche, die sehr geringe Schrumpfungstendenz, die weitgehende Unempfindlichkeit gegen Torsion und Knickung und die größere Bewegungsfreiheit der Hand durch den längeren Stiel. Der Rundstiel muß in einer ersten Operation mindestens 3 Wochen vor seiner Verwendung aus Brust-, Flanken- oder Bauchhaut gebildet werden, da man ihn erst nach vollständiger Abheilung aller Nahtstellen verpflanzen kann (Abb. 125). Die Länge des Brückenlappens darf nicht ein Dreifaches seiner Breite überschreiten. Die Dicke soll so bemessen sein, daß sich die Hautbrücke ohne Spannung zum Rundstiel schließen läßt. Ein zu starkes Fettpolster führt zur Dehiszenz der Wundränder; ein zu dünnes ergibt beim Ausrollen eine Verschmälerung der Lappenbreite. Bei Bildung der Hautbrücke soll der Abstand zwischen den beiden schrägverlaufenden Hautincisionen an der Brust mindestens 5 cm und an der Flanke oder Bauchwand mindestens 7 cm betragen. Mit Hilfe eines Stoffmodells, welches für den Operationsakt sterilisiert wird, probt man zuvor die lagemäßig bequemste und somit zweckmäßigste Entnahmestelle, den Transport über die Lappenfüße und die Einpflanzung in die Hand aus. Vernäht man die Seiten des Brückenlappens, so entsteht der Rundstiel. Die breit unterminierten Wundränder werden miteinander durch Knopf- und Bäuschchennähte vereinigt. Durch gesonderte Stichincisionen in der Nähe eines jeden Lappenfußes legt man Gummilaschen zur Blutungsdrainage für 24 Std ein. Geknüllter Verbandmull unter dem Rundstiel verhindert, daß sich die Nahtlinien gegenseitig berühren. Zu einer Wundinfektion kann es am ehesten an den beiden Lappenfußwinkeln kommen, da hier 4 Wundnähte zusammenlaufen. Nach St. Bunnell läßt sich diese Gefahr mindern, wenn man die Zahl der Wundnähte an den

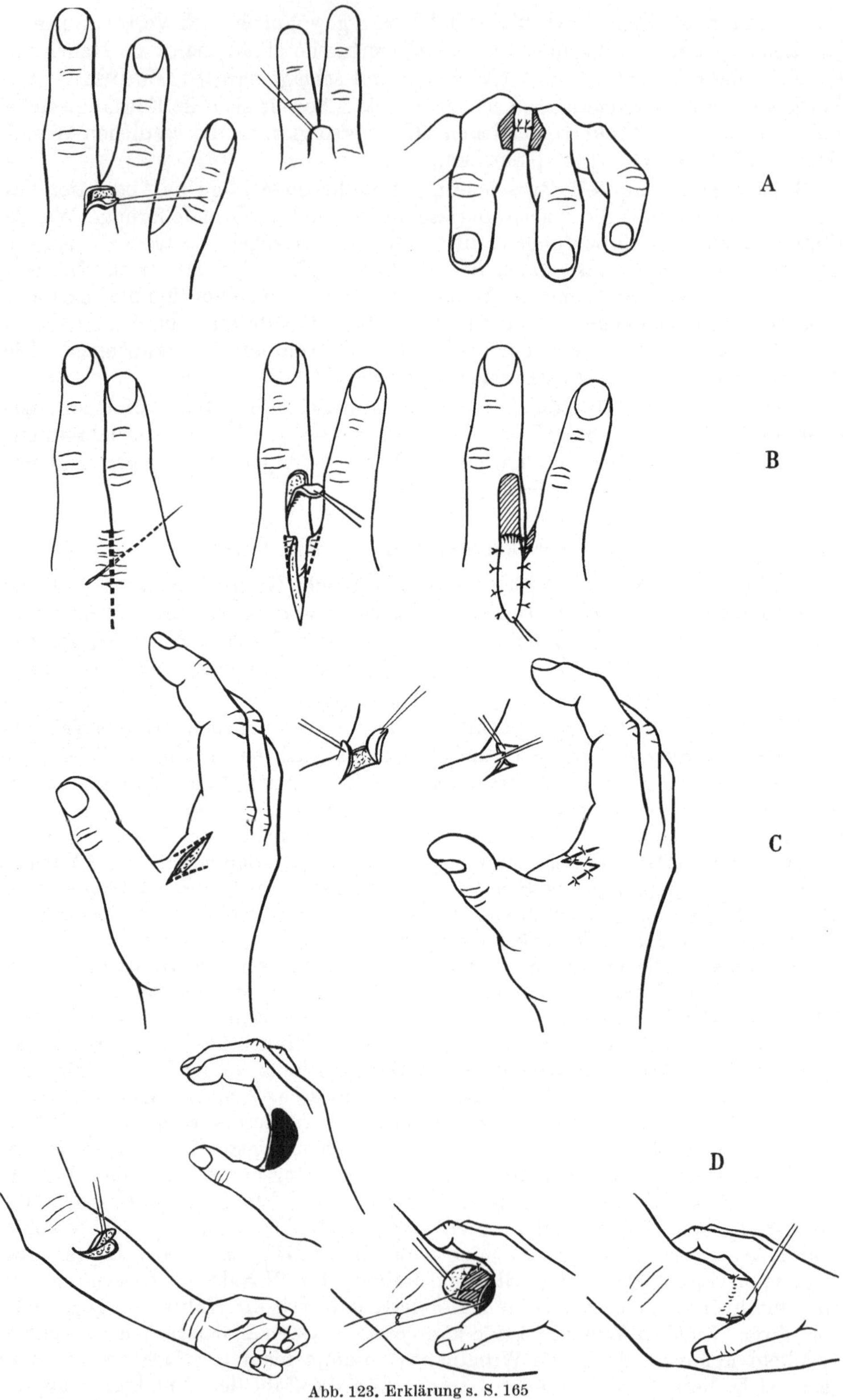

Abb. 123. Erklärung s. S. 165

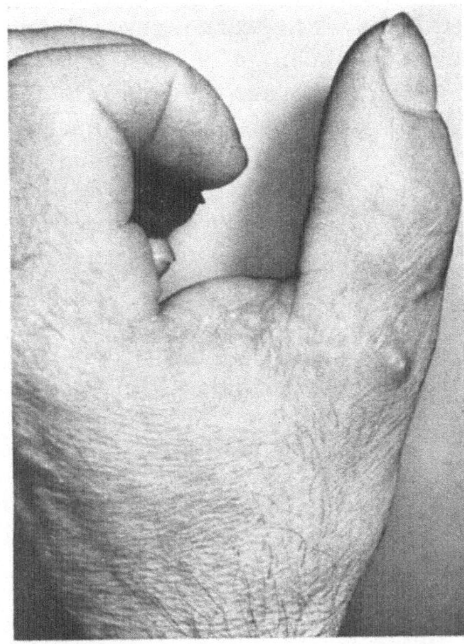

A

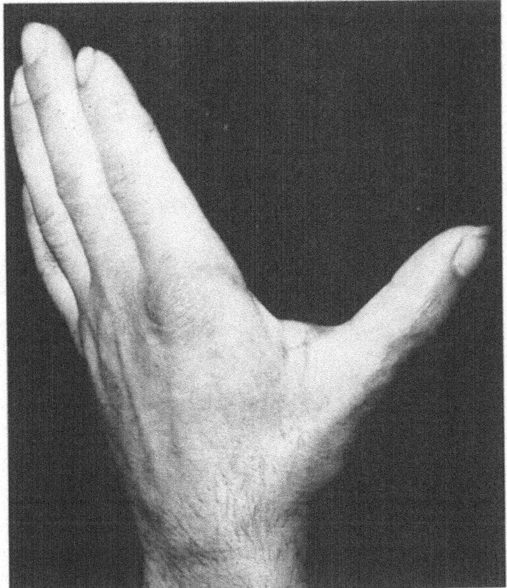

B

Abb. 123. Wiederherstellung geschrumpfter Zwischenfingerfalten. Bildung eines dorsalen und eines palmaren Lappens, welche nach M. ISELIN in den entstandenen Spalt eingeschlagen und miteinander vernäht werden. Seitlich verbleibende Wundflächen verschließt man durch freie Hauttransplantate (A). Bei Verbrennungen liegt das Narbengewebe meistens dorsal. Eine Nadel zeigt den Verlauf der Zwischenfingerfalte an. Den seitlichen Fingerlappen nach ST. BUNNELL läßt man proximal gestielt und näht ihn in den entstandenen Wunddefekt ein. Seitliche Wundflächen werden mit freien Hauttransplantaten versorgt(B). In der ersten Zwischenfingerfalte behebt die Z-Plastik eine Kontraktur (C). Entsteht nach Ausschneiden des Narbenstranges ein größerer Defekt, so wendet man die gestielte Lappenplastik vom Ober- oder Unterarm der Gegenseite an und deckt die Lappenunterfläche mit einem freien Hauttransplantat ab (D)

Lappenfußwinkeln auf 3 reduziert und es verhindert, daß sich die Nähte vom Rundstiel und Entnahmebezirk gegenüberliegen. ST. BUNNELL führt zusätzlich 2 schräge Entlastungsschnitte von etwa je 4 cm Länge an den Enden des caudalen Hautschnittes aus und mobilisiert ausgedehnt die Haut zwischen der oberflächlichen und tiefen Fascie. Dann vernäht er den unter der Hautbrücke hochgezogenen caudalen Wundrand mit dem cranialen. Steht die Haut unter Spannung,

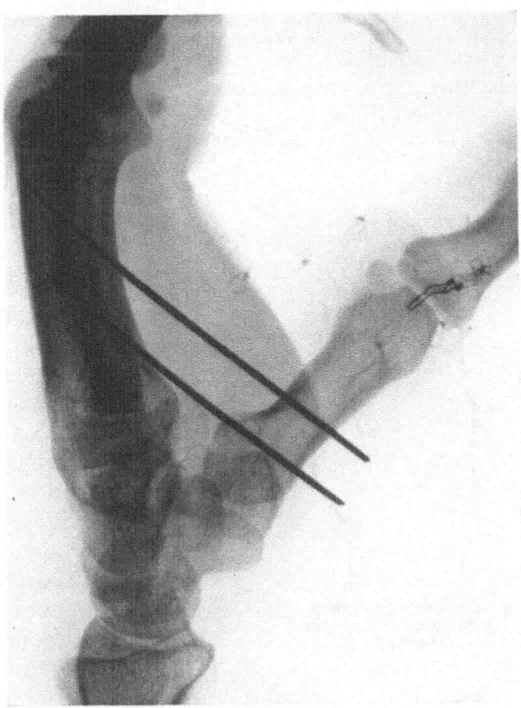

C

Abb. 124. Kontraktur der 1. Zwischenfingerfalte und Streckunfähigkeit des Daumenendgliedes nach Kreissägeverletzung (A). Z-Plastik zur Beseitigung der Kontraktur und Sehnenanastomose zwischen M. extensor indicis und M. extensor pollicis longus zur Wiederherstellung der Streckfähigkeit (B). Zwei Kirschner-Drähte im I. und II. Mittelhandknochen halten für 4 Wochen die Daumenabduktion aufrecht (C)

so sollte man diese Naht nicht erzwingen, sondern einen Spalthautlappen in den Defekt einnähen. Zum Schluß wird die Hautbrücke zum Rundstiel geschlossen und wie zuvor drainiert und verbunden.

Während der Dauer einer gestielten Fernplastik ist Bettruhe einzuhalten. Wenn nach Abheilung aller Wundlinien ein Lappenfuß auf Finger oder Mittelhand verpflanzt wird, müssen Arm und Hand durch Gipsschienen sicher an den Körper fixiert sein.

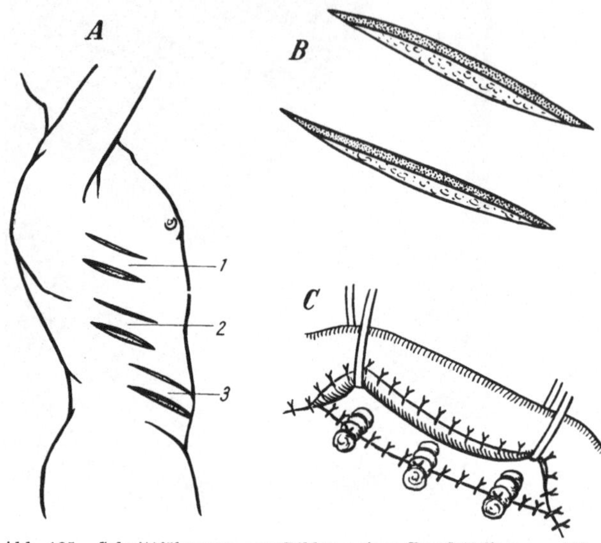

Abb. 125. Schnittführungen zur Bildung eines Rundstiellappens (A). *1* Brustlappen. *2* Flankenlappen. *3* Bauchlappen. Durch Vernähen der Wundränder (B) entsteht der Rundstiel (C). Die Bäuschchennähte entspannen die Wundnaht

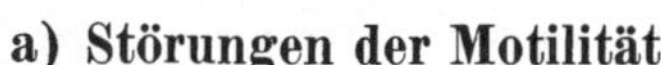

II. Nerven

1. Diagnostik der veralteten Nervenläsionen

In dem einleitenden Kapitel ist die Anatomie der Armnerven mit den motorischen und sensiblen Versorgungsgebieten beschrieben. Verletzungen gemischter peripherer Nerven führen zu Störungen von Motorik, Sensibilität und vegetativen Funktionen (Abb. 11). Aus der Haltung der beschädigten Hand, dem Sitz des ausgeprägtesten Muskelschwundes, und der Hautbeschaffenheit ergeben sich Anhaltspunkte für eine vermutliche Läsion eines der 3 Handnerven oder für einen kombinierten Nervenschaden.

a) Störungen der Motilität

Nach vollständiger Durchtrennung der motorischen Nervenbahnen kommt es im Versorgungsgebiet zur schlaffen Lähmung mit nachfolgender Atrophie. Die Antagonisten überwiegen und verursachen schließlich deforme Gelenkstellungen. Kontrakturen kann man durch Bewegungsübungen und elastische Schienen verhüten. Ein gelähmter Muskel verfällt nach etwa einem Jahr der fibrösen Degeneration. — Bei Paresen können Bewegungen allein durch die Wirkung der Schwerkraft vorgetäuscht werden oder durch Trickbewegungen. Bei diesen betätigen sich Synergisten und Hilfsmuskeln substituierend. Eine atypische Innervation verändert das Bild der Lähmung.

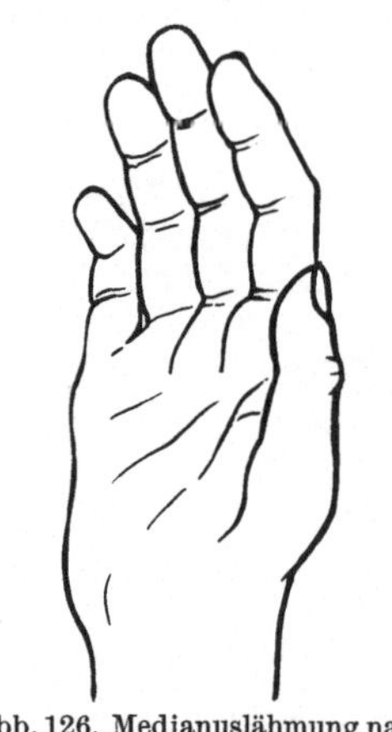

Abb. 126. Medianuslähmung nach Verletzung zentral vom Handgelenk

Nach Durchtrennung eines Nerven nimmt seine elektrische Erregbarkeit im Laufe einer Woche schnell ab. Die von dem durchschnittenen Nerven versorgten Muskeln sprechen auf kurzdauernde faradische Stromstöße nicht an. Bei direkter Reizung mit dem galvanischen Strom bleiben die Muskeln noch viele Wochen lang erregbar; aber die Kontraktionen sind träge und wurmartig. Es kommt zur Umkehr der Zuckungsformel. Normale Erregbarkeit, partielle oder komplette Entartungsreaktion erlauben eine Prognose der peripheren Lähmung.

α) Ausfall des N. medianus

Bei Medianuslähmungen ist die radiale Handhälfte schwer geschädigt. Liegt die Läsion proximal vom Ellbogengelenk, so steht der Unterarm wegen Lähmung der Pronatoren in Mittelstellung. Die Beugefähigkeit im Handgelenk ist teilweise aufgehoben. Der noch funktionstüchtige M. flexor carpi ulnaris zieht bei Palmarflexion die Hand ulnarwärts ab. An Zeige- und Mittelfinger ist die Beugefähigkeit in den End- und Mittelgelenken ausgefallen („Schwurhand"). Für den Daumen geht die Beugefähigkeit völlig verloren. Durch Lähmung der Thenarmuskeln kommt es zum Schwund des Daumenballens; dabei zieht der nichtgelähmte M. adductor pollicis (N. ulnaris) den Daumen an den Zeigefinger heran („Affenhand" — der Affe kann aber den I. Strahl opponieren!). Da die Strecker (N. radialis) funktionstüchtig sind, wird der Daumen dorsal überstreckt. Opposition und Abduktion des Daumens gelingen nicht. Daumen- und Kleinfingerendglied können sich nicht berühren. Die Hand ist wegen des fehlenden Faustschlusses nutzlos.

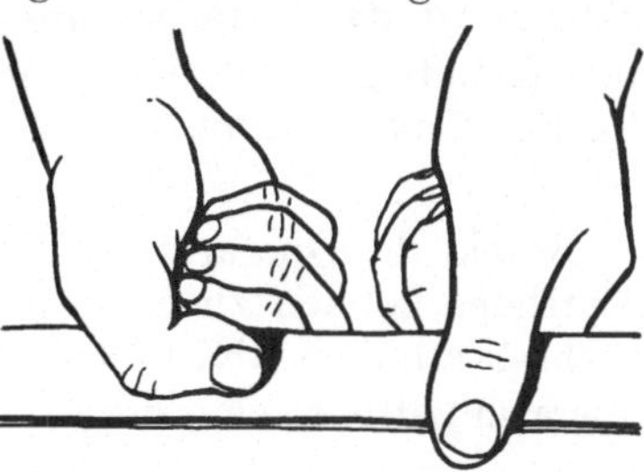

Abb. 127. Das Fromentsche Zeichen. Bei Ausfall des N. ulnaris tritt für den gelähmten M. adductor pollicis der vom N. medianus innervierte M. flexor pollicis longus ein: Beim Festklemmen eines Gegenstandes beugt sich auf der verletzten Seite das Daumenendglied

Liegt der Ausfall des N. medianus dicht proximal vom Handgelenk, so beschränkt sich die Lähmung auf die Daumenballenmuskulatur und die Mm. lumbricales I und II (Abb. 126).

β) Ausfall des N. ulnaris

Die Ausfallserscheinungen bei Ulnarislähmung betreffen nicht nur die ulnare Handhälfte. Die Krallenstellung des Ring- und Kleinfingers kommt durch Lähmung der Mm. interossei und lumbricales III und IV zustande. Außerdem ist der ulnare Teil des M. flexor digitorum profundus ausgefallen, so daß am Ring- und Kleinfinger die Extensoren überwiegen und in den Grundgelenken eine Überstreckung bewirken. Am 2. und 3. Finger ist die Deformität nicht so deutlich ausgeprägt, da hier die Mm. lumbricales I und II (N. medianus) substituierend wirken. Die Krallenstellung ist am stärksten, wenn die Beugemuskeln am Vorderarm verwachsen sind. Der Bewegungsausfall des 5. Fingers und die Unfähigkeit, den gestreckten Daumen über die Hohlhand zu führen (Adductorentest) bedingen den negativen Ausfall der Daumen-Kleinfingerprobe: Die Endglieder des 1. und 5. Fingers können sich nicht berühren. Beim Kneiftest bilden Daumen und Zeigefinger kein normalgeformtes, sondern ein entrundetes O; denn das Daumengrundgelenk sinkt in Überstreckung. Neben deutlichem Schwund der Muskulatur

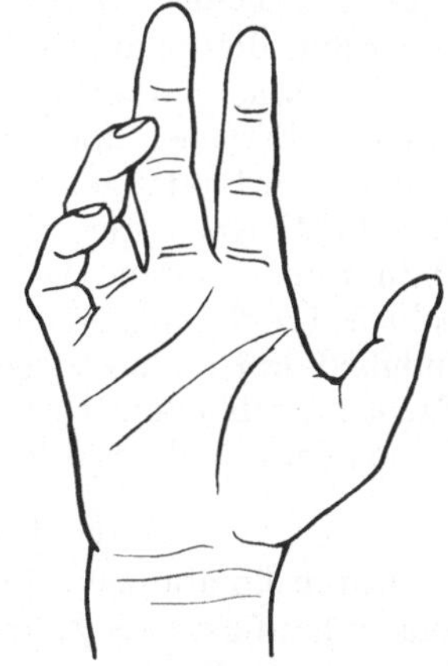

Abb. 128. Ulnarilähmung nach Verletzung zentral vom Handgelenk

in den Zwischenknochenräumen der Mittelhand und über dem Kleinfingerballen ist auch der ulnare Kopf des M. flexor pollicis brevis gelähmt. Bei Ausfall des wichtigen M. adductor pollicis springt der vom N. medianus innervierte M. flexor pollicis longus ein. Auf dieser Trickbewegung beruht das Fromentsche Zeichen: Wird ein Gegenstand zwischen Daumen und Zeigefinger festgeklemmt, so beugt sich das Daumenendglied (Abb. 127). Bei Ulnarisparese sind Ab- und Adduktionsfähigkeit der Finger aufgehoben. Durch Trickbewegungen läßt sich mit Hilfe der

Fingerstrecker Abduktion und durch die Beuger Adduktion in geringem Ausmaß erreichen. Die Hand kann bei Läsion des N. ulnaris in Höhe des Ellbogengelenkes nur mit verminderter Kraft in den Handwurzelgelenken palmar flektiert und ulnarwärts abduziert werden.

Ist der N. ulnaris in Höhe des Handgelenkes durchtrennt (Abb. 128), so fallen vom Versorgungsbereich nur die kurzen Handmuskeln aus. Die Krallenstellung ist dann stärker ausgeprägt, weil jetzt die tiefen Flexoren am Ring- und Kleinfinger die beiden distalen Gelenke beugen und die Binnenmuskeln der Hand als Antagonisten fehlen.

γ) Ausfall des N. radialis

Brüche des Oberarmschaftes und Verrenkungen oder Frakturen des Speichenköpfchens können zu Schädigungen des N. radialis führen. Das klinische Bild wechselt mit dem Niveau der Läsion. Liegt die Verletzung in Höhe der peripheren Oberarmhälfte, so sind der M. brachioradialis, die Handgelenkstrecker, der M. supinator und sämtliche Fingerstrecker einschließlich des M. abductor pollicis longus gelähmt. Handelt es sich um eine Verletzung des Ramus profundus n. radialis im Bereich des Speichenköpfchens, so können die noch intakten Mm. extensor carpi radialis longus und brevis die proniert gehaltene „Fallhand" (Abb. 129) aus der Palmarflexion in Dorsalflexion ziehen.

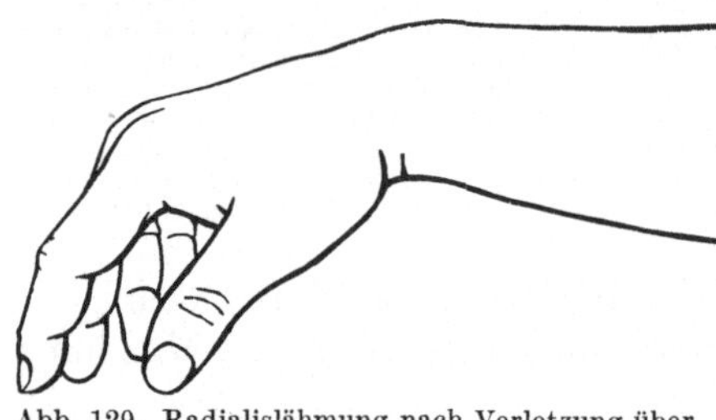

Abb. 129. Radialislähmung nach Verletzung über dem Speichenköpfchen

Man untersucht die Fingerstrecker bei gebeugten Grundgelenken, damit die Mm. interossei ausgeschaltet sind. Bei Ausfall des N. radialis gelingt die Streckung in den Metacarpophalangealgelenken nicht. Durch die Wirkung der Mm. interossei kommt es beim Streckversuch zur vermehrten Beugung der Grundgelenke. Da außerdem die gelähmten langen Fingerstrecker die Grundgelenke nicht stabilisieren können, mißlingt in Fallhandstellung die Abduktion der dreigliedrigen Finger. Erst bei dorsalflektiertem Handgelenk und palmarer Abstützung der proximalen Phalangen können die Interossei die Mittel- und Endgelenke strecken und die Finger spreizen. Bei Radialislähmung geht die Fähigkeit der Daumenabduktion verloren. Daumenextension kann durch Einwirkung des M. abductor pollicis brevis vorgetäuscht werden; jedoch ist es nicht möglich, das Daumenendglied kräftig zu strecken. Wird der Verletzte aufgefordert, die Hand zur Faust zu schließen, so bringt er seinen Arm zunächst in Supination, damit das Handgelenk in Dorsalflexion fällt.

δ) Ausfall des N. medianus und N. ulnaris

Durch kombinierte Lähmungen entstehen vielfältige Handdeformitäten. Als relativ häufigsten Schaden sieht man die gleichzeitige Durchtrennung des N. medianus und N. ulnaris am Unterarm. Diese Verletzung führt zu einem sehr charakteristischen Bild: Das Handgelenk ist leicht dorsalflektiert, die Hand nach ulnar gebeugt und gering supiniert. Der Daumen liegt der Hohlhand an; er kann nicht adduziert oder opponiert werden. Atrophie des Daumen- und Kleinfingerballens sowie der Handbinnenmuskeln führen zur „Platthand" mit Abflachung des Mittelhand- und Handwurzelgewölbes. Liegt die Läsion der Nerven unmittelbar vor dem Handgelenk, so sind die langen Fingerbeuger intakt und besitzen in den gelähmten Binnenmuskeln keine Antagonisten. In solchen Fällen ist die Krallenstellung mit Überstreckung in den Fingergrundgelenken am stärksten ausgeprägt (Abb. 181 B).

b) Störungen der Sensibilität

Nach Durchtrennung eines sensiblen Nerven besteht in einem umschriebenen Hautbezirk Sensibilitätsausfall. Ist ein palmarer Fingernerv an der Fingerbasis durchtrennt, so findet sich die anaesthetische Zone über der Beugeseite der entsprechenden Fingerhälfte. Liegt die Verletzung in der Hohlhand, so sind die einander zugewandten Hälften von 2 Fingern und ihre Mittel- und Endglieder an der Streckseite unempfindlich. Über die Größe der Autonomgebiete und anatomischen Hautfelder der 3 Handnerven orientiert Abb. 11.

Der N. radialis hat häufig kein autonomes Versorgungsgebiet; in solchen Fällen findet man bei Radialisparese über dem Handrücken keinen vollständigen Sensibilitätsausfall.

Bei der Untersuchung peripherer Nervenverletzungen benutzen wir einen Wattebausch zur Prüfung der Berührungsempfindung und eine Nadel zur Feststellung der Schmerzempfindung. Im anaesthetischen Gebiet beginnend dringt man bei der Prüfung auf die normal innervierten Bezirke vor und zeichnet die vom Patienten gemachten Angaben auf der Haut an. Die Augen sind dabei verbunden. Ohne Sichtkontrolle wird ferner die taktile Gnosis geprüft; dazu lassen wir z. B. Münzen, Kugeln, Schrauben u. ä. ergreifen, benennen und einsammeln.

c) Störungen der vegetativen Funktionen

Nach Durchtrennung eines Nerven ist die Haut in seinem Versorgungsgebiet zunächst rot und warm. Dieser vasodilatatorische Effekt beruht auf einer Lähmung der vasoconstrictorischen Fasern. Nach etwa 3 Wochen wird das denervierte Hautgebiet blau und kühl. Solche vasomotorischen Störungen finden sich ebenfalls nach Teilverletzungen der Nerven; sie verstärken sich bei gleichzeitiger Gefäßverletzung. Alle von der Nervenversorgung abgeschnittenen Gewebe werden atrophisch: Die Haut ist dünn und unelastisch; die gefühllose Fingerbeere wird durch Schwund der Papillarleisten glatt. Bei fehlender Abschuppung ist die Haut verdickt und leichter verletzlich. Trophische Geschwüre können auftreten; sie haben eine schlechte Heilungstendenz. Auch die Hautanhangsgebilde verändern sich in charakteristischer Weise: Die Haare sind ausgefallen oder bei irritativer Läsion lang und dünn; die Fingernägel werden dicker, brüchiger und zeigen Rillenbildung. Die allgemeine Atrophie im denervierten Gebiet ist auch am Skelet zu beobachten: Die Gelenke verlieren ihre Beweglichkeit, die Knochen werden osteoporotisch. Nach der Verletzung sistiert im analgetischen Bezirk sofort die Schweißsekretion. Dies läßt sich mit verschiedenen klinischen Tests objektivieren. Bei dem Chinizarin-Test (Quinizarintest von L. GUTTMANN 1940) erhält der Patient Aspirin und heißen Lindenblütentee. Anschließend wird Chinizarinpuder auf die Haut gestreut und der Arm unter

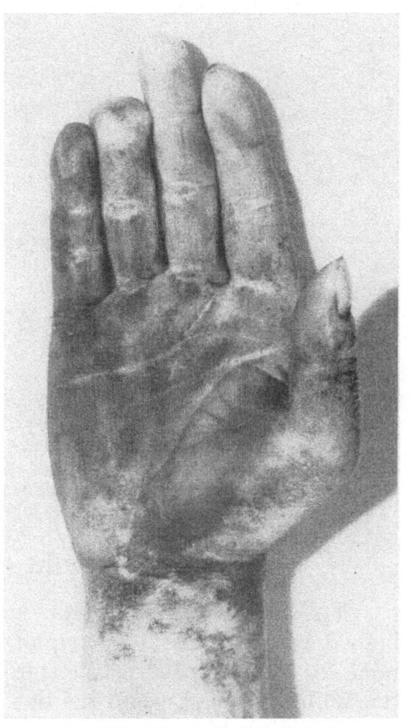

Abb. 130. Chinizarin-Test 6 Monate nach Naht des N. medianus im distalen Unterarmdrittel. Die dunkelgefärbten Hautpartien zeigen die Schweißsekretion an; sie fehlt noch an Zeige- und Mittelfinger

einem Lichtbogen erwärmt. Bei Schweißsekretion entsteht eine tiefpurpurrote
Verfärbung (Abb. 130). Einfacher, schneller und genauer sind die von E. MOBERG
angegebenen Fingerabdruckmethoden: Während sich der sog. Ninhydrintest[1]
auf das Vorkommen von Aminosäuren im Schweiß stützt, wird bei Verwendung
von Jod-Stärkepapier zum Fingerabdruck eine Schweißsekretion durch Nachweis von Wasser objektiviert. Ist der Schweißtest negativ, so fehlt auch die
taktile Gnosis (Abb. 131).

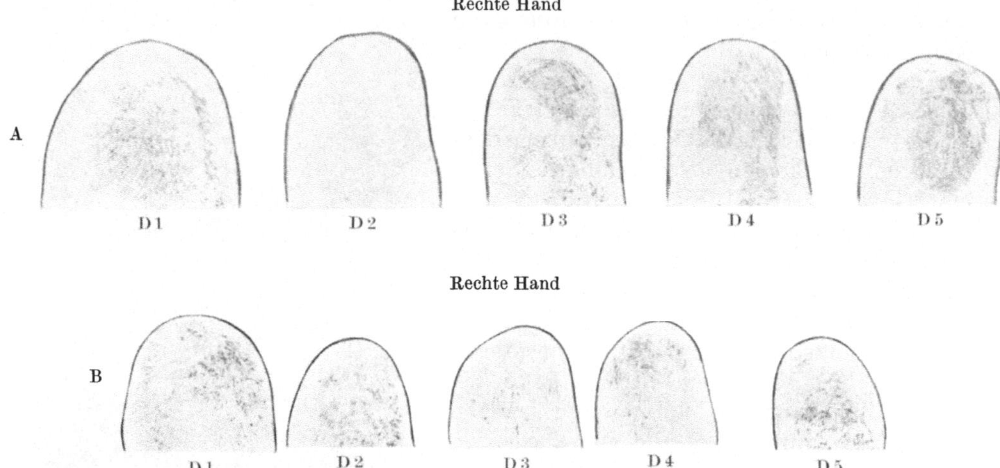

Abb. 131. Negativer Ausfall des Ninhydrin-Testes am Zeigefinger (D2). Vor 3 Monaten Durchtrennung beider
palmarer Fingernerven ohne Nahtversuch (A). Positiver Ausfall des Ninhydrin-Testes am Mittelfinger (D3).
Vor 4 Wochen Sofortnaht beider palmarer Fingernerven am Grundglied des Mittelfingers. Geringe Schweißsekretion
läßt sich bereits im Daktylogramm nachweisen (B)

2. Zeitpunkt der sekundären Nervennaht

Sensible Nerven sollte man so bald als möglich nähen, um eine rasche Wiederkehr der Trophik in der Peripherie zu erreichen. Die Erfolgsaussichten sind auch
noch zu einem späteren Zeitpunkt günstig; so sah ST. BUNNELL Rückkehr der
Sensibilität, selbst wenn bei der Rekonstruktion das Trauma 6 Jahre zurücklag.

Da die narbige Atrophie der Muskeln vom Zeitpunkt der Verletzung an fort-
schreitet, ist bei motorischen Nerven die alsbaldige Rekonstruktion auf jeden Fall
angezeigt. Erfolge können noch nach einem Jahr, mitunter noch nach 3 Jahren
erzielt werden. Als Test gilt die galvanische Erregbarkeit des Muskels: Bei
positivem Ausfall ist die Nervennaht gerechtfertigt. Die Beurteilung, ob eine vollständige oder partielle Nervenläsion vorliegt, ist selbst nach Prüfung der elektrischen Erregbarkeit schwierig. Eine komplette Durchtrennung kann man als
gesichert annehmen, wenn alle Lähmungszeichen 5 Monate lang unverändert
bestehen. Im Zweifelsfalle schadet eine vorsichtige explorative Freilegung der
Verletzungsstelle nicht und bietet zudem die Möglichkeit, die Nervennaht doch
noch rechtzeitig durchzuführen.

3. Technik der sekundären Nervennaht

Geeignete Hautschnitte zur Freilegung der Nervenstümpfe sind aus Abb. 132
zu ersehen; dabei soll ein in der Voroperation eingenähter plastischer Hautersatz

---

[1] Bei diesem Verfahren wird der auf einen Papierstreifen aufgenommene Fingerabdruck
in einer 1%igen Ninhydrin-Acetonlösung entwickelt, später nach Heißlufttrocknung in einer
kupfernitrathaltigen Lösung fixiert [E. MOBERG: Objective methods for determining the functional value of sensibility in the hand. J. Bone Jt. Surg. B **40**, 454—476 (1958)].

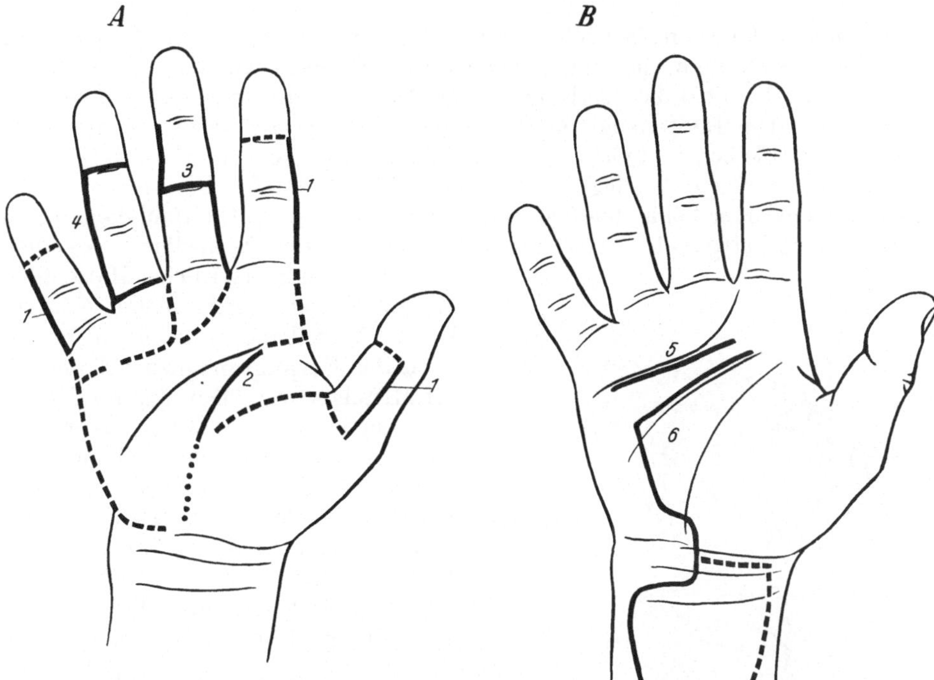

Abb. 132. Schnittführungen und -erweiterungen in der Wiederherstellungschirurgie zur Freilegung durchtrennter Beugesehnen und Nerven. A *1* mediolateraler Schnitt. *2* Daumenballenschnitt in der Oppositionsfurche. *3* Treppenschnitt. *4* Doppelter Rechtwinkelschnitt. B *5* Incision parallel zur distalen queren Hohlhandfurche. *6* Incision parallel zur proximalen queren Hohlhandfurche mit Fortsetzung über die ulnare Handhälfte zum Unterarm

nicht durchkreuzt werden. Beim Herauspräparieren der Armnerven soll die Schnittführung so erfolgen, daß die spätere Narbe nicht über dem Nervenverlauf zu liegen kommt (Abb. 133). In Blutleere wird der Nerv zunächst proximal und distal von der Verletzungsstelle freigelegt; dies gelingt leichter im unbeschädigten Milieu. Indem man anschließend den Nerven in distaler Richtung bis in das Narbengewebe hinein verfolgt, vermeidet man am ehesten eine Verletzung abgehender Äste. Den in ausreichender Länge zirkulär freigelegten Nerven markiert man an seiner Vorderseite oberhalb und unterhalb von der Narbe mit je einer feinen schwarzen Seidennaht, um bei der späteren Wiedervereinigung die Torsion der angefrischten Stümpfe zu verhindern. Bisweilen sind bei der Sekundärnaht die längsverlaufenden Blutgefäße noch erkennbar und als Anhalt für die spätere querschnittsgerechte Adaptation der Stümpfe zu verwerten. Narbig eingeschnürte Nerven quellt man auf, indem man physiologische Kochsalzlösung mit feiner Nadel in das Nervengewebe einspritzt. Vom Zentrum des Neuroms her legt man mit einer scharfen

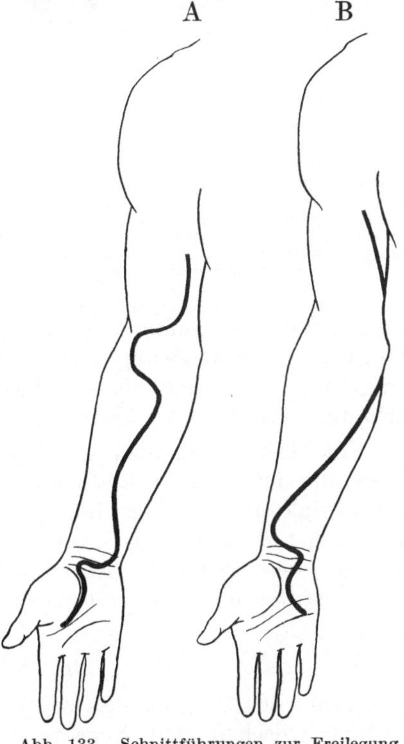

Abb. 133. Schnittführungen zur Freilegung des N. medianus (A) und des N. ulnaris (B) in Anlehnung an H. Nigst

Rasierklinge, welche von einer Klemme gehalten wird, quere Einschnitte senkrecht zur Achse des Nerven, bis ein normales Bündelmuster auf dem narbenfreien Querschnitt erkennbar ist (Abb. 134). Ein Vergrößerungsglas kann dabei von Nutzen sein. Die Enden sind nur mit stumpfen Nervenhäkchen zu dirigieren, damit sie fest bleiben und nicht auffasern. Wie bei der Frühnaht (Abb. 76) vereinigen zarte perineural gelegte Nähte die beiden Stümpfe. Die atraumatische Nadel mit schwarzer Seide (000000) führt man zur besseren Gleitfähigkeit durch das Unterhaut-Fettgewebe. Am Unterarm näht man den N. medianus oder den N. ulnaris zwischen seitlichen Haltefäden mit Einzel- oder fortlaufenden Nähten. In der Mittelhand genügen 6, im Bereich der Fingergrundglieder 4 und an den Mittelgliedern 2 Einzelnähte. Ist das umgebende Narbengewebe zuvor entfernt, so kann man einen kleinen frei v.erpflanzten glatten Fascienstreifen oder eine Polyäthylenfolie unter die Nahtstelle einfügen. Vollständige Einscheidung in Folien oder andere Fremdkörper verhindert das Einwachsen der für die Heilung erforderlichen Blutgefäße.

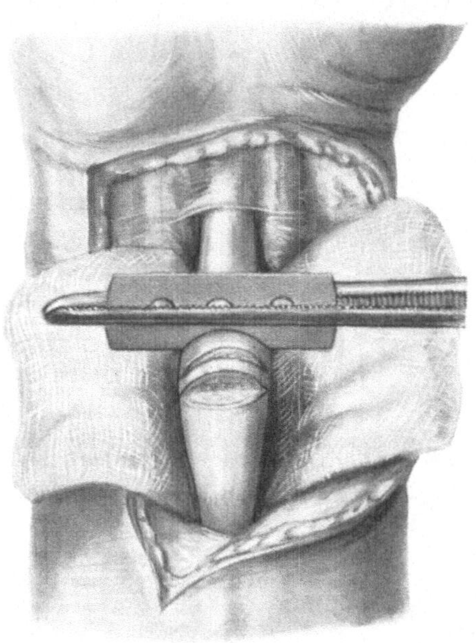

Abb. 134. Neuromresektion am N. medianus. Erst wenn die queren Einschnitte überall normale Nervenbündel erkennen lassen, erfolgt die vollständige Durchtrennung des Nerven mit je einem glatten Schnitt senkrecht zur Achse proximal und distal vom Neurom. Mit perineuralen Nähten vereinigt man die Nervenstümpfe, welche nicht torquiert werden dürfen

a) Partielle Nervenläsion

Am freigelegten Nerven ist die Beurteilung schwierig, ob eine partielle Nervenläsion vorliegt. Stellt sich heraus, daß ein Nervenstrang durch Narbengewebe von außen komprimiert wird, so präpariert man ihn in der üblichen Weise in distaler Richtung frei und reseziert die Schwielen. Nach einer solchen äußeren Neurolyse schützt ein eingeschobener Fascienstreifen oder eine plane Polyäthylenfolie vor erneuter Einschnürung.

Eine spindelförmige Verdickung kann auf Vermehrung des Bindegewebes zwischen den Nervenbündeln beruhen. Durch Aufquellen des Nerven mit physiologischer Kochsalzlösung, Längsspaltung des verdickten Nervenabschnittes und sorgfältige Resektion der narbigen Bezirke bleibt die Kontinuität des Nerven erhalten. Diese innere Neurolyse ist nicht sicher im Erfolg.

Eine Eindellung ober- oder unterhalb der Nervennarbe deutet auf Unterbrechung der Achsencylinder hin. Beim Längsschnitt in den Nerven werden die noch intakten Fasern geschont und die zerrissenen nach ihrer Resektion vernäht. Dadurch kommt es auf dieser Seite zur Verkürzung. Kompensatorisch müssen sich bei dieser partiellen Nervennaht die unverletzten Fasern auf der gegenüberliegenden Seite bogenförmig vorwölben.

b) Defektüberbrückung

Wird nach Excision des zentralen Neuroms und des peripheren Glioms der Defekt zwischen den Nervenenden so groß, daß die direkte End-zu-End-Vereinigung unmöglich erscheint, so kommen folgende Möglichkeiten in Betracht:

1. Ausgedehnte proximale Mobilisierung des Nerven bei Entspannungshaltung der Armgelenke. Die Schnittführung für diese Mobilisierung ist auf Abb. 133 dargestellt. Es ist darauf zu achten, daß die Blutversorgung des freigelegten Nerven erhalten bleibt. In der Nachbehandlungsphase darf die Entspannungshaltung nur schrittweise vermindert werden, damit die Nervennähte nicht ausreißen.

2. Verkürzung der Wegstrecke durch Verlagerung des Nerven. Durch solche Verlagerungen lassen sich bis 10 cm lange Nervendefekte vor dem Handgelenk überbrücken. Der N. medianus kann am Oberarm subcutan und dann beugeseitig vom M. pronator teres verlagert werden. Dazu ist der Oberarmkopf des Muskels temporär zu lösen; außerdem müssen die peinlich geschonten Muskeläste mit dem Rücken des Skalpells so weit abgespalten werden, bis sich der Nerv weit genug über den Defekt vorziehen läßt. Den N. ulnaris verlagert man aus dem Sulcus n. ulnaris humeri auf die Beugeseite des Ellbogens zwischen die gemeinsamen langen Fingerbeuger und den M. pronator teres.

3. Überbrückung der Distanz durch ein freies Transplantat. Zur Versorgung eines längeren Defektes reseziert man von einem bogenförmigen Schnitt aus den N. suralis. Der etwa stricknadeldicke Nerv ist an der Wade fast 30 cm lang. Die resultierende anaesthetische Zone über dem Außenknöchel ist belanglos im Gegensatz zu den Störungen nach Entnahme von Hautnerven aus anderen Regionen. Unterteilt man das Transplantat, so lassen sich die einzelnen Segmente an den Fingern oder in der Hohlhand zur Versorgung der sensiblen Nerven verwenden. Zusammengebündelt dienen sie am Unterarm als Kabeltransplantate zur

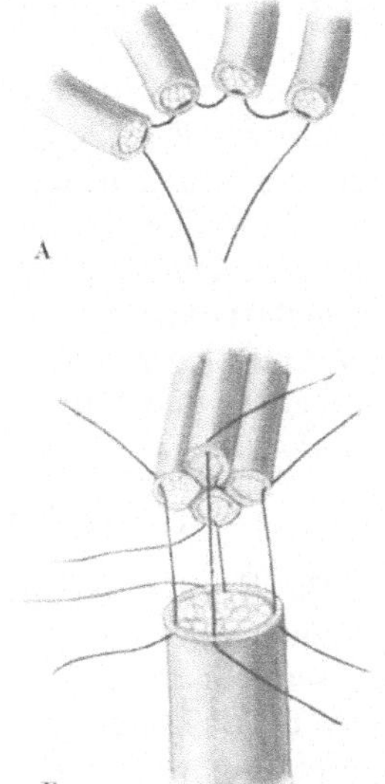

Abb. 135. Nervenkabeltransplantat nach St. Bunnell zur Überbrückung eines Nervendefektes. Ein freies Nerventransplantat ist in 4 Kabel aufgeteilt, welche durch eine Naht (A) gebündelt werden. Perineurale Nähte verbinden die Kabel mit dem Nervenstumpf (B). Dieselbe Technik läßt sich bei Naht eines Nervenstammes mit seinen Ästen anwenden

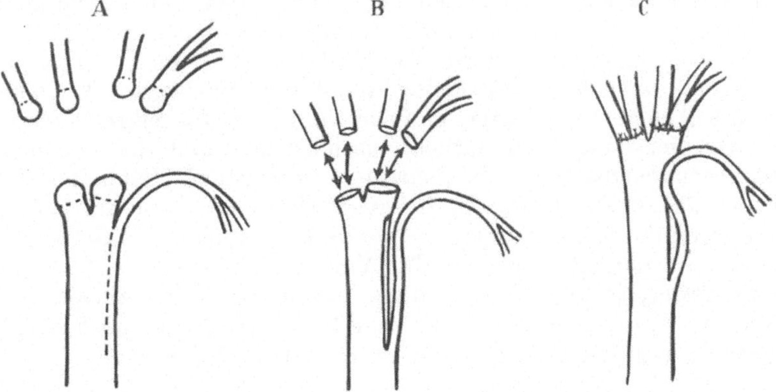

Abb. 136. Abspalten des motorischen Astes vom N. medianus zur Überbrückung eines Defektes zwischen seinen sensiblen Nervenenden nach St. Bunnell (A). Nach Anfrischung der Stümpfe (B) gelingt die Vereinigung mit dem vorgezogenen Hauptnervenstamm (C). Die Länge der Abtrennung entspricht dem Ausmaß des Defektes. Dieselbe Methode ist am N. ulnaris anwendbar

Überbrückung eines Defektes im N. medianus oder N. ulnaris. Die Nahttechnik nach St. Bunnell ist in Abb. 135 dargestellt. Wenn auch die Kabeltransplantate gute Überlebensaussichten besitzen, so bedeuten doch die 2 Nahtlinien ein doppeltes Narbenhindernis für die durchdringenden Achsencylinder.

4. In einem zweizeitigen Verfahren kann man einen Defekt auch durch langsame Dehnung des Nerven überbrücken. Zuerst werden die Nervenenden — das zentrale Neurom und das periphere Gliom — dargestellt und so weit freigelegt, bis sie sich bei gebeugtem Gelenk aneinandernähen lassen. Wenn nach 4 Wochen das Gelenk langsam gestreckt wird, dehnt sich der Nerv so weit, daß in der zweiten Operation nach Resektion der bindegewebig abgekapselten Stümpfe eine regelrechte End-zu-End-Naht spannungslos möglich ist. Über dem Daumen- und Kleinfingerballen läßt sich eine Defektüberbrückung zwischen den sensiblen Ästen und dem jeweiligen Hauptnervenstamm durch Abspalten des motorischen Astes erreichen. St. Bunnell trennt mit dem Rücken des Skalpells den Ramus muscularis aus dem Nervenstamm, bis sich der N. medianus oder N. ulnaris zur spannungslosen Naht mit den sensiblen Nervenenden vorziehen läßt (Abb. 136). Schienung und Nachbehandlung sind wie bei den frischen Nervenverletzungen zu handhaben.

4. Erfolgsaussichten nach sekundärer Nervennaht

Die Erfolgsaussichten sind fast so gut wie bei der Sofortnaht. Voraussetzung ist eine exakte Nahttechnik der Nervenscheide, damit nach ihrem Verschluß die Achsencylinder in den peripheren Nervenstumpf und nicht in das umgebende Gewebe auswachsen. Verantwortlich für den Erfolg sind ferner: die seit der Verletzung verflossene Zeitspanne, der Grad der Gewebsvernarbung und damit der Ernährungszustand der Hand, schließlich die Länge des zu überbrückenden Defektes. Nach der Sekundärnaht gemischter Nerven kehren Sensibilität und Trophik und schließlich die aktive Beweglichkeit etwa in derselben zeitlichen Reihenfolge wie nach frischen Nervenläsionen zurück. Die Ergebnisse der Nervennaht sind am Speichennerven am besten, dann folgt der Mittelnerv und schließlich der Ellennerv. Zuerst wird grobe Berührung wahrgenommen, dann zarte, und zuletzt — etwa nach einem Jahr — kehrt taktile Gnosis wieder. Par- oder Hyperaesthesien in den Regionen wiedererworbener Sensibilität verlieren sich nach etwa einem Jahr. An der Haut schwindet die samtartige Glätte, wenn die Schweißdrusen wieder funktionieren. Bei Novocain-Blockade der unverletzten Nerven beweist nachgewiesene Schweißdrüsensekretion über dem Versorgungsgebiet eines genähten Nerven die Wiederkehr der taktilen Gnosis (Abb. 131 B). Leichte Muskelzuckungen stellen sich nach etwa 6—8 Monaten ein und mit fortschreitender Erholung auch Kraft, Ausdauer und Geschicklichkeit. Die vom British Medical Council eingeführte Skala zur Beurteilung der Muskelkraft erlaubt es, die Erfolge einer Nervennaht einheitlich auszudrücken und die Ergebnisse vergleichend gegenüberzustellen. Es bedeuten: 0 = völlige Lähmung; 1 = Spur Kontraktion; 2 = aktive Bewegung bei ausgeschalteter Schwerkraft; 3 = aktive Bewegung gegen die Schwerkraft; 4 = aktive Bewegung gegen Schwerkraft und Widerstand; 5 = normale Muskelkraft. Von den elektrischen Reaktionen läßt nur die Elektromyographie Rückschlüsse auf die Funktionsrückkehr zu: Regeneration ist dann anzunehmen, wenn Fibrillationen und hochpolyphasische Aktionspotentiale gleichzeitig nachgewiesen werden (H. Nigst).

5. Schmerzhafte Neurome im Amputationsstumpf

In Amputationsstümpfen findet man bisweilen schmerzhafte Neurome. Die Hyperaesthesien können so stark sein, daß die Arbeit eingestellt wird. Da der empfindliche Knoten meistens im hautnahen Narbengewebe fixiert ist, sollte man ihn auslösen und den Nerven weit im gesunden Gewebe kürzen, damit sein Stumpf in weiches Muskelgewebe zu liegen kommt; hier ist er mechanischen Irritationen am wenigsten ausgesetzt. Auch bei fehlender Neurombildung verlangen empfindliche Stümpfe und schmerzhafte Narben eine Nachoperation. In der Narbe kann ein Nervenast liegen, oder die Haut ist über dem Amputationsstumpf adhärent. Man sollte sich alsbald zur Kürzung des Knochens oder zur Excision der Narben mit Lappenverschiebung entschließen, ehe sich der Schmerz zentral fixiert.

6. Der „blinde" Daumenstumpf

Ist die Beugeseite eines Daumenstumpfes anaesthetisch, so bedeutet dies eine ständige Beeinträchtigung des Greifvermögens. Wenn die Wiederherstellung der palmaren Fingernerven nicht gelingt, so kann man die vom N. radialis versorgte seitliche Fingerhaut auf die Beugeseite verlagern (Abb. 137). Durch Austausch von 2 zungenförmigen Lappen läßt sich der Gebrauchswert eines solchen Stumpfes wesentlich verbessern (St. Bunnell). In gleicher Weise ist die Korrektur an einem beweglichen längeren Zeigefingerstumpf möglich.

Man kann auch einen neurovasculär gestielten Hautlappen von der Palmarseite des Mittel- oder Ringfingers auf den „blinden" Daumenstumpf transponieren. Ist der anästhetische Hautbezirk ausgeschnitten, so wird durch einen über dem Daumenballen gebildeten subcutanen

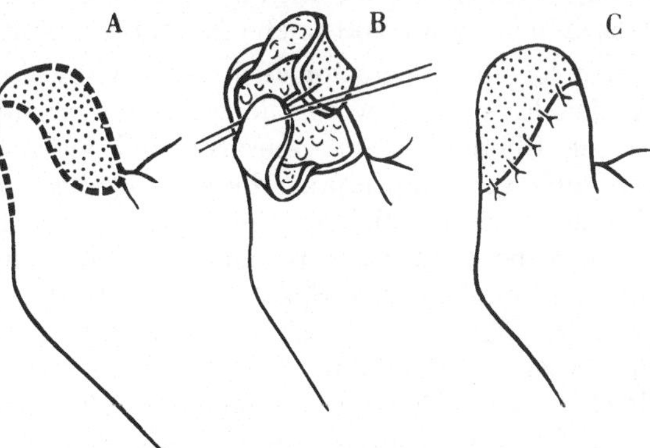

Abb. 137. Ausfall der Sensibilität auf der palmaren Fingerstumpfseite (A) läßt sich nach St. Bunnell durch Auswechselung (B) sensibel versorgter Haut kompensieren (C)

Tunnel der Hautlappen mit seinem neurovasculären Stiel gezogen und in den Defekt am Daumen eingenäht. Den Entnahmebezirk verschließt ein Wolfe-Krause-Lappen.

7. Vorgehen bei irreparablen Nervenläsionen

Bei irreparablen Nervenschäden lassen sich ausgefallene Funktionen der Hand wiederherstellen, wenn man die Sehnen funktionstüchtiger Muskeln als Kraftspender benützt. Sie werden von ihrem Ansatz abgetrennt und in die Sehnen der gelähmten Muskeln transponiert. Diese Ersatzoperation ist angezeigt, wenn mit Sicherheit eine Regeneration des Nerven nicht mehr zu erwarten ist. In den meisten Fällen wird man also frühestens 1 Jahr nach der Verletzung oder nach erfolgloser sekundärer Nervennaht den Eingriff vornehmen. Für die Muskel-Sehnenplastik müssen bestimmte Vorbedingungen erfüllt sein: Vor dem Eingriff sind Kontrakturen zu beseitigen. Reichen die mit elastischen Gummizügeln versehenen Quengel-Schienen (Abb. 78; 144) dazu nicht aus, so sind Voroperationen — z. B. Kapsulektomien an den Fingergrundgelenken (Abb. 159) — erforderlich. Gewißheit muß über die Innervation der Ersatzmuskeln bestehen, deren Leistungsbreite sich durch Vorbehandlung steigern läßt. Als Kraftspender kommen nur Muskeln von genügender Stärke und mit ausreichender Verkürzungsamplitude in Betracht. Durch die Abtrennung der Ersatzmuskeln darf aber das Handgelenk nicht unstabil werden. Das kann man vermeiden, wenn man nur Teile eines Handgelenkbeugers oder eines noch intakten Handgelenkstreckers abspaltet. Solch ein Sehnenzügel genügt zur Aktivierung einer anderen Sehne mit geringer

Bewegungsamplitude. Durch eine Arthrodese oder Tenodese des Handgelenkes (Abb. 162) in Funktionsstellung erzielt man ebenfalls die notwendige Stabilität; die damit ausgeschalteten Muskeln werden als Kraftspender für den Sehnenersatz frei. Die Verlaufsrichtungen des Kraftspenders und der Sehne des gelähmten Muskels sollen möglichst übereinstimmen. Man bevorzugt zum Austausch Sehnen der gleichen Synergistengruppe; so überträgt man z. B. einen Handgelenkbeuger auf einen Fingerstrecker.

Vor der Transposition müssen zunächst Hautnarben excidiert werden. Der Defekt ist durch eine gestielte Plastik zu ersetzen, damit die Sehnen im Unterhautfettgewebe gleiten können. Durchblutungsstörungen, Hautulcerationen und mangelnder Genesungswille des Verletzten bilden absolute Kontraindikationen gegen eine Ersatzoperation. Nach dem 45. Lebensjahr sollte man mit der Anzeigenstellung zurückhaltend sein; aber auch bei fortgeschrittenem Alter lassen sich in Einzelfällen gute funktionelle Ergebnisse erzielen.

An folgende operationstechnische Hinweise sollte man sich halten; sie haben für den Erfolg eine wesentliche Bedeutung: Wie stets operieren wir in pneumatischer Blutsperre am Oberarm und legen das Operationsgebiet durch Aufklappung von Hautlappen breit frei. Bei der Auslösung des kraftspendenden Muskels sind die kleinen Gefäß- und Nervenästchen zu schonen und bei der Verlagerung nicht gegen Knochenflächen abzuquetschen. Die Sehnenanastomose hat in physiologischer Spannung zu erfolgen. Ein angefeuchtetes Gummidraín dient als Zügel, um die Sehne des gelähmten Muskels in proximaler Richtung bis zum Abschluß der Naht anzuziehen. Auf diese Weise erzielt man ein Kräftegleichgewicht. Meistens braucht die Sehne des paralysierten Muskels nicht quer durchtrennt zu werden; dann ist die End-zu-Seit-Sehnennaht möglich. Sehr zu empfehlen ist die Durchschlupftechnik. Dabei wird durch einen kleinen Längsschnitt in der aufnehmenden Sehne der Kraftspender an einem Haltefaden eingeführt, während eine gespreizte Halsted-Klemme den Sehnenschlitz offenhält. Das durchgezogene freie Ende schlägt man zurück und näht es unter Einengung des Schlitzes fest. Durch diese Anheftungsmethode wird eine gute Kraftübertragung erreicht. Ferner kann auch eine breite Sehne nach frontaler Längsspaltung mehrere andere aufnehmen. Sind End-zu-End-Nähte auszuführen, so wählen wir die Nahtmethoden nach DYCHNO-BUNNELL (Abb. 80) oder nach PULVERTAFT (Abb. 170).

a) Sehnenplastik bei irreparabler Radialisparese

Die Läsion des N. radialis ist die häufigste periphere Nervenverletzung. Man soll frühzeitig nach der Verletzung die Streckmuskulatur vor Überdehnung schützen, indem man die Fallhand durch Anlegen der Radialisschiene (Abb. 78) beseitigt. Jetzt sind aktive Fingerübungen möglich, da die Gummizügel die Finger strecken. Später gibt man eine Walkleder-Radialishandstütze mit federnder Schiene, welche die Grundglieder auf der Beugeseite abstützt (Abb. 138). Die Hand ist nun für leichtere Arbeiten gebrauchsfähig. Da Schienen nur ein Notbehelf sind, sollte man zur Sehnenplastik raten. Es kommen Sehnentranspositionen nach V. PERTHES, F. FRANKE, P. SUDECK u. a. in Betracht. Dabei besteht der Unterschied der Methoden weniger in der Wahl der Spendersehnen und der zu versorgenden Strecksehnen, als vielmehr in der Frage: Soll die Plastik mit oder ohne Tenodese des Handgelenkes ausgeführt werden?

1. Die Plastik mit Tenodese des Handgelenkes („große Perthes-Plastik"). Die „große Perthes-Plastik" ist besonders für Schwerarbeiter angezeigt; denn bei Tenodese des Handgelenkes in der für den Verletzten günstigsten, dorsalflektierten

Haltung ist die Kraftleistung der Finger am stärksten. Außerdem ist hier eine Überdehnungsgefahr für die verpflanzten Muskeln weniger zu fürchten.

2. Bei der „kleinen Perthes-Plastik" entfällt die Tenodese und somit die Fixierung des Handgelenkes. Jedoch besteht die Möglichkeit, daß sich bei späterer starker Arbeitsbelastung die verpflanzten Handgelenkbeuger überdehnen und daß eine Minderung der funktionellen Leistung resultiert (M. LANGE, A. N. WITT). Trotzdem raten wir zu dieser vereinfachten Methode bei Berufen, die eine Handgelenksbeugung erfordern, bei Verletzten mit vorgeschädigtem Schulter- oder Ellbogengelenk und bei Patienten mit alleiniger irreparabler Lähmung des Ramus profundus n. radialis.

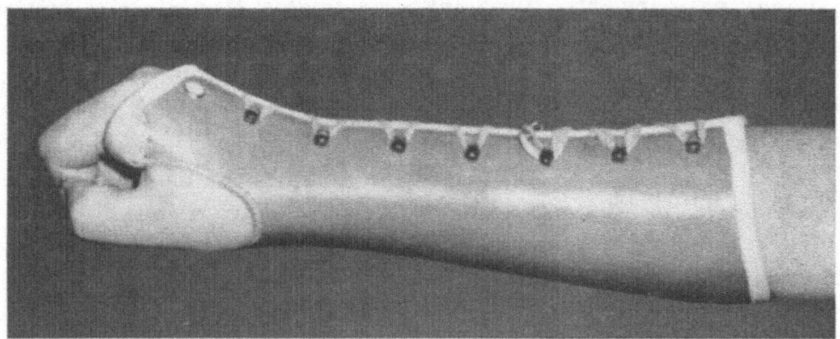

Abb. 138. Radialishandstütze aus Walkleder mit federnder Schiene, welche die Hand bis zu den Grundgliedern abstützt

α) „Große Perthes-Plastik"

Nach Längsschnitt auf der Beugeseite des Unterarmes, dicht ulnarwärts von der Medianlinie, werden die Sehnen des M. flexor carpi radialis, des M. palmaris longus und des M. flexor carpi ulnaris nahe dem Handgelenk abgeschnitten, an einem Haltefaden vorgezogen und die Muskeln bis zur Mitte des Unterarmes mit der Präparierschere ausgelöst. In die Muskeln einstrahlende Nervenäste und Gefäßchen sind dabei sorgfältig zu schonen.

Die Streckseite des Unterarmes legt man durch einen Längsschnitt dicht radialwärts von der Mittellinie frei. Nach Spaltung der Fascienloge und Anschlingung der Fingerstrecker stellt man die Sehne des M. extensor carpi radialis longus dar und durchschneidet sie möglichst weit proximal. Das periphere Sehnenende wird durch ein queres Bohrloch am distalen Radiusende gezogen und mit sich selber vernäht. Dabei soll das Handgelenk um 150° gestreckt gehalten sein (M. LANGE). Durch zusätzliche Vernähung mit der Sehne des M. extensor carpi radialis brevis wird die Tenodese gesichert. Die in proximaler Richtung gehaltene Sehne des M. extensor carpi ulnaris vernäht man subperiostal an die Elle.

Der M. flexor carpi radialis und der M. palmaris longus werden im Unterhautfettgewebe um die Speiche, der M. flexor carpi ulnaris um die Elle bis zur Streckseite geführt. Proximal vom Retinaculum extensorum anastomosiert man: den M. flexor carpi radialis mit dem M. abductor pollicis longus und dem M. extensor pollicis brevis; den M. flexor carpi ulnaris mit dem M. extensor digitorum und peripher vom Handgelenkband den M. palmaris longus mit dem M. extensor pollicis longus. Fehlt der M. palmaris longus, so muß die lange Daumenstrecksehne mit an den M. flexor carpi ulnaris angeschlossen werden.

Während der Vereinigung der Sehnen sollen die Fingergrundgelenke gestreckt sein, damit die erforderliche Spannung erreicht wird.

β) „Kleine Perthes-Plastik"

Bei dieser Methode wird nach dem Vorschlag von F. Franke, G. Hohmann u. a. das Handgelenk nicht fixiert. Es werden vereinigt: Der M. flexor carpi ulnaris mit dem M. extensor digitorum und dem M. extensor pollicis longus; der M. flexor carpi radialis mit dem M. abductor pollicis longus und dem M. extensor pollicis brevis.

P. Sudeck hat die „Einsehnenplastik" bei der Radialisparese erstmalig ausgeführt, indem er den ulnaren Handgelenkbeuger auf die Strecksehnen des 2.—5. Fingers und gleichzeitig auf die Sehne des langen Daumenstreckers verpflanzte. Die guten Ergebnisse bei diesem vereinfachten Vorgehen konnte R. Zenker in 11 eigenen Fällen bestätigen. — Man muß jedoch berücksichtigen, daß der Thenar palmarwärts durchsinkt, wenn der M. abductor pollicis longus nicht ersetzt wird. Erhält auch der M. extensor pollicis brevis keinen Kraftspender, so wirken sich die Stabilitätsverluste am Daumen nachteilig aus.

Angeregt durch die Untersuchungen von St. Bunnell über die verschiedenen Möglichkeiten des Sehnenersatzes bei Radialislähmung führen wir die „kleine Perthes-Plastik" in folgender, bei uns bewährter Modifikation durch (Abb. 139): Da Längsincisionen die Beugefurchen senkrecht kreuzen, legen wir den Hautschnitt auf der Beugeseite rechtwinklig an; er reicht vom Handgelenk bis zur ulnaren Unterarmhälfte. Auf der Streckseite verläuft der Schnitt S-förmig bis zur radialen Vorderarmhälfte. Nach Aufschlagen der Hautlappen werden die Strecksehnen der gelähmten Muskeln dargestellt, welche einen Kraftspender zur Stabilisierung des Handgelenkes, der Fingergrundgelenke 2—5 und der Daumenstrahlgelenke benötigen. Danach trennt man auf der Beugeseite die Sehnen des ulnaren und radialen Handgelenkbeugers ab, mobilisiert sie in proximaler Richtung und verlagert sie mit der Kornzange auf die Streckseite. Der M. pronator teres wird an der elliptischen Rauhigkeit in der Mitte des Lateralumfanges der Speiche abgetrennt und in die angezogene Sehne des M. extensor carpi radialis longus verpflanzt[1]. Das Handgelenk erhält somit streckseitig die erforderliche Stabilisierung; denn auf der Beugeseite belassen wir den M. palmaris longus. Die an ihren Haltefäden vorgezogenen Kraftspender werden bei gebeugtem Ellbogengelenk, gestrecktem Handgelenk, gestreckten Grundgelenken und abduziertem Daumen mit den nichtdurchtrennten Sehnen der gelähmten Streckmuskeln vereinigt. Dabei näht man den um die Speiche gezogenen M. flexor carpi radialis in den M. abductor pollicis longus und M. extensor pollicis brevis. In den um die Elle geführten M. flexor carpi ulnaris schließen wir die Sehnen des M. extensor pollicis longus, des M. extensor digitorum, M. extensor indicis und M. extensor digiti minimi gemeinsam ein. Zuverlässig gelingt dies nach Längsspaltung der kraftspendenden Sehne durch Einzelnähte auf der Ober- und Unterfläche; sie werden an den Sehnen zum 5. Finger zuerst gelegt. Der Assistent spannt alle einzuschiedenden Sehnen mit einem Gummizügel in proximaler Richtung an, damit die Einzelnähte unter gleichmäßiger Spannung ausgeführt werden. Der ulnare Handgelenkstrecker bleibt unberücksichtigt. Die „Fallhand" ist jetzt beseitigt; bei angehobenem Arm bleibt die Hand in Verlängerung der Unterarmachse in 20° Dorsalflexion selbsttätig stehen.

Ist nur der Ramus profundus n. radialis gelähmt, so benötigt der intakte M. extensor carpi radialis longus keinen Ersatzmuskel. Dann verteilen wir die Kraftspender noch ökonomischer: Der radiale Handgelenkbeuger wird am Hand-

---

[1] Merle d'Aubigné verwendet den M. pronator teres zur Aktivierung der Mm. extensores carpi radialis longus und brevis. M. Iselin pflanzt den gleichen Kraftspender nur in den kurzen radialen Handgelenkstrecker ein, weil dieser Muskel am III. Mittelhandknochen ansetzt und als reiner Strecker keine seitliche Bewegung der Hand bewirkt.

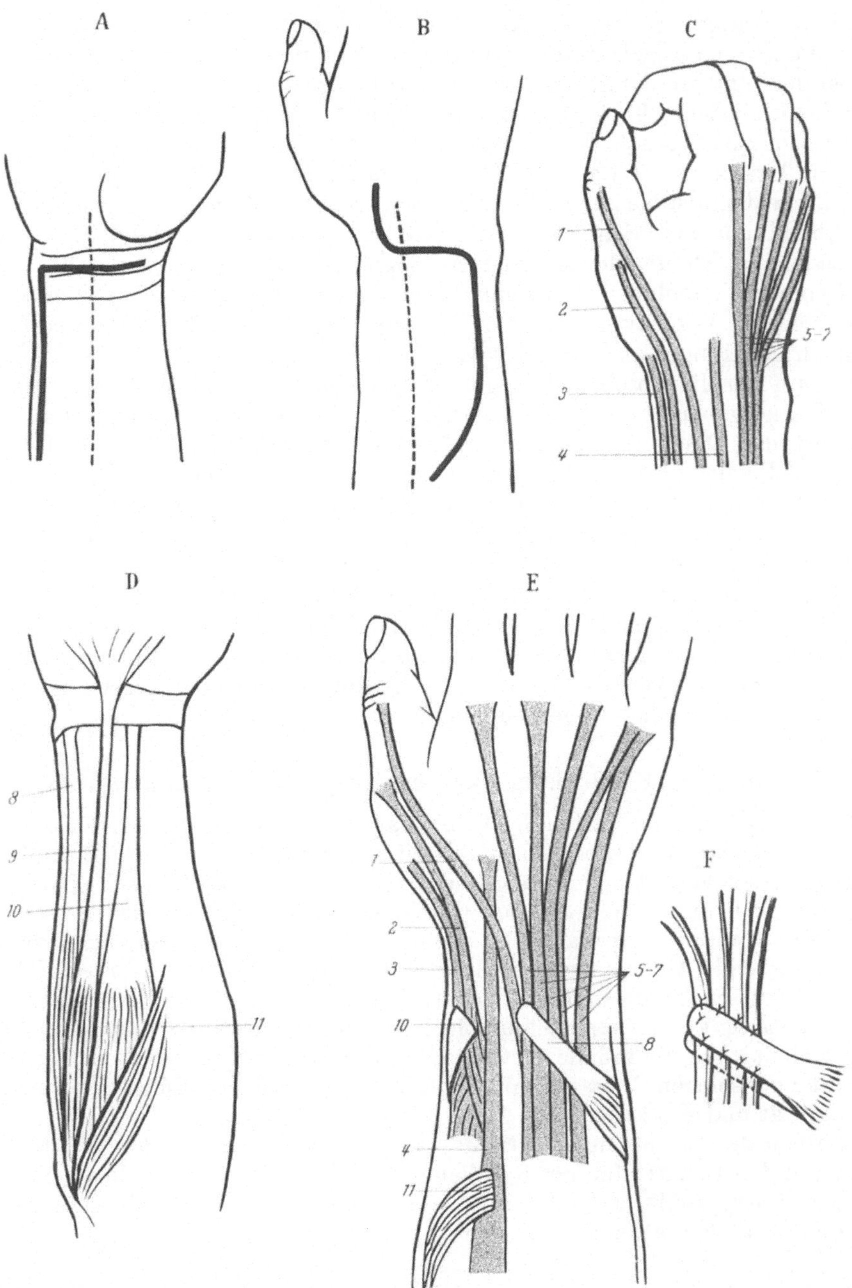

Abb. 139. Vorgehen bei irreparabler Radialislähmung. Unsere Modifikation der „kleinen Perthes-Plastik" in Anlehnung an ST. BUNNELL: An Stelle der längs verlaufenden Hautschnitte werden die Beuge- und Streckseite mit rechtwinkel- und S-förmiger Incision freigelegt (A, B). Auf folgende gelähmte Muskeln (C) müssen Sehnen verpflanzt werden: *1* M. extensor pollicis longus. *2* M. extensor pollicis brevis. *3* M. abductor pollicis longus. *4* M. extensor carpi radialis longus. *5* M. extensor digitorum. *6* M. extensor indicis. *7* M. extensor digiti minimi. Als Kraftspender stehen zur Verfügung (D): *8* M. flexor carpi ulnaris. *9* M. palmaris longus. *10* M. flexor carpi radialis. *11* M. pronator teres. Der M. palmaris longus verbleibt als Antagonist am Handgelenk. Bei Streckstellung des Handgelenkes und der Finger (E) wird die Sehne des M. flexor carpi radialis in den M. extensor pollicis brevis und M. abductor pollicis longus eingepflanzt, der M. pronator teres in den M. extensor carpi radialis longus, die Sehne des M. flexor carpi ulnaris in den M. extensor pollicis longus, M. extensor digitorum, M. extensor indicis und M. extensor digiti minimi. Wir bevorzugen die Sehnendurchflechtung und bei kräftiger Spendersehne die Einscheidung der Empfängersehnen in die gespaltene Spendersehne mit Einzelnähten auf der Ober- und Unterseite (F). Mit dem Raster sind die gelähmten Sehnen dargestellt

gelenk als Antagonist zum intakten radialen Handgelenkstrecker belassen. Wir raffen die Sehne des gelähmten M. extensor carpi ulnaris etwas und nähen sie am Periost der Ulna an, damit bei Dorsalflexion die Hand in Mittelstellung und nicht über die Radialseite hochgezogen wird. Von der funktionstüchtigen Sehne des M. extensor carpi radialis longus wird ein Sehnenzügel abgezweigt. Wir trennen ihn vom Ansatz an der Basis des II. Mittelhandknochens ab, spalten das dorsale Sehnenscheidenfach bis zur Hälfte und vereinigen den Zügel peripher vom Handgelenkband mit den Sehnen des M. extensor pollicis brevis und M. abductor pollicis longus. Da uns der M. palmaris longus noch zur Verfügung steht, wird er distal vom Retinaculum extensorum an die Sehne des M. extensor pollicis longus angeschlossen. Wie zuvor dient der M. flexor carpi ulnaris den Streckern für die dreigliedrigen Finger als Kraftspender.

Ein auf der Beugeseite angelegter Gipsschienenverband stellt den Arm bei rechtwinklig gebeugtem Ellbogengelenk und gestrecktem Handgelenk ruhig. Dabei ist der Daumen abduziert und gestreckt. Die Grundgelenke der dreigliedrigen Finger sind ebenfalls extendiert. Nach 3 Wochen lassen wir aktive Fingerbewegungen ausführen; dabei liegt die Hand noch auf einer palmaren Unterarmgipsschiene. Nach 6 Wochen entfernen wir die Schiene tagsüber; als Nachtschiene soll sie aber noch weitere 3 Monate getragen werden.

Die guten funktionellen Ergebnisse (Abb. 140) sind dauerhaft.

Nicht jede Radialisparese erfordert eine Sehnenplastik. Wenn die Streckmuskeln am Unterarm verwachsen sind, so ist schon dies von Nutzen; denn bei Beugung des Handgelenkes strecken sich die Finger, und umgekehrt streckt sich das Handgelenk bei der Fingerbeugung.

b) Sehnen- und Gelenkplastiken bei irreparabler Medianusparese

Bei einer peripheren Läsion des N. medianus in Höhe des Handgelenkes steht die verlorengegangene Oppositionsfähigkeit des Daumens im Vordergrund. Da die Beugeseiten von Daumen, Zeige- und Mittelfinger anaesthetisch sind, nützt der Verletzte beim Greifen die ihm durch den N. radialis verbliebene seitliche Sensibilität aus. Beim Greifakt wird der in Extension, Abduktion und Auswärtsrotation stehende Daumen gegen die radiale Seite des Zeigefingergrundgliedes bewegt. In diesen Fällen sind Ersatzoperationen kontraindiziert; denn nach einer Opponensplastik kommt Greifschluß ohne Sensibilität zustande, und der Daumen erreicht nicht mehr die radiale Seite des Zeigefingergrundgliedes. Dem Patienten wäre mit einer solchen Operation nicht geholfen; denn die Sensibilität ist wichtiger als Stabilität und Funktion.

Ist allein der Ramus muscularis des N. medianus betroffen, und ist die Sensibilität an den Beugeseiten der 3 radialen Finger regelrecht oder durch Nervennaht wiederhergestellt, so sollte man die fehlende Opposition durch eine der folgenden Ersatzoperationen ausgleichen.

α) Arthrodese des Daumensattelgelenkes

Bei geschrumpfter I. Interdigitalfurche mit sklerosierten Muskeln und steifen Gelenken läßt sich der Daumen am sichersten durch die Bolzungsarthrodese des Sattelgelenkes nach M. LANGE (Abb. 141) in die für den Spitzgriff notwendige Abduktion, Opposition und Einwärtsdrehung bringen (S. 188).

Eine andere Versteifungsoperation des I. Strahls ist die intermetacarpale Knochenverstrebung nach O. FOERSTER. Man legt je einen bogenförmigen Schnitt über den I. und II. Mittelhandknochen und bildet an gegenüberliegenden Stellen beider Knochen je eine Nut zur Aufnahme eines passenden intermetacarpalen

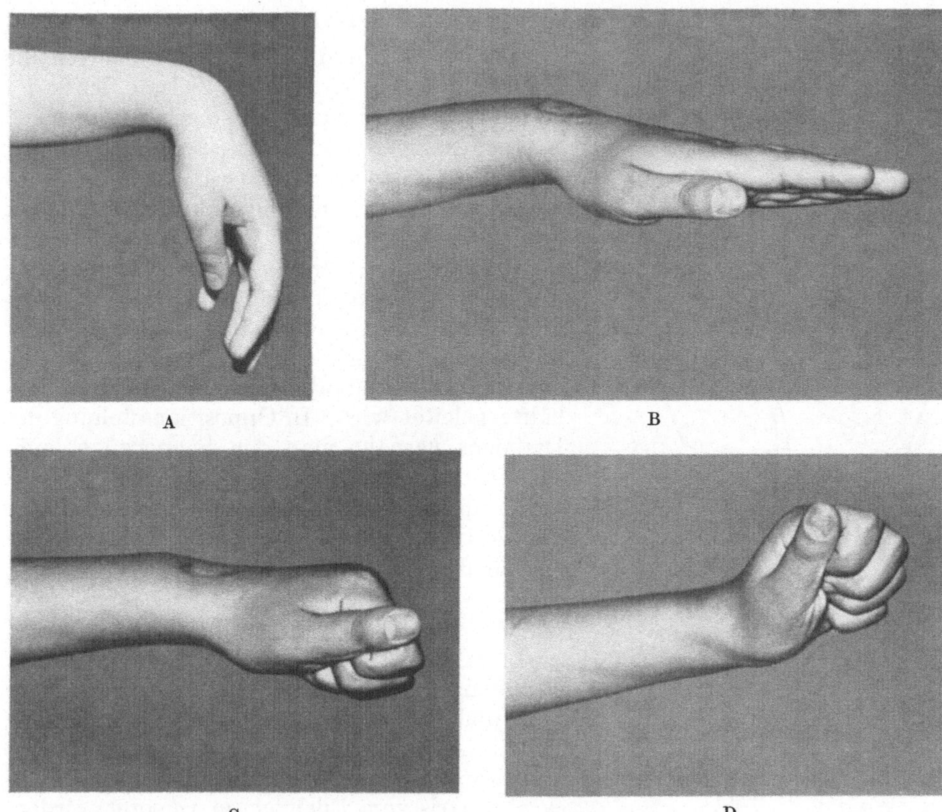

Abb. 140. „Kleine Perthes-Plastik" wegen Radialislähmung bei einem 10jährigen Mädchen. Lähmungsbild (A).
Funktionelles Ergebnis nach der Plastik (B, C, D)

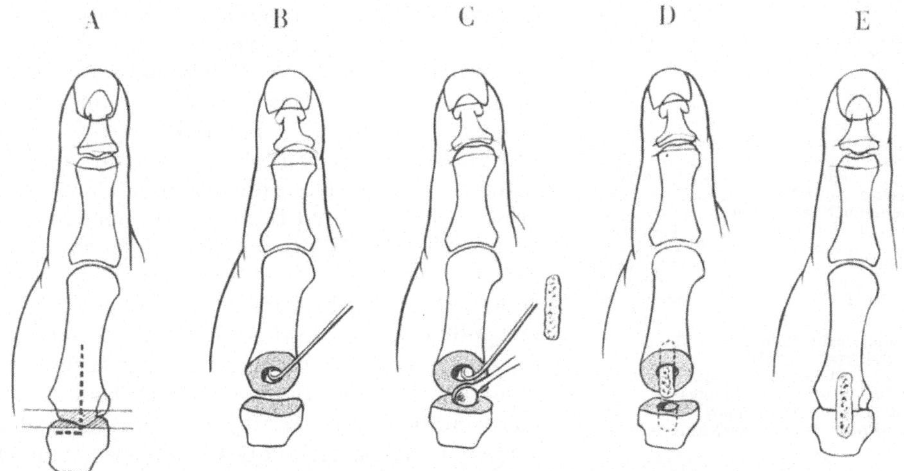

Abb. 141. Bolzungsarthrodese des Daumensattelgelenkes nach M. LANGE bei schmerzhafter Arthrose nach
Bennettscher Fraktur. Freilegung mit dorsalem Rechtwinkelschnitt, Wegziehen der Strecksehnen und Resektion
der Gelenkflächen (A). Bei opponiertem Daumen klafft das Gelenk (B). Herrichtung des Spanlagers mit dem
scharfen Löffel (C). Einfügen des schienenden Knochenspans in die Markhöhle (D) und Reposition
des Daumens (E)

Knochentransplantates. Das Transplantat wird bei opponiert gehaltenem Daumen
in sein Lager eingepreßt und durch Kirschner-Drähte verankert. Die Fixation im
Gipsverband soll 3 Monate betragen, bis der knöcherne Einbau abgeschlossen ist.

β) Opponensplastik nach STEINDLER

Ist die erste Interdigitalfurche geschmeidig und sind die Daumengelenke passiv frei beweglich, so lohnt sich die Sehnenplastik. Aus der Vielzahl der in der Literatur angegebenen Möglichkeiten ist die einfache Opponensplastik nach A. STEINDLER am leichtesten ausführbar: Mit einem Schnitt an der radialen Daumenseite wird die Sehne des M. flexor pollicis longus dargestellt und unter Schonung des Ringbandes in Längsrichtung halbiert. An der ulnaren Daumenseite legt man mit einem kurzen Längsschnitt den dorsalen Anteil der Grundgliedbasis frei und bildet mit der Kornzange einen subcutanen Tunnel, durch den die bereits abgespaltene radiale Sehnenhälfte geleitet wird. In Oppositionsstellung des Daumens vernäht man den Sehnenzügel subperiostal an das Grundglied. Für 2 Wochen bleibt der Daumen in korrigierter Stellung durch eine dorsale Daumen-Handgipsschiene fixiert, welche anschließend noch nachts getragen werden soll.

γ) Sehnenverlagerungen nach BUNNELL

Liegt die Verletzung des N. medianus in der Ellenbeuge, so lassen sich Beugung der Finger 1—3 und Opposition des Daumens wiederherstellen (Abb. 142). Da die ulnare Hälfte des M. flexor digitorum profundus und der M. flexor carpi ulnaris vom Ellennerven versorgt werden, kann man diese funktionstüchtigen Sehnen als Kraftspender verwenden (ST. BUNNELL). Das distale Drittel der ulnaren Unterarmbeugeseite wird mit einem Rechtwinkelschnitt freigelegt. Die Sehnen des M. flexor digitorum profundus für Zeige- und Mittelfinger trennt man am Muskel-Sehnenübergang ab und hüllt die zentralen Stümpfe in Muskulatur ein. Die beiden distalen Sehnenenden werden in die intakten tiefen Beugesehnen für Ring- und Kleinfinger eingenäht. Als zusätzlicher Kraftspender dient der von seinem Ansatz abgelöste und in die Profundussehnen eingepflanzte M. brachioradialis. Die Sehne des M. flexor pollicis longus wird quer am Muskel-Sehnenübergang durchschnitten und mit dem verlagerten M. extensor carpi radialis brevis End-zu-End anastomosiert. Der M. flexor carpi ulnaris stellt die Oppositionsfähigkeit des Daumens her, nachdem seine Sehne durch ein freies Transplantat aus dem M. palmaris longus verlängert und an der dorso-ulnaren Seite der Daumen-Grundgliedbasis verankert wurde. Das Transplantat liegt im Unterhautfettgewebe und zur Erreichung optimaler Zugrichtung in einer Sehnenschlinge am Os pisiforme. Diese Schlinge bildet man aus einer Sehnenhälfte des M. flexor carpi ulnaris. Nach dreiwöchiger Schienung dürfen aktive Bewegungsübungen aufgenommen werden; aber eine dorsale Nachtschiene in Oppositionsstellung des Daumens ist noch für weitere 4 Wochen erforderlich.

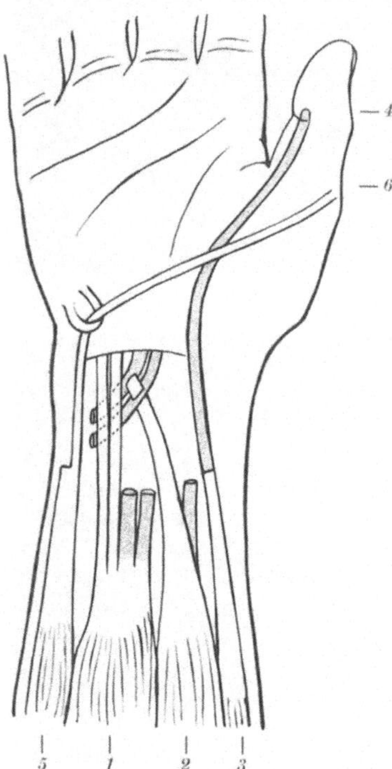

Abb. 142.   Vorgehen bei irreparabler Medianuslähmung nach ST. BUNNELL. Die abgetrennten distalen Sehnenenden des M. flexor digitorum profundus für Zeige- und Mittelfinger (N. medianus) werden in die Sehnen des M. flexor digitorum profundus für Ring- und Kleinfinger (N. ulnaris) eingepflanzt. Der M. brachioradialis (N. radialis) kann als zusätzlicher Kraftspender dienen. Die Sehne des M. extensor carpi radialis brevis (N. radialis) wird verlagert und mit der abgetrennten Sehne des gelähmten M. flexor pollicis longus anastomosiert. Die Sehne des M. flexor carpi ulnaris (N. ulnaris) wird mit einem freien Sehnentransplantat zur Wiederherstellung der Opposition des Daumens verwendet. Mit dem Raster sind die gelähmten Sehnen dargestellt.

1 M. flexor digitorum profundus
2 M. brachioradialis
3 M. extensor carpi radialis brevis
4 M. flexor pollicis longus
5 M. flexor carpi ulnaris
6 Freies Sehnentransplantat

c) Sehnenplastik bei irreparabler Ulnarisparese

Die Adduktionsfähigkeit des Daumens braucht man gewöhnlich nicht wiederherzustellen, da der lange Daumenbeuger diese Funktion kompensatorisch übernehmen kann. Ist die Krallenstellung auf den 5. und 4. Finger beschränkt, so bedarf sie keiner Korrektur; erstreckt sie sich aber auch noch auf den 2. und 3. Finger, dann sollte man das Muskelgleichgewicht herstellen und die gelähmten Interossei und Lumbricales III und IV ersetzen. Voraussetzung sind passiv freibewegliche Fingergelenke und geschmeidige Hände. Bei stark fixierter Deformität führt man besser die Arthrodese der Grundgelenke durch (Abb. 161 C). Als Kraftspender kommen für die Interossei die Sehnen des M. flexor digitorum superficialis (N. medianus) in Betracht. Aber nur bei peripherer Ulnarisparese am Handgelenk darf man die oberflächlichen Beuger am 4. und 5. Finger entnehmen. Liegt die Nervenschädigung am Ellbogen zentral vom Abgang der Muskeläste für den M. flexor digitorum profundus (IV und V), so würde die Beugefähigkeit des Ring- und Kleinfingers nach Wegnahme der oberflächlichen Beugesehnen gänzlich verlorengehen.

α) Sehnenplastik nach v. Nussbaum

Von J. N. v. Nussbaum (1916) stammt der Gedanke, die Sehnenschenkel des M. flexor digitorum superficialis auf die Dorsalaponeurose zu verlegen.

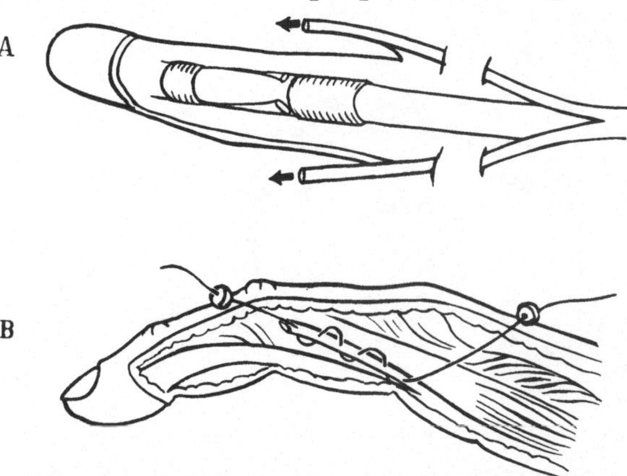

Abb. 143. Vorgehen bei irreparabler Ulnarislähmung. Eine Modifikation der Nussbaum-Plastik nach St. Bunnell zur Behebung der Klauenstellung an Zeige- und Mittelfinger. Die abgetrennten Schenkel des M. flexor digitorum superficialis (N. medianus) werden durch die Lumbricalkanäle (A) zur Streckseite der Grundglieder geführt und mit entfernbarer fortlaufender Naht an der Streckaponeurose befestigt (B)

Praktisch angewandt wurde die Methode von St. Bunnell. Mit mediolateralen Schnitten an jeder Fingerseite oder treppenförmigem Schnitt über der Beugeseite des Mittelgelenkes legt man die oberflächliche Beugesehne frei, luxiert die beiden seitlichen Schenkel mit einem Syndesmotom und durchtrennt sie nacheinander. Dabei bleiben 9 mm lange Stümpfe stehen. Der nächste Schnitt verläuft parallel zur distalen queren Hohlhandfurche. Sehr behutsam ist die oberflächliche Beugesehne von der tiefen zu trennen, bis die Auslösung und das Herausleiten der Sehne aus der Hohlhandwunde gelingt. Jeder Sehnenzipfel wird durch einen Lumbricaliskanal bis in die entsprechende seitliche Fingerwunde gezogen (Abb. 143). Verteilt man die Zügel jeweils einer Sehne zur Radialseite und zur Ulnarseite der dreigliedrigen Finger, so sind auch seitliche Bewegungen möglich. Dabei hat es sich als ausreichend erwiesen, die Finger 2, 3, 4 mit einer oberflächlichen Beugesehne an der Radialseite und den 5. Finger an der Ulnarseite zu versorgen. Die verpflanzte Sehne soll die Dorsalaponeurose in Höhe der quer verlaufenden Fasern passieren, ehe sie an die aufgerauhten seitlichen Flächen durch fortlaufende ausziehbare Drahtnaht oder mit Knopfnähten befestigt wird. Die Ruhigstellung mit gebeugten Grundgelenken und gestreckten Mittel- und Endgelenken beträgt 3 Wochen; anschließend gibt man die Finger zu aktiven Übungen frei.

Die Spaltung der Sehnenscheiden von der Hohlhand bis zu den Ringbändern, wodurch der Angriffspunkt der Beugesehnen nach distal auf die Grundglieder verlagert werden soll, hat bei Ulnarisparese keinen großen praktischen Effekt.

β) Wiederherstellung der Abduktion des Zeigefingers nach Bunnell

Bei Ulnarisparese sind am Handrücken die Zwischenknochenräume eingesunken. Besonders auffällig ist die Atrophie des M. interosseus dorsalis I. Dieser für den Schlüsselgriff wichtige Muskel läßt sich nach St. Bunnell durch die Sehne des M. extensor indicis ersetzen. Mit einem bogenförmigen, ulnar konvexen Schnitt über der proximalen Hälfte des Zeigefingergrundgliedes sucht man die Sehne des M. extensor indicis ulnar von der Sehne des M. extensor digitorum auf. Nachdem sie zur Erzielung genügender Länge mit einem Zipfel aus der Dorsalaponeurose ausgeschnitten ist, verlagert man sie palmwer unter den M. interosseus dorsalis I an die radiale Seite der Dorsalaponeurose des Zeigefingers. Die Anheftung kann mit fortlaufender ausziehbarer Naht oder mit Einzelnähten geschehen. Die Entnahmestelle der Extensor indicis-Sehne an der Dorsalaponeurose muß man verschließen. — Durch Verpflanzung der Superficialissehne auf die radiale Zeigefingerseite läßt sich ein noch größerer Krafteffekt erzielen (W. C. Graham).

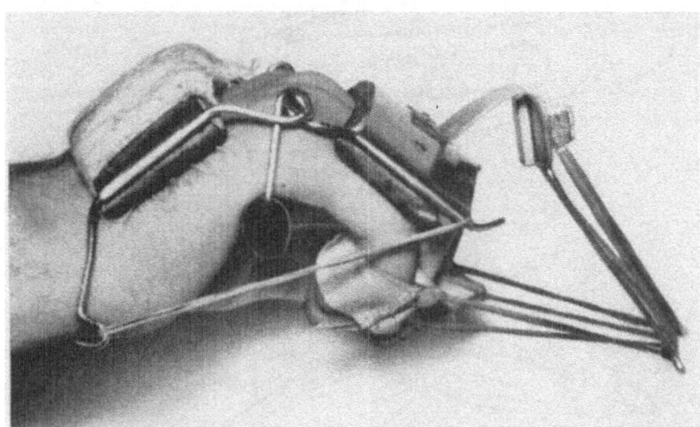

Abb. 144. Elastische Knöchelbeugerschiene zur Wiederherstellung des Muskelgleichgewichtes und der Funktionsstellung der Gelenke nach St. Bunnell. Die Schiene leistet bei der kombinierten Medianus- und Ulnarislähmung wertvolle Dienste, weil die Grundgelenke gebeugt, die Mittel- und Endgelenke gestreckt und der Daumen in Opposition gebracht werden

d) Sehnenplastik bei kombinierter Medianus- und Ulnarisparese

Ersatzoperationen bei Lähmung des Mittel- und Ellennerven haben nur dann eine Berechtigung, wenn durch eine vorangegangene Operation die Kontinuität der Nerven wiederhergestellt wurde, und wenn Sensibilität und Trophik der Finger in ausreichendem Maße restituiert sind. Außerdem müssen Kontrakturen der Fingergelenke durch Vorbehandlung mit elastischen Schienenverbänden (Abb. 144) so weit gebessert sein, daß Sehnenverpflanzungen noch sinnvoll erscheinen.

Sind diese Vorbedingungen erfüllt, so kommt bei einer Verletzung in Höhe des Ellbogengelenkes mit gelähmten Vorderarmmuskeln nach St. Bunnell die Arthrodese des Handgelenkes in mäßiger Dorsalflexion in Betracht (Abb. 162), damit die 3 Handgelenkstrecker verlagert werden können. Die Sehne des M. extensor carpi radialis longus wird dann auf die Profundussehnen 2—5 verpflanzt. Dadurch wird die Beugung der dreigliedrigen Finger erreicht. Auf die Sehne des M. flexor pollicis longus wird die Sehne des M. extensor carpi radialis brevis verpflanzt. Zur Wiederherstellung der Daumenopposition eignet sich der M. brachioradialis, dessen Sehne durch ein freies Transplantat aus der oberflächlichen Beugesehne für den Ringfinger verlängert wird. Das angeschlossene Transplantat führt man unter dem M. flexor carpi ulnaris hindurch und leitet es subcutan über den Daumenballen bis an die ulnare Seite der Grundgliedbasis des Daumens. Statt des M. brachioradialis läßt sich bei sonst gleicher Sehnenverlängerungstechnik auch der M. extensor carpi ulnaris verwenden, falls man nicht die Opposition durch Bolzungsarthrodese des Daumensattelgelenkes nach M. Lange vorzieht (Abb. 141).

Sind der N. medianus und N. ulnaris am Unterarm distal vom Abgang der Muskeläste für die langen Fingerbeuger geschädigt, so erreicht man durch die

„Sehnen-T-Operation" nach St. Bunnell die Adduktion des Daumens und Kleinfingers und eine Beseitigung der „Platthand" durch Wiederherstellung des Handgewölbes. Ein freies Sehnentransplantat wird *unter* den Beugesehnen von der Basis des Daumengrundgliedes (Adductorenansatz) bis zum Hals des V. Mittelhandknochens ausgespannt und in einer Knochenlamelle an beiden Insertionsstellen verankert. Verwendet man die Sehne des M. extensor pollicis brevis, so erspart man sich die Einpflanzung am Daumen. Eine funktionstüchtige Superficialissehne (Mittel- oder Ringfinger) wird in Höhe der proximalen queren Hohlhandfurche abgeschnitten und in der Mitte des freien Sehnentransplantates mit einer Schlinge befestigt. Transplantat und kraftspendende Superficialissehne bilden ein T, welches sich bei Kontraktion zu einem Y formt.

III. Knochen

1. Korrektur der Deformitäten

Für sekundäre Amputationen gelten die gleichen Grundsätze, wie sie bei den „frischen Handverletzungen" (Abb. 64; 67) angegeben sind.

Die Beseitigung einer Knochendeformität ist erst nach plastischem Ersatz von Hautnarben und nach Versorgung verletzter Nerven angezeigt. Knochenschäden

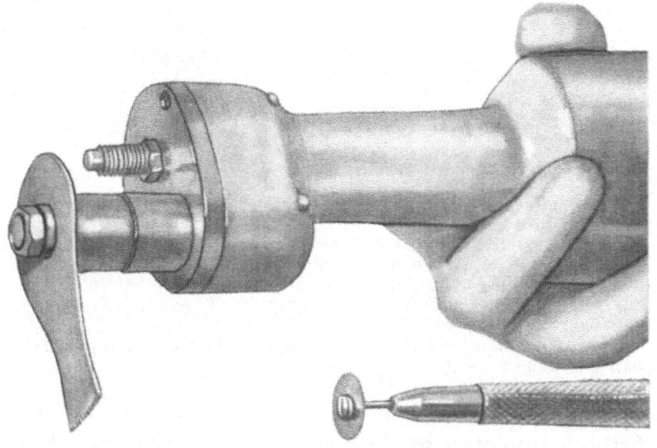

Abb. 145. Oscillierende Säge mit auswechselbaren Sägeblättern und Kreissäge im zahnärztlichen Handstück

wie deform verheilte Frakturen, Pseudarthrosen oder Knochendefekte verursachen Schmerzen, stören das Muskelgleichgewicht und bedingen unphysiologische Gelenkstellungen mit Bewegungseinschränkungen. Sind Metacarpal- oder Phalangenbrüche mit einer Dislocatio ad peripheriam verheilt, so kommt es bei Fingerbeugung zu divergierender oder konvergierender Schrägstellung mit gegenseitiger Fingerüberkreuzung. Verwachsungen von Sehnen mit Frakturcallus behindern wie bei einer Tenodese erheblich die Gelenkbewegungen.

Aus diesen Gründen soll man Knochendeformitäten operativ beseitigen. Ein derartiger Eingriff verlangt schonende tischlermäßige Bearbeitung des Knochengewebes, damit die Knochenform möglichst genau wiederhergestellt wird. Dies ist ebenso wie die Gleitfähigkeit der Sehnen Vorbedingung für ein gutes funktionelles Ergebnis. Es ist zweckmäßig, einen kleinen Amboß zu verwenden, dessen Spitze beim Meißeln den Knochen abstützt. Für die Bearbeitung des Knochengewebes benutzen wir außer Meißel und Luer die oscillierende Säge oder die Kreissäge im zahnärztlichen Handstück (Abb. 145). Häufig sind Transplantate erforderlich: Kompakter Knochen läßt sich aus der proximalen Ellenkante ohne zusätzliche Vorbereitung subperiostal entnehmen, da bei jeder Handoperation die Haut bis zum Oberarm desinfiziert ist. Nach bogenförmigem Hautschnitt und Abschieben der Streckmuskulatur sägen wir den Span aus der Elle (Abb. 146). Für gleichzeitige Verpflanzung von Corticalis und Spongiosa benutzt man Material aus dem Tibiakopf. Man geht auf seiner Innenseite ein, reseziert die Corticalis und beschafft sich das spongiöse Gewebe mit dem scharfen Löffel. Bevorzugt verwenden wir Spongiosa vom Darmbeinkamm.

Ein spongiöser Knochenblock ist nach 5 Wochen im neuen Lager eingeheilt, ein Corticalistransplantat nach 8—12 Wochen. Für die Fixation von Knochentransplantaten eignen sich besonders die Fingerbohrdrähte, welche nach abgeschlossener Heilung leicht entfernbar sind. Ist eine Drahtumschlingung erforderlich, so sollte man sie transossär führen und auf diese Weise vor Verrutschen sichern. Beuge- und Strecksehnen sind gut beiseite zu halten, bevor man die Drahtschlinge knotet.

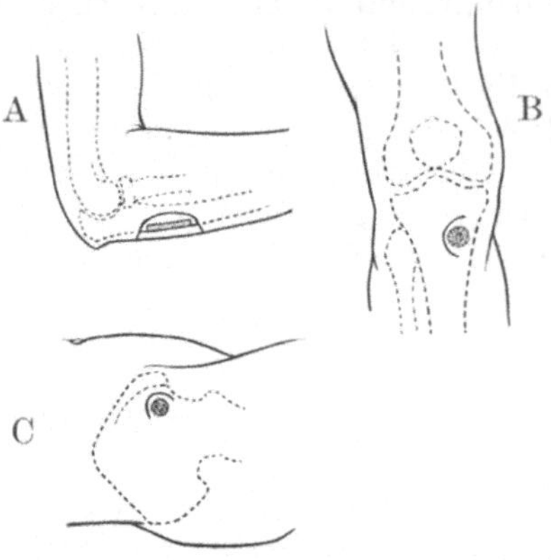

Postoperativ schient ein elastischer Kompressionsverband die Hand in Funktionsstellung. Da die Schwellungsneigung zu berücksichtigen ist, sollen Hohlhand und Interdigitalräume mit geknüllter Gaze und Watte ausgefüllt sein. Bei stabiler Vereinigung der Fragmente braucht man keine Redislokation der Bruchstücke zu befürchten; es genügt eine dorsale Gipsschiene von den Fingerspitzen bis zum Unterarm.

Abb. 146. Entnahme autoplastischen Knochenmaterials. Bogenförmiger Schnitt über dem proximalen Drittel der Elle (A) und Entnahme des Corticalisspanes in erforderlcher Länge, Breite und Dicke mit der oscillierenden Säge oder dem Meißel. In gleicher Weise läßt sich ein Corticalisspan von der Innenseite der Tibia gewinnen (B). Spongiösen Knochen erhält man aus dem Schienbeinkopf oder dem Darmbeinkamm (C)

a) Fingerglieder und Mittelhandknochen

Eine Phalanx legen wir mit mediolateralem Hautschnitt frei und einen Mittelhandknochen durch eine dorsale Längsincision. Nach der Osteotomie eines deform verheilten Schaftbruches sollte man an die verlängerte Heilungszeit und die Neigung zur Scheingelenkbildung denken. Durch Anlagerung von autoplastischem Knochenmaterial an die Frakturstelle wird die Gefahr der Pseudarthrosenbildung gemindert. Bei schräg verlaufender Osteotomie legt man eine von der Ellenkante entnommene Knochenlamelle an. Wenn die Osteotomie in querer Richtung erfolgt, so wird mit der Säge im proximalen

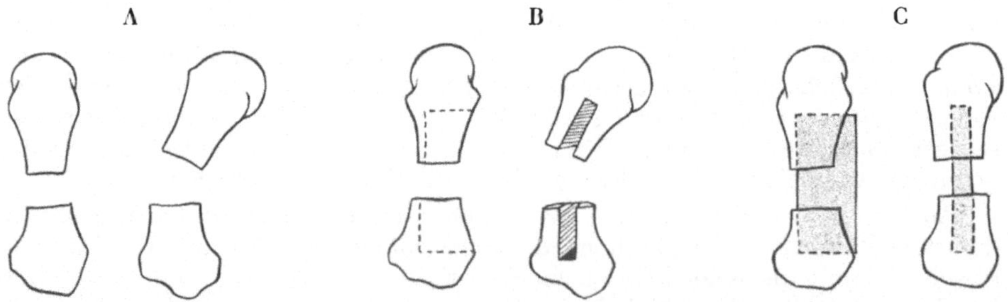

Abb. 147. Wiederherstellungsoperation bei Defektpseudarthrose eines Fingergliedes (A). Mit der oscillierenden Säge werden seitlich Nuten gebildet (B). Nach Ausgleich der Achsenknickung wird ein passender Corticalisspan aus der Ellenkante in die Nuten zur Überbrückung des Defektes eingefügt (C). Die Bindegewebsbrücke zwischen den Fragmenten beläßt man auf der dorsalen und palmaren Seite, damit sie unter dem Spanreiz sekundär ossifiziert

und distalen Fragment seitlich je eine Nut gebildet. So entsteht ein Lager, in welches das Knochentransplantat wie ein Riegel eingepaßt wird. Dieses zusätzliche Knochenmaterial hat nicht nur eine mechanische Aufgabe zu erfüllen; es regt bei festem Sitz und breiten Kontaktflächen gleichzeitig die Knochenregeneration an.

In einen Knochendefekt am Mittel- oder Grundglied falzen wir einen passenden Corticalisspan aus der Ellenkante ein. Wenn das Transplantat nicht die ganze Schaftdicke besitzt, so soll man die dorsale und palmare Bindegewebsbrücke nicht ausräumen; sie ossifiziert unter dem Anreiz des Spanes (Abb. 147). Wir haben mit diesem Vorgehen das Grundglied des Daumens in mehreren Fällen wiederhergestellt. Die glatte Einheilung der Knochenstücke ließ sich röntgenologisch verfolgen.

Zur Versorgung größerer Defekte an den Mittelhandknochen hat St. Bunnell verschiedene Überbrückungs- und Abstützungsverfahren angegeben. Form und

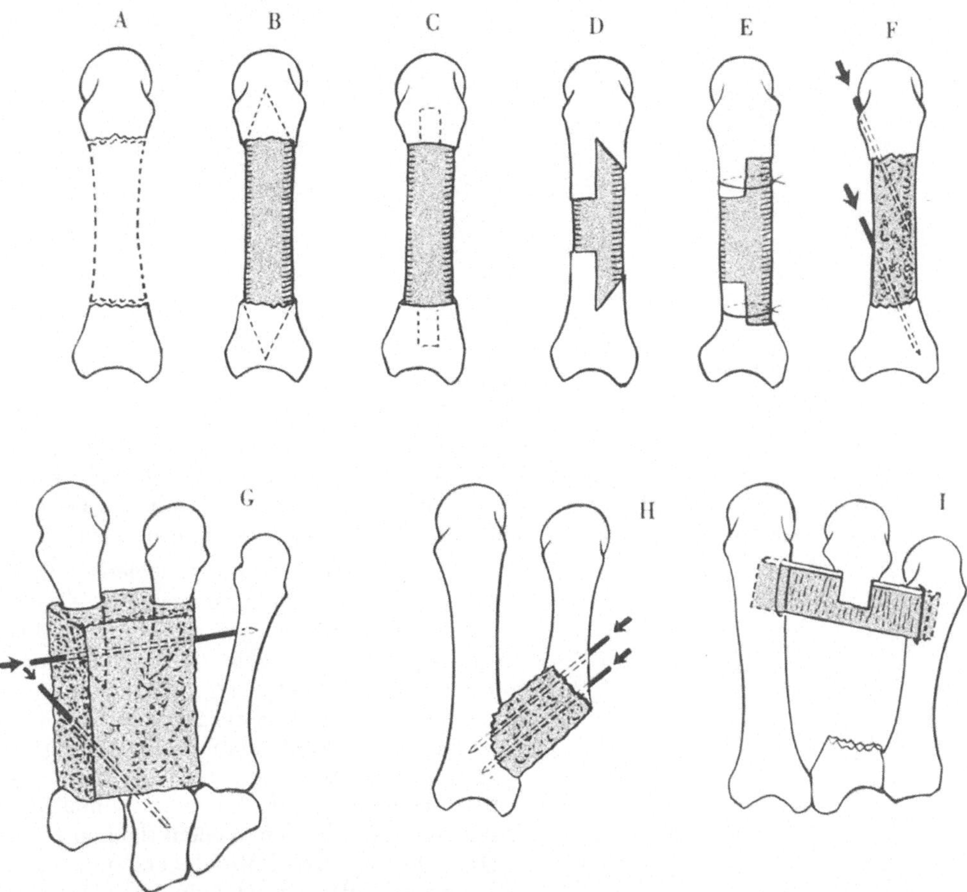

Abb. 148. Wiederherstellungsoperation bei Defektpseudarthrosen der Mittelhandknochen (A) in Anlehnung an St. Bunnell. Interposition verschieden geformter Corticalisspäne (B, C, D, E). Interposition von Spongiosablöcken und Fixation durch Kirschner-Drähte (F, G). Seitliche Abstützung durch kräftige Corticalisspäne (H, I)

Lage einiger interponierter kompakter oder spongiöser Knochenblöcke ist aus Abb. 148 zu ersehen.

b) Bennettscher Bruch

Am I. Mittelhandknochen ist eine operative Korrektur nach Bennettscher Fraktur angezeigt, wenn bei schlecht stehenden Bruchstücken über Schmerzen und Behinderung der Daumenbewegungen geklagt wird. Auf der Streckseite geht man über dem Sattelgelenk ein. Ein querer Hautschnitt verläuft entlang den zirkulären Falten an der Basis des Thenar und biegt dorsal rechtwinklig in distaler Richtung ab. Man schiebt die am I. Mittelhandknochen entspringenden Muskeln in palmarer Richtung und lagert sie am Ende des Eingriffes wieder zurück. Drei Korrekturmöglichkeiten kommen in Betracht:

1. Die Gelenkstufe wird bei einer veralteten Verletzung (8—16 Wochen) durch Abmeißeln des kleinen Fragmentes beseitigt. Zwei Bohrdrähte halten die korrigierte Stellung der Bruchstücke aufrecht (Abb. 149). Bisweilen ist ein dritter Bohrdraht erforderlich, um den reponierten I. Mittelhandknochen gegen das Os trapezium zu fixieren. Nach 6 Wochen werden die Drähte entfernt.

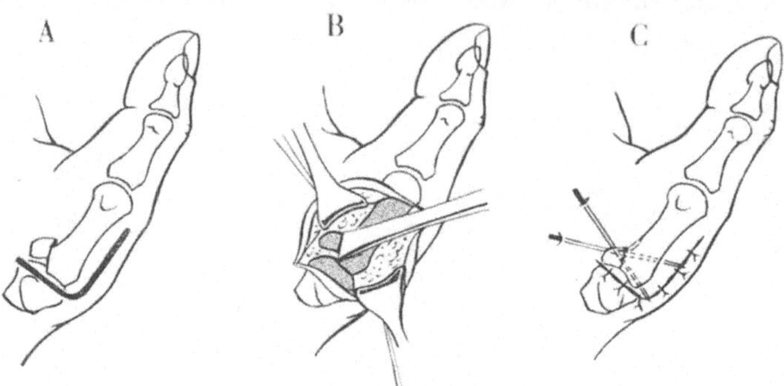

Abb. 149. Eine veraltete, mit Gelenksteife verheilte Bennettsche Fraktur (8—16 Wochen) wird nach St. Bunnell durch Rechtwinkelschnitt freigelegt (A), aufgemeißelt (B), eingestellt und durch 2 percutan eingebohrte Kirschner Drähte fixiert (C)

2. Die Keilosteotomie bezweckt bei einer alten Verletzung die Beseitigung der Abknickung; dabei muß die Basis des Keils dorsal liegen. Ein Fingerbohrdraht soll beide Fragmente des aufgerichteten I. Mittelhandknochens und das Os trapezium erfassen (Abb. 150). Der Bruch ist nach 6—8 Wochen konsolidiert.

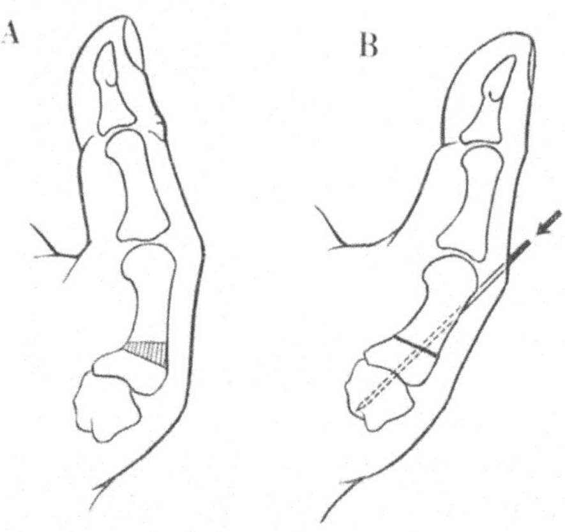

Abb. 150. Keilosteotomie bei alter deform verheilter Bennettscher Fraktur nach St. Bunnell. Beseitigung der Achsenknickung durch Resektion eines Knochenkeiles (A). Fixierung der Fragmente durch einen bis in das Os trapezium vorgetriebenen Kirschner-Draht (B)

3. Ein schmerzhaftes Gelenk wird durch die Arthrodese sicher und dauerhaft beschwerdefrei. Wir geben der Bolzungsarthrodese nach M. Lange den Vorzug (Abb. 141). Die Daumenstrecksehnen werden beiseite gezogen, die Gelenkkapsel klappt man nach Querspaltung in zentraler und peripherer Richtung türflügelförmig auf. Nach sparsamer Resektion der beiden Gelenkflächen und Herrichtung des Bolzenlagers mit dem scharfen Löffel wird ein stiftförmiges Knochentransplantat bei opponiertem Daumen in die Markhöhle eingeführt. Sitzt der Knochenstift im I. Mittelhandknochen fest, so reponiert man den Daumen und leitet mit einem zahnärztlichen Spatel den noch um wenige Millimeter vorstehenden Knochenbolzen wie mit einem Schuhlöffel in das ausgemuldete Os trapezium. Der Daumenstrahl wird eingestaucht, damit die Knochenflächen zusammenrücken (Abb. 151). Kapsel-Periostnähte sichern die Arthrodese. Der Daumen-Hand-Unterarmgips wird längsgespalten; er hält den Daumen in Oppositionsstellung. Das Grundglied ist fixiert, das Endglied bleibt frei. Da der Verband 3 Monate belassen werden muß, darf er nicht die queren Hohlhandfurchen überragen und so die Beweglichkeit der dreigliedrigen Finger behindern.

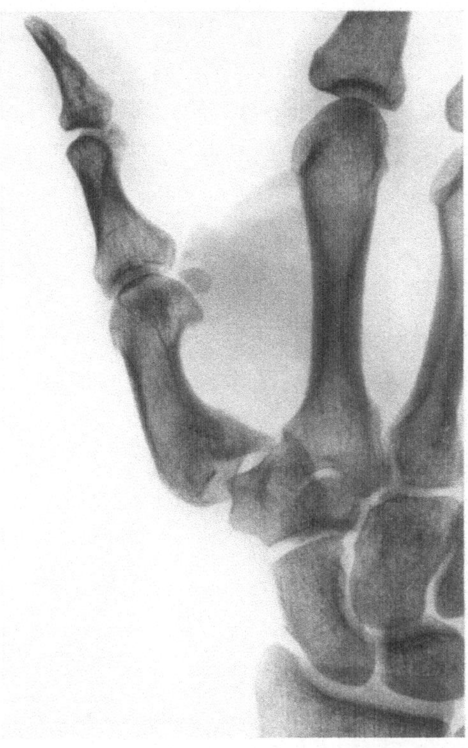
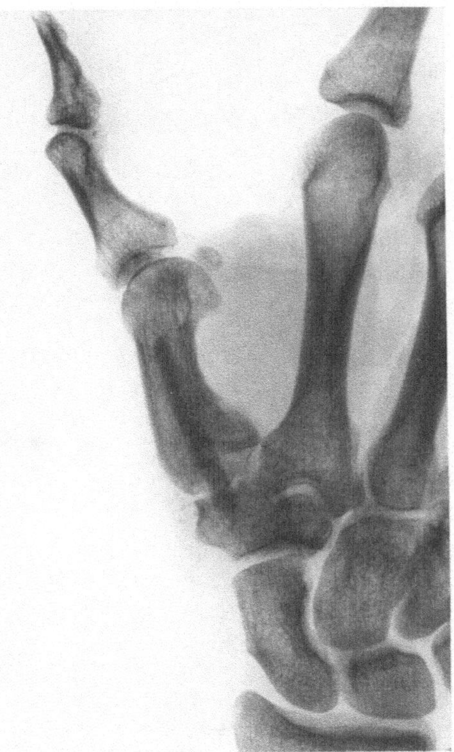

A   B

Abb. 151. Schmerzhafte Arthrose im subluxierten Daumensattelgelenk nach Bennettscher Fraktur (A). Gelenkresektion mit Bolzungsarthrodese nach M. LANGE (B)

c) Speichenbruch an typischer Stelle

Sind bei deform verheiltem Speichenbruch „an typischer Stelle" die Fingergelenke frei beweglich, so sollte man nur bei Minderung der Fingerkraft und schmerzhafter Bewegungseinschränkung des Handgelenkes zu einer operativen Stellungskorrektur raten. Als obere Altersgrenze für eine solche Operation rechnet man das 40. Lebensjahr.

Bei der Rixfordschen Operation wird zwischen den Daumenstreckern und dem M. brachioradialis auf das periphere Speichenende eingegangen und der Knochen bogenförmig von der Streckseite aus quer osteotomiert. Führt man das periphere Fragment um den Bogen des zentralen Fragmentes, so gleicht man damit Achsenknickung und relative Verkürzung aus (Abb. 152 A).

Die Campbellsche Operation beginnt mit demselben Hautschnitt. Nach querer Durchtrennung der alten Bruchstelle wird das dorsal vorspringende distale Ulnaende freigelegt und dessen streckseitige Hälfte abgemeißelt. Das gewonnene Knochenstück schrägt man mit dem Meißel zu einem Keil flach ab. Die Speichenbruchstücke werden unter palmarer Knickung des distalen Fragmentes auseinandergehalten. Den Keil preßt man in den dorsalen Radiusdefekt ein und beseitigt damit Verkürzung und Achsenknickung der Speiche (Abb. 152 B, C).

Man kann auch nach einem Rechtwinkelschnitt auf der Beugeseite die Korrektur durch Resektion eines palmaren Knochenteiles erreichen. Wir benutzen dazu die Vibrationssäge. Die Membrana interossea muß man abschieben und das distale Speichenbruchstück nach palmar senken. Erscheint die Elle nun relativ

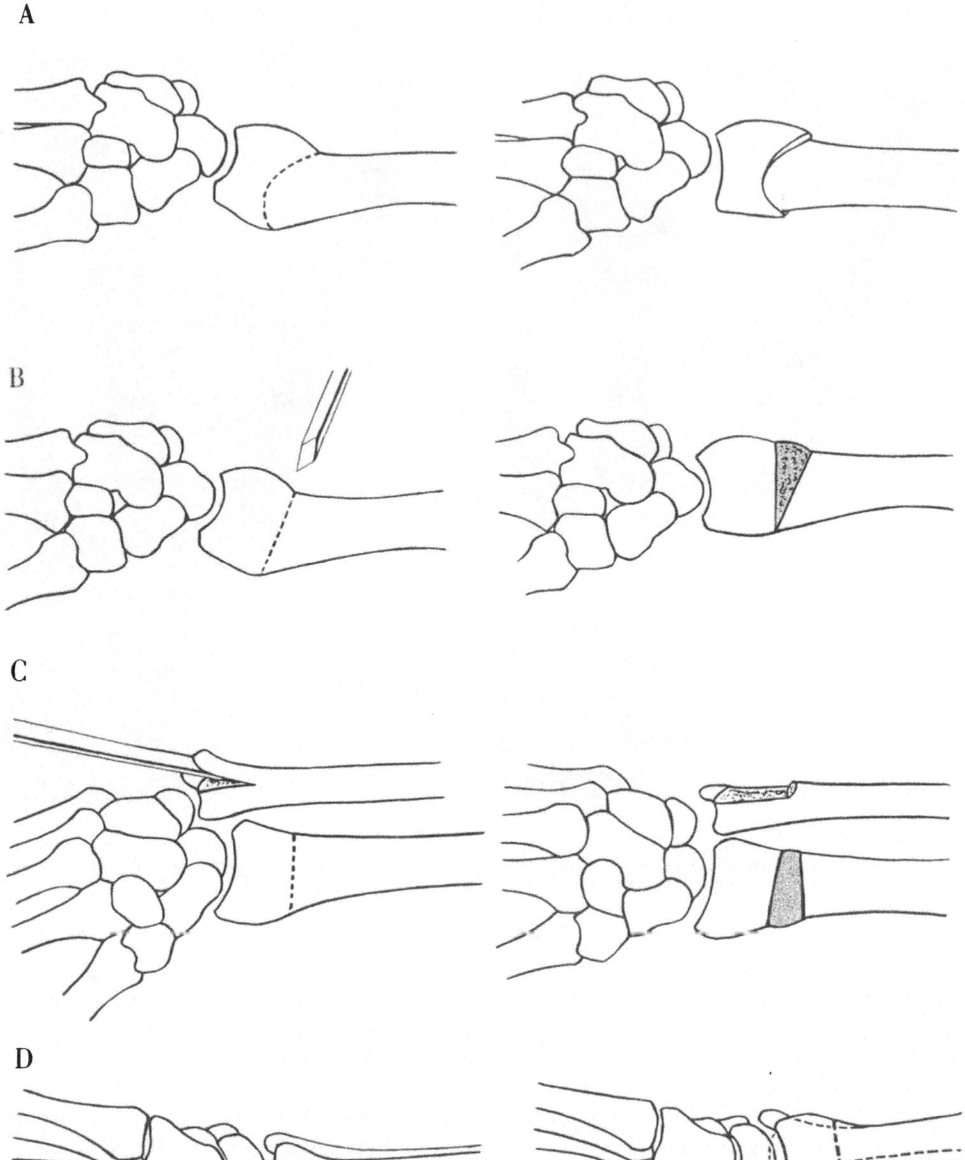

A

B

C

D

Abb. 152. Korrekturoperationen bei deform verheilten Speichenbrüchen in Handgelenknähe. Beseitigung von Verkürzung und dorsaler Dislokation des distalen Fragmentes durch bogenförmige Osteotomie (Rixfordsche Operation) (A). Osteotomie und Verwendung des abgemeißelten dorsal vorspringenden Teiles vom Caput ulnae zur Spaneinlagerung mit Ausgleich der Winkelstellung und Verkürzung nach W. CAMPBELL (B, C). Sprechen Gründe gegen einen dorsalen Zugang, so ist die Korrektur durch Resektion eines palmaren Knochenkeiles mit der Vibrationssäge möglich (D). Bei gleichzeitigem Ulnavorschub wird die Elle durch Z-förmige Osteotomie verkürzt

zu lang und besteht eine dorsale Subluxation im distalen Radio-Ulnargelenk, so verkürzen wir die Elle durch Z-förmige Verkürzungsosteotomie im Halsabschnitt. Unterließe man diese zusätzliche Korrektur, so würde sich der Ulnavorschub um die Breite des entnommenen Speichenkeiles verstärken (Abb. 152 D; 153 C).

Die Ruhigstellung im Oberarmgipsverband beträgt 6—8 Wochen. In diesen Fällen muß man besonders sorgfältig die aktiven Bewegungen im Schultergelenk und die Fingerübungen überwachen.

d) Speichenbruch im distalen Drittel

In schlechter Stellung verheilte Speichenbrüche im distalen Drittel beeinträchtigen Funktion und Haltung der Hand. Das periphere Bruchstück ist proniert und palmarflektiert, der Radius dadurch meistens verkürzt. Die relativ zu lange Ulna schiebt sich von dorsal in die Handwurzel und drängt sie nach radial. Die

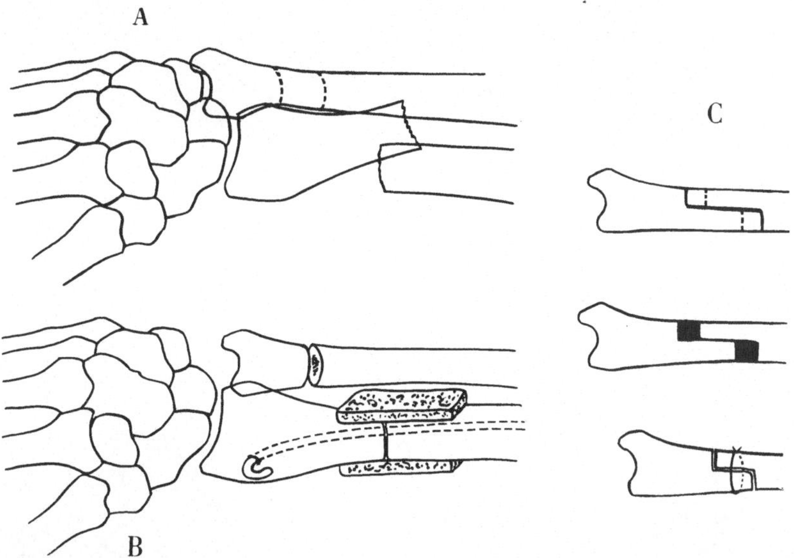

Abb. 153. Korrekturoperation an den Unterarmknochen. Die in schlechter Stellung verheilte Radiusfraktur führt zur Speichenverkürzung mit Vorschub der Elle, zur radialen Abknickung der Hand und Einschränkung der Unterarmdrehbewegung (A). Nach Kontinuitätsresektion der Elle innerhalb des M. pronator quadratus, Osteotomie der Speiche und Abschieben der Membrana interossea fixiert ein Rush-Pin die Speichenbruchstücke. Anlagerung von breiten Corticalisspänen aus dem Beckenkamm nach PHEMISTER (B). An Stelle der Kontinuitätsresektion kann man die Z-förmige Verkürzungsosteotomie der Elle mit einer Drahtumschlingung zur Beseitigung des Ellenvorschubes anwenden (C)

Articulatio radio-ulnaris distalis wird schließlich zerstört, und das dorsal subluxierte Ellenköpfchen erscheint plump verbreitert. Bei einer solchen traumatischen manus radioflexa sind Pro- und Supination behindert und die Bewegungen im Handgelenk recht schmerzhaft. Wir raten bei dieser „Pseudo-Madelungschen Deformität" des Handgelenkes zur operativen Korrektur.

Operationstechnik: Mit einem kurzen Längsschnitt über dem distalen Ulnaende legen wir den Knochen frei und führen im Bereich des M. pronator quadratus eine Kontinuitätsresektion der Elle in 2 cm Länge aus. Beim Durchsägen des Knochens sind Nerven, Gefäße und Sehnen durch ein Muskelhaken-Elevatorium vor Verletzung zu schützen. Ist auf diese Weise die Schubkraft des Ellenköpfchens beseitigt, so läßt es sich entweder sofort wieder zurückdrängen oder kehrt später von selbst in seine Normallage zurück (Abb. 153). Der kleine Defekt im Ulnahals ermöglicht später schmerzfreie und unbehinderte Drehbewegungen im Unterarm. Statt der Kontinuitätsresektion kann man die Z-förmige Verkürzungsosteotomie durchführen. Das Ausmaß der Verkürzung soll etwas größer sein als der im Röntgenbild feststellbare Vorschub der Ulna. Man legt eine einzige Drahtumschlingung an, damit der Knochen gleitend sich ineinanderschieben kann.

Bei der Darrachschen Operation reseziert man in diesen Fällen das distale Ulnaende unter Belassung des Griffelfortsatzes und seiner Bänder. Mit einem abgespaltenen Sehnenzügel vom M. flexor carpi ulnaris oder mit einem freien Sehnentransplantat vom M. palmaris longus kann das freie Ulnaende unter Bildung einer Schlinge an den ulnaren Handgelenkbeuger befestigt werden. G. Küntscher hält eine solche zusätzliche Sehnenfixation des Ulnaendes nach seinen Erfahrungen für überflüssig.

Über der Speiche wird nun in Höhe der alten Fraktur osteotomiert. Beide Fragmente lassen sich erst aufeinanderhebeln, wenn die im Frakturbereich

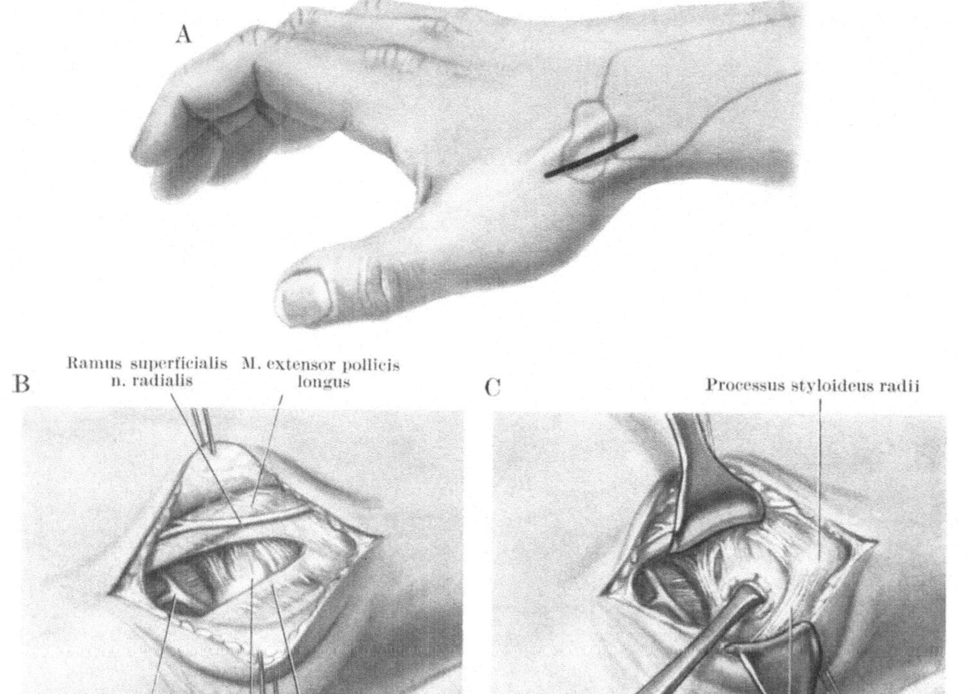

Abb. 154. Extraartikuläre Spanplastik bei der Pseudarthrose des Kahnbeines nach G. Murray. Bei ulnar abduzierter Hand liegt der 2—3 cm lange Hautschnitt über der Speichengrube (A). Spalten der Fascie zwischen der langen und kurzen Daumenstrecksehne unter Schonung des Ramus superficialis n. radialis (B). Abschieben des Periostes vom Tuberculum mit dem Raspatorium (C)

vernarbte Membrana interossea mit dem Raspatorium abgetrennt ist. Vom Processus styloideus radii aus führen wir einen Rush-pin intramedullär tief in das proximale Fragment ein. Um hier einer Pseudarthrosenbildung vorzubeugen, legen wir nach Phemister breite Corticalisspäne aus dem Beckenkamm den Bruchstücken an. Es folgt die Ruhigstellung im Oberarmgipsverband für etwa 8—10 Wochen. Erst nach Konsolidierung des Speichenbruches darf man die Hand freigeben.

2. Kahnbeinpseudarthrose

Beim Kahnbein können bisweilen beide Knorpelkeimanlagen einzeln verknöchert sein; keinesfalls darf man ein solches geteilt angelegtes Scaphoideum als Pseudarthrose fehldeuten. Scheingelenkbildung erkennt man im Röntgenbild an dem breiten Bruchspalt mit cystischer Degeneration in der Umgebung und avasculärer Nekrose des proximalen Bruchstückes; dieses kann wie ein Sequester aussehen. Das distale Fragment wird rarefiziert. Ohne stärkere Beanspruchung verursacht die Kahnbeinpseudarthrose keine wesentlichen Beschwerden. Beim kräftigen Zugreifen aber kann die Hand anschwellen, und starke Schmerzen führen zur Einstellung der Arbeit. Bildet sich schließlich eine Arthrose, so bleibt sie nicht auf den Processus styloideus radii beschränkt, sondern erfaßt das ganze Handgelenk. Die Beschwerden können so erheblich sein, daß nur noch durch die Arthrodese des Handgelenkes Schmerzfreiheit erreicht wird. Nach dem

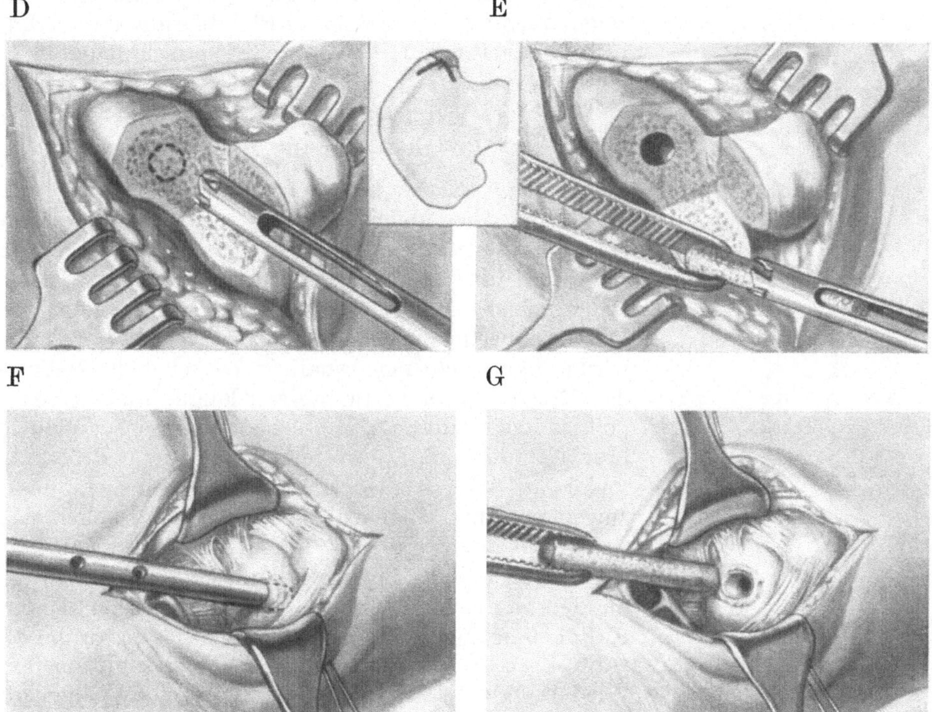

Abb. 154 (Fortsetzung). Entnahme eines spongiösen Knochenbolzens aus dem Beckenkamm (D) mit dem Hohlfräser (E). Über einen zuvor eingeführten Kirschner-Draht wird mit dem Fräser ein etwa 20 mm langer Zylinder von 4 mm Durchmesser ausgefräst (F) und der Span eingeführt (G)

50. Lebensjahr sollte man mit der Indikationsstellung zur Gelenkversteifung zurückhaltend sein.

Ist der Bruch erst einige Monate alt, so führt die über lange Zeit — ein halbes Jahr und länger — durchgeführte Ruhigstellung im Gipsverband (Abb. 111) noch zum Erfolg. Wenn aber eine langdauernde Behandlung vom Patienten abgelehnt wird, so sollte man auch hier operativ vorgehen.

Ein kleines nekrotisches proximales Fragment wird entfernt und die Bruchfläche des distalen Fragmentes mit dem Luer abgerundet. Die totale Entfernung des Kahnbeins führt zu einem erheblichen Dauerschaden: Die Hand sinkt in radialer Richtung ab, der Griff ist kraftloser und das Handgelenk bewegungsbehindert. Über den Ersatz des exstirpierten Knochens durch Endoprothesen aus Vitallium oder Acryl liegen keine Spätresultate vor; wir verfügen nicht über eigene Erfahrungen. Mit der Knochenbolzung erreicht man eine Revascularisation des proximalen Bruchstückes und in relativ kurzer Zeit Ausheilung der Pseudarthrose. Die Erfolgsaussichten sind bei dieser zentralen Knochentransplantation gut; so berichtet G. MURRAY über 100 Spanverpflanzungen mit 93 guten Resultaten. Für den Erfolg bleibt es gleichgültig, ob man das Transplantat aus der Compacta von Elle oder Speiche bildet mit dem Ziel einer festen inneren Schienung der Bruchstücke, oder ob man statt dessen einen Spongiosacylinder aus dem Darmbeinkamm verwendet. Nach unseren experimentellen Untersuchungen und histologischen Studien über den Umbau und Ersatz verpflanzter Knochentransplantate scheint spongiöses Material den Vorteil einer rascheren Wiederherstellung zu bieten. Aus der Vielzahl der neueren operativen Verfahren — A. Hopf gibt deren 10 an — können wir 2 Standardmethoden als erfolgssicher empfehlen: die extraartikuläre Spanplastik mit dorsalem Zugang und die Matti-Plombierung der Kahnbeinpseudarthrose mit palmarem Hautschnitt.

a) Extraartikuläre Spanplastik mit dorsalem Zugang nach Murray

In pneumatischer Blutsperre am Oberarm wird nach M. Murray bei ulnar abduzierter Hand ein 2—3 cm langer Hautschnitt über der Speichengrube angelegt; er beginnt über dem Processus styloideus radii. In der tiefen Schicht des subcutanen Fettgewebes bleibt der Ramus superficialis n. radialis dorsal liegen. Die Fascie wird in Längsrichtung gespalten. Zwischen den Sehnen der Mm. extensor carpi radialis longus und extensor pollicis longus und der Sehne des M. extensor pollicis brevis findet man unmittelbar vor dem Processus styloideus radii den Höcker des Kahnbeins. Ist man zuweit peripher eingedrungen, so wird fälschlich das Os trapezium freigelegt. Wenn die dorsale Handgelenkarterie den Zugang behindert, darf sie unterbunden werden. Die Bandansätze schiebt man vom Kahnbeinhöcker mit einem schmalen Raspatorium ab (Abb. 154). Im Interesse einer schnelleren funktionellen Wiederherstellung ist es besser, das Radiocarpalgelenk nicht zu eröffnen. Die Länge des Kahnbeines beträgt etwa 2 cm. Dementsprechend wird bei gebeugter und ulnar abduzierter Hand ein Bohrdraht in der Achse des Os scaphoideum 2 cm tief eingeführt. Der Draht

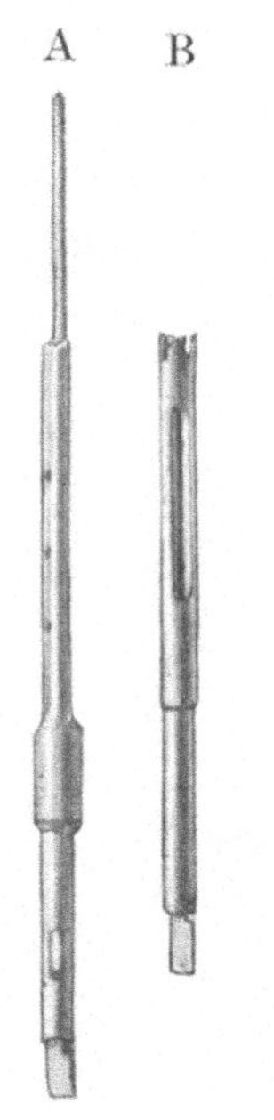

Abb. 155. Fräser mit eingeführtem Kirschner-Draht (A). Der Abstand bis zur ersten seitlichen Bohrung beträgt 2 cm; das entspricht der Länge des Kahnbeines. Mit dem Hohlfräser (B) entnimmt man das Knochentransplantat aus dem Beckenkamm

soll beide Fragmente erfassen, genau in der Mitte liegen und nicht bis in das Handgelenk reichen (Abb. 156 A). Während man Röntgenkontrollen in 2 Ebenen anfertigen läßt, wird mit einem Winkelschnitt die Spina iliaca anterior superior freigelegt, und mit dem Hohlfräser ein 2—2,5 cm langer Spongiosacylinder von 4 mm Durchmesser entnommen (Abb. 155). Haben die Röntgenkontrollen gute Lage des Führungsdrahtes ergeben, so wird der Fräser von 4 mm Durchmesser über den noch liegenden Bohrdraht gesteckt. Bis zur ersten seitlichen Öffnung, welche 2 cm von der Spitze entfernt liegt, nimmt man die Ausfräsung des Kahnbeines vor. Nun schiebt man das Spongiosa-Transplantat in sein Lager und staucht es mit einem Holzpflock ein; dadurch werden beide Fragmente einander genähert. Einen überstehenden Rest entfernt man mit dem Luer. Abschließend orientiert man sich durch Röntgenaufnahmen über die Lage des Spanes (Abb. 156 B, C); er darf die Corticalis des proximalen Pols nicht überragen.

L. Barnard und S. G. Stubbins resezieren den oft recht großen Processus styloideus radii. Dadurch wird der scherende Zug des Lig. collaterale radiale auf das distale Kahnbeinfragment ausgeschaltet und Knochenmaterial zur Herrichtung des Bolzens gewonnen.

b) Matti-Plombierung mit palmarem Hautschnitt nach ENDER, RUSSE

Für die Spongiosaeinpflanzung nach H. MATTI hat sich der palmare Zugangsweg als sehr zweckmäßig erwiesen. Der Pseudarthrosenspalt läßt sich sicher auffinden, und selbst bei kleinem Schnitt ist der Einblick gut. J. ENDER incidiert in 4 cm

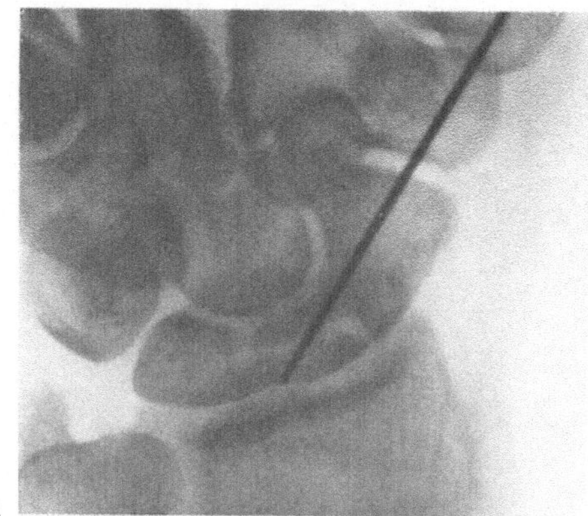

A

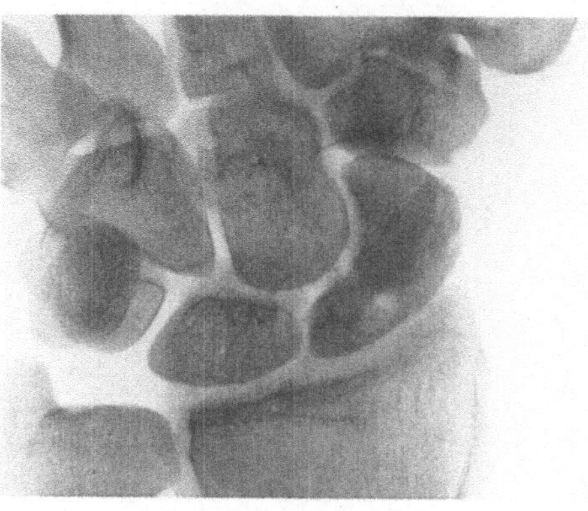

B

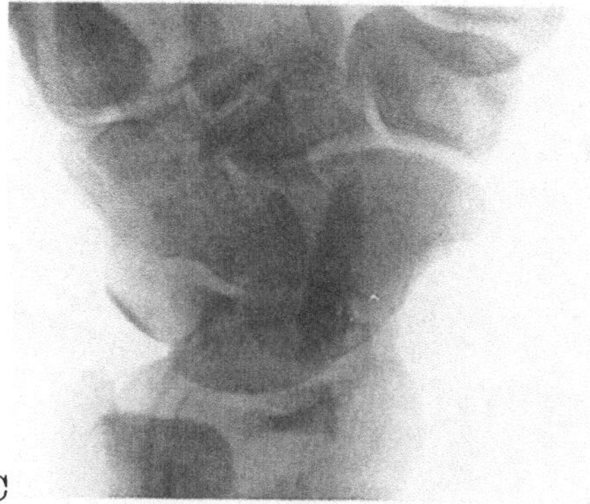

C

Abb. 156. Röntgen-Bilder zur extraartikulären Kahnbeinbolzung bei pseudarthrotisch geheiltem Kahnbeinbruch. Vorbohren eines Kirschner-Drahtes zur Kontrolle der Richtung (A). Der Knochenspan in seinem ausgefrästen Lager (B, C)

Länge parallel zur mittleren Handgelenkbeugefurche, O. RUSSE macht einen Längsschnitt am radialen Rand der Sehne des M. flexor carpi radialis (Abb. 157). Beide Autoren gehen am radialen Rand des Handgelenkbeugers ein. Nach Durchtrennung der Handgelenkbänder liegt das Kahnbein frei; der Spalt des Scheingelenkes öffnet sich bei Überstreckung und Ulnarabduktion der Hand. Mit einem kleinen, 4 mm breiten Hohlmeißel werden von den Bruchenden die Verschlußdeckel abgetragen und beide Fragmente ausgehöhlt, bis ein 14:5:5 mm großer Raum geschaffen ist. Nach Einführen eines periostlosen Spanblockes stopft man den Rest der Höhle mit Spongiosa aus. Es ist besonders darauf zu achten, daß keine Knochenbröckel in den Handgelenkspalt fallen.

Der in Mittelstellung angelegte Hand-Unterarmgips läßt die Grundgelenke der dreigliedrigen Finger frei, schließt aber das Grundglied des Daumens ein. Alle 4—6 Wochen wird der Gipsverband gewechselt und der Umbau des Spanes bis zur Heilung der Pseudarthrose röntgenologisch kontrolliert. Die Heilungszeit

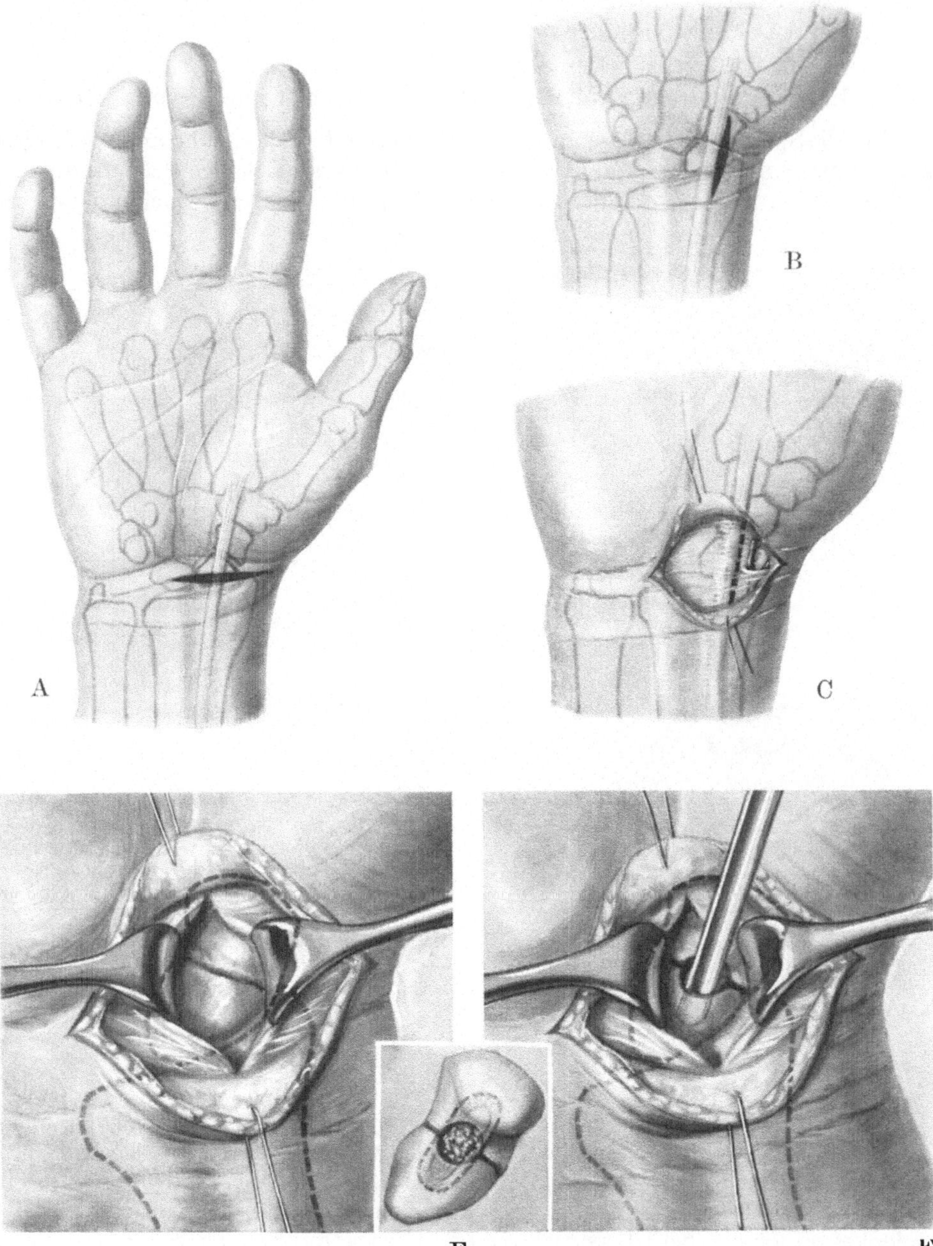

Abb. 157. Matti-Plombierung der Kahnbeinpseudarthrose nach palmarem Querschnitt in der Handgelenksbeugefalte (J. ENDER) (A) oder Längsschnitt (O. RUSSE) (B). Freilegung der Pseudarthrose an der radialen Seite des M. flexor carpi radialis (C D). Aushöhlung des Kahnbeines (E) und Defektausfüllung mit Knochenblock und Spongiosabröckchen (F) aus dem Darmbeinkamm

kann 4 Monate und länger dauern. Das funktionelle Ergebnis bei einem Sportstudenten zeigt Abb. 158.

IV. Gelenke

Jede Verletzung, Erkrankung oder längere Ruhigstellung der Hand bringt die Gefahr der Gelenkversteifung mit sich. Bei Inaktivität fehlt die für den Blut- und

Lymphrückfluß wichtige Pumpwirkung der Muskeln; so können Schienung und Ödem ursächlich die Versteifung bedingen. Die Organisation eines verbliebenen serofibrinösen Exsudates führt zu Adhäsionen und an den Gelenkbändern zu Schrumpfungen und Verdickungen. Am häufigsten sind Grundgelenke befallen; sie versteifen in Streckstellung, und die Hand kann nicht mehr zur Faust geschlossen werden.

Schulterkontraktur und Bewegungsbehinderung der Grundgelenke stehen in wechselseitiger Beziehung zueinander; beide können zur gebrauchsunfähigen Hand („frozen hand") führen (Abb. 27).

Die Neigung zu Versteifungen pflegt beim älteren Menschen größer zu sein als beim jüngeren; auch spielt die allgemeine Disposition eine Rolle. Nervendurchtrennungen und Durchblutungsstörungen beschleunigen das Entstehen von Knorpelatrophie, Osteoporose und Bänderschrumpfung. In dem Kapitel über die Behandlung frischer Handverletzungen wurden bereits die Maßnahmen zur Verhütung von Gelenkversteifungen angeführt: Vermeidung einer Infektion durch sachgemäße Wundversorgung, Schienung in Funktionsstellung der Hand, Hochlagerung des Armes, aktive Bewegungen der unverletzten Gliedabschnitte

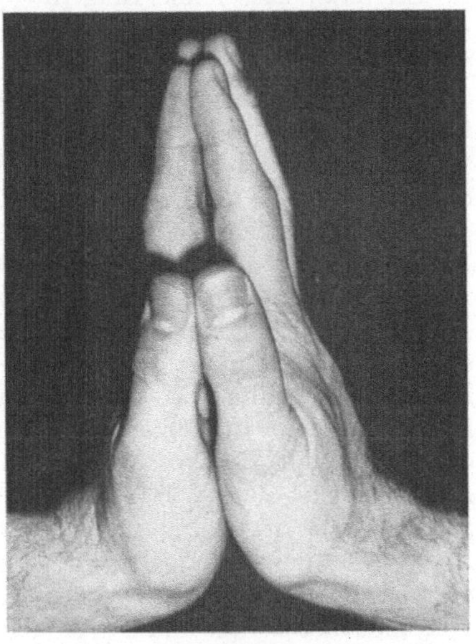

Abb. 158. Handgelenkfunktion nach rechtsseitiger extraartikulärer Kahnbeinbolzung mit dorsalem Zugang wegen eines pseudarthrotisch geheilten Kahnbeinbruches

und eine schonende Nachbehandlung ohne passive Übungen. Kommt es trotzdem zu Bewegungseinschränkungen der Hand- und Fingergelenke, so wenden wir die bei den frischen Handverletzungen empfohlenen konservativen Nachbehandlungsmethoden an. Wenn der Erfolg ausbleibt, so stehen uns 2 operative Möglichkeiten zur Verfügung:

1. Verbesserung der Gelenkbeweglichkeit:
   a) Kapsulektomie,
   b) Arthroplastik.
2. Stabilisierung der Gelenke:
   a) Bandplastik,
   b) Arthrodese.

Eine Verbesserung der Gelenkbeweglichkeit durch *Kapsulektomie* darf man versuchen, wenn die Ursache der Bewegungsbehinderung im Bandgewebe zu suchen ist und die Röntgenbilder keine besonderen intraartikulären Veränderungen erkennen lassen. Derartige Eingriffe kommen nur für die Grundgelenke der dreigliedrigen Finger in Betracht. An den Mittelgelenken ist die Kapsulektomie schwieriger ausführbar und der Erfolg gering, weil sich die Gelenke lockern.

Auch die *Arthroplastik* kommt praktisch nur an den Grundgelenken der Finger 2—5 zur Anwendung, weil diese an allen 4 Seiten durch Sehnen stabilisiert werden. Der Eingriff ist indiziert bei Schädigungen des Gelenkknorpels und der Gelenkfläche des Mittelhandköpfchens. Mittel- und Endgelenke bleiben nach einer Arthroplastik unstabil. Hinterläßt die Arthroplastik ein schmerzhaftes und nur gering bewegliches Gelenk, so kann immer noch die Versteifung ausgeführt werden. So manche Arthroplastik endet mit einer Arthrodese.

E. W. Brannon und G. Klein haben einen neuen Weg durch Entwicklung einer Metall-fingergelenkprothese aus rostfreiem Stahl beschritten, welche zum Ersatz eines Metacarpo-phalangeal- oder eines proximalen Interphalangealgelenkes dient. Die Ansichten über der-artige Endoprothesen sind geteilt und die Zahl der operierten Fälle über eine längere Beob-achtungszeit noch gering. Wir haben mit dieser Methode keine eigenen Erfahrungen.

Die stabilisierenden Eingriffe sind erfolgsicher und machen die Gelenke schmerzfrei. Die *Bandplastik* haben wir nur am Daumengrundgelenk ausgeführt, wenn sich der Patient durch den seitlich unstabilen Daumen behindert fühlte.

Die auf verschiedene Weise ausführbaren *Arthrodesen* kommen in Betracht für Mittel- und Endgelenke der dreigliedrigen Finger, die Gelenke des Daumen-strahls und das Handgelenk. Für Grundgelenke erwägen wir eine Versteifungs-operation nur bei Lähmungen. An den Fingern ist die Arthrodese indiziert, wenn die Gelenke schmerzhaft, unstabil und bewegungsbehindert sind. Nach einer Arthrodese des Handgelenkes stehen normalerweise 6 Sehnen zur Verfügung, welche nun auf Fingersehnen verpflanzt werden können. Wenn aber durch Lähmungsfolgen nur noch einige Sehnen funktionstüchtig sind, so ist es fraglich, ob eine Handgelenkarthrodese die Funktion der Finger bessern würde. Ist dies nicht wahrscheinlich, so beläßt man die noch vorhandenen Sehnen am Hand-gelenk und erreicht wenigstens automatische Fingerbewegungen durch Tenodese der Streck- und Beugesehnen an den Unterarmknochen: Streckung des Hand-gelenkes führt dann zur Beugung der Finger; umgekehrt Beugung des Hand-gelenkes zur Streckung der Finger. — Außer bei Lähmungsfolgen kann die Arthrodese des Handgelenkes ausgeführt werden: nach alten Handgelenk-verrenkungen, nach Verlust von Handwurzelknochen, nach Gelenkinfektionen verschiedener Genese und bei schmerzhafter fortgeschrittener Arthrosis deformans. Da man das Handgelenk in Dorsalflexion von 20^0 versteift, ist die Voraussetzung geschaffen, nun auch die Fingergelenke in Funktionsstellung zu bringen.

a) Kapsulektomie an den Fingergrundgelenken nach Howard

Mit kurzen Längsschnitten legt L. D. Howard an den Fingern 2—4 (5) die Strecksehnen über den Grundgelenken frei (Abb. 159). Nach Längsspaltung der Sehne und Auseinanderziehen der beiden Portionen werden Gelenkkapsel und Seitenbänder sichtbar. Die mit einer scharfen Halsted-Klemme erfaßten und an-gehobenen Seitenbänder werden mit dem Tenotom ovalär ausgeschnitten. Beugung der Grundgelenke läßt sich oft erst nach zusätzlicher querer Durch-trennung des dorsalen Kapselabschnittes und Öffnung der palmaren Kapsel-tasche erreichen. Dazu schiebt man mit einer Sonde oder mit einem schmalen gebogenen Elevatorium die Kapsel von der Beugeseite des Mittelhandköpfchens ab, ohne den Gelenkknorpel zu verletzen. Eine zu ausgedehnte Seitenband-ausschneidung führt zur Subluxation, und zu sparsame Einschnitte — wie bei der Kapsulotomie — bringen keinen Erfolg. Abschließend vernäht man den Schlitz in der Strecksehne mit fortlaufender entfernbarer Drahtnaht oder mit Einzel-nähten und schließt die Haut. Kapsulektomien nach Verbrennungen müssen bisweilen mit einer freien Hautplastik (Dermatomstreifen) kombiniert werden, weil ausgedehnte streckseitige Hautkontrakturen die volle Grundgliedbeugung verhindern.

Den Eingriff führen wir in der geschilderten Weise nur an den Finger 2—4 aus; am 5. Finger muß das radiale Seitenband belassen werden, weil nach Verlust der seitlichen Stütze alle Grundglieder nach ulnar subluxieren würden. Wir stellen die Hand auf dorsaler Gipsschiene ruhig, welche die Grundgelenke fast recht-winklig gebeugt hält. Nach 10 Tagen beginnt man die Nachbehandlung mit elastischen Schienen, um die Beugung der Grundgelenke aufrechtzuerhalten.

Diese Therapie muß über mehrere Wochen so lange anhalten, bis die Neigung zur Versteifung überwunden ist. Die funktionellen Ergebnisse hängen von der Gleitfähigkeit der umgebenden Gewebe und von der Kraftleistung der Binnenmuskeln

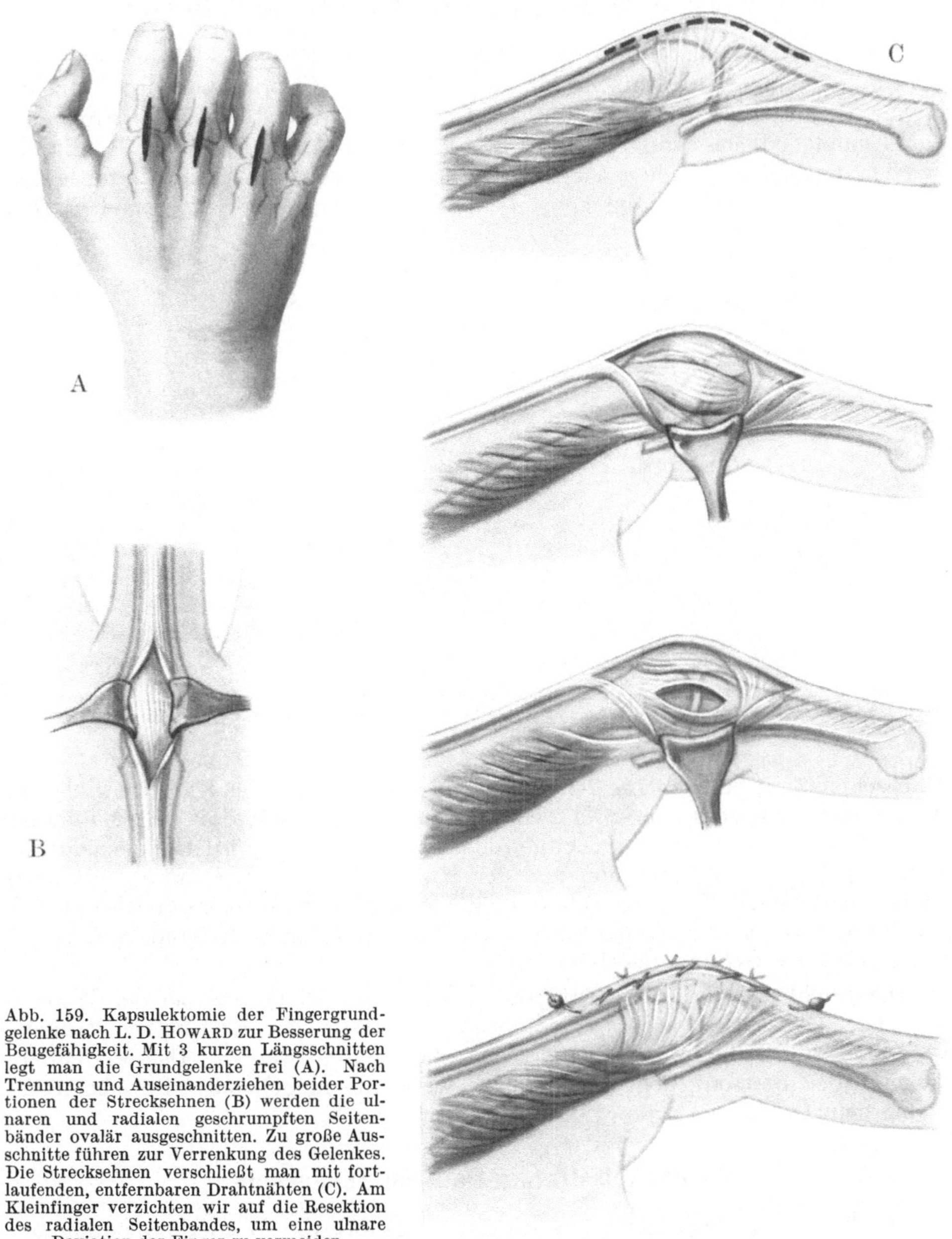

Abb. 159. Kapsulektomie der Fingergrundgelenke nach L. D. Howard zur Besserung der Beugefähigkeit. Mit 3 kurzen Längsschnitten legt man die Grundgelenke frei (A). Nach Trennung und Auseinanderziehen beider Portionen der Strecksehnen (B) werden die ulnaren und radialen geschrumpften Seitenbänder ovalär ausgeschnitten. Zu große Ausschnitte führen zur Verrenkung des Gelenkes. Die Strecksehnen verschließt man mit fortlaufenden, entfernbaren Drahtnähten (C). Am Kleinfinger verzichten wir auf die Resektion des radialen Seitenbandes, um eine ulnare Deviation der Finger zu vermeiden

und Fingerstrecker ab; der erreichbare Bewegungsausschlag schwankt zwischen 70 und 90°.

Gleichzeitig mit der Kapsulektomie lassen sich adhärente Strecksehnen lösen. Die Gleitfähigkeit kann man herstellen, wenn man der gelösten Sehne einen Streifen Paratenon — aus der Fascia lata entnommen — oder eine Polyäthylenfolie unterschiebt. Die Polyäthylenfolie entfernt man nach einem Monat oder zu einem späteren Zeitpunkt; dann hat sich inzwischen ein mit Synovia ausgekleideter Spaltraum gebildet. Nach Korrektur eines deform verheilten Mittelhandbruches kann die Kapsulektomie von Nutzen sein.

b) Arthroplastik eines Fingergrundgelenkes nach BUNNELL

Für die Arthroplastik am Grundgelenk legt ST. BUNNELL einen etwa 4 cm langen dorsolateralen Hautschnitt und geht zwischen Dorsalaponeurose und der Sehne des Interosseusmuskels auf das Gelenk ein (Abb. 160). Nach Freilegung der Grundgliedbasis und des Mittelhandköpfchens mit Ablösung der Bänder werden die beiden Knochen getrennt. Manchmal ist dazu ein Meißel erforderlich. Kürzung des Mittelhandköpfchens um etwa 1 cm bringt das Gelenk zum Klaffen.

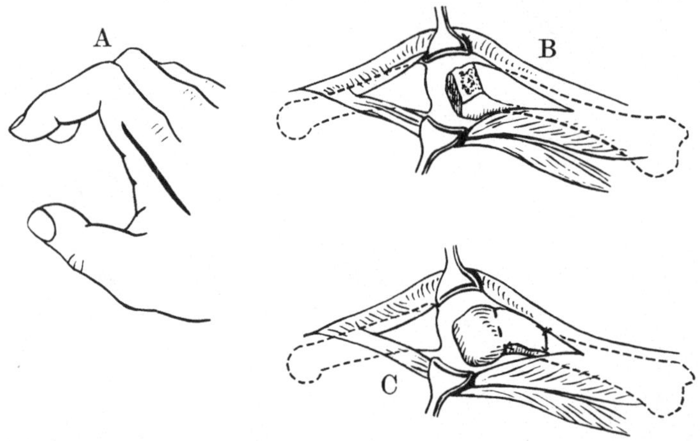

Abb. 160. Arthroplastik eines Fingergrundgelenkes nach ST. BUNNELL. Freilegung des Grundgelenkes durch dorso-lateralen Hautschnitt (A). Kürzung und schräge Glättung des Mittelhandknochens (B). Einhüllung der neuen Gelenkfläche in einen Fascienstreifen (C)

Man schiebt mit einem schmalen gebogenen Raspatorium das Kapselgewebe mit der palmaren Kapseltasche etwa 2 cm weit zurück und bildet mit dem Meißel ein neues Gelenkköpfchen. Als Gleitgewebe verpflanzt man auf das neugeformte Metacarpalköpfchen Paratenon von der Fascia lata und befestigt es mit einer Tabaksbeutelnaht. Das Transplantat läßt sich über der Streckseite des Mittelhandknochens ausbreiten und dort mit Situationsnähten fixieren, wenn verwachsene Strecksehnen gelöst wurden.

Die Nachbehandlung der Arthroplastik ist die gleiche wie bei der Kapsulektomie. Etwa 2 Monate lang soll mit der elastischen Knöchelbeugeschiene (Abb. 144) die Beugung der Grundgelenke beibehalten werden. Das erreichbare Ausmaß der Beugung liegt bei 70—90°, wenn die umgebenden Gewebe nachgiebig genug sind.

c) Bandplastik am Daumengrundgelenk

Zu den gelenkstabilisierenden Eingriffen gehört die Wiederherstellung des Seitenbandes am Daumengrundgelenk. Das dorso-laterale Band läßt sich durch ein kurzes schmales Fascien- oder Sehnentransplantat ersetzen. Der Hautschnitt verläuft dorsal bogenförmig über dem Gelenk. Das Transplantat wird durch kurze in dorsal palmarer Richtung verlaufende Bohrlöcher im Grundglied und Metacarpalköpfchen sich kreuzend in Achterform geführt und am aufgerauhten Knochen mit sich selbst vernäht.

d) Arthrodese der Fingergelenke

Durch dorsalen Querschnitt legt man das Gelenk frei, befreit.es von seinen
Bändern und reseziert die Knorpelflächen an den beiden gelenkbildenden Knochen.
Die etwas schräg verlaufenden Knochenwundflächen werden fest aufeinander-
gestellt und der innige Kontakt durch 2 schräg eingeschossene und so sich kreuzende Kirschner-Drähte aufrechterhalten (Abb. 74). Damit während des Einbohrens keine Diastase entsteht, wendet L. D. Howard eine Arthrodesenklemme
an. Diese hält wie eine Tuchklemme beide Knochen von dorsal fest. Die Phalangen
bilden einen nach palmar offenen Winkel — am Mittelgelenk von etwa 130^0 und
am Endgelenk von etwa 150^0 —, um einen bequemen Spitzgriff mit dem Daumen
zu ermöglichen. Überbrückt auf der Streckseite ein kleiner eingefalzter Knochenspan die Resektionslinie, so wird der knöcherne Durchbau beschleunigt. Am
Daumen stehen die Kno-
chen nach Resektion der
Gelenkflächen senkrecht
aufeinander, so daß ein
in Längsrichtung vom
Endglied bis zum Mittel-
handknochen eingebohr-
ter Kirschner-Draht gute
Fixation herbeiführt. Die
Arthrodese des Daumen-
sattelgelenkes ist bei der in
deformer Stellung verheilten Bennettschen Frak-
tur geschildert (Abb. 141;

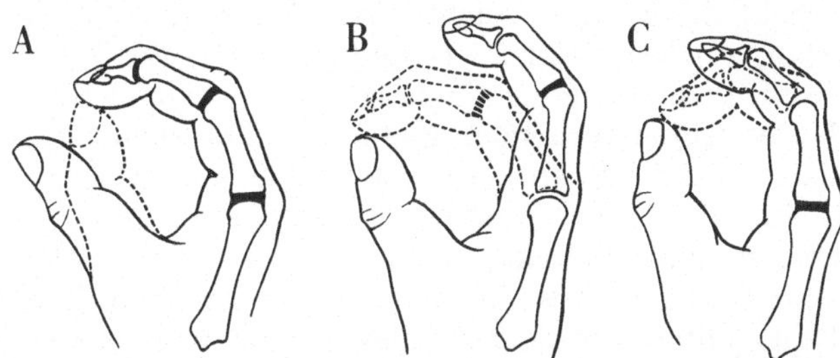

Abb. 161. Greifmöglichkeiten bei Versteifung in den Fingergelenken
und beweglichem Daumen nach A. N. Witt. A Greifmöglichkeit bei
Totalversteifung der Zeigefingergelenke. B Greifmöglichkeit bei versteiftem Zeigefingermittelgelenk. C Greifmöglichkeit bei versteiftem
Zeigefingergrundgelenk

151). Die Greifmöglichkeiten nach versteiften Fingergelenken sind aus Abb. 161
zu ersehen. Bei Totalversteifung der Zeigefingergelenke muß der Daumen
beweglich sein, wenn ein Spitzgriff gelingen soll.

e) Arthrodese des Handgelenkes

Den Eingriff führen wir nicht vor dem 14. Lebensjahr aus, und als obere
Altersgrenze setzen wir nach M. Lange das 50. Jahr fest. Bei der latenten Tuberkulose ist die paraartikuläre Arthrodese anzuwenden; in allen anderen Fällen
die intraartikuläre mit 20^0 Dorsalflexion und leichter ulnarer Abduktion der
Hand.

Früher haben wir als Zugang zum Handgelenk einen nach der ulnaren Seite
geschwungenen dorsalen Bogenschnitt nach St. Bunnell, M. Lange u. a. benützt,
wenn ein funktionstüchtiges Radio-Ulnargelenk vorlag. Auch den ulnaren Zugang
zum Handgelenk mit einem latero-dorsal geschwungenen Hautschnitt über dem
Ellenköpfchen nach M. N. Smith-Petersen haben wir bei gleichzeitig versteiftem Radio-Ulnargelenk ausgeführt; aber wir fanden, daß sich die technische
Durchführung der Handgelenkarthodese dabei schwieriger gestaltete. Wir wählen
jetzt eine Incision, welche sowohl den Zugang zum Radio-Carpalgelenk als auch
zum distalen Ulnaende erlaubt.

Bei unserem Vorgehen legen wir das Handgelenk mit einem dorsalen treppenförmigen Hautschnitt frei, welcher nach Aufklappen der Hautlappen einen guten
Zugang bis zum distalen Radio-Ulnargelenk ermöglicht und eine später kaum
sichtbare Narbe hinterläßt. Da wir alle Eingriffe in pneumatischer Blutsperre
am Oberarm ausführen, kann bei dieser Schnittführung der Ramus superficialis
n. radialis, wenn er im Operationsfeld zur Darstellung kommen sollte, erkannt

und beiseite gehalten werden. Ist das distale Radio-Ulnargelenk funktionstüchtig, so bleibt es uneröffnet. Wir tragen den dorsalen Knochengrat der Speiche mit dem Meißel ab, gehen zwischen der nach radial gehaltenen Sehne des M. extensor pollicis longus und den nach ulnar weggehaltenen eingescheideten Fingerstrecksehnen auf die Gelenkkapsel ein und spalten diese in Längsrichtung (Abb. 162). Nachdem kurze Querschnitte angelegt sind und der Kapselbandapparat abgeschoben und H-förmig aufgeklappt ist, wird mit der oscillierenden Säge ein breites Knochenbett aus der Dorsalfläche von Radius und Carpalknochen in Richtung auf den II. und III. Metacarpalknochen entnommen. Zur Aufrichtung der Hand kann bei der kontrakten manus radioflexa die Entfernung eines Knochenkeiles aus Radius und proximaler Carpalknochenreihe erforderlich sein. Ein scharfer, breiter Meißel trennt den Keil mit dorso-ulnarer Basis heraus. Die Überbrückung der beiden Carpalreihen und Entknorpelung der Gelenkflächen erhöht die Erfolgsaussichten der Arthrodese. Einen periostgedeckten Knochenspan, welcher etwas länger und breiter als der Defekt ist, stellt man sich aus dem Beckenkamm oder der Tibia her. Da proximaler und distaler Rand des Knochenbettes schräg verlaufen, müssen die Transplantatränder dieselbe Form erhalten; dann sitzt der Span später gut verklemmt fest. Die Hand wird in leichter Ulnarabduktion flektiert und das Transplantat am distalen Rand des Knochenbettes eingestemmt. Streckt man die Hand um 20°, so soll gleichzeitig ein am proximalen Rande eingesetztes Elevatorium den vollständigen Eintritt des Spanes in sein Lager unterstützen. Das Elevatorium wird wie ein Schuhlöffel benützt. Nach Abnahme der Blutsperre und Blutstillung wird die Lage des Transplantates überprüft. Sitzt es fest, so erübrigt sich eine besondere Drahtfixation. Der Kapselbandapparat wird vernäht, die Strecksehnen werden freigegeben und die Haut mit evertierenden Drahtnähten verschlossen.

Mit diesem treppenförmigen Hautschnitt haben wir auch das distale Radio-Ulnargelenk bei der Arthrodese des Handgelenkes wegen Handgelenktuberkulose oder für die gleichzeitige Resektion des distalen Ulnaendes freigelegt. Der in querer Richtung verlaufende Anteil des Hautschnittes muß dann etwas länger bemessen sein und bis zum Ellenköpfchen reichen. Nach Resektion des distalen Ulnaendes in 2 cm Länge wird der Ellenstumpf an den M. flexor carpi ulnaris mit einer Sehnenschlinge befestigt. Diese Schlinge kann aus einem etwa 7 cm langen Sehnenzügel des ulnaren Handgelenkbeugers oder aus der frei verpflanzten Sehne des M. palmaris longus hergestellt werden.

Bei Jugendlichen muß man auf die Wachstumsfuge Rücksicht nehmen. Eine Knochenlamelle wird proximal von der Epiphysenlinie abgehoben und eine kurze, flache Rinne auf der Streckseite der Handwurzelknochen hergestellt. Die Einpflanzung der Periostknochenlamelle geschieht wie zuvor geschildert.

Ein gepolsterter, längsgespaltener Arm-Handgipsverband stellt das Ellbogengelenk im rechten Winkel für 4 Wochen ruhig. Danach werden die Hautdrahtnähte entfernt und ein ungepolsterter Hand-Unterarmgips bis zur Verknöcherung des Handgelenkes angelegt. M. Lange dehnt die Gipsverbandperiode mindestens 4 Monate lang aus und empfiehlt bei Jugendlichen das Tragen einer Hand-Unterarmledermanschette für 1 Jahr.

f) Korrektur des überstreckten Fingermittelgelenkes
nach Bunnell, Adams

Ist die Superficialissehne peripher vom Mittelgelenk durchtrennt, z. B. wenn die Sehnenschenkel bei einer Plastik zu kurz abgeschnitten worden sind, oder ist das palmare Gelenkband gerissen, so kommt es zur dorsalen Subluxation im

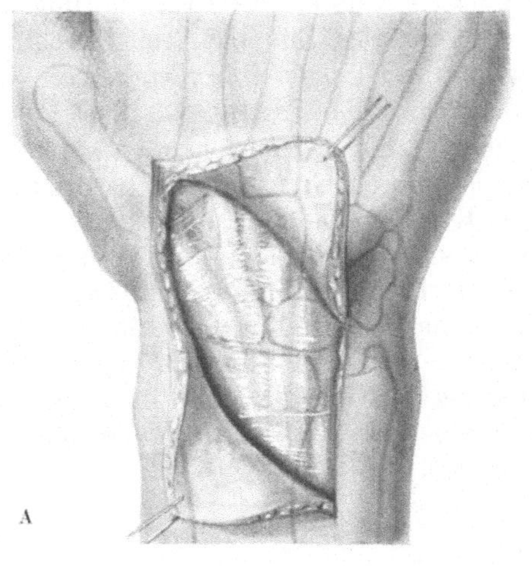

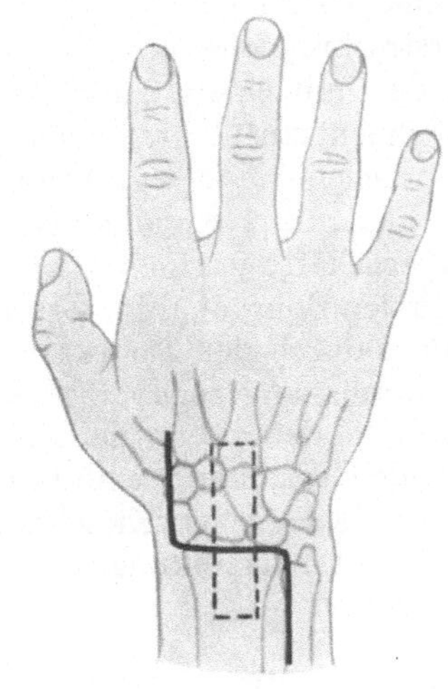

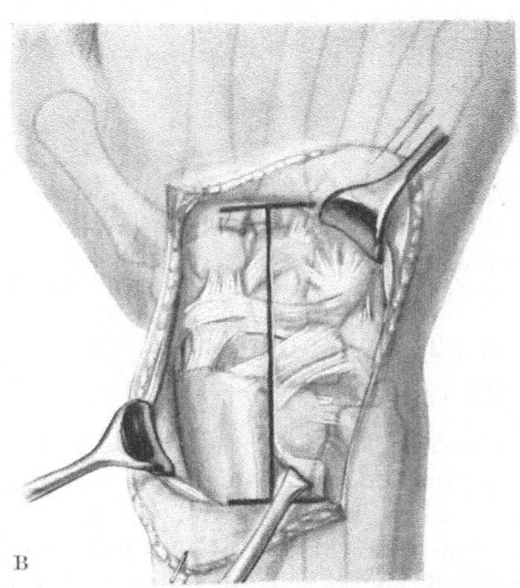

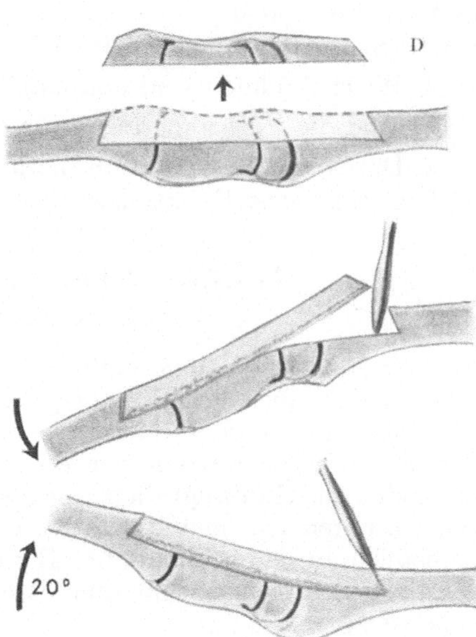

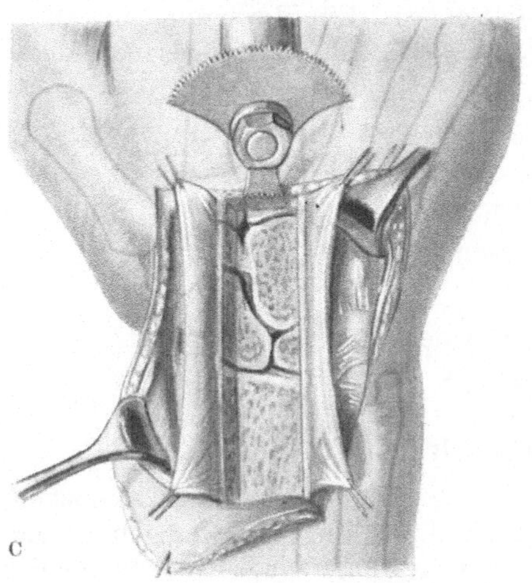

Abb. 162. Handgelenksarthrodese in Anlehnung an
M. Lange. Nach dorsalem Hautschnitt (A) werden
die Sehnen des M. extensor pollicis longus und des
M. extensor digitorum auseinandergezogen, der
Knochengrat für die lange Daumenstrecksehne am
Radius abgetragen, dann türflügelartig Periost
und Kapselbandapparat eingeschnitten und mit
dem Raspatorium abgeschoben (B). Aussägen
eines Knochenstückes von etwa 5 × 1,5 cm Größe
mit der oscillierenden Säge (C). Ein gleich großes
Knochentransplantat (Schienbein, Beckenkamm)
wird in das schräg angeschnittene Lager mit Hilfe
eines Elevatoriums eingefügt, wobei die zunächst
gebeugte Hand in Dorsalflexion von 20° gebracht
wird (D)

Mittelgelenk des Fingers. Dadurch entsteht eine charakteristische Fehlhaltung mit Überstreckung des Mittel- und leichter Beugung des Endgelenkes. Durch eine Tenodese mit einem 2 mm breiten und etwa 10 cm langen frei verpflanzten dünnen Sehnentransplantat läßt sich die Korrektur nach St. Bunnell, J. P. Adams erreichen. Man legt beiderseits zwei mediolaterale Incisionen von der Mitte der Phalanx proximalis bis zur Mitte der Phalanx media und bohrt durch die Knochenschäfte je einen quer verlaufenden Kanal. Das Transplantat zieht man durch den Bohrkanal im Grundglied, kreuzt es beugeseitig vom Mittelgelenk und führt es durch den Bohrkanal im Mittelglied. Die beiden Enden des Transplantates werden angezogen, bis das Mittelgelenk eine Beugestellung von 30⁰ aufweist, dann werden sie an der Fingerseite vernäht. Der in Achterform liegende Sehnenstreifen verhindert eine erneute Fehlstellung des Gelenkes. Ein in Längsrichtung eingeschossener Kirschner-Draht oder eine dorsale Fingerschiene hält die korrigierte Fingerstellung für 4 Wochen aufrecht.

V. Sehnen

Die Diagnostik veralteter Sehnenverletzungen erfordert neben persönlicher Erfahrung Kenntnisse der Anatomie und Bewegungsphysiologie, um Art, Ausmaß und Lokalisation der jeweiligen Schädigung zu bestimmen. Vor einer Wiederherstellungsoperation soll man sich folgende 3 Fragen stellen:

1. Welche Sehnen sind ausgefallen?

2. Sind die Vorbedingungen für eine Nachoperation erfüllt?

3. Durch welche Operationsmethode soll die Kontinuität der Sehne oder die verlorengegangene Funktion wiederhergestellt werden?

1. Untersuchungsmethoden zur Erkennung veralteter Sehnenverletzungen

Jede Fingerbewegung stellt ein komplexes motorisches und sensorisches Geschehen dar, an welchem synergistische Muskeln und antagonistische Muskelwirkungen für den koordinierten Bewegungsablauf beteiligt sind. Bei den Sehnendurchtrennungen wenden wir die von W. Dick angegebenen Untersuchungsmethoden an: Man zeigt die zu prüfende Bewegung zuerst mit der eigenen Hand. Danach untersucht man die aktive Gelenkbeweglichkeit an der unverletzten und schließlich an der beschädigten Hand des Patienten. Ein Bewegungsausfall ist kein Beweis für eine Sehnendurchtrennung. Wir sehen Funktionsverluste ebenfalls, wenn:

1. die zu prüfende Sehne im proximalen Abschnitt mit der Umgebung verwachsen ist (Tenodese);

2. die Sehne des Antagonisten adhärent ist;

3. der Sehnenansatz am Knochen ausgerissen ist;

4. eine Muskelzerreißung besteht;

5. durch Verletzung des motorischen Nerven der Muskel gelähmt ist;

6. proximale Knochenabschnitte unstabil sind.

a) Beugesehnen der dreigliedrigen Finger

Bei Prüfung der Sehnenfunktion fixieren wir stets den proximalen Knochenabschnitt des zu prüfenden Gelenkes (Abb. 163). Gelingt bei festgehaltenem Mittelglied die Endgliedbeugung eines dreigliedrigen Fingers, so ist die Sehne des

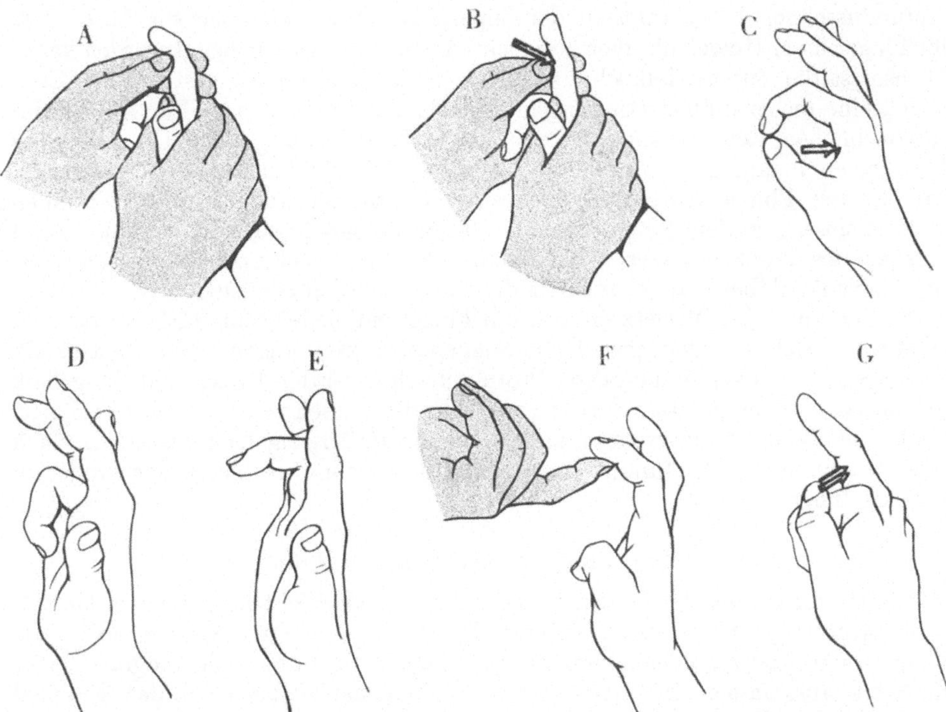

Abb. 163. Bewegungsprüfungen zur Erkennung der Fingersehnenverletzungen in Anlehnung an W. DICK: A Der tiefe Fingerbeuger ist intakt; dabei gelingt die aktive Beugung des Endgliedes. B Bei Ausfall des tiefen Fingerbeugers ist die aktive Beugung des Endgliedes nicht möglich. C Fällt der oberflächliche Fingerbeuger aus, so wird die Beugefähigkeit nicht beeinträchtigt. D Nur bei intaktem oberflächlichem Fingerbeuger gelingt aktive Beugung im Mittelgelenk von mehr als 90°. E Gelingt aktive Beugung im Mittelgelenk bei gleichzeitiger Streckung des Endgelenkes, so ist der oberflächliche Fingerbeuger intakt. F Verminderte Kraft bei aktiver Beugung gegen dosierten Widerstand spricht für Ausfall des oberflächlichen Fingerbeugers. G Nach Ausfall des oberflächlichen und tiefen Beugers bleibt der Finger in Streckstellung stehen. Beim Faustschlußversuch beugen die Binnenmuskeln das Grundgelenk

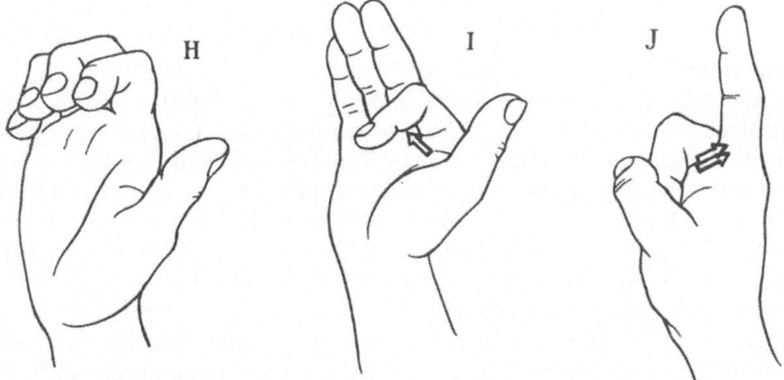

Abb. 164. Bewegungsprüfungen zur Erkennung der Fingersehnenverletzungen in Anlehnung an W. DICK: H Gelingt die aktive Beugung der Mittel- und Endgelenke vollständig, so sind die tiefen Fingerbeuger funktionstüchtig. I Das Endglied bleibt bei Ausfall des tiefen Fingerbeugers in Streckstellung; der intakte oberflächliche Beuger kann aktiv das Mittelgelenk beugen. J Nach Ausfall beider Beuger bleibt der Finger beim Versuch der Endgliedbeugung gestreckt stehen

M. flexor digitorum profundus intakt. Fehlt die Beugung, so ist der tiefe Beuger ausgefallen. Ist der oberflächliche Beuger durchtrennt, so sehen wir trotzdem Beugung des Mittelgelenkes bis zum rechten Winkel als zusätzliche Funktion der

Profundussehne. Die Intaktheit der Superficialissehne erkennen wir daran, daß der Finger im Mittelgelenk über den rechten Winkel hinaus gebeugt werden kann. Ebenso ist die Superficialissehne funktionstüchtig, wenn bei gestrecktem Endgelenk eine rechtwinklige Beugung im Mittelgelenk möglich ist. Für Ausfall des oberflächlichen Beugers spricht verminderte Kraftleistung. Die Untersuchung der aktiven Beugung gegen dosierten Widerstand gibt bei Vergleich mit einem unverletzten Finger Aufschluß über eine Kraftminderung. Finden wir einen funktionslosen, steifen Finger, so sind beide Beugesehnen durchtrennt. Beim Versuch des Faustschlusses beugen dann die Interossei und Lumbricales das Grundgelenk; dabei wird aber nicht der rechte Winkel erreicht.

Fordert man den Verletzten auf, die Fingerendglieder selbsttätig zu beugen, so ergeben sich bei den jeweiligen Sehnendurchtrennungen typische Gelenkstellungen (Abb. 164). Bei intakter Profundussehne werden Mittel- und Endgelenk rechtwinklig gebeugt. Bei durchtrennter Profundussehne und intakter Superficialissehne kommt nur rechtwinklige Beugung im Mittelgelenk zustande. Nach Durchtrennung der Profundus- und Superficialissehne verbleibt der Finger in Streckstellung.

b) Beuge- und Strecksehnen des Daumens

Die Untersuchung des langen Daumenbeugers geschieht bei fixiertem Grundglied (Abb. 165). Kann das Daumenendglied aktiv gebeugt werden, so ist die Sehne des M. flexor pollicis longus intakt. Ist die Beugung nicht möglich, so ist die Sehne ausgefallen. Auf der Streckseite fühlt man deutlich, ob das Endglied kraftvoll gestreckt wird. Bei Ausfall der Strecksehne ist die Extension des Nagelgliedes nicht möglich. Wenn die lange Daumenstrecksehne proximal vom Grundgelenk durchtrennt ist, zieht sich der zentrale Sehnenstumpf weit zurück, und der ulnare Rand der Speichengrube fehlt. Im Vergleich mit der gesunden Seite ist eine endgradige Abduktions- und Extensionsbehinderung erkennbar. Die Tabatière ist aber nicht verstrichen, wenn die Sehne am peripheren Ansatz abgerissen und über dem Grundglied narbig fixiert ist.

c) Strecksehnen der dreigliedrigen Finger

Durchtrennung der Strecksehne in Höhe des Endgelenkes führt zum Hammerfinger; das hängende Endglied kann nicht gestreckt werden (Abb. 166). Über dem Mittelgelenk sehen wir nach Durchtrennung des Tractus intermedius den „Knopflochmechanismus": Die intakten Tractus laterales weichen auseinander und rutschen seitlich ab, bis sie schließlich palmar von der Fingerlängsachse liegen. Nun sind die seitlichen Teile des Streckapparates (Sehnen der Binnenmuskeln) zu Beugern für das Mittelgelenk geworden; nur für das Endglied sind sie Strecker geblieben. Es ergibt sich die typische Fehlhaltung der Semiflexion des Mittelgelenkes mit Hyperextension des Endgelenkes. Sind über dem Mittelgelenk außer dem mittleren Zug noch beide Seitenzüge durchtrennt, so ist das Endgelenk nicht mehr überstreckt, während das Mittelgelenk ebenfalls in Semiflexion steht. Nimmt man eine Strecksehnendurchtrennung in Höhe des Grundgelenkes an, so soll bei der Prüfung die Hand Klavierspielstellung einnehmen. Gelingt die aktive Fingerstreckung, so ist die Strecksehne intakt. Bei ihrem Ausfall beugt sich beim Streckversuch der beschädigte Finger durch Wirkung der Interossei im Grundgelenk und streckt sich in den beiden distalen Fingergelenken. Nach Sehnenverletzung über dem Handrücken proximal der Connexus intertendinei kann der Funktionsausfall durch die Wirkung der sehnigen Querverbindungen von den benachbarten Strecksehnen abgefangen werden. Zeige-

und Kleinfinger verfügen über 2 Strecksehnen, so daß der Ausfall einer Sehne zwar die Kraft vermindert, aber die Funktion nicht aufhebt.

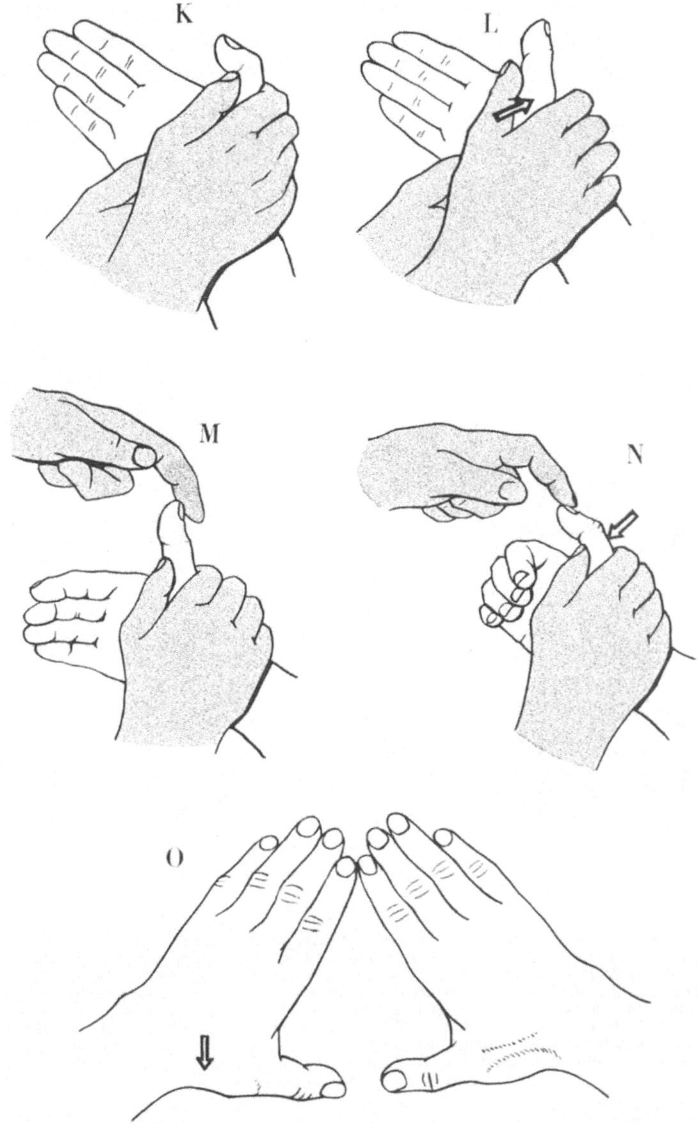

Abb. 165. Bewegungsprüfungen zur Erkennung der Fingersehnenverletzungen in Anlehnung an W. DICK: K Der lange Daumenbeuger ist intakt; das Endglied kann aktiv gebeugt werden. L Bei Ausfall des langen Daumenbeugers ist die aktive Beugung des Endgliedes nicht möglich. M Gelingt gegen Widerstand die aktive Streckung des Daumenendgliedes, so ist der lange Daumenstrecker intakt. N Fehlt die aktive Streckfähigkeit des Daumenendgliedes, so ist die lange Daumenstrecksehne funktionslos. O Bei Abduktion und Streckung des Daumens springt an der unverletzten rechten Hand die Sehne des langen Daumenstreckers deutlich hervor. An der linken Hand ist der lange Daumenstrecker ausgefallen, das Sehnenrelief fehlt

2. Vorbedingungen für Wiederherstellungsoperationen an den Sehnen

Folgende Vorbedingungen müssen erfüllt sein, wenn die Nachoperation an einer durchtrennten Sehne zu einem funktionellen Erfolg führen soll:

1. Die Wunde soll komplikationslos abgeheilt sein; denn Sehnen gleiten nicht unter breiten Narben oder in schlechternährtem Gewebe.

2. Besteht ein funktionshinderndes Narbenfeld über dem Verlauf verletzter Sehnen, so ist durch eine Voroperation die Haut plastisch zu ersetzen.

3. Durchtrennte Nerven sind vordringlich zu versorgen oder spätestens gleichzeitig mit den Sehnen wiederherzustellen. Sind beide palmaren Fingernerven durchtrennt, so soll zuerst die Nervennaht erfolgen und eine Besserung der

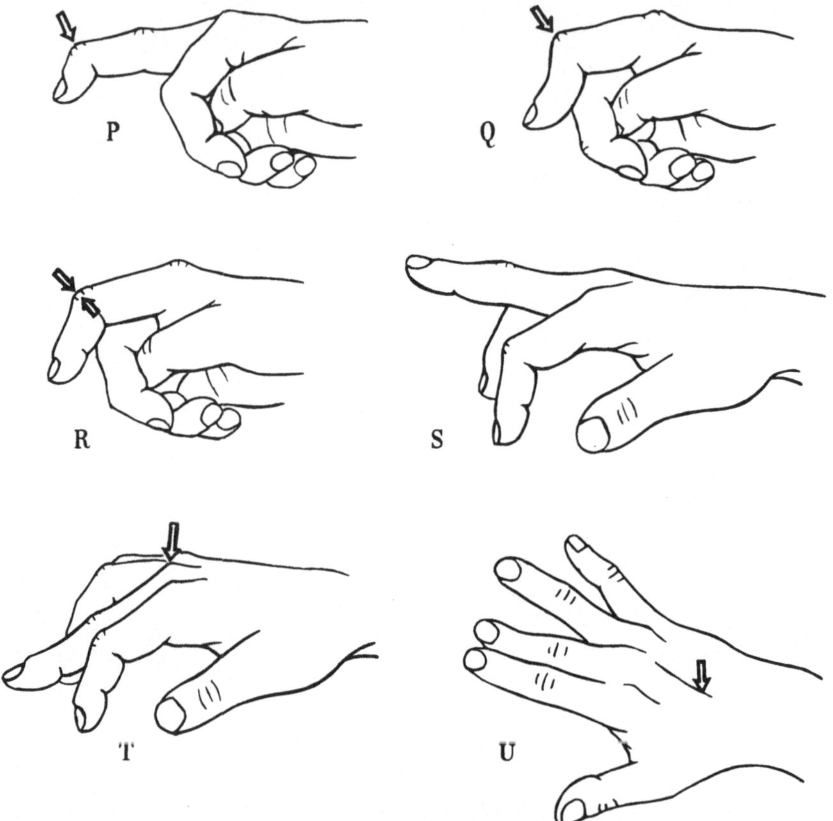

Abb. 166. Bewegungsprüfungen zur Erkennung der Fingersehnenverletzungen in Anlehnung an W. DICK: P Hammerfinger durch Ausfall der Strecksehne in Höhe des Endgelenkes. Q Knopflochmechanismus bei Durchrennung des mitttleren Zuges der Dorsalaponeurose in Höhe des Mittelgelenkes: Überstreckung im Endgelenk, Beugung im Mittelgelenk. R Vollständige Durchtrennung der Dorsalaponeurose einschließlich der Seitenzüge: Endglied steht nicht in Überstreckstellung, Mittelgelenk gebeugt. S Bei intakter Strecksehne kann der gestreckte Finger aktiv von der Unterlage erhoben werden. T Bei Ausfall der Strecksehne in Höhe des Grundgelenkes beugt sich beim Versuch des Erhebens der verletzte Finger im Grundgelenk und streckt sich im Mittel- und Endgelenk. U Bei Ausfall der Strecksehne proximal der sehnigen Querverbindungen besteht nur ein geringer Streckausfall in Höhe des Grundgelenkes

trophischen Störungen abgewartet werden, ehe eine Sehnenoperation vorgenommen wird.

4. Die Hand darf kein Ödem aufweisen.

5. Der zur durchtrennten Sehne gehörige Muskel muß kräftig und elastisch sein; andernfalls ist ein Kraftspender zu transferieren.

6. Eine Knochen- oder Gelenkverletzung muß ohne Funktionsbehinderung der Gelenke ausgeheilt sein. Nur wenn die Gelenke passiv einen hinreichend großen Bewegungsausschlag aufweisen, hat die Wiederherstellung der Sehne einen Sinn.

7. Der Patient muß an dem Erfolg des Eingriffes interessiert sein; seine Mitarbeit ist bei der Nachbehandlung unerläßlich.

8. Die Ergebnisse sind bei Verletzten über 50 Jahren nur noch bedingt gut.

3. Wiederherstellungsoperationen an durchtrennten Sehnen

Um die Kontinuität einer Sehne oder ihre verlorengegangene Funktion wiederherzustellen, gibt es 4 Operationsmethoden:

1. Die End-zu-End-Naht;

2. die freie Sehnenplastik;

3. die Sehnentransposition;

4. die Tenolyse.

Jede Methode hat ihre Indikation; diese hängt von der Lokalisation der Verletzung und der Zeitspanne zwischen Trauma und Nachoperation ab. Am einfachsten ist auch bei sekundärer Versorgung die direkte Wiedervereinigung der Sehnenstümpfe. Das kann nach glatter Sehnendurchtrennung 3—4 Wochen nach dem Unfall noch gelingen; als oberste Zeitgrenze rechnen wir 8 Wochen.

Aber es gibt an den Beugesehnen bestimmte Regionen, in welchen wie bei den frischen Sehnenverletzungen (Abb. 79) die direkte versenkte End-zu-End-Naht zu einem Narbenblock ohne Funktion führen würde. In der Lokalisation I und besonders im „Niemandsland" muß man die Nahtstellen verlagern, damit sie nicht in die engen osteofibrösen Kanäle der Finger zu liegen kommen und mit der Umgebung verwachsen. Nach Excision der Sehnen bis zur Mittelhand stellt man die Kontinuität durch ein frei verpflanztes Sehnentransplantat wieder her. Die proximale Sehnenanastomose liegt dann in der Hohlhand und die distale Verankerung des Transplantates an der Basis des Endgliedes.

Die Ernährung eines frisch verpflanzten Sehnentransplantates erfolgt zunächst aus der Umgebung durch Lymphe und Gewebssäfte, bis es schließlich vascularisiert wird. Während die Zellen der Transplantatoberfläche vital bleiben, wird das Zentrum nekrotisch und muß durch lebende Sehnenzellen und Fasern ersetzt werden. Deshalb haben dünne Sehnen größere Überlebensaussichten als dickere. Nach 3 Wochen ist das Transplantat für vorsichtige Bewegungen fest genug, und nach 5 Wochen ist ein Sehnenriß nicht mehr zu erwarten. — Nach den Erfahrungen von ST. BUNNELL halten Sehnentransplantate bei Kindern mit dem physiologischen Körperlängenwachstum Schritt und führen daher nicht zu Beugekontrakturen.

Eine End-zu-End-Naht verbietet sich auch bei fibröser Degeneration des zur Sehne gehörigen Muskels. Bereits nach 2 Monaten kann der Muskel seine Elastizität verloren haben; er scheidet dann als Kraftspender aus. Als noch für eine End-zu-End-Naht ausreichende Muskelelastizität gilt für einen Beugemuskel die Länge von 2 cm. Normalerweise lassen sich oberhalb des Handgelenkes die Beugesehnen um 7 cm, die Fingerstrecker um 5 cm und die Handgelenksehnen um 3 cm vorziehen. Man prüft die Muskelelastizität durch Zug an der freigelegten und ausreichend weit mobilisierten Sehne. — Da die Stümpfe durchtrennter Sehnen gewöhnlich um 1—2 cm gekürzt werden müssen, weil die aus Verwachsungen gelösten Enden nicht mehr gleitfähig sind, kann ein Defekt entstehen, der durch ein freies Transplantat ersetzt werden muß. Eine erzwungene End-zu-End-Naht würde zur Bewegungseinschränkung und Behinderung der Nachbarsehnen oder zur Nahtdehiszenz führen.

Ferner läßt sich ein Sehnendefekt bei gleichzeitiger fibröser Degeneration des Muskels dadurch ersetzen, daß man eine nichtbenötigte Sehne von ihrem Ansatz ablöst und auf den peripheren Stumpf der wiederherzustellenden Sehne verpflanzt. Diese Sehnentranspositionen wurden bei den irreparablen Nerven-lähmungen bereits geschildert. Trotz der Sehnenverlagerung muß die Stabilisierung des Handgelenkes in Beuge- und Streckstellung gewahrt bleiben, wenn eine kraftvolle Fingerbewegung gelingen soll. Deshalb wird im Behandlungsplan festgelegt, welche Muskeln zu ersetzen sind und welche Muskeln dafür als Kraftspender in Frage kommen.

Schließlich kommt die Tenolyse bei der Wiederherstellung der Sehnenfunktion in Betracht. Löst man die Sehne aus ihren Adhäsionen, so verwächst sie später erneut mit der Umgebung, wenn die rauhen Flächen nicht durch Gleitgewebe (Polyäthylenfolie) abgedeckt werden. Bei Verwachsungen von mehreren Zentimetern Ausdehnung führt die Tenolyse zu keinem Erfolg; sie hat daher nur ein begrenztes Anwendungsgebiet.

a) Behandlung der veralteten Beugesehnenverletzungen

α) Lokalisation I — dreigliedrige Finger

Eine veraltete Durchtrennung der Profundussehne kann man wie bei der Behandlung der frischen Beugesehnenverletzungen durch Reinsertion des proximalen Sehnenstumpfes versorgen, wenn die Verletzung innerhalb der 1 cm-Grenze vom distalen Ansatz liegt. Der kleine distale Sehnenrest wird entfernt (Abb. 85). Proximal von der 1 cm-Grenze läßt sich eine Durchtrennung der Profundussehne wie bei der Sofortversorgung am zweckmäßigsten durch Tenodese mit temporärer Arthrodese nach E. MOBERG behandeln (Abb. 89). Selbst im „Niemandsland" genügt bei Ausfall der Profundussehne und guter Funktion der Superficialissehne die Tenodese des Endgelenkes in 20—30⁰ Beugestellung. Eine freie Sehnenplastik wäre mit einem größeren Risiko verbunden; wir halten sie daher nicht für indiziert. Ist im Fingerbereich die Profundussehne funktionstüchtig und nur die Superficialissehne ausgefallen, so erübrigt sich ein sekundärer Eingriff.

Freie Sehnenplastik nach veralteten Sehnendurchtrennungen im „Niemandsland"

Die Hautschnitte zur Freilegung der verletzten Sehnen müssen außerhalb von deren Gleitbahnen liegen, damit Narbenverwachsungen mit der Oberfläche des späteren Sehnentransplantates vermieden werden (Abb. 167). Am Zeigefinger geht man an der radialen Seite, an Mittel-, Ring- und Kleinfinger an der ulnaren Seite ein. Stets soll der Hautschnitt genau mediolateral liegen; das entspricht den seitlichen Enden der Beugefurchen von End- und Mittelgelenk. Wenn aber im Fingerbereich gleichzeitig ein palmarer Fingernerv genäht werden muß, so wählt man als Zugang die Fingerseite mit dem Sensibilitätsausfall. Um die Synovialscheiden besser übersehen zu können, darf man den Schnitt über der Beugeseite des Grundgliedes rechtwinklig verlängern. Am Zeige- und Kleinfinger können die Hautschnitte nach B. K. RANK und A. R. WAKEFIELD bis zu den queren Hohlhandfurchen reichen, wo sie rechtwinklig abbiegen. Man dringt palmar oder besser dorsal vom Gefäß-Nervenbündel präparierend auf die Synovialscheiden vor. Der palmare Zugang ist technisch leichter ausführbar, doch werden dabei feine, in die Haut ausstrahlende Nervenästchen des palmaren Fingernerven durchtrennt. Über der Fingerseite können dann störende Paraesthesien verbleiben. Zur Vermeidung eines solchen Sensibilitätsausfalles ist der Zugang dorsal vom Gefäß-Nervenbündel ratsamer. Die fibröse Verdickung über den nekrobiotischen Sehnenstümpfen excidiert man und entfernt den fibrösen Sehnentunnel in proximaler und distaler Richtung. Jedoch sollen die 2 Annularligamente für die Sehnenführung belassen werden. Gelegentlich muß man bei sehr derben Verwachsungen ein Ringband opfern. Am Ende des Eingriffes kann man es aus der Palmarissehne plastisch ersetzen. Jedoch haben wir auch ohne solchen Ersatz gute Ergebnisse erzielt und raten nicht unbedingt dazu, da es nach dieser Plastik zu Verwachsungen mit dem Sehnentransplantat kommen kann. Berechtigt ist der plastische Ersatz nach Opferung beider Ringbänder. Die Profundussehne trennt man scharf an der Basis des Endgliedes ab. Von den beiden Schenkeln der Superficialissehne müssen je 9 mm lange Stümpfe stehenbleiben. Bei vollständiger

Entfernung würde es zu einer Überstreckung des Mittelgelenkes kommen und bei zu lang belassenen Schenkelstümpfen zu einer Beugekontraktur. Danach löst man die Beugesehnen in zentraler Richtung mit den Vincula ab. Zur Aufnahme und besseren Anheilung des Sehnentransplantates am Endglied wird hier die Basis — nicht zu weit peripher — mit schmalem Meißel aufgerauht und mit dem Fingerbohrdraht ein schräger transossärer Kanal bis durch die Mitte der Nagel-

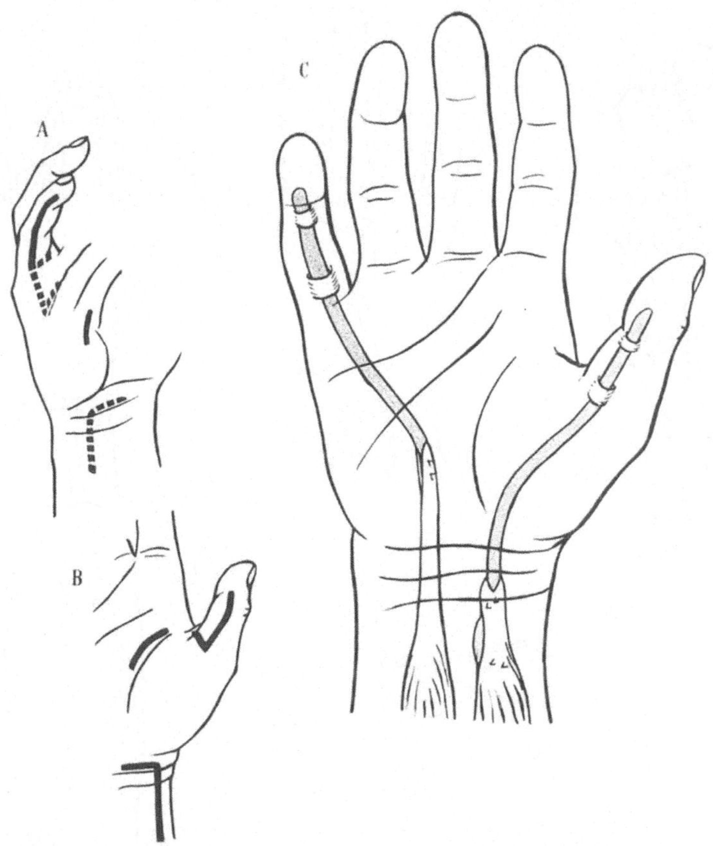

Abb. 167. Schnittführung bei freier Beugesehnenplastik an einem dreigliedrigen Finger (A) und am Daumen (B). Über der Außenseite des Kleinfingers liegt der Schnitt mediolateral; er darf rechtwinklig an der Grundglied-beugefurche oder nach RANK und WAKEFIELD an der distalen queren Hohlhandfurche abbiegen. Der proximale Hohlhandschnitt verläuft medial vom Kleinfingerballen. Dient die Superficialissehne als Transplantat, so ist zusätzlich der Rechtwinkelschnitt am Unterarm erforderlich. Nach Excision der beiden distalen Beugesehnen-stümpfe wird unter Erhaltung der Ringbänder das freie Sehnentransplantat eingeführt und an der Endgliedbasis mit der ausziehbaren Drahtnaht nach BUNNELL verankert. Für die proximale Sutur kommt bei dünnem Trans-plantat die Sandwich-Sehnenanastomose mit den Beugesehnenstümpfen nach ISELIN und die Einscheidung der Nahtstelle durch den M. lumbricalis in Betracht. Am Daumen geht man analog vor. Hier liegt die Pulver-taft-Sehnenanastomose zwischen dem kleinkalibrigen Transplantat und dem Stumpf der langen Daumenbeugesehne proximal vom Canalis carpi

platte gebohrt; dies entspricht dem Vorgehen bei der Reinsertion der Profundus-sehne nach ST. BUNNELL (Abb. 85).

In der Hohlhand wird der Hautschnitt möglichst weit proximal zur Hand-wurzel hin angelegt. Für die Finger 2 und 3 verläuft der Schnitt parallel zur Daumenballenfurche und für die Finger 4 und 5 parallel zum Kleinfingerballen. Kräftige Faserzüge der Palmaraponeurose werden entfernt, damit sie später nicht mit der Sehnenanastomose verwachsen. Man zieht beide Beugesehnen aus der Hohlhandwunde heraus; dies geschieht nach vollständiger Freipräparation ohne Gewalt und unter Schonung des entsprechenden M. lumbricalis. Nun führt man vom Endglied aus einen kräftigen Seidenfaden ein. Dieser Führungsfaden unterkreuzt beide Ringbänder und erscheint in der Hohlhandwunde. Er ermöglicht später ein bequemes Einziehen des Transplantates in sein Lager.

Jetzt entnimmt man das Sehnentransplantat (Abb. 168). Wir bevorzugen die Sehne des M. palmaris longus; sie ist in etwa 80% aller Fälle vorhanden. Bei kräftiger Handgelenkbeugung springt die Sehne des M. palmaris longus deutlich

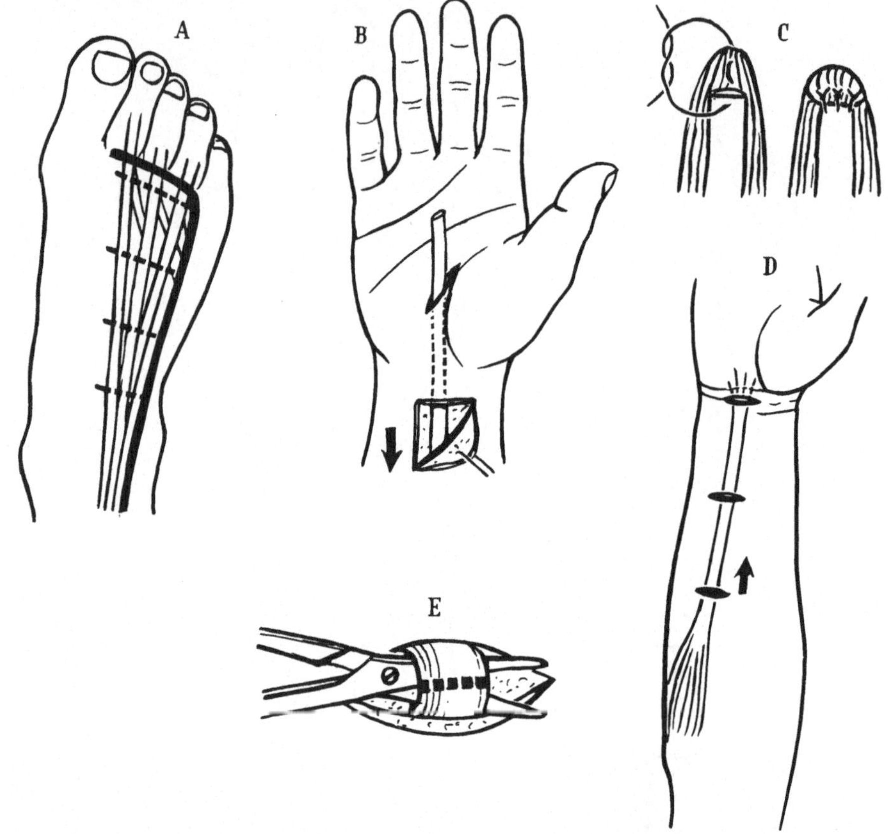

Abb. 168. Entnahme eines freien Sehnentransplantates. Die langen Zehenstrecksehnen von der 2.—4. Zehe lassen sich mit einem großen Rechtwinkelschnitt leichter entnehmen als mit 4 kurzen Querschnitten. Die kleinen distalen Sehnenstümpfe fixiert man an den kurzen Zehenstreckern (A). Die oberflächliche lange Fingerbeugesehne ist großkalibrig; sie wird in proximaler Richtung am Unterarm herausgezogen und am Muskel-Sehnenübergang durchtrennt (B). Drei Knopfnähte stülpen den Muskel über das Sehnenende (C). Bei der Entnahme der Sehne des M. palmaris longus genügen 2—3 kurze Querschnitte über dem Sehnenverlauf (D). Auf der untergelegten Klemme durchtrennt das Skalpell die Sehne (E), welche in distaler Richtung durch die nächste Klemme herausgehoben wird

sichtbar hervor; man fühlt sie über der Mitte der proximalen Handgelenkbeugefurche. Es genügen 2 kurze Querschnitte über dem Sehnenverlauf; bisweilen sind deren 3 erforderlich, um noch den Muskel-Sehnenübergang zu erreichen. Ist dieses Gebiet freigelegt, so ist eine Verwechslung mit dem N. medianus ausgeschlossen. Der erste Einschnitt liegt in der proximalen Handwurzelbeugefurche. Die schmale Sehne liegt ganz oberflächlich vor der Fascie. Schiebt man eine Gefäßklemme unter die Sehne und hebt sie an, so fühlt man deutlich den Sehnenverlauf in Richtung zum Epicondylus ulnaris. Der zweite Hautschnitt erfolgt etwa 7 cm weiter zentral; hier liegt die Sehne tiefer und bereits unter der Unterarmfascie. Wie zuvor unterfährt man sie mit der Klemme und legt schließlich mit dem dritten Einschnitt den Muskel mit Sehne frei. An dieser Stelle wird bei untergeschobener Klemme die Sehne quer durchschnitten und an der Handwurzel herausgezogen. In umgekehrter Richtung würde sie beim Herausziehen nicht so leicht folgen. Das Transplantat ist gewöhnlich 15 cm lang.

Ebenso gut verwendbar sind die langen Strecksehnen der Zehen 2—4. Da die 5. Zehe oft nur einen Strecker besitzt, verzichten wir hier auf eine Transplantatentnahme. Die Funktion der Großzehe ist so wichtig, daß ihre Sehnen geschont werden müssen. Die Zehenstrecksehnen lassen sich ohne Sehnenstripper nur schwierig durch Querschnitte entnehmen. Will man die Zehenstrecker als Gleiteinheit schonend entfernen und nicht herausreißen, so raten wir zum großen bogenförmigen Hautschnitt. An der Zehenbasis werden die Sehnen quer abgeschnitten und entnommen. Die distalen Stümpfe vernäht man an die Sehnen der kurzen Zehenstrecker. Die Streckfähigkeit der Zehen bleibt erhalten, der Gang ist ungestört.

Schließlich kann man die Superficialissehne des betreffenden Fingers am Unterarm abschneiden und den Teil bis zur Hohlhand als freies Transplantat benutzen. Diese Transplantate sind oft recht dick und daher nach unseren Erfahrungen weniger geeignet. Man muß mit einem kurzen Rechtwinkelschnitt am Unterarm die richtige Superficialissehne aufsuchen (Abb. 165, B) und sie in proximaler Richtung herausziehen. Da die oberflächlichen Beuger im Gegensatz zu den tiefen Fingerbeugesehnen nicht miteinander verwachsen sind, folgen sie bei genügender Freipräparation ohne großen Widerstand. An den Fingersehnen beginnt der Übergang zum Muskel bereits handbreit vor dem Handgelenk, so daß der Muskel über den Sehnenstumpf genäht werden kann. Ein solches „saturiertes" Sehnenende verwächst nicht so innig mit der Umgebung. Nachdem die Sehne in genügender Länge entnommen ist, ohne daß dabei ihre Oberfläche berührt wurde, armiert man die Enden mit Sehnenfaßzängchen.

Über dem Epitenon findet sich eine dünne Lage Paratenon, welches als Gleitschicht über der Sehne liegt. Über die Mitverpflanzung von Paratenon herrschen geteilte Meinungen. ST. BUNNELL beläßt das Paratenon, obwohl er dessen Proliferations- und Verwachsungstendenz mit der Umgebung bestätigt. E. MOBERG ist der Ansicht, daß mit dem Paratenon Narbengewebe statt Gleitgewebe transplantiert wird; denn er fand bei Nachoperationen bisweilen einen massiven Narbenstrang zwischen Mittel- und Grundglied. Deshalb verwendet MOBERG jetzt solche Sehnen, die möglichst kein Paratenon mehr besitzen. Entscheidend ist auch hier die atraumatische Operationstechnik; dann lassen sich mit und ohne Paratenon gute Ergebnisse bei der freien Beugesehnenplastik erzielen.

Jetzt führt man das Sehnentransplantat von der Hohlhand aus ein. Der liegende Führungsfaden wird am distalen Transplantatende befestigt und am Endglied herausgezogen, so daß das Transplantat folgt und ohne Torsion in seinem Bett liegt. Das periphere Ende erhält eine ausziehbare Drahtnaht (Abb. 85). Durch den bereits vorgebohrten transossären Kanal schieben wir einen feinen gelochten Kirschner-Draht oder eine gerade Nähnadel und führen durch das Loch oder die Öse beide Enden der ausziehbaren Drahtnaht. Zieht man den Kirschner-Draht oder die Nähnadel am Fingernagel mit der Flachzange heraus, so folgen die Enden der ausziehbaren Drahtnaht. Beide Drahtenden passieren zuerst ein doppelt gelochtes Metallplättchen, ehe sie über dem Fingernagel verknotet werden. Man soll vor dem Knoten beide Drahtenden gut anziehen, damit sich das Transplantat fest in die zuvor mit dem Meißel aufgerauhte Basis des Endgliedes legt und verwachsen kann. Den Ausziehdraht sticht man mit einer gebogenen Nadel an der Fingerseite in Höhe des Mittelgliedes nach außen.

Eine quere transossäre Fixation des Transplantates am Endglied hat R. G. PULVERTAFT angegeben (Abb. 169). Bei diesem Vorgehen bleibt der Fingernagel unberührt; aber bei Ausfräsen des quer verlaufenden Kanals kann die Nagelwurzel geschädigt werden, wenn man sich zu weit dorsal hält. Häufig kann erst ein verschmälertes Transplantatende den Kanal passieren. Das Ende wird mit der Sehne vernäht. Damit die Flexion nicht behindert wird, soll die Nahtstelle peripher vom Endgelenk liegen.

Vor Ausführung der proximalen Sehnenanastomose lösen wir die Blutsperre und schließen bereits jetzt die Fingerwunde. Nach vollendeter Sehnenplastik würde die notwendige Fingerbeugung das Legen der Nähte erschweren, besonders beim Rechtwinkelschnitt.

In der Hohlhand soll erfahrungsgemäß das Transplantat möglichst weit proximal bis zur Handwurzel reichen. Die bewährten Nahtmethoden nach DYCHNO-BUNNELL (Abb. 80), MASON-ALLEN (Abb. 81), PULVERTAFT (Abb. 170) oder NICHOLS (Abb. 171) führen zu den gleichen guten Ergebnissen; meistens schließt man an das Transplantat den Stumpf der Profundussehne an, den man durch eine quer eingestochene Nähnadel am Zurückschlüpfen hindert. Empfehlenswert ist auch die Sandwich-Sehnenanastomose nach M. ISELIN (Abb. 172); dabei wirken beide Beugesehnen kraftspendend. Mit einem normalen Lumbricalismuskel

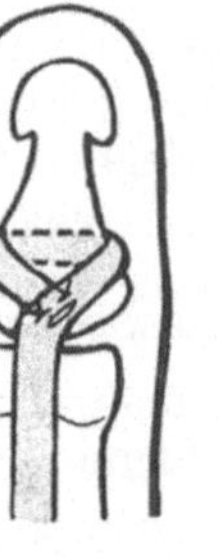

Abb. 169. Fixation eines Sehnentransplantates am Endglied nach R. G. PULVERTAFT. Bei der queren transossären Verankerung des Sehnenendes soll die Nahtstelle peripher vom Endgelenk liegen

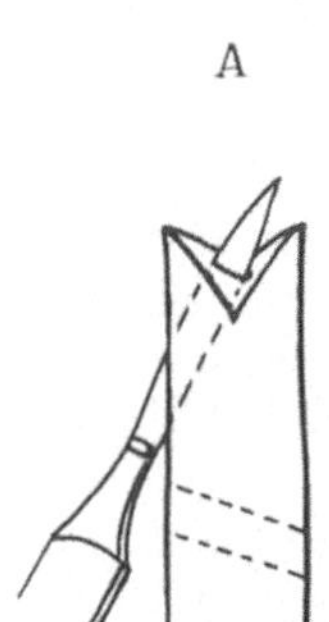
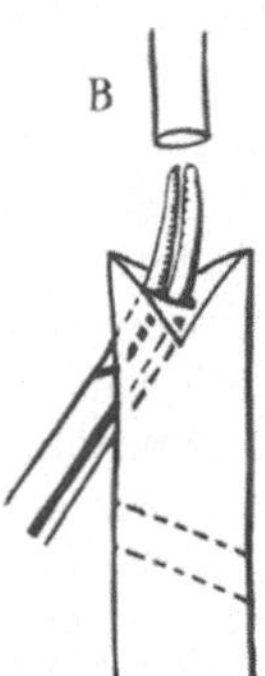
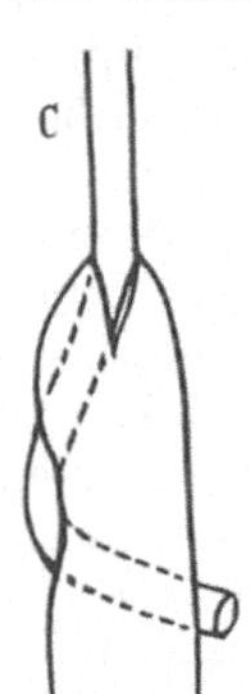
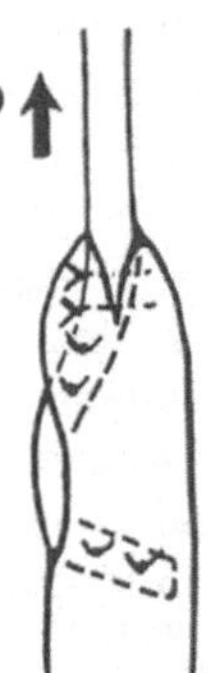

Abb. 170. Sehnenanastomose nach PULVERTAFT mit kleinkalibrigem Transplantat. Durchstiche eines schmalen Skalpells bilden in der Empfängersehne das Transplantatlager (A). Eine Halsted-Klemme führt das schmalere Sehnentransplantat ein (B, C). Zieht man an dem eingenähten Transplantat, so verschwindet das Ende in der Empfängersehne (D)

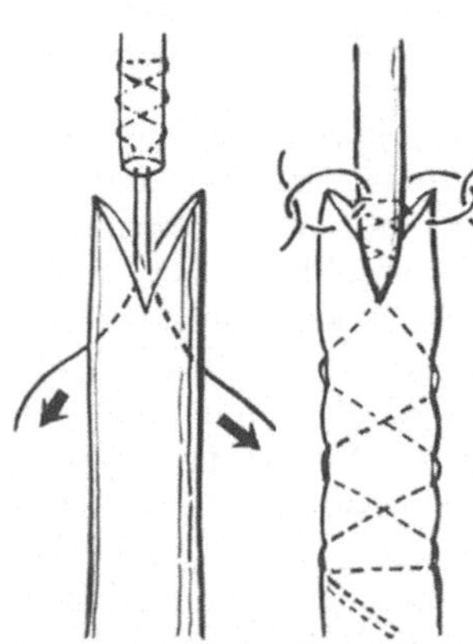

Abb. 171. Zapfenloch-Sehnenanastomose nach H. M. NICHOLS zwischen einem kleinkalibrigen Transplantat und der Profundussehne

hüllt man die Nahtstelle durch 2 Situationsnähte ein. Einen narbig veränderten Muskel darf man nicht dazu benutzen; er wird besser reseziert.

Um die Länge des Transplantates richtig zu bemessen, bedarf es einiger Erfahrung: Das verpflanzte Sehnenstück muß so lang sein, daß nach dem Anschluß der versorgte Finger etwa entsprechend der Funktionsstellung gekrümmt ist (Abb. 14). Nach einer freien Beugesehnenplastik müssen also der Zeigefinger am wenigsten, Mittel- und Ringfinger etwas stärker und der Kleinfinger am meisten gebeugt sein. Eine gewisse Schrumpfungstendenz des Transplantates muß man berücksichtigen; sie ist bei dicken Sehnen größer als bei dünnen. Benutzt man den zur Sehne gehörigen Muskel als Kraftspender, so spielt zusätzlich seine gewöhnlich nach der Verletzung entstandene Kontraktur eine Rolle. Nach Wiederaufnahme von Bewegungen pflegt sie sich langsam zu lösen. Unsere Erfahrungen lehren, daß Schrumpfungstendenz des Transplantates und spätere relative Verlängerung des Muskels sich die Waage halten. Am Ende des Eingriffes soll der Tonus an allen Fingern gleich sein; dies prüft man durch leichten palmaren Druck gegen die Fingerspitzen.

Statt der freien Sehnentransplantation kann man auch die Transferierung der Superficialissehne eines längeren benachbarten Fingers vornehmen. Die verpflanzte Superficialissehne wird so zur neuen Profundussehne. Man entnimmt für Zeige- oder Ringfinger die Superficialissehne vom Mittelfinger, für den Klein-

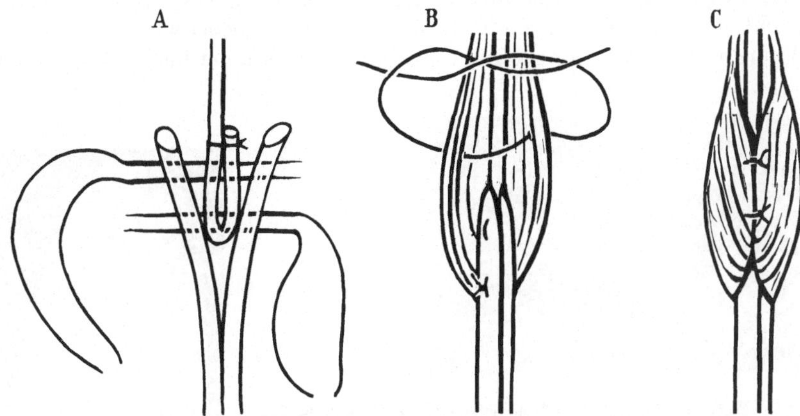

Abb. 172. Sandwich-Sehnenanastomose nach M. Iselin zwischen einem kleinkalibrigen Transplantat und den beiden langen Fingerbeugesehnen (A). Einscheidung der Nahtstelle durch den M. lumbricalis (B, C)

finger die Superficialissehne vom Ringfinger. Stets müssen wir 9 mm lange Stümpfe von den beiden Sehnenschenkeln des oberflächlichen Beugers an der mittleren Phalanx belassen. Die Vincula muß man vorsichtig abtrennen, damit Ernährungsstörungen der stehenbleibenden Profundussehne vermieden werden. Von der Hohlhand aus leitet man die abgelöste Sehne in das vorbereitete Lager des zu versorgenden Nachbarfingers und befestigt sie am Endglied wie ein freies Transplantat mit der ausziehbaren Drahtnaht.

Geknüllter Verbandmull füllt die Hohlhand und die Interdigitalräume aus; darüber wird eine elastische Binde gewickelt, dorsal eine lange Wattelage von den Fingerspitzen bis zum Ellbogengelenk gelegt und mit einer Papierbinde umwickelt. Die Funktionsstellung der Finger ist durch eine dorsale, breite Hand-Unterarmgipsschiene zu sichern.

Die Nachbehandlung führen wir wie nach der Sofortversorgung frischer Beugesehnenverletzungen durch. Die dorsale Gipsschiene wird nach 3 Wochen abgenommen, und die Drahtnähte werden aus der Haut entfernt. Für leichtere Griffe

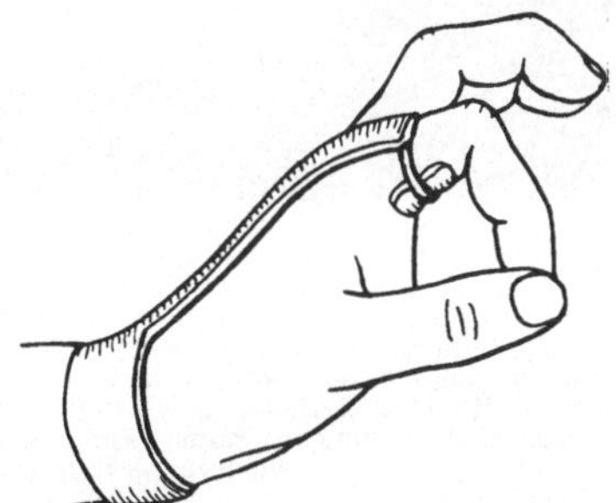

Abb. 173. Fingerfederschiene nach H. Seyfarth zur Nachbehandlung bei Beugesehnenplastiken. Die Ringpelotte drückt gleichmäßig auf das Ringband in Höhe des Grundgliedes und verbessert die Beugung im Mittelgelenk. Vom Handgelenkriemen zieht streckseitig eine ledergepolsterte Stahlblattfeder bis zur Mitte des Grundgliedes

darf die Hand jetzt benutzt werden. Nach 4 Wochen setzen regelmäßige *aktive* Bewegungsübungen der Finger ein. Dabei wird das proximale Fingerglied in Streckstellung fixiert; beim Üben der Endgelenkbeugung halten wir also das Mittelglied fest. Anschließend wird das Mittelgelenk gebeugt und das Grundglied festgehalten. Nützlich sind Holzbrettchen von St. Bunnell (Abb. 31) und die Fingerfederschiene nach H. Seyfarth zur Nachbehandlung der Beugesehnenplastiken (Abb. 173). Nach 5 Wochen entfernen wir den Ausziehdraht. Nach 6 Wochen ist gewöhnlich ein geringes Bewegungsausmaß erreicht, aber Streckung und Beugung gelingen noch nicht vollständig. Erst nach 12 Wochen ist die

Fingerfunktion ausreichend; sie bessert sich nach Wiederaufnehme der gewohnten Arbeit kontinuierlich bis zur freien Funktion. Wenn innerhalb der ersten 8 Wochen nach der Plastik noch keine Funktion nachweisbar ist, so ist das Transplantat unlösbar mit seiner Umgebung verwachsen, und wir können keine Wiederkehr der aktiven Beweglichkeit mehr erwarten. Sind solche unüberwindlichen Adhäsionen zu befürchten, so kann man nach der 3. Woche Hydrocortison lokal applizieren. Etwa 25 mg werden wöchentlich einmal bis zur 8. Woche im Verlauf des Trans-

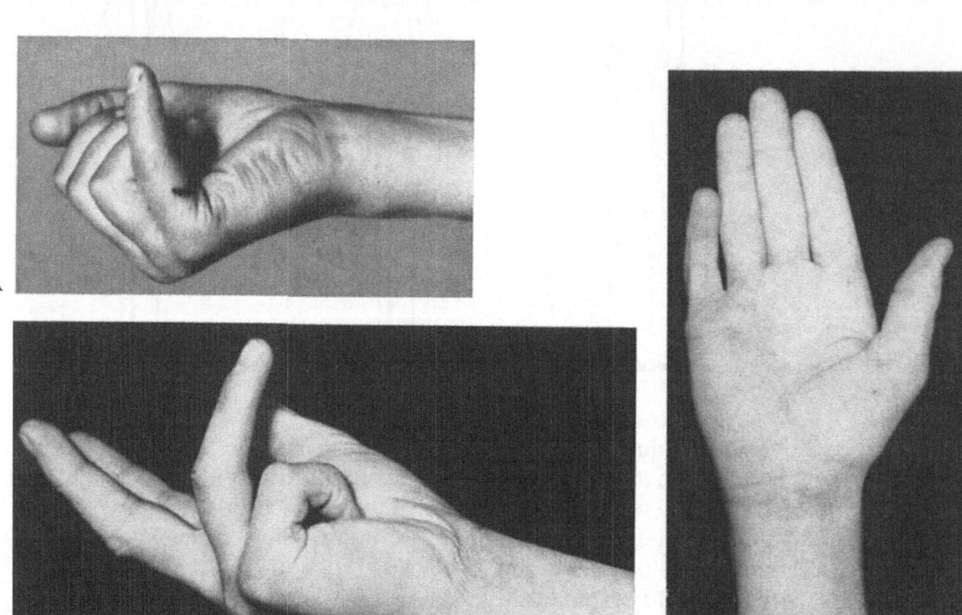

Abb. 174. Durchtrennung beider Beugesehnen und des ulnaren Gefäß-Nervenbündels in Höhe des Grundgliedes am Kleinfinger. Glatte Heilung der Schnittwunde. Die Narbe ist mit schwarzer Farbe markiert (A). Die beiden distalen Fingergelenke können nicht gebeugt werden; die Binnenmuskeln beugen das Grundgelenk. Die ulnare Fingerseite ist anaesthetisch. Vier Wochen später Entfernung der beiden Beugesehnen und freie Sehnenplastik unter Benutzung des Palmaris longus, gleichzeitig Naht des Fingernerven. Aktive Fingerbeweglichkeit ist wiederhergestellt (B, C). Sensibilität kehrte nach 3 Monaten zurück

plantates unter Aussparung der Nahtstellen injiziert. Es läßt sich noch nicht sagen, ob dieser Maßnahme entscheidende Bedeutung zukommt. Unser Eindruck davon ist günstig, und ein Versuch erscheint weiterhin lohnend. Wie aus Abb. 174 zu ersehen ist, stellt sich die Fingerfunktion nach freier Beugesehnenplastik wieder regelrecht ein, wenn der Eingriff unter günstigen Bedingungen und mit richtiger Technik ausgeführt wurde.

β) Lokalisation I — Freie Sehnenplastik am Daumen

Bei veralteter Verletzung der langen Daumenbeugesehne im „Niemandsland" wird mit 3 Incisionen der Sehnenverlauf freigelegt. Ein mediolateraler Hautschnitt an der radialen Daumenseite, welcher bei Bedarf rechtwinklig in der Beugefurche über dem Grundglied fortgeführt wird, ermöglicht die Entnahme des distalen Sehnenstumpfes (Abb. 167). Die beiden Ringbänder sind auch hier zu erhalten. Den proximalen Stumpf des langen Daumenbeugers stellt man sich nach einem bogenförmigen Hautschnitt über dem Daumenballen zwischen den beiden palmaren Nerven und den Köpfen des M. flexor pollicis brevis dar und befreit ihn von seinen Verwachsungen. Die Sehne ist weit genug bis zum Canalis carpi zu mobilisieren und an ihrem Stumpf mit einem längeren Haltefaden zu armieren. Mit einem Rechtwinkelschnitt über der radialen Hälfte des distalen Unterarmdrittels dringt man in die Tiefe bis auf die Sehne des M. flexor pollicis longus vor (Abb. 167). Wenn sie bis zum Handgelenkband dargestellt ist, läßt sie sich am Unterarm hervorluxieren. Da der angelegte Haltefaden folgt, dient er später als Führungsfaden beim Einziehen des Transplantates. Wir bevorzugen als freies Sehnentransplantat für den langen Daumenbeuger die schmale Sehne des M. palmaris longus. Hier wird zuerst zentral die Sehnenanastomose am Unterarm zwischen Transplantat und der Sehne des M. flexor pollicis longus nach PULVERTAFT (Abb. 170) ausgeführt' und danach die distale Verankerung an der Daumenendgliedbasis wie bei den dreigliedrigen Fingern mit der ausziehbaren Drahtnaht nach BUNNELL (Abb. 85). Nach der Plastik soll das Endglied gering gebeugt sein und der Daumen leichte Oppositionsstellung einnehmen. Man soll nicht versuchen, die lange Daumenbeugesehne nur zwischen Daumenballen und Endglied zu ersetzen, weil die funktionellen Ergebnisse nicht so gut sind wie bei der längeren bis zum Unterarm reichenden Plastik.

Die lange Daumenbeugesehne läßt sich auch durch die Superficialissehne vom Ringfinger ersetzen. Hat man diese — wie zuvor geschildert — vom Mittelglied abgetrennt, dann wird sie zum Daumen verlagert und am Endglied mit der ausziehbaren Drahtnaht fixiert.

γ) Lokalisation II

Auch die sekundär durchgeführten End-zu-End-Nähte ergeben nach Beugesehnenverletzungen gute funktionelle Resultate. Sind hier beide Beugesehnen eines dreigliedrigen Fingers verletzt, so näht man die Profundusstümpfe End zu End aneinander. Der gekürzte proximale Stumpf der Superficialissehne kann als zusätzlicher Kraftspender auf den tiefen Fingerbeuger fixiert werden. Den distalen Stumpf der Superficialissehne reseziert man bis auf 9 mm lange Enden am Mittelglied. Niemals sollen die Nahtstellen beider Beugesehnen in gleicher Höhe liegen, weil Verwachsungen und Funktionsausfall unausbleiblich sind. Der oft narbig veränderte M. lumbricalis wird entfernt; wenn er aber normal aussieht, darf man ihn für die Umhüllung der Nahtstelle verwenden.

δ) Lokalisation III

Nach Spaltung des Retinaculum flexorum an seinem ulnaren Rande liegen die langen Beugesehnen mit dem N. medianus dichtgedrängt nebeneinander. Die oberflächlichen Beuger werden nicht wiederhergestellt, sondern in diesem Bereich entfernt, falls sie sich nicht 'mehr als Kraftspender für 'eine benachbarte Profundussehne eignen. Man soll die Nahtstellen nicht in den Handgelenkkanal verlegen. Besteht ein Defekt, so schaltet man freie Transplantate — aus dem Palmaris longus, den langen Zehenstreckern oder den resezierten Superficialissehnen — ein. Die proximalen Nahtstellen liegen dann am Unterarm und die distalen in der Hohlhand. Durch den Canalis carpi verlaufen nun lediglich gleitfähige Transplantate. Man soll das gespaltene Handgelenkband offen lassen.

ε) Lokalisation IV

Am Unterarm erzielt man durch die sekundären End-zu-End-Nähte der tiefen Beugesehnen gute funktionelle Resultate; auch hier verzichten wir auf Wiederherstellung der Superficialissehnen. Das Einlegen kleiner Gleitmembranen (Polyäthylenfolien) hat sich uns bewährt. Zirkuläre Einscheidungen sind aber abzulehnen, weil die Heilung durchtrennter Sehnen von der Umgebung her erfolgt. Häufig sind auch Nerven verletzt, was meistens übersehen wird. Spätestens zu diesem Zeitpunkt muß die Sutur des N. medianus oder des N. ulnaris erfolgen.

Unversehrte Superficialissehnen können zum Ersatz oder zur Defektüberbrückung verletzter Profundussehnen herangezogen werden. Der Anschluß geschieht an den distalen Stumpf der tiefen Beugesehne. Für den Daumen eignet sich der Palmaris longus. Bei einer durch fibröse Degeneration des M. flexor pollicis longus bedingten Beugekontraktur des Daumens vereinigen wir nach querer Durchtrennung die Sehne des M. palmaris longus mit der Sehne des M. flexor pollicis longus durch eine versenkte End - zu - End - Naht (Abb. 175). Ausgefallene lange Fingerbeuger lassen sich auch durch Transferierung der Handgelenkstrecksehnen ersetzen: So eignen sich die Sehne des M. extensor carpi ulnaris für die tiefen Beugesehnen der dreigliedrigen Finger und des M. extensor carpi radialis longus für die lange Daumenbeugesehne.

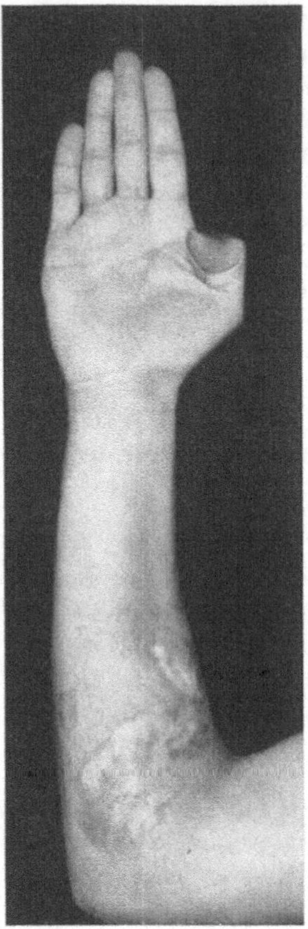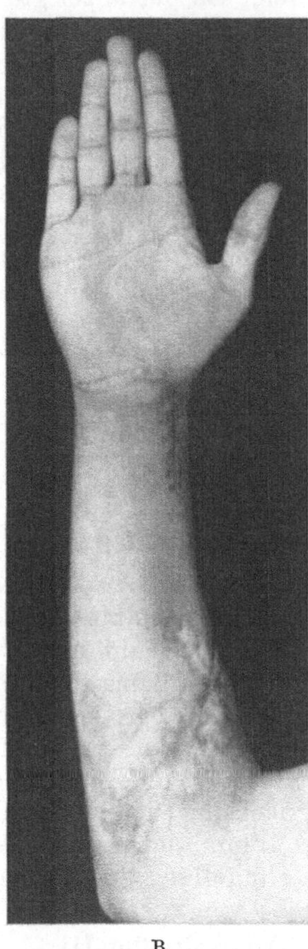

A   B

Abb. 175. Beugekontraktur des Daumens durch Tenodese des M. flexor pollicis longus nach offener Unterarmquetschung (A). Wiederherstellungsoperation: Sehnenanastomose vor dem Handgelenk zwischen M. palmaris longus und M. flexor pollicis longus (B)

Bereits E. LEXER hat darauf hingewiesen, daß autoplastisches Sehnenmaterial für die freie Sehnenplastik am geeignetsten ist. Fascienstreifen (M. KIRSCHNER), epidermislose Cutis (E. REHN), Tiersehnen, seidene Sehnen (E. LEXER) oder Nylonfäden in einem Polyäthylenrohr (T. L. SARKIN) sind als „Prothesesehnen" ungeeignet, wie wir durch eigene Untersuchungen feststellen konnten.

Die Nachbehandlung der sekundären Beugesehnennaht oder der Sehnenplastik gestaltet sich wie bei der Sofortnaht frischer Beugesehnenverletzungen. Wesentlich für den Erfolg ist die persönliche Nachbehandlung durch den Operateur. Nur er kann die Situation richtig beurteilen und entscheiden, in welcher Weise die einzelnen aktiven Übungen ausgeführt werden sollen und wann eine Leistungssteigerung möglich ist. Aus den Behandlungsergebnissen gewinnt man Erfahrung für die Versorgung ähnlich gelagerter Fälle.

b) Behandlung der veralteten Strecksehnenverletzungen

Die Schnittführungen zur Freilegung durchtrennter Strecksehnen ist aus Abbildung 176 ersichtlich. Im Fingerbereich verlaufen die Hautschnitte mediolateral und am Handrücken und Unterarm den Hautspaltlinien entsprechend in querer Richtung.

α) Raffnaht der Strecksehne über dem Endgelenk nach GEORG

Liegt ein Strecksehnenriß über dem Endgelenk 3 Wochen oder länger zurück, so besteht zwischen den beiden Sehnenstümpfen eine bindegewebige Überbrückung. Durch diese narbige Verlängerung steht das Endglied in Beugestellung („drop finger") (Abb. 166, P). Zur Verkürzung hat H. GEORG die Raffnaht der Narbe angegeben (Abb. 177). Mit einem hufeisenförmigen Hautschnitt wird die Dorsalaponeurose freigelegt und in Höhe des Endgelenkes unterminiert. Nach der Raffnaht hält ein von der Fingerspitze bis in das Mittelglied eingebohrter Kirschner-Draht das Endglied für 4—5 Wochen in überstreckter Stellung. Zur Ruhigstellung legen wir den Mommsen-Verband an (Abb. 95).

β) Iselin-Plastik bei Defekten der Strecksehne über dem Mittelglied und Endgelenk

Nach einem Rechtwinkelschnitt am Fingerrücken unterminiert man die Dorsalaponeurose über dem Mittelglied und überbrückt den Defekt durch ein sich kreuzendes Sehnentransplantat (Abb. 178). Ein etwa 8 cm langer schmaler Sehnenstreifen aus dem Palmaris longus wird unter die Streckaponeurose eingezogen und an beiden Polen mit ausziehbaren Drahtnähten versehen. Die beiden Enden des Transplantates kreuzen sich über dem Endgelenk und werden seitlich neben dem Endglied fixiert. Bevor man die Drahtnähte über dem Metallplättchen knotet, muß das Transplantat fest angezogen und gegebenenfalls noch

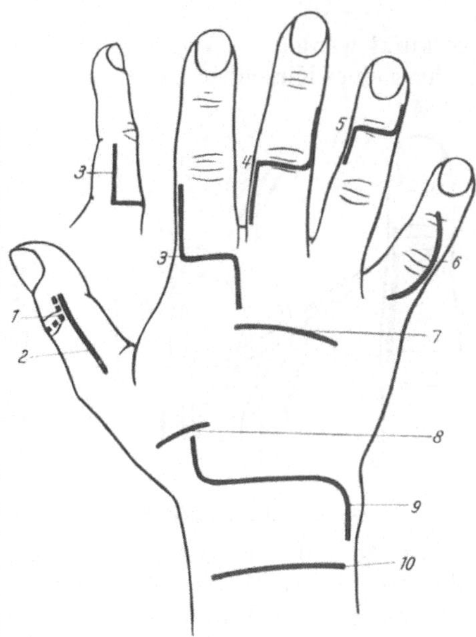

Abb. 176. Schnittführungen zur Freilegung durchtrennter Strecksehnen; sie verlaufen im Fingerbereich mediolateral. Am Handrücken und Unterarm ermöglichen kurze quer verlaufende Einschnitte mit Tunnellierung der Haut das Aufsuchen proximaler Sehnenenden. *1* Rechtwinkelschnitt. *2* mediolateraler Schnitt. *3, 4, 5* Treppenschnitt über Grund-, Mittel- und Endgelenk. *6* Bogenschnitt über dem Mittelgelenk. *7* Querschnitt. *8* Schrägschnitt. *9* S-förmiger Schnitt über dem Handgelenk. *10* Querschnitt am Unterarm

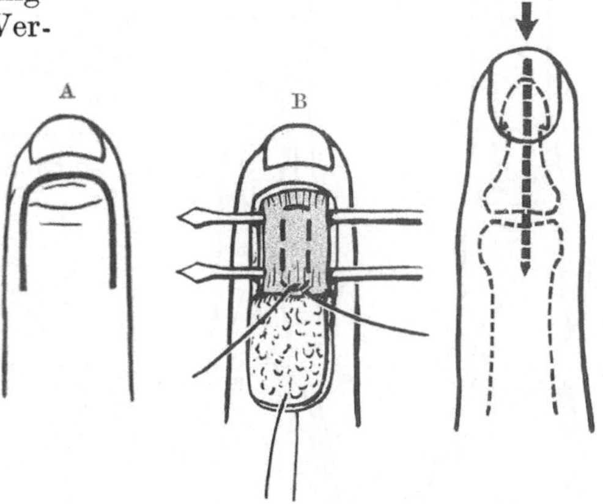

Abb. 177. Raffnaht nach H. GEORG zur Behandlung des veralteten geschlossenen Strecksehnenabrisses am Fingerendglied. Nach hufeisenförmigem Hautschnitt (A) erweist sich die freigelegte, narbig geheilte Strecksehne als zu lang; sie wird durch eine Raffnaht verkürzt (B). Wie bei der Versorgung des frischen geschlossenen Strecksehnenabrisses hält ein von der Phalanx distalis aus eingeschossener Kirschner-Draht die korrigierte Endgliedstellung aufrecht (C)

verkürzt werden. — Wir empfehlen, die korrigierte Endgliedstellung durch Einbohren eines Kirschner-Drahtes von der Fingerspitze bis zum Mittelglied aufrecht-

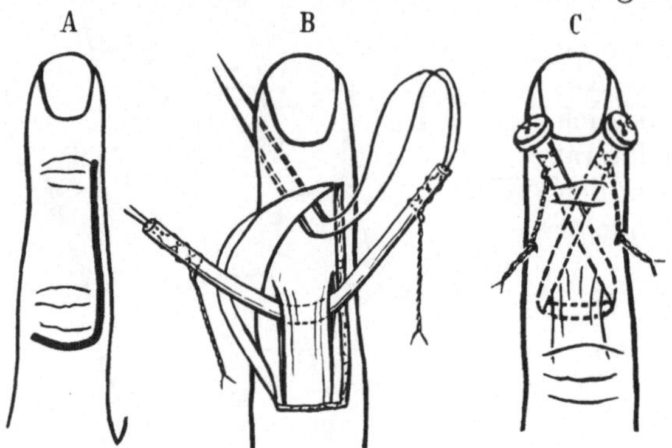

zuerhalten und einen Mommsen-Verband (Abb. 95) anzulegen. Nach 4—5 Wochen entfernt man die Ausziehdrähte und den Bohrdraht.

Abb. 178. Iselin-Plastik bei Defekten der Strecksehne über dem Mittelglied und Endgelenk. Rechtwinkelschnitt am Fingerrücken bis in Höhe des Mittelgelenkes (A) und Einziehen eines schmalen Sehnentransplantates unter die Dorsalaponeurose. Die beiden freien Enden kreuzen sich über dem Endgelenk (B). Mit ausziehbarer Drahtnaht fixiert man jedes Transplantatende seitlich neben dem Endglied (C)

γ) Sekundärnaht des Tractus intermedius über dem Mittelgelenk

Ist der mittlere Streckzügel durchtrennt, so sind Grund- und Endgelenk überstreckt, das Mittelgelenk ist gebeugt (Abb. 166 Q). Mit einem bogen- oder treppenförmigen Hautschnitt über dem Mittelgelenk legt man den Riß des mittleren Sehnenzügels frei und vereinigt durch Naht die angefrischten Stümpfe. Außerdem wird ein Längsriß der Aponeurose verschlossen.

δ) Fowler-Plastik bei Defekten der Strecksehnen über dem Mittelgelenk oder Grundglied

Wenn außer dem mittleren Streckzügel die Tractus laterales über dem Mittelgelenk ausgefallen sind oder ein Defekt der Strecksehne über dem Grundglied

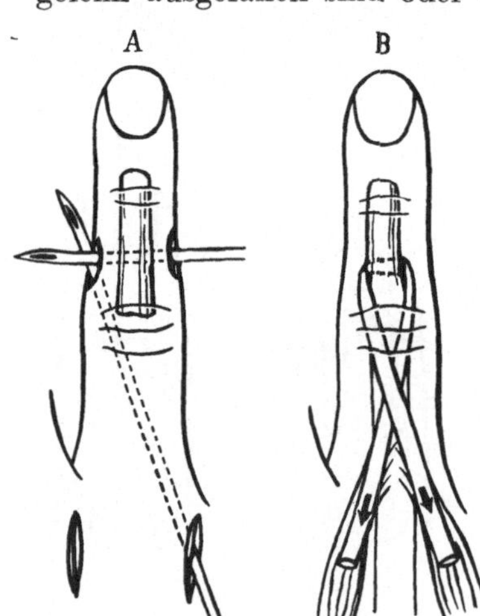

vorliegt, findet sich folgende typische Fehlhaltung: Das Grundgelenk ist durch Wirkung des M. extensor digitorum überstreckt, Mittel- und Endgelenk sind durch Ausfall der Binnenmuskeln gebeugt (Abb. 166 R). S. B. FOWLER bildet eine neue Strecksehne mit einem zarten Sehnentransplantat aus dem Palmaris longus. Durch 2 seitliche Hautschnitte am Mittelglied führt

Abb. 179. Fowler-Plastik bei Defekten der Streckaponeurose über dem Mittelgelenk oder Grundglied. Durch seitliche Incisionen am Mittelglied wird der Raum zwischen Streckaponeurose und mittlerer Phalanx eröffnet. Zwei kurze Incisionen neben dem Mittelhandköpfchen ermöglichen die gekreuzte subcutane Tunnellierung des Fingerrückens (A). Bei Streckstellung des Fingers zieht man ein schmales Sehnentransplantat vom M. palmaris longus unter die Streckaponeurose des Mittelgliedes bis zur Mitte ein. Die Enden kreuzen sich subcutan über dem Fingerrücken und werden gespannt an die Interosseussehnen mit Knopfnähten oder fortlaufenden Nähten befestigt (B)

man das Transplantat zwischen Dorsalaponeurose und Knochen — oder gelegentlich auch durch einen quer verlaufenden transossären Kanal im Mittelglied — bis zur Hälfte ein (Abb. 179). Von 2 kurzen Incisionen neben dem Mittelhandköpfchen aus werden im Subcutangewebe 2 Tunnel in schräger Richtung bis zum Mittelglied mit einer geraden Halsted-Klemme gebildet. Die Enden des Transplantates verlagert man mit der Ösensonde sich kreuzend über den Fingerrücken bis an die Mm. interossei, an welche sie mit Knopfnähten befestigt werden. Nur wenn man das Transplantat straff gespannt an die beiden

Muskeln vernäht, kann man später mit einer guten Funktion rechnen. Wenn die Interossei gelähmt sind oder ein stärkerer Kraftspender benötigt wird, leitet man die Enden des Transplantates bis in die Hohlhand, legt hier einen kurzen Querschnitt an und befestigt sie an der Superficialissehne. Abb. 59 zeigt die Wiederherstellung einer verletzten Hand und das funktionelle Ergebnis nach sekundär durchgeführter Fowler-Plastik am Mittelfinger.

Bei vernarbter Haut und ausgedehntem Sehnendefekt sind die geschilderten Plastiken über dem End- oder Mittelgelenk nicht indiziert. Entweder korrigiert man in einer Voroperation die Hautnarbe durch eine gestielte Nahplastik mit dem gekreuzten Fingerlappen nach M. N. Tempest, oder man entschließt sich sofort zur Arthrodese des betreffenden Gelenkes in einer für den Greifschluß günstigen Beugestellung.

ε) Wiederherstellung der Strecksehnen am Handrücken

Veraltete Strecksehnendurchtrennungen am Handrücken lassen sich sowohl über dem Grundgelenk als auch proximal von den Connexus intertendinei durch Sekundärnaht wiederherstellen. Mit einem bogenförmigen Hautschnitt legt man die Stümpfe frei, frischt sie an und vereinigt die Enden mit einer versenkten End-zu-End-Naht.

Sehnendefekte verlangen die Zwischenschaltung von Transplantaten. Diese sollen möglichst ebenso dick und breit wie die Fingerstrecksehnen sein. Die beiden Hautschnitte verlaufen quer über dem Handrücken und über der Handwurzel. Hat man die freipräparierten zentralen Sehnenstümpfe aus der proximalen Wunde herausgeleitet, so werden die vom Fußrücken entnommenen langen Zehenstrecker als Transplantate angeschlossen und mit einer gelochten Führungssonde bis zur distalen Wunde subcutan verlagert. Hier erfolgt dann die Vereinigung mit den peripheren Sehnenstümpfen des M. extensor digitorum.

Als Kraftspender lassen sich auch die Sehnen des M. extensor indicis und des M. extensor digiti minimi ausnutzen, indem ihre peripher abgetrennten Sehnen mit den distalen Sehnenstümpfen der verletzten Fingerstrecksehnen vereinigt werden. Um die Funktion ohne Transplantat wieder herzustellen, ist es am einfachsten, die proximalen und distalen Sehnenstümpfe auf die intakte Nachbarsehne zu nähen. Bei stärkerer Verwachsungsneigung kann das Einschieben einer Gleitmembran (Polyäthylenfolie) für 4 Wochen Dauer von Nutzen sein.

ζ) Wiederherstellung der Daumenstrecksehnen

Über dem Endgelenk und Grundglied macht die sekundäre End-zu-End-Naht der Sehnenstümpfe des M. extensor pollicis longus keine besonderen Schwierigkeiten. In diesem Bereich kann sich der proximale Stumpf nicht weit in zentraler Richtung retrahieren. Die Hautnaht soll nicht über der versenkten Drahtnaht liegen.

Liegt eine veraltete Sehnendurchtrennung proximal vom Grundgelenk, so besteht auch meistens ein größerer Defekt von 4—6 cm Länge, weil der zentrale Sehnenstumpf bis unter das dorsale Handgelenkband zurückschlüpft. Da gewöhnlich der Sehnenkanal obliteriert ist, soll man einen neuen Weg im subcutanen Fettgewebe für das einzuschaltende freie Transplantat bilden. Voraussetzung sind ausreichende Elastizität des Muskels und genügende Gleitfähigkeit des zentralen Sehnenstumpfes. Sind diese Vorbedingungen nicht erfüllt, so

transferiert man subcutan die Sehne des M. extensor indicis auf den distalen
Sehnenstumpf des M. extensor pollicis longus (Abb. 124).

Der Ausfall des M. extensor pollicis brevis hat keine große praktische Bedeutung. Dagegen soll die durchtrennte Sehne des M. abductor pollicis longus
wegen der wichtigen stabilisierenden Wirkung auf das Daumensattelgelenk wiederhergestellt werden. Gelingt eine direkte Sekundärnaht nicht, so ist ein Zügel von
der Sehne des M. extensor carpi radialis longus oder von der Sehne des M. flexor

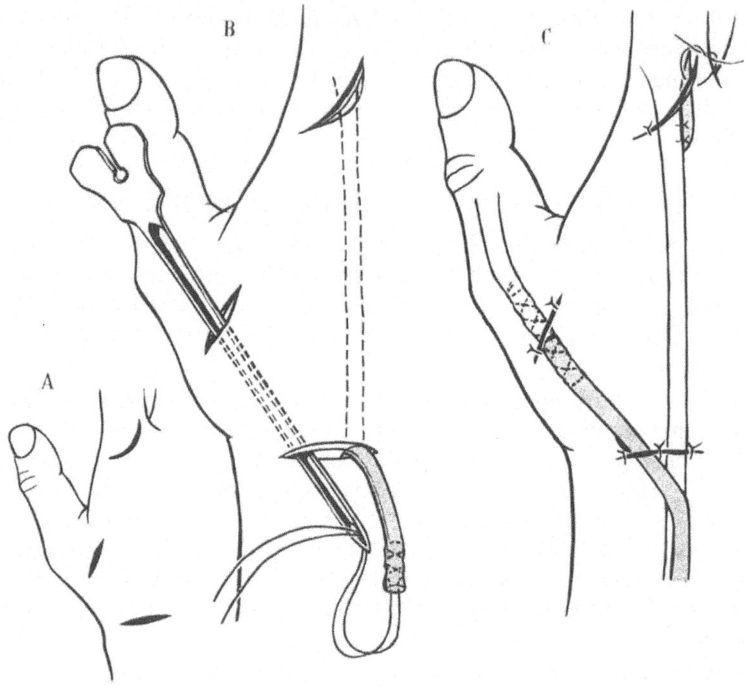

Abb. 180. Wiederherstellung der langen Daumenstrecksehne durch Verpflanzung der Extensor indicis-Sehne.
Kurze Schnitte (A) zur Freilegung des distalen Sehnenstumpfes vom M. extensor pollicis longus und der Sehne
des M. extensor indicis. Die peripher durchtrennte Sehne des M. extensor indicis ist über dem Handgelenk herausgeleitet; sie wird mit Hilfe einer gelochten Führungssonde an die lange Daumenstrecksehne herangeführt (B).
Zur Vermeidung einer Rotation des Zeigefingers ist der periphere Stumpf an die verbliebene Zeigefingerstrecksehne (M. extensor digitorum) anzunähen. Sehnenanastomose über dem I. Mittelhandknochen mit der Dychno-
Bunnell-Naht (C)

carpi radialis zu benutzen, wie dies bei der „Perthes-Plastik" wegen Radialislähmung beschrieben wurde. L. LEWIN hat die Superficialissehnen von Ring- und
Kleinfinger über die radiale Handgelenkseite auf den M. extensor pollicis brevis
und den M. abductor pollicis longus erfolgreich verpflanzt.

η) Verpflanzung der Extensor indicis-Sehne auf die lange Daumenstrecksehne

Mit einem kurzen Querschnitt (Abb. 180) legt man den peripheren Sehnenstumpf des M. extensor pollicis longus über dem I. Mittelhandknochen frei. Dann
wird die Sehne des M. extensor indicis über dem Grundgelenk des Zeigefingers mit
einem kleinen bogenförmigen Schnitt aufgesucht; sie liegt ulnar unter der Zeigefingerstrecksehne des M. extensor digitorum. Nach der Durchtrennung vernäht
man den peripheren Stumpf an die verbliebende Zeigefingerstrecksehne und leitet
die zu verpflanzende Extensor indicis-Sehne durch einen kurzen Querschnitt am
Handgelenk heraus. Man legt die Dychno-Bunnell-Naht an und führt die Drahtenden in die gelochte Führungssonde ein. Beim Zurückziehen der Sonde folgt die

Sehne; sie kann im Unterhautfettgewebe gut gleiten. Schließlich vereinigt man unter mäßiger Spannung die Sehne mit dem bereits freigelegten peripheren Sehnenstumpf des M. extensor pollicis longus. In Streckstellung wird der Daumen für 3 Wochen geschient. Die Ergebnisse sind sehr befriedigend, wie Abb. 124 zeigt.

4. Binnenmuskelkontraktur

Die fibröse Kontraktur der Binnenmuskeln ist in ihrem Wesen der Volkmannschen Kontraktur am Unterarm ähnlich (St. Bunnell). Bei Spastikern, bei narbiger Muskeldegeneration nach Verbrennung, bei schweren Schädigungen der großen Gefäße und Nerven kommt es zur lokalen ischämischen Kontraktur der Hand. Die Gelenke stehen in der sog. „Binnenmuskel-plus-Stellung" (intrinsic plus position): Die Grundgelenke sind gebeugt und die Mittel- und Endgelenke gestreckt; der gestreckte Daumen steht hohlhandwärts eingezogen, und das quere Handgewölbe ist deutlich ausgeprägt (Abb. 181, A). Kontraktur der Interossei und Lumbricales kann man durch folgende Prüfung nachweisen: Spannt man die Binnenmuskeln durch passive Überstrekkung der Grundgelenke an, so können die Mittel- und Endgelenke nicht mehr durch dorsalen Druck auf die Fingerspitzen gebeugt werden. Entspannt man die Binnenmuskeln durch passive Beugung der Grundgelenke, so gelingt jetzt durch dorsalen Druck auf die Fingerspitzen die Beugung der Mittel- und Endgelenke (St. Bunnell). Sind die Interossei noch nicht gänzlich vernarbt, so kann man sie

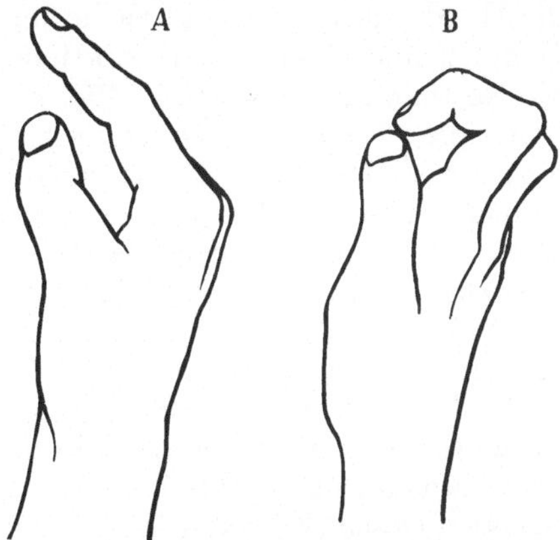

Abb. 181. Bei der Binnenmuskel-plus-Stellung (A) sind durch die narbig veränderten Zwischenknochenmuskeln die Grundgelenke gebeugt und die beiden distalen Fingergelenke gestreckt. Nach Lähmung des N. medianus und N. ulnaris sieht man die Binnenmuskel-minus-Stellung (B) mit Überstreckung der Grundgelenke und rechtwinkliger Beugung der beiden distalen Fingergelenke. Ob sich die eine oder die andere Deformität ausbildet, hängt von dem Kräfteverhältnis zwischen den langen Beugern und Streckern und den kurzen Handmuskeln (intrinsic muscles) ab

an ihren Ursprüngen von den Mittelhandknochen unter Schonung der von palmar eintretenden Nerven mit einem gebogenen Raspatorium abtrennen. Wenn die abgelösten Muskeln in distaler Richtung weggleiten, verkürzt sich ihre Gesamtlänge. Jetzt ist auch bei überstreckten Grundgelenken die passive Beugung der Mittel- und Endgelenke möglich. Schwere Kontrakturen bei funktionslosen Interossei beseitigt man durch Tenotomie der lateralen Sehnenzügel. Dafür sind 3 dorsale Längsschnitte von den Zwischenfingerfalten II—IV bis in Höhe der Mittelhandköpfchen erforderlich. Bisweilen müssen die Seitenbänder oder die palmaren Bänder ebenfalls durchtrennt werden, damit die Grundgelenke sich gänzlich beugen lassen. Außerdem muß die narbig veränderte Adductorenmuskulatur des Daumens entfernt und eine geschrumpfte erste Zwischenfingerfalte durch gestielte Bauchhautplastik ersetzt werden. Nach dem Eingriff fixiert man die Hand in Krallenstellung und den Daumen in Abduktion. Besserungen sind möglich; aber in schweren Fällen soll man von diesen Eingriffen nicht zuviel erhoffen.

Nach Lähmung der Binnenmuskeln durch Verletzung oder Infektion wird die Stellung der paralytischen Krallenhand eingenommen (Abb. 181, B); das ist die sog. „Binnenmuskel-minus-Stellung" (intrinsic minus position): Die Grundgelenke sind überstreckt und die beiden distalen Fingergelenke rechtwinklig gebeugt. Der Daumen ist zeigefinger- und streckseitenwärts gezogen, und das quere Hohlhandgewölbe fehlt. Die Behandlung wird wie bei kombinierter Medianus- und Ulnarisparese durchgeführt.

VI. Ersatzoperationen bei Finger- oder Handverlust

1. Daumenersatz

Bei Verstümmelungen der Hand mit teilweisem oder gänzlichem Fingerverlust läßt sich bisweilen die verlorengegangene Greiffähigkeit operativ oder durch prothetischen Ersatz wiederherstellen. Nicht jeder Fingerverlust bedarf einer Korrektur. So schränkt zwar das Fehlen eines oder mehrerer dreigliedriger Finger die Handfunktion ein und ist kosmetisch störend, aber der Greifschluß zwischen Daumen und einem noch funktionstüchtigen Finger bleibt gewahrt und macht die Resthand nicht wertlos. Viel nachteiliger ist der Verlust des Daumenstrahls. Fehlt die Gegenhand, so ist der Spitzgriff nicht mehr auszuführen. Nur die angeborene Daumenlosigkeit oder der Daumenverlust in früher Jugend wird nicht als Benachteiligung empfunden. Mitunter können auch noch Erwachsene sich nach Daumenverlust auf den alleinigen Gebrauch der verbliebenen Finger umstellen und den erlernten Beruf wieder ausüben. Viele Verletzte fühlen sich aber ständig in der beruflichen Tätigkeit behindert. Für diese Fälle empfehlen wir die Ersatzoperationen. Sie verlangen eine strenge Indikation und die richtige Wahl der Methode. Zu warnen ist vor zu großer Operationsfreudigkeit; man würde dadurch die Ersatzoperationen nur in Mißkredit bringen. Die Plastik soll erst 6 Monate nach Abheilung der Verletzung und nach Wiedererlangung einer gewissen Geschicklichkeit ausgeführt werden. Nach den großen Erfahrungen von O. HILGENFELDT kommen 3 Methoden in Frage, die man einzeln oder in Kombination anwenden kann:
1. die Drehosteotomie,
2. die Fingerauswechselung,
3. die Spalthandbildungen.

Fehlt der Daumen und sind noch die Finger 2, 3, 4 beschädigt oder amputiert, so läßt sich durch die Daumenkorrektur allein nicht immer ein vollständiger Greifschluß erzielen. Hier ist dann zusätzlich die Drehosteotomie am Kleinfinger zu erwägen, damit der 5. Strahl auf den I. Mittelhandknochen gerichtet wird und dadurch den Daumenstumpf berühren kann. Besteht nur noch eine fingerlose Handplatte, die sog. „Löffelhand", dann kann man einzelne Mittelhandknochen abspalten. So entstehen „Mittelhandfinger", mit denen sich trotz ihres plumpen Aussehens erstaunliche handwerkliche Leistungen bei einiger Übung erzielen lassen. Willensstarke Verletzte lernen auch mit reduzierter Greiffähigkeit viel anzufangen.

a) Drehosteotomie

Das Verfahren gab LAUENSTEIN bei Daumenverlust und erhaltenen Fingern 2 bis 5 an. Er osteotomierte den II. und V. Mittelhandknochen und drehte Zeige- und Kleinfinger einwärts, bis sich deren Innenflächen gegenüberstanden. In dieser ursprünglichen Form führen wir die Drehosteotomie nicht mehr aus. Wir beschränken uns auf eine Drehung des V. Strahls — bisweilen unter Hinzufügung des IV. Strahls —, um einen Greifschluß mit dem I. Mittelhandknochen oder Daumenstumpf wiederherzustellen. In Abb. 182 ist die Rotationsosteotomie an der Basis des IV. und V. Mittelhandknochens bei gänzlichem Fingerverlust dargestellt; bei erhaltenem Kleinfinger würde die Korrektur allein am V. Mittelhandknochen ausreichen. Man geht am Handrücken ein: Bei 2 Längsschnitten muß wegen Nekrosegefahr die Hautbrücke breit genug bemessen sein; der bogenförmige

Schnitt läßt sich nach der Osteotomie nur bei gut verschieblicher Haut wieder verschließen. Die Strecksehnen werden beiseite gehalten, die Basen der Metacarpalia V und IV dargestellt und die Knochen mit der oszillierenden Säge oder einem schmalen scharfen Meißel schräg durchtrennt. Erst nach Entnahme eines Knochenkeiles mit palmarer Basis stehen die einwärts rotierten und palmar flektierten distalen Fragmente plan auf den basalen Knochenstümpfen. Wir halten diesen breiten Kontakt der Knochenflächen für wesentlich. Von der Breite des Knochenkeiles ist der Neigungswinkel zwischen den Fragmenten abhängig. Verzichtet man auf die Keilresektion, so verbleibt zwischen den Knochenwundflächen auf der Streckseite ein Spalt; die knöcherne Konsolidierung ist dann gefährdet. Nun bohrt man einen Kirschner-Draht durch den einwärts rotierten und palmar flektierten Schaft des IV. Mittelhandknochens bis in den III. Mittelhandknochen. Der beweglichere Schaft des V. Mittelhandknochens läßt sich leichter drehen und beugen. Er wird ebenfalls mit einem Kirschner-Draht versehen, welcher bis in die Basis des IV. Mittelhandknochens eindringen soll. Dicht am Knochen schneidet man die Drahtenden ab. Die Ruhigstellung ist für etwa 6 Wochen erforderlich; dann entfernt man die Drähte. Über die knöcherne Heilung orientieren uns Röntgenkontrollen.

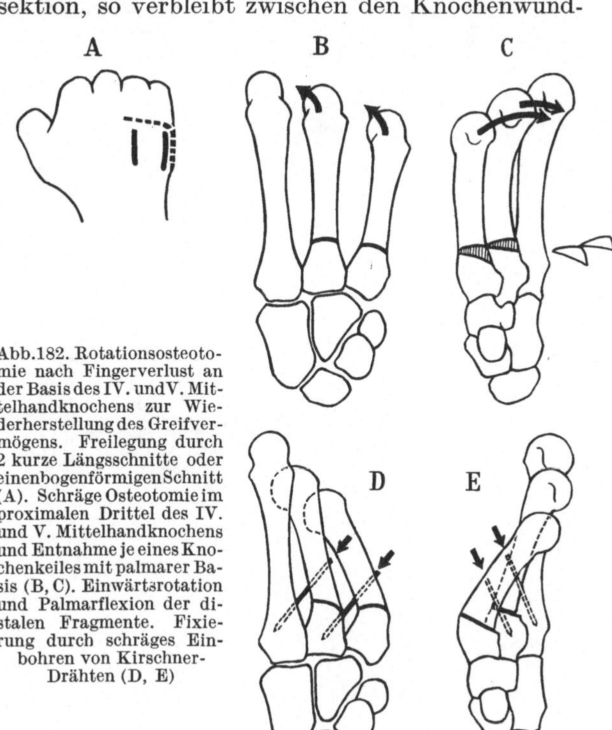

Abb. 182. Rotationsosteotomie nach Fingerverlust an der Basis des IV. und V. Mittelhandknochens zur Wiederherstellung des Greifvermögens. Freilegung durch 2 kurze Längsschnitte oder einen bogenförmigen Schnitt (A). Schräge Osteotomie im proximalen Drittel des IV. und V. Mittelhandknochens und Entnahme je eines Knochenkeiles mit palmarer Basis (B, C). Einwärtsrotation und Palmarflexion der distalen Fragmente. Fixierung durch schräges Einbohren von Kirschner-Drähten (D, E)

b) Fingerauswechselung: „Mittelfinger-Daumenbildung" nach HILGENFELDT

Bei Daumenverlust verpflanzte L. LUKSCH den Zeigefinger auf den I. Strahl und durchtrennte später die Hautbrücke mit den Fingernerven. Infolgedessen blieb der neue Daumen gefühllos. O. HILGENFELDT modifizierte deshalb dieses Verfahren in folgender Weise: Statt des Zeigefingers wird der Mittelfinger auf den I. Mittelhandknochen mit Sehnen, Nerven, Arterien und Venen verpflanzt; dadurch erhält der neue Daumen Beweglichkeit, normale Durchblutung und Sensibilität. Die Phasen des Eingriffes stellt Abb. 183 dar. Der Zeige- oder Ringfinger läßt sich für die Transferierung auf den I. Mittelhandknochen ebenfalls benutzen; aber nach den Erfahrungen von O. HILGENFELDT erreicht man mit dem Mittelfinger das günstigste funktionelle Ergebnis. — Nach der Plastik wird der neue Daumen noch als Mittelfinger empfunden; das richtige Organgefühl stellt sich erst ein, wenn die Profundussehne des verpflanzten Mittelfingers am Unterarm aufgesucht und mit der Sehne des M. flexor pollicis longus End zu End vereinigt worden ist. Dies kann sofort bei der Fingerauswechselung oder nach

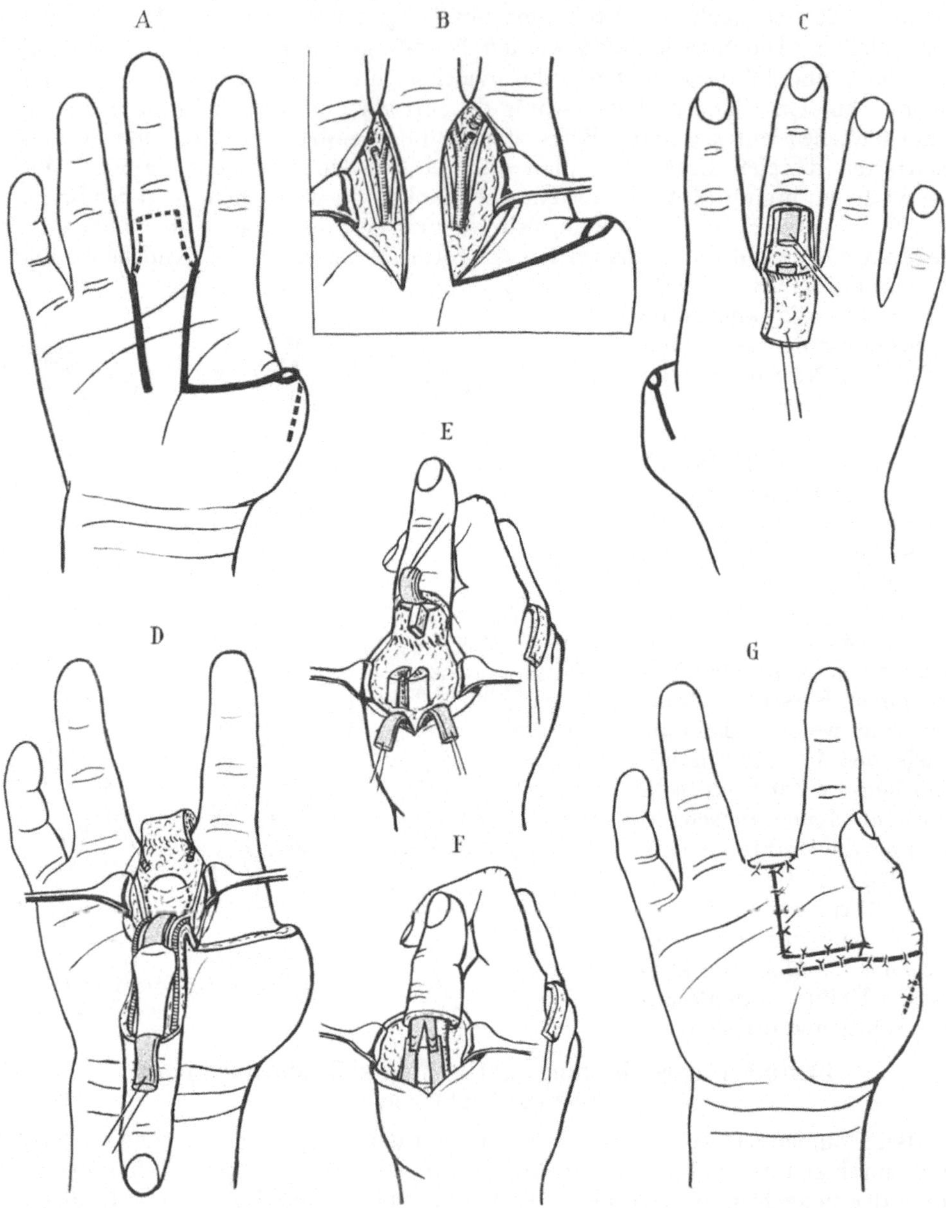

Abb. 183. Daumenersatz durch Versetzung des Mittelfingers nach O. HILGENFELDT. Schnitte in der Hohlhand und über dem Stumpf des I. Mittelhandknochens sind ausgezogen und über den Fingerstreckflächen gestrichelt gezeichnet (A). Ausschneiden der Hautbahn und Darstellung der Medianusäste. Bei peripherer Gabelung sind die palmaren Nervengabeln sorgsam stumpf zu trennen. Von den Arterien zu den 3 mittleren Fingern sind die Verzweigungen für die Nachbarfinger ligiert und durchschnitten (B). Freipräparation des Hautlappens an der Streckseite des Mittelfingers, der später das Köpfchen des Mittelhandknochens bedecken soll. Die weiter proximal durchschnittene Strecksehne ist mit einem Haltefaden versehen (C). Nach Exartikulation im Grundgelenk hängt der Mittelfinger an der Hautbahn, den Beugesehnen und Gefäßnervenbündeln (D). Sparsame Umschneidung der Stumpfnarbe und kurzer Längsschnitt über der Streckseite des I. Mittelhandknochens. Mit der oszillierenden Säge stellt man am I. Mittelhandknochen die Nute und unter Beachtung der erforderlichen Oppositionsstellung des Daumens am gekürzten Grundglied des versetzten Mittelfingers die Feder her. Haltefäden liegen in den Sehnen des M. extensor pollicis longus und brevis (E). Die Knochen sind ineinandergepreßt und die Stümpfe der gespaltenen Strecksehne des Mittelfingers an die Sehnen des M. extensor pollicis longus und brevis angeschlossen (F). Hautnähte und Fingerstellung nach Auswechselung des Mittelfingers (G)

4—6 Wochen in zweiter Sitzung geschehen. Jetzt wirkt der M. flexor pollicis longus als Kraftspender, und der Daumen wird als solcher empfunden.

Da nach Exartikulation eines dreigliedrigen Fingers die Nachbarfinger sich im Grundgelenk einwärts drehen und schräg stellen, halten wir es für angebracht, bei Versetzung des Mittelfingers eine schmale Grundgliedbasis zu belassen. Die Basis wird für die Plastik nicht benötigt und fällt bei der Federbildung am Grundglied ohnehin fort. Die Stumpfdeckung gelingt bei erhaltener Grundgliedbasis genauso gut.

St. Bunnell schlägt vor, die Hilgenfeldtsche Plastik mit Versetzung des Zeigefingers auf den III. Mittelhandknochen zu beenden, um eine möglichst weite erste Zwischenfingerfalte zu schaffen.

Die Wunde verschließt man mit Drahtnähten und stellt den neuen Daumen mit dorsaler Gipsschiene für 6 Wochen ruhig.

c) Spalthandbildungen

Durch Lösung des I. Mittelhandknochens von der übrigen Mittelhand entsteht ein Greifspalt zwischen dem Daumenstrahl und der Resthand. Diese „Spalthandbildung", „Metacarpolysis" oder „Phalangisierung" geht auf P. C. Huguier zurück und wurde mehrfach modifiziert. Ein abgespaltener I. Mittelhandknochen ist eine kurze, steife, kräftige Strebe, welche in der Articulatio carpometacarpea pollicis beweglich genug ist, um den verbliebenen Fingern einen hinreichenden Gegenhalt zu bieten. Die Bildung dieser nützlichen „Daumenstümpfe" bereitet einige technische Schwierigkeiten:

Um einen möglichst tiefen Spalt zu schaffen, muß man das Caput transversum des M. adductor pollicis nahe seiner Insertionsstelle schräg durchschneiden (L. Kreuz). Das verbleibende Caput obliquum reicht für die Adduktion des Daumenstumpfes aus (Abb. 185). Nimmt man zusätzlich den II. Mittelhandknochen fort und beläßt seine Basis als Sperrknochen, so wird die Spaltbreite vergrößert (Abb. 186).

Für die Auskleidung des vertieften Zwischenknochenraumes mangelt es gewöhnlich an Hautmaterial. Durch Bildung von Stiellappen aus der benachbarten Handhaut läßt sich der tiefe Spalt mit gepolsterter sensibler Haut verschließen.

Schließlich ist der Stumpf des I. Mittelhandknochens oft so kurz, daß man ihn verlängern muß. Dies geschieht durch ein frei verpflanztes Knochentransplantat nach dem Vorgehen von H. Gillies (Abb. 187). Eine andere Möglichkeit ist die Verlängerung des Daumenstrahls bei Daumen- und Zeigefingerverlust durch Verschiebung des II. Mittelhandknochens auf den Stumpf des I. Mittelhandknochens nach O. Hilgenfeldt (Abb. 184). Dabei geht man wie bei der zuvor bildlich dargestellten „Fingerauswechselung" (Mittelfinger-Daumenbildung) vor. Diese Technik berücksichtigt die anatomischen Besonderheiten, so daß die Sensibilität auf der neuen Daumengreiffläche erhalten bleibt. Der Eingriff sei im folgenden Beispiel geschildert.

α) Spalthandbildung mit Verlängerung des Daumenstrahls nach Hilgenfeldt

Beispiel: Ein 28jähriger Mann verlor vor 4 Jahren den linken Daumen mit der distalen Hälfte des I. Mittelhandknochens, den Zeigefinger bis auf einen Grundgliedrest und die distale Hälfte des Mittelfingers. Ring- und Kleinfinger blieben durch beugeseitige Narbenbildungen leichtgradig bewegungsbehindert. Anläßlich einer Rentenbegutachtung schlugen wir die Spalthandbildung mit Verlängerung des I. Mittelhandknochens durch Transferierung des restlichen Zeigefingerstrahls vor. Die Abb. 184 zeigt die beschädigte Hand vor und nach der Plastik; die Schnittführung ist auf die Haut gezeichnet.

Operationsbericht: In Allgemeinnarkose und pneumatischer Blutsperre am Oberarm wird aus der Hohlhand ein etwa 1 cm breiter Hautstreifen ausgeschnitten, welcher die Gefäß-Nervenbündel zum verkürzten Zeigefinger einschließt. Der Schnitt setzt sich um das Köpfchen

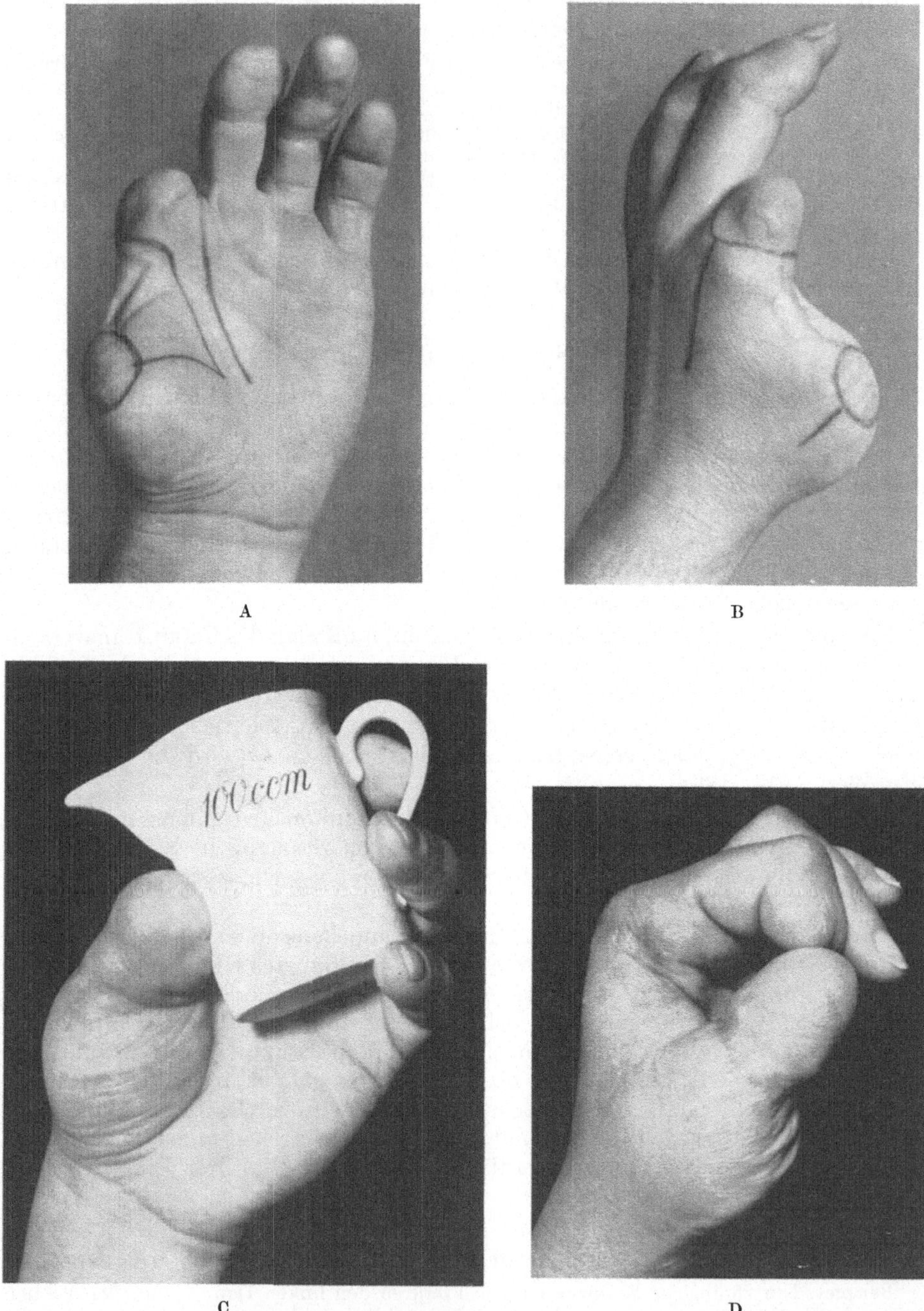

Abb. 184. Traumatische Daumenamputation und Teilverlust an Zeige- und Mittelfinger. Bei der Spalthandbildung nach O. HILGENFELDT wird durch Transferierung des II. Strahles auf den Stumpf des I. Mittelhandknochens dieser verlängert. Die palmaren Gefäß-Nervenbündel werden mitverpflanzt und die Sehnen angeschlossen. Die Schnittführung ist eingezeichnet (A, B). Nach dem plastischen Eingriff besitzt die neue Gegenhand Sensibilität und Beweglichkeit (C, D)

des II. Mittelhandknochens fort und endet dorsal an der Basis des Metacarpale II. Nach Durchtrennung der queren Fascikel der Palmaraponeurose findet man die Arteriengabel und dicht lateral davon die Nerven. Jetzt erfolgt die Durchtrennung der Arteriengabel jenseits der

Teilung, so daß der zum Mittelfinger verlaufende Ast doppelt unterbunden und durchschnitten wird. Freilegung der radialen Zeigefingerarterie mit der Anastomose zum Daumen auf der palmaren Fläche des M. interosseus dorsalis I. In schräger Richtung gelingt nun die Durchtrennung des Caput transversum vom M. adductor pollicis nahe am I. Mittelhandknochen. Die Nervengabel des N. digitalis palmaris communis wird stumpf in zentraler Richtung weit genug gespalten, damit der zur ulnaren Zeigefingerseite ziehende Ast später nachgiebig genug ist. Fortsetzung des Eingriffes auf der Fingerstreckseite mit Durchtrennung der

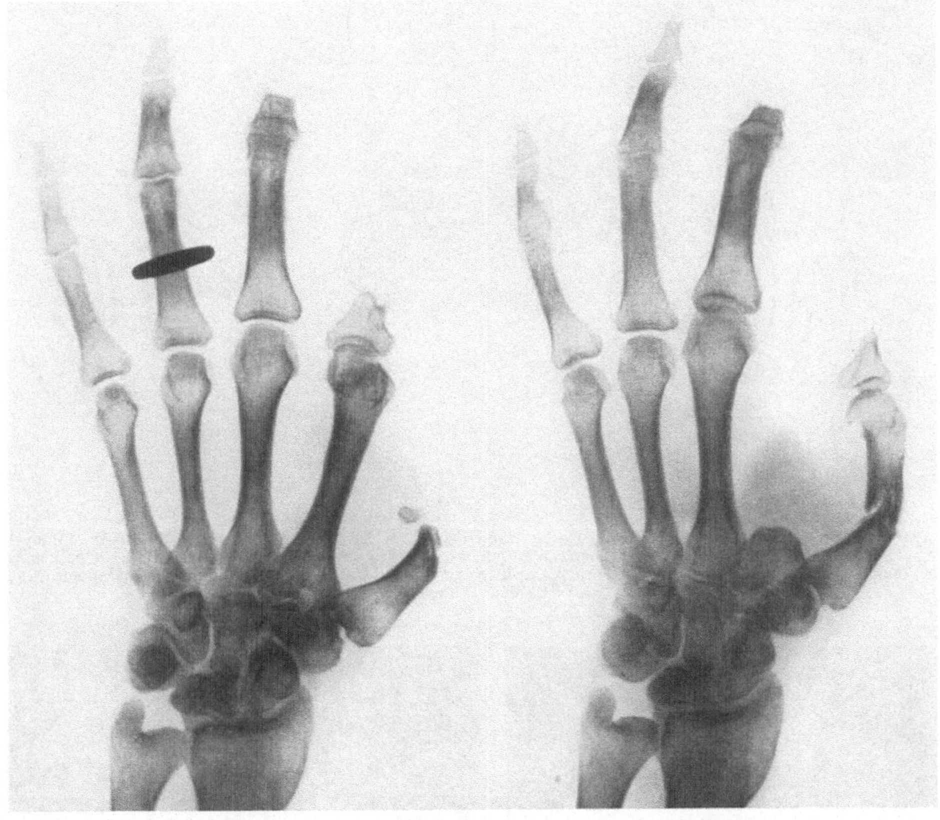

E   F

Abb. 184 (Fortsetzung). Die Röntgenbilder der Hand vor (E) und 6 Wochen nach der Verlängerung des Daumenstrahls. Nut- und Federbildung an den beiden ineinandergepreßten Knochen; dabei soll das Transplantat in günstiger Drehung und leichter Beugung stehen (F)

sehnigen Querverbindungen zwischen Zeige- und Mittelfingerstrecksehnen und quere Durchschneidung der Zeigefingersehnen (M. extensor indicis und M. extensor digitorum). Im Bereich der Basis wird der II. Mittelhandknochen quer mit der Vibrationssäge abgesetzt; dabei schützt ein untergeschobenes Elevatorium die Weichteile vor Verletzung. Die Auslösung des Knochens macht die Durchtrennung von Lumbricalis und Interossei an ihren Ansatzpunkten erforderlich. Die Beugesehnen bleiben erhalten. Vorbereitung des I. Mittelhandknochenstumpfes zur Aufnahme des Transplantates. Vom Fußpunkt der Hautbahn in der Hohlhand wird der Schnitt über den Daumenballen fortgesetzt; er umkreist sparsam die zu excidierende Stumpfnarbe und endet auf der Streckseite des I. Mittelhandknochens. Der stehengebliebene dreieckige Hautbezirk im I. Interdigitalspalt wird abpräpariert, in die Hohlhand umgeschlagen und mit einem Haltefaden versehen. Bildung einer 7 mm tiefen Nut mit der Vibrationssäge im angefrischten Stumpf des I. Mittelhandknochens; Bildung einer gleich langen Feder an der Resektionsfläche des zu verpflanzenden II. Mittelhandknochens. Beide Knochen lassen sich in günstiger Drehung und leichter Beugung des versetzten restlichen Zeigefingerstrahls fest ineinanderpressen, so daß der Mittelfinger den neugebildeten Daumen bequem berühren kann. Der abpräparierte dreieckige Hautlappen wird in den vertieften I. Inter-

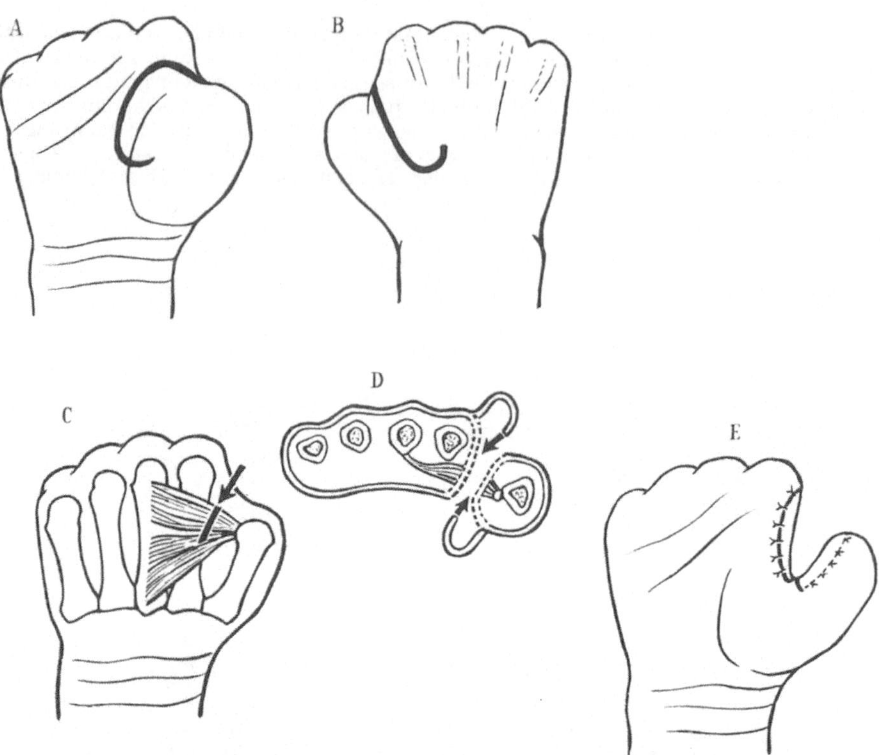

Abb. 185. Spalthandbildung an der fingerlosen Hand nach L. KREUZ. Schnittführungen zur Auskleidung des Spaltes mit handeigener Haut (A, B). Schräge Durchtrennung des queren Kopfes vom M. adductor pollicis zur Schonung der einstrahlenden Ulnarisfasern (C). Einschlagen des dorsalen und palmaren Schwenklappens in den Spalt (D) und Wundverschluß (E)

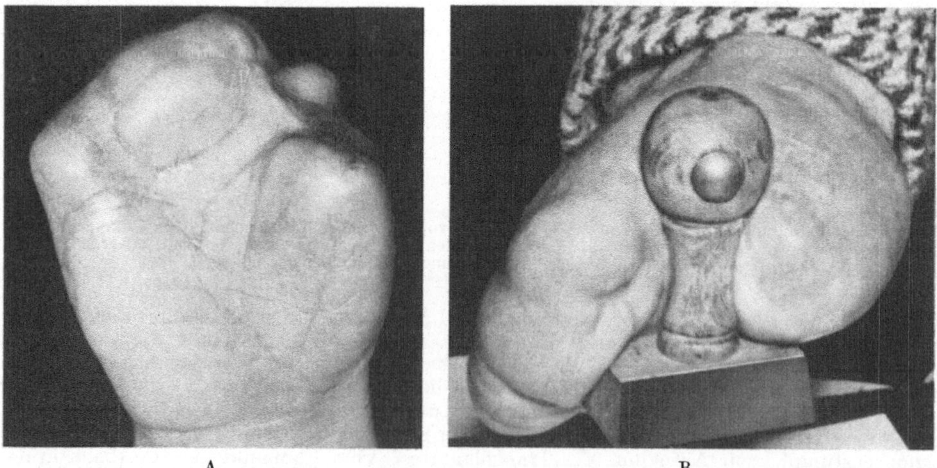

Abb. 186. Fingerverlust nach Sprengkörperverletzung (A). Spalthandbildung nach L. KREUZ mit partieller Resektion des II. Mittelhandknochens (B)

digitalspalt eingeschlagen. Nach Lösung der Blutsperre und Blutstillung werden die Wundränder mit Drahtnähten geschlossen. Ein kleiner Wunddefekt an der radialen Seite des III. Mittelhandköpfchens läßt sich mit einem frei verpflanzten Wolfe-Krause-Lappen aus der Innenseite des Unterarmes abdecken. Elastischer Kompressionsverband und dorsale Gipslonguette für 6 Wochen.

Nach sekundär durchgeführtem Anschluß der Zeigefingerbeugesehnen an die Sehne des M. flexor pollicis longus in Höhe des distalen Unterarmdrittels erhält der neue Daumen sein richtiges Organgefühl. Schließlich werden die lange Daumenstrecksehne und die beiden Strecksehnenenden des verpflanzten Zeigefingers vernäht. Durchblutung, Sensibilität, Beweglichkeit und Kraft des neuen Daumens sind gut.

β) Spalthandbildung an der fingerlosen Hand nach Kreuz

An der fingerlosen Hand führt man die Metacarpolysis zwischen dem I. und II. Mittelhandknochen durch und kleidet den Spalt mit 2 Schwenklappen nach L. Kreuz aus. Der Hautschnitt verläuft in S-Form: zunächst hufeisenförmig parallel zur Daumenfurche, biegt dann in der Interdigitalfalte auf die Streckseite um und endet im Bogen in Höhe der Basis des II. Mittelhandknochens (Abb. 185). Nun werden die Lappen abpräpariert und mit je einem Haltefaden versehen. Nach Darstellung des M. adductor pollicis durchtrennt man das Caput transversum — möglichst in schräger Richtung — nahe am I. Mittelhandknochen und schont somit die in das Caput obliquum einstrahlenden Ästchen des N. ulnaris. Mit dem verbleibenden Caput obliquum ist die Funktion des M. adductor pollicis noch gewährleistet. Beide Schwenklappen werden an den Haltefäden in den Spalt gezogen und eingenäht. Durch gleichzeitige Resektion des II. Mittelhandknochens erhält man einen größeren Spalt; dafür wird aber die Handfläche schmaler (Abb. 186).

d) Verlängerung des I. Mittelhandknochens bei Daumenverlust nach Gillies

Bei partiellem oder totalem Daumenverlust und unbeschädigten Nachbarfingern läßt sich der I. Mittelhandknochen durch ein frei verpflanztes Knochentransplantat verlängern. Dabei bleibt über der Greiffläche normale Sensibilität

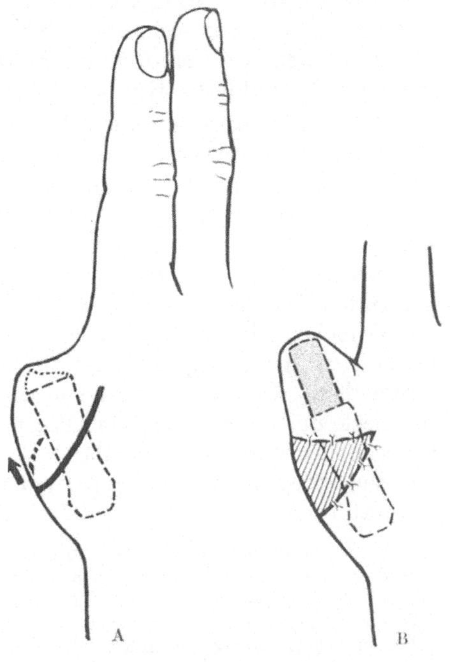

Abb. 187. Verlängerung des I. Mittelhandknochens bei Daumenverlust nach H. Gillies. Bogenförmiger Schnitt zur Freilegung des I. Mittel lhandknochen (A). Glättung des Stumpfes und Verlängerung des Daumenstrahles durch ein freies Knochentransplantat. Der durch Verschiebung des Haut-Fettlappens entstandene Defekt wird durch einen frei verpflanzten Dermatomstreifen gedeckt (B)

erhalten. Man legt einen bogenförmigen Schnitt über die Streckseite des I. Mittelhandknochens und präpariert einen haubenförmigen Haut-Fettlappen in distaler Richtung ab. Der Stumpf des I. Metacarpale wird quer angefrischt und auf die plane Resektionsfläche ein passend geformtes Transplantat aus dem Beckenkamm aufgesetzt. Die Fixation des eingepflanzten Knochenblockes kann man auf verschiedene Weise handhaben. Wichtig ist nur ein inniger Kontakt mit dem I. Mittelhandknochen, damit es nicht zur Spanlockerung oder Resorption kommt. Uns hat sich die Nut- und Federbildung ebenso bewährt wie die Verwendung von Kirschner-Drähten. Die restliche dorsale Wundfläche verschließt man mit einem Dermatomstreifen (Abb. 187). Nach 6 Wochen pflegt der Knochenblock eingeheilt zu sein. — Man kann mit diesem Vorgehen nach H. Gillies den I. Mittelhandknochen oder die Basis des Grundgliedes höchstens um 1,5—2 cm verlängern, weil nur relativ wenig Hautmaterial zur Verfügung steht. Erweist sich der verlängerte Daumenstrahl als noch zu kurz, so vertieft man zusätzlich die I. Interdigitalfurche, wie dies bei der Spalthandbildung nach L. KREUZ beschrieben wurde (Abb. 185).

e) Daumenersatz aus einem Rundstiellappen mit Knochentransplantat

Den Ersatz des Daumens durch eine Rippe mit Bauchhautumhüllung hat C. NIKOLADONI angegeben. Wir ersetzen den Daumenstrahl durch einen Rundstiel und implantieren sekundär das Knochentransplantat. Ein solcher kurzer und dicker Stumpf ist im Sattelgelenk beweglich und somit gebrauchsfähig; er steht den dreigliedrigen Fingern günstig gegenüber. Gewöhnlich dauert es 1 oder 2 Jahre, bis begrenzte Sensibilität vorhanden ist. Leichte Berührung und Nadelstiche werden wahrgenommen; Stereognosis stellt sich in dem aus Brust- oder Bauchhaut gebildeten Rundstiel nicht ein.

Die Plastik beginnt mit Bildung des Rundstiellappens. Nach 3—4 Wochen verpflanzt man diesen so auf den I. Mittelhandknochen, daß die Nahtstelle auf die Streckseite des zu bildenden Daumens zu liegen kommt. Etwa 3 Wochen später wird der Rundstiel vom Stamm gelöst und das verschlossene freie Ende lang gelassen. Sind Durchblutungs- und Wundverhältnisse einwandfrei, so wird 4 Wochen später der Rundstiel an der Nahtstelle geöffnet und ein passend geformtes Knochentransplantat aus Tibia, Rippe oder Darmbein in den I. Mittelhandknochen oder die Handwurzel eingebolzt. Durch dieses schrittweise Vorgehen lassen sich Spanresorption oder Infektion des Knochentransplantates am ehesten vermeiden. Kommt es dennoch zu diesen Komplikationen, so wird der Span reseziert und nach längerer Wartezeit die freie Knochenplastik wiederholt. Gelegentlich muß der neue Daumen in zweiter Sitzung durch eine Osteotomie in die Bewegungsebene der Finger gebracht werden. Bis zur Wiederkehr der Sensibilität bedarf der aufgestockte Daumen einer Schutzhülle.

Die Zehenüberpflanzung als Daumenersatz nach C. NICOLADONI ist durch die zuvor dargestellten Methoden überholt. Nur in besonders gelagerten Fällen kommt ein Zehentransplantat bei Verlust der ulnaren Handhälfte in Betracht. Dabei müssen Hand und Fuß 3 Wochen lang aneinander gelagert werden; diese Zwangshaltung wird höchstens von Jugendlichen ertragen. Die verpflanzte Zehe kann nekrotisch werden oder durch trophoneurotische Ulcera unbrauchbar bleiben; außerdem ist die Behandlung an sich sehr langwierig. Bei Verlust der ulnaren Handhälfte ist es ratsamer, hier einen Gegengreifer mit einem frei verpflanzten Knochentransplantat zu bilden, welches mit einem neurovasculär gestielten Lappen über der Beugeseite umkleidet wird.

2. Bildung von Mittelhandfingern nach BURKARD

Wenn bei Fingerverlust der starre Handteller durch Abspaltung der Mittelhandknochen aufgelockert wird, entstehen bewegliche und bei einiger Übung recht brauchbare Mittelhandfinger (O. BURKARD). Noch erhaltene Grundgliedreste verbessern die Funktion der Stümpfe, weil die Mm. interossei Ab- und Adduktion der Mittelhandfinger ermöglichen und die Hohlhand zu einer greiffähigen Rinne gefaltet werden kann.

Man legt die Hautschnitte zwischen dem I. und III. Mittelhandknochen wie bei der Spalthandbildung an der fingerlosen Hand nach L. KREUZ an und reseziert den II. Mittelhandknochen (Abb. 185). Auf der Beuge- und Streckseite werden über dem IV. Mittelhandknochen Schwenklappen gebildet; sie kleiden nach Resektion des Knochens den tiefen Spalt aus. Restliche Wundflächen sind durch freie Hauttransplantate zu verschließen. Die Basen vom II. und IV. Mittelhandknochen können stehenbleiben; dies vereinfacht den Eingriff und hält das

Handgefüge aufrecht. Bei der Präparation sind Nerven, Gefäße und Sehnen sorgfältig zu schonen. Durch zusätzliche keilförmige Rotationsosteotomie am I. Mittelhandknochen (Abb. 188) wird die Stellung des phalangisierten

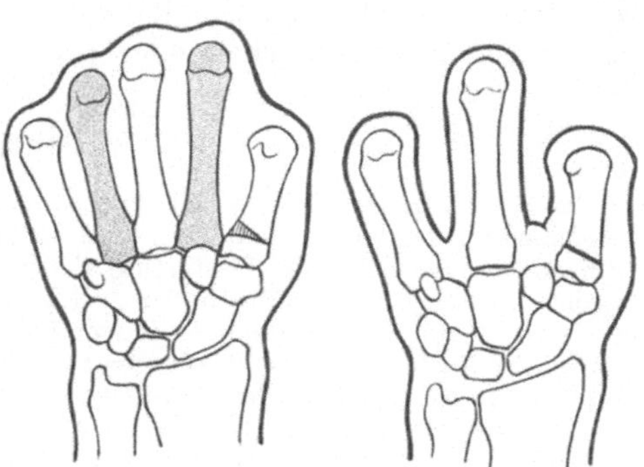

Abb. 188. Bildung von Mittelhandfingern am fingerlosen Handteller. Durch Resektion des II. und IV. Mittelhandknochens — die Basen können auch belassen werden — ist die Abspaltung des I. und V. Mittelhandknochens möglich. Die zusätzliche keilförmige Rotationsosteotomie am I. Mittelhandknochen erleichtert die Bewegung des phalangisierten Daumens gegen die beiden anderen phalangisierten Finger (St. Bunnell)

Daumens verbessert; er kann sich dann bequemer gegen die beiden anderen phalangisierten Finger 3 und 5 bewegen (St. Bunnell).

Durch Phalangisation des I. und V. Mittelhandknochens bei Verlust der mittleren Metacarpalia läßt sich ein Zangenschluß erreichen, wenn durch keilförmige Rotationsosteotomie beide Knochen einander genähert werden (Abb. 189).

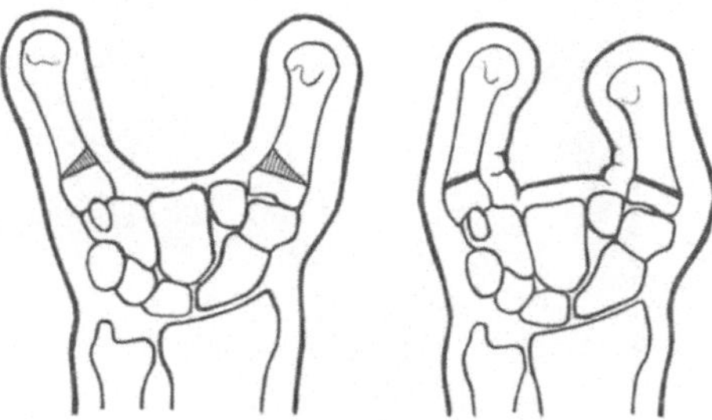

Abb. 189. Zangenbildung mit I. und V. Mittelhandknochen bei Verlust der mittleren Metacarpalia durch keilförmige Rotationsosteotomie

3. Prothesen

E. Heller hat im 1. Weltkrieg Daumenprothesen entwickelt, welche mit einer festen Ledermanschette bis zum Handgelenk reichen. Diese Prothesen bieten bei Daumenverlust den beweglichen dreigliedrigen Fingern einen guten Gegenhalt. Umgekehrt gibt es Filzhandprothesen mit 4 dreigliedrigen Fingern und einem Loch für den Daumen, welche bei Fingerverlust für den erhaltenen Daumen die Gegenhand bilden und Greiffähigkeit z. B. beim Schreiben herstellen (G. Hohmann). Nachteile der Finger- oder Handprothesen sind nächst der schwierigen Befestigung an der verkrüppelten Resthand ihre Gefühllosigkeit und Unbeweglichkeit. Die Verletzten benutzen deshalb diese Prothesen oft nicht und pflegen sie höchstens außerhalb der Arbeitszeit als Schmuckhand anzulegen.

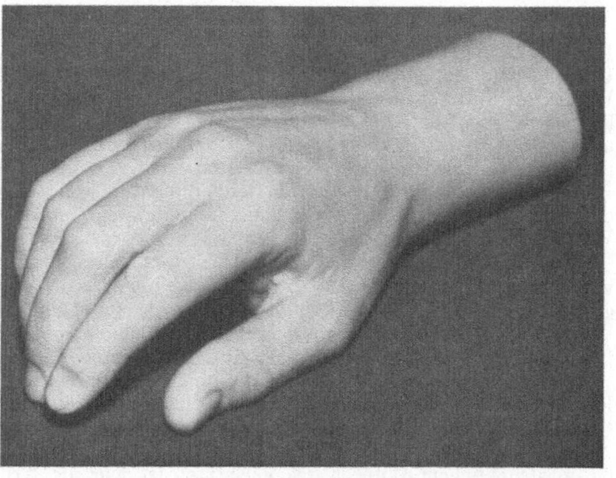

Abb. 190. Aufstülpbare Schmuckprothese bei Handverlust

Neuerdings gibt es poröse, nahtlose, abwaschbare Schmuckprothesen aus Plastikmaterial als Finger- oder Handersatz; sie werden in Form und Profilierung täuschend ähnlich der normalen Hand nachgebildet (Abb. 190). Die Prothesen lassen sich mit elastischen oder passiv verstellbaren Fingern anfertigen.

4. Ohnhänder

In Friedenszeiten kommt der Verlust beider Hände selten vor. Für den Ohnhänder empfehlen wir das Krukenberg-Verfahren, weil durch die Bildung von 2 natürlichen Unterarmgreifzangen mit normalem Tastgefühl die Verrichtungen des täglichen Lebens ausgeführt werden können und die Prothesen entfallen. Die Öffnungsbreite der Unterarmbranchen beträgt 6—8 cm, die Länge der Greifarme 12—15 cm (Abb. 191). Grundsätzlich soll der Ohnhänder vor Ausführung der Plastik nicht nur auf den funktionellen Vorteil, sondern auch auf den ästhetischen Nachteil des Krukenberg-Armes hingewiesen werden.

Beim Rechtshänder wird der Krukenberg-Arm zuerst linksseitig angelegt. Es ist besser, wenn der Verletzte die Handhabung der Zange zunächst auf der „ungeschickteren" Seite erlernt. Anschließend führt man die Plastik auch rechtsseitig aus. Zur Bildung des Krukenberg-Armes stehen uns 2 Methoden zur Verfügung.

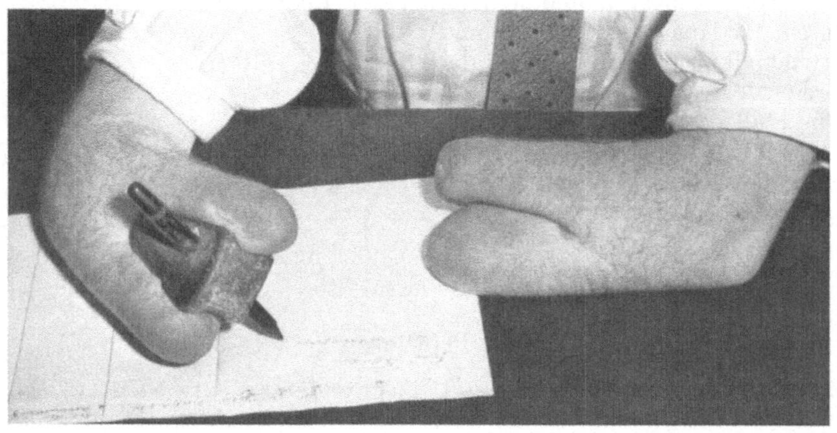

Abb. 191. Greifarme nach Krukenberg beim Ohnhänder. Dieser Bahnbedienstete verdient sich selbst den Lebensunterhalt. Für die Verrichtungen des täglichen Lebens werden selbstbedienbare kleine Zusatzgeräte (Hülsen, Manschetten, Aufsteckvorrichtungen u. a.) benutzt

Bei günstigen Hautverhältnissen empfiehlt sich das vereinfachte Vorgehen nach K. H BAUER. Es bietet den Vorteil, daß über den schlanken Greifbranchen der Wundverschluß ohne Hautplastik möglich ist. Nach Längsschnitten auf Beuge- und Streckseite in der Mitte des Unterarmstumpfes und Bildung eines beugeseitig proximal gelegenen zungenförmigen Hautlappens werden die zur Hand und zu den Fingern ziehenden Muskeln entfernt. Der Hautlappen kleidet später die Gabelung (Commissur) der Zange aus. Jetzt wird der Unterarm gespalten und die Haut über Radius und Ulna vernäht. Die Öffnung der Greifzange führen Biceps und Brachioradialis aus, die Schließung der Pronator teres, der auch mit dem Supinator die Drehbewegung bewirkt. An den Zangenbewegungen beteiligt sich nur die Speiche; die Elle wird dabei vom beugenden Brachialis und vom streckenden Triceps fixiert.

Die Krukenberg-Operation nach L. KREUZ sieht keine Entfernung der Unterarmmuskeln vor, um ein differenzierteres Bewegungsspiel der Greifbranchen zu gewährleisten. Die beiden großen Schwenklappen auf Beuge- und Streckseite des Unterarmstumpfes reichen aber zum Wundverschluß nicht aus; man muß den verbleibenden Hautdefekt an der Innenseite der Ulna durch einen gestielten Bauchhautlappen verschließen.

Nur eine einwandfreie Nachbehandlung von mindestens 2—3 Monaten Dauer sichert den Erfolg. Durch Anspannungsübungen mit Elektrotherapie und später durch Greif- und Geschicklichkeitsübungen soll der Verletzte den Gebrauch der Stümpfe erlernen.

Bei *einseitigem* Handverlust schlagen wir eine der verschiedenartigen Prothesen vor. Nur bei ausdrücklichem Wunsch des Verletzten ist hier die Krukenberg-Plastik gerechtfertigt.

D. Pyogene Infektionen der Hand

Die eitrigen Entzündungen an den Fingern als Folge pyogener Infektion können verschiedene Gewebe betreffen: Epidermis, Nagelbett, Haut, Sehnenscheiden, Knochen und Gelenke. Fortschreitend bieten die Entzündungen das Bild der Phlegmone und abgekapselt das des Abscesses. Am Knochen führt die Infektion zu einer akuten eitrigen Osteomyelitis, am Gelenk zu einer Gelenkeiterung und an den Beugesehnen zur Sehnenscheidenphlegmone. Wir bezeichnen die einzelnen Krankheitsbilder nach dem Vorschlag von E. LEXER mit den chirurgisch allgemein gebräuchlichen Namen unter Verzicht auf den bisher üblichen Sammelbegriff „Panaritium".

Handinfektionen entstehen am häufigsten nach unbeachtet gebliebenen Hautverletzungen, besonders nach kleinen Stichwunden über den Beugefurchen der

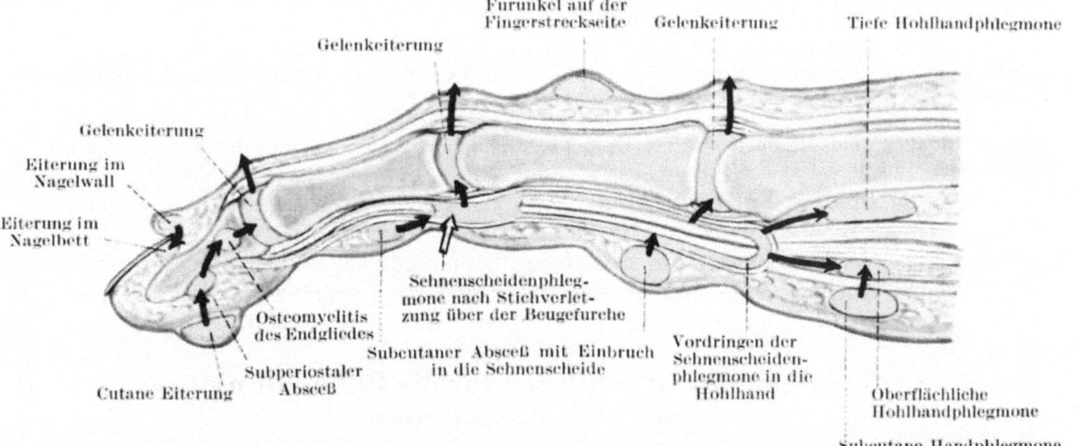

Abb. 192. Die eitrigen Entzündungen an den Fingern mit ihren verschiedenen Ausbreitungsmöglichkeiten

Finger (Abb. 192). Bei bakteriologischen Untersuchungen finden sich häufig Staphylokokken, bisweilen Streptokokken oder eine Mischinfektion. Die Erreger breiten sich in den Geweben aus und gelangen auch in die Lymphgefäße. Unbehandelt folgt die Fingerinfektion den Bindegewebszügen in zentraler Richtung bis in den Knochen. Der Eiter kann im Sehnenscheidenverlauf in proximaler Richtung von einem Finger bis zur Mitte des Unterarmes vordringen; derartige Sehnenscheidenphlegmonen greifen an Daumen und Kleinfinger rasch unter Einschmelzung der Trennungswand im Canalis carpi von der einen zur anderen Handhälfte V-förmig über (Abb. 1). Da außerdem der ulnare Sehnenscheidensack über dem Os hamatum mit den Handwurzel-Mittelhandgelenken kommuniziert, ist der wechselseitige Übertritt der Infektion zwischen Handgelenk und Sehnenscheide möglich. Bleibt die Eiterung auf das Unterhautfettgewebe und die Fascienräume beschränkt, so ist nach operativer Freilegung und Ausheilung gewöhnlich keine Funktionsbehinderung zu erwarten. Infektionen der Sehnenscheiden und Gelenke können jedoch im akuten Stadium die Gliedmaße und sogar das Leben bedrohen; sie hinterlassen infolge von Sehnennekrose oder Zerstörung der Gelenkflächen funktionelle Behinderungen. Der Endzustand nach einer

schweren Infektion kann eine versteifte Hand sein, welche durch Sensibilitätsstörungen, unbewegliche Krallenstellung der Finger, Adduktionshaltung des
Daumens, Abflachung des Mittelhandgewölbes und Flexionskontraktur des Handgelenkes gebrauchsunfähig ist.

Antibiotica und Chemotherapeutica unterstützen die chirurgische Behandlung
wirksam; sie machen aber einen operativen Eingriff nicht überflüssig. Nach wie
vor gilt der Grundsatz, daß ein Absceß oder nekrotischer Bezirk, eine Sehnen-
scheiden-, Knochen- oder Gelenkinfektion unverzüglich operativ zu eröffnen ist.
Die Diagnose läßt sich häufig schon aus der anamnestischen Angabe stellen, daß
die Nachtruhe durch den klopfenden Spontanschmerz gestört war. Über dem
entzündeten Bezirk finden sich Rötung, Schwellung und erhöhte Hauttemperatur.
Tastet man mit leichtem Sondendruck von der gesunden Umgebung her das
infizierte Gebiet ab (Hüterscher Knopfsondenversuch), so wird im Bereich des
Herdes ein intensiver Schmerz angegeben. Fingerhaltung und Funktionsausfall
sind für die einzelnen Ausbreitungswege der Infektion charakteristisch. Differentialdiagnostisch muß man an das Erysipel und das Erysipeloid denken; beide
Erkrankungen werden konservativ behandelt. Eine Joddermatitis darf nicht als
Handinfektion fehlgedeutet werden.

Beim Erysipel besteht initialer Schüttelfrost; das Allgemeinbefinden ist schwer beeinträchtigt, und der örtliche Prozeß schreitet rasch fort. Der erkrankte Bezirk ist tiefrot verfärbt.
Antibiotica beseitigen die Streptokokkeninfektion.

Beim Erysipeloid sieht man eine dunkelrote, scharf begrenzte Hautschwellung; es wird
über Jucken und Brennen der Hände geklagt. Das Allgemeinbefinden ist nicht gestört.
Rotlaufserum beseitigt die Rötung.

Da entzündete Finger in kurzer Zeit erheblich anschwellen können, sind
Fingerringe rechtzeitig zu entfernen. Eine Strangulation soll man sofort
beseitigen. Man benützt dazu eine feine Kreissäge; sie läuft in einer kleinen
gebogenen Kocher-Rinne, welche sich unter den Ring schieben läßt. Auf diese
Weise gelingt die Ringsprengung ohne Nebenverletzungen.

I. Allgemeine Richtlinien für die Behandlung von Handinfektionen

a) Schmerzausschaltung

Die Eröffnung eines Eiterherdes an der Hand führt man in Allgemeinbetäubung
durch. Wenn der Prozeß das End- oder Mittelglied nicht überschreitet, ist die
Oberstsche Anaesthesie zulässig. Wegen der Möglichkeit einer Ausbreitung der
Infektion im Infiltrationsgebiet soll man jedoch bei akuten Entzündungen mit
der Leitungsanaesthesie zurückhaltend sein.

Die Vereisung der Haut durch einen Chloräthylspray ist für die Eröffnung
einer Fingereiterung gewöhnlich unzureichend: Durch den nach etwa 1 min einsetzenden Schmerz kommt es zu Abwehrbewegungen; der Eingriff wird unvollständig beendet, die Eiterung schreitet später fort, Nachoperationen werden
erforderlich, und das Vertrauen des Kranken geht verloren.

b) Blutsperre

Die pneumatische Blutsperre am Oberarm gewährleistet eine unbehinderte
Wundübersicht und ermöglicht erst die vollständige Freilegung des Herdes. Man
hält den Arm 5 min lang hoch und pumpt rasch auf einen Druck von 300 mm Hg.
Der Arm wird bei Eiterungen nicht mit der Esmarch-Binde ausgewickelt, damit
die Keime nicht in die Lymph- und Blutcapillaren gepreßt werden. Ist der Prozeß
auf das End- oder Mittelglied begrenzt, so genügt ein Tourniquet an der Grundgliedbasis; man muß dann nach dem Hautschnitt einige Augenblicke warten, bis

die venöse Stauungsblutung versiegt. — Geht die Handinfektion mit einer Entzündung der Lymphbahnen einher, so verzichtet man wegen der hier drohenden
Keimverschleppung auf die Blutsperre.

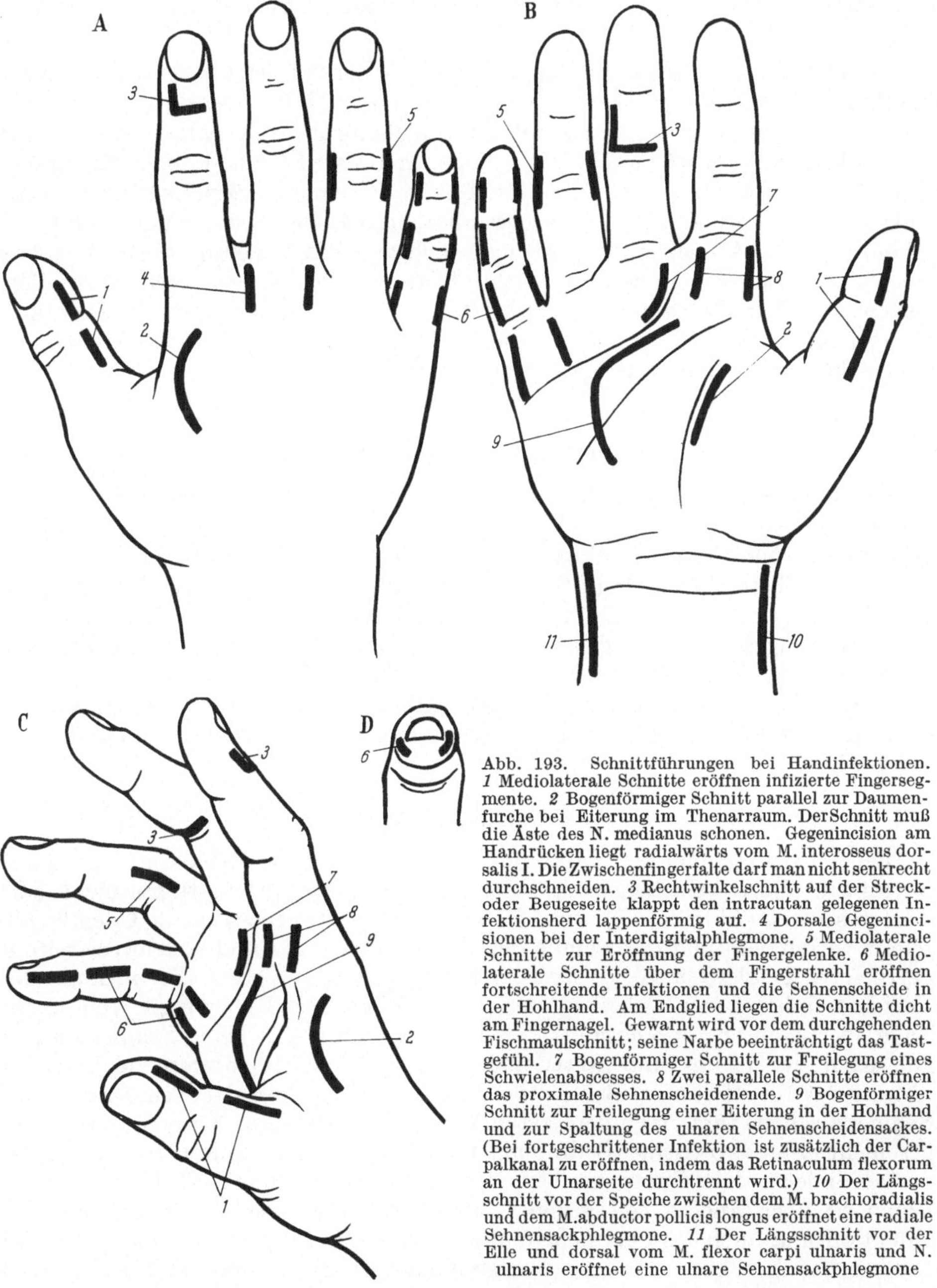

Abb. 193. Schnittführungen bei Handinfektionen. *1* Mediolaterale Schnitte eröffnen infizierte Fingerseg-mente. *2* Bogenförmiger Schnitt parallel zur Daumen-furche bei Eiterung im Thenarraum. Der Schnitt muß die Äste des N. medianus schonen. Gegenincision am Handrücken liegt radialwärts vom M. interosseus dor-salis I. Die Zwischenfingerfalte darf man nicht senkrecht durchschneiden. *3* Rechtwinkelschnitt auf der Streck-oder Beugeseite klappt den intracutan gelegenen In-fektionsherd lappenförmig auf. *4* Dorsale Gegeninci-sionen bei der Interdigitalphlegmone. *5* Mediolaterale Schnitte zur Eröffnung der Fingergelenke. *6* Medio-laterale Schnitte über dem Fingerstrahl eröffnen fortschreitende Infektionen und die Sehnenscheide in der Hohlhand. Am Endglied liegen die Schnitte dicht am Fingernagel. Gewarnt wird vor dem durchgehenden Fischmaulschnitt; seine Narbe beeinträchtigt das Tast-gefühl. *7* Bogenförmiger Schnitt zur Freilegung eines Schwielenabscesses. *8* Zwei parallele Schnitte eröffnen das proximale Sehnenscheidenende. *9* Bogenförmiger Schnitt zur Freilegung einer Eiterung in der Hohlhand und zur Spaltung des ulnaren Sehnenscheidensackes. (Bei fortgeschrittener Infektion ist zusätzlich der Car-palkanal zu eröffnen, indem das Retinaculum flexorum an der Ulnarseite durchtrennt wird.) *10* Der Längs-schnitt vor der Speiche zwischen dem M. brachioradialis und dem M. abductor pollicis longus eröffnet eine radiale Sehnensackphlegmone. *11* Der Längsschnitt vor der Elle und dorsal vom M. flexor carpi ulnaris und N. ulnaris eröffnet eine ulnare Sehnensackphlegmone

c) Schnittführungen

Die Haut ist rasiert, alle Schuppen und Krusten sind durch Abwaschen mit
Wasser und Seife beseitigt. Wie aus Abb. 193 zu ersehen ist, legen wir Eiterherde

an den Fingersegmenten durch mediolaterale Incisionen frei. Mediane Längsincisionen, welche die Beugefurchen senkrecht kreuzen, sind falsch; sie führen später zur Beugekontraktur. Über dem Mittel- *oder* Grundglied wird der Medianschnitt nur noch angewandt, um eine auf ein einzelnes Fingersegment begrenzte subcutane Eiterung über der Stelle der stärksten Druckempfindlichkeit freizulegen.

In der Hohlhand folgen die Einschnitte dem Verlauf der Beugefurchen. Nach Eröffnung des Herdes wird der Eiter zur Keim- und Resistenzbestimmung abgeimpft. Entleert sich bei Druck auf die Umgebung ebenfalls Eiter, so tastet man alle vorhandenen Taschen mit der gebogenen Halsted-Klemme oder Kornzange aus und legt Gegenincisionen über der Spitze des eingeführten Instrumentes an. Nekrotisches Gewebe soll excidiert werden; dabei sind Nerven und Gefäße zu schonen. Eine Absceßhöhle darf man nicht austamponieren, weil die später getrocknete Tamponade den Sekretabfluß wie ein Pfropf behindert. Das Offenhalten der Wundhöhle mit einer weichen angefeuchteten Gummilasche (kein Drain!) ist nützlich. Wir binden die Laschenenden über der Hautbrücke mit einem Supramidfaden ohne Spannung aneinander.

d) Verband und Ruhigstellung

Die Wunde und ihre Umgebung werden mit nichtwundhaftendem Verbandmaterial bedeckt, damit die Schmerzen beim ersten Verbandwechsel möglichst gering sind. Man kann vaselinegetränkte und im Autoklaven sterilisierte Gazestreifen, grobmaschigen Penicillin-Tüll oder fabrikmäßig hergestelltes nichtwundhaftendes Verbandmaterial verwenden. Die Ruhigstellung führen wir bei Fingereiterungen mit einer gebogenen Metallfingerschiene durch und achten auf Einhaltung der Funktionsstellung: Das Handgelenk ist dorsalflektiert, und die Fingergelenke stehen in mittlerer Beugestellung (Abb. 24). Bei Handeiterungen hält eine gebogene Metall- oder Drahtleiterschiene die Funktionsstellung aufrecht (Abb. 23).

e) Nachbehandlung

Bei jeder ausgedehnten Handinfektion sollte man die Behandlung stationär fortsetzen. Durch Hochlagerung des Armes auf einer Abduktionsschiene oder Auflageschiene (Abb. 25, 26) wird die Durchblutung verbessert, die Ödembereitschaft vermindert und die Gefahr der Adhäsionsbildung und Gelenkversteifung verringert. In gleicher Weise wirkt sich die aktive Bewegung aller nicht in den Verband einbezogenen Gelenke günstig aus. Wir lassen Bewegungen vom ersten Tage an ausführen; vorausgesetzt, daß der Kranke dabei keine Schmerzen hat. Die nach der Keim- und Resistenzbestimmung gezielt fortgesetzte Therapie unterstützt die Heilung. Bei glattem Verlauf (Absinken der Temperatur und Schmerzfreiheit) führt man den ersten Verbandwechsel nach 3 Tagen durch; dies geschieht unter aseptischen Bedingungen (Mundtuch), um zusätzliche Infektionen zu verhindern. Die Gummilaschen werden im ganzen nur 3—5 Tage belassen. Wenn sie über längere Zeit liegen bleiben, so können sie als Fremdkörper die Infektion und auch eine vermehrte Wundsekretion unterhalten. Es ist für den Patienten angenehm, wenn der Verband nach Abdecken mit Cellophan durch täglich mehrmaliges Begießen mit Ringerlösung (keine Antiseptica!) feuchtgehalten wird; man begünstigt dadurch außerdem die Wundheilung. Wenn eine Infektion nicht abklingen will, so ist nach einem Knochen-, Sehnen- oder Gelenkprozeß zu fahnden. Sonst sieht man fortschreitende Handinfektionen auch bei

Allgemeinerkrankungen (Diabetes, Eiweißmangel, Vitamin C- oder D-Mangel) oder bei trophischen Störungen mit Sensibilitätsverlust (Syringomyelie, Tabes dorsalis, Läsionen der peripheren Nerven). Da bei älteren Menschen die Versteifungsgefahr besonders groß ist, sollte man bei progredienter Fingerinfektion alsbald amputieren, sofern es sich nicht um den Daumen handelt.

Nachblutungen machen die doppelte Unterbindung eines arrodierten Gefäßes erforderlich. Nur in Blutsperre gelingt das Auffinden der Blutungsquelle und die sichere Schonung der Begleitnerven.

Handbäder in körperwarmem Wasser (10 min) fördern die Reinigung der Wundgranulationen. Das Schwammausdrücken wirkt sich dabei auf die Wiederkehr der Fingerbeweglichkeit günstig aus.

II. Spezielle Richtlinien für die Behandlung von Handinfektionen

1. Fingereiterungen

a) Eiterung im Nagelwall

Nach Einrissen der Epidermis im seitlichen Nagelwall können Eitererreger in die Bucht zwischen Wall und Nagel eindringen und eine Infektion rings um den Nagelwall hervorrufen (,,Umlauf"). Ein an der Matrix durch Eiter unterminierter Nagel wird aus seinem Bett gehoben und abgestoßen.

Behandlung. Die Incision des Nagelwalles führt rasch zur Heilung. Ist bereits die Matrix befallen, so entfernt man die Nagelplatte im ganzen (Abb. 97). Danach wächst der Fingernagel in 4 Monaten normal geformt nach. Mißgebildete Nagelformen entstehen bei geschädigter Matrix oder Verkürzung des Endgliedes. Krallenförmige Fehlbildung findet sich bei fehlendem Nagelfortsatz des Endgliedes und Längsnarbung nach Schädigung der Matrix. Deshalb ist die Längsspaltung des Nagels vor der Extraktion zu unterlassen.

b) Eiterblase in der Fingerhaut

Cutane Eiterblasen sieht man vorwiegend am Endglied; häufig sind sie von einer Infektion des Lymphgefäßsystems begleitet.

Behandlung. Die Eiterblase ist mit der Schere gänzlich abzutragen und das freiliegende Corium mit großmaschigem Penicillin-Tüll zu bedecken. Der Wundgrund überhäutet sich in wenigen Tagen. Bei Schienung und unter Alkoholumschlägen geht die Lymphangitis zurück.

c) ,,Kragenknopfabsceß"

Unter einer cutanen Eiterblase kann sich besonders über der palmaren Fläche des Endgliedes ein subcutaner Absceß verbergen. Zwischen beiden Eiterherden besteht eine stricknadeldicke Kommunikation. Deshalb sprechen R. KLAPP und H. BECK von einem ,,Kragenknopfabsceß".

Behandlung. Nach vollständiger Abtragung der Eiterblase muß der tiefer gelegene Absceß durch 2 mediolaterale Einschnitte eröffnet werden (Abb. 194). Die sparsame ovaläre Excision der Wundränder verhindert einen vorzeitigen Wundverschluß. Mit einer Halsted-Klemme zieht man eine schmale Gummilasche ein, deren Enden über einem fingerbreiten Vaseline-Gazestreifen geknotet werden. Dorsal wird eine gebogene Schiene in Mittelstellung der Gelenke angelegt. Damit das Grundglied flektiert bleibt, sind die Bindentouren von der Beugeseite her

über die Fingerstreckseite zu führen. Starre gerade Holzspatel eignen sich nicht
zur Schienung, weil in Streckstellung die erschlafften Seitenbänder schrumpfen
und die Gelenke versteifen.

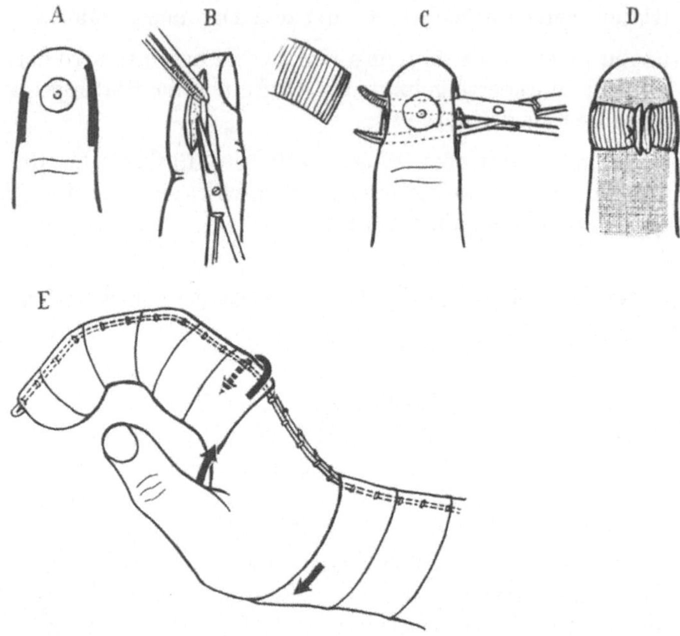

Abb. 194. Behandlung einer Fingereiterung („Kragenknopfabsceß"). Abtragen der Eiterblase und Freilegung
des Eiterherdes mit mediolateraler Schnittführung (A). Sparsame ovaläre Excision der Wundränder verhindert
einen vorzeitigen Verschluß der Wunde (B). Einziehen einer Gummilasche (C) und Einschieben eines Vaseline-
Gazestreifens unter die zusammengebundene Gummilasche (D). Ruhigstellung mit gebogener Fingerschiene (E).
Wird die Binde von palmar nach dorsal um das Fingergrundgelenk geführt, so entsteht bei langwieriger
Fingerinfektion kein Schaden (E. MOBERG)

d) Fingerkuppenabsceß

Die kräftige beugeseitige Fingerkuppenhaut und die senkrecht angeordneten
straffen Bindegewebszüge schließen den entzündeten Fingerkuppenraum ab.
Damit sind Druckerhöhung und Zirkulationsstörungen verbunden, welche das
Entstehen einer Gewebsnekrose und Eiterung begünstigen. Die Infektion kann
dann eher auf Knochen, Gelenk oder Sehnenscheide übergreifen (Abb. 192), als
daß es zur spontanen Perforation der Haut mit Fistelbildung kommt.

Behandlung. Die Incisionen an beiden Fingerseiten sind ausreichend, wenn
flüssiger Eiter angetroffen wird. Findet sich aber eine trockene, grünliche Gewebsnekrose, so muß diese im ganzen excidiert werden. Da an der Fingerbeere jede
Narbenbildung sehr hinderlich und für das Tastvermögen nachteilig ist, soll man
hier weder den Froschmaulschnitt zur lappenförmigen Aufklappung der Fingerkuppe noch mediane Längsincisionen anlegen.

e) Subcutane Eiterung auf der Beugeseite der Mittel- und Grundglieder

Die subcutane Eiterung über der palmaren Seite des Mittel- oder Grundgliedes
kann auf die Sehnenscheide übergreifen oder zur Streckseite hin sich ausbreiten
und dabei in das Mittel- oder Grundgelenk einbrechen (Abb. 192).

Behandlung. Das infizierte Fettpolster eines Fingersegmentes legt man beiderseits nach R. KLAPP durch mediolaterale Einschnitte unter Schonung der pal-

maren Gefäß-Nervenbündel frei und zieht für einige Tage eine schmale Gummilasche ein, wie dies am Endglied geschildert wurde. Einen Gewebssequester muß
man excidieren.

f) Eiterung auf der Streckseite der Fingerglieder

Über der Streckseite der Mittel- und Grundglieder kommen in den behaarten
Hautpartien Infektionen an den Haarbälgen oder den Ausführungsgängen der
Talgdrüsen vor. Wie beim typischen Furunkel findet man einen zentralen
Nekrosepfropf. Der Prozeß kann sich in Form der dorsalen Fingerphlegmone
ausbreiten; diese hat eine gutartige Verlaufsform ohne Neigung zum Gelenk- oder
Knocheneinbruch (Abb. 192). Die scheidenlosen Strecksehnen sind gegen Eiter
sehr widerstandsfähig.

Behandlung. Einen kleineren Herd legt man durch einen tangentialen Haut-
schnitt frei, hebt die Nekrose mit dem kleinen scharfen Löffel heraus und entfernt
die Reste mit der Schere. Ist der Gewebszerfall ausgedehnter, so führt man vom
Zentrum aus 3 Einschnitte bis in die verhärteten Ränder. Nach Entfernung der
Nekrosen unterminiert man die 3 Läppchen und durchtrennt die vertikalen Septen.
Bleibt später eine größere Granulationsfläche zurück, so wird sie mit einem
Dermatomläppchen bedeckt. — Die dorsale Fingerphlegmone wird längs gespalten;
bisweilen sind seitliche Gegenincisionen erforderlich.

2. Sehnenscheidenphlegmone

Nach direkter Verletzung (Stich-, Quetsch-, Bißverletzung) oder nach Einbruch einer fortschreitenden subcutanen, ossalen oder artikulären Eiterung in die
Sehnenscheide entsteht die Sehnenscheidenphlegmone; in seltenen Fällen sieht
man sie als septische Metastase. Die eitrige Tenosynovitis geht mit Allgemeinerscheinungen (Schüttelfrost, Fieber) und meistens unter Beteiligung des regionären
Lymphsystems einher. Zunächst sind von der Infektion der Sehnenscheidenkanal
und die Sehnenscheidensäcke betroffen. Der erkrankte Finger ist gerötet und
geschwollen; die Haut glänzend und gespannt. Das entzündliche Ödem über dem
Fingerrücken darf nicht als Sitz der Erkrankung fehlgedeutet werden. Ängstlich
wird der Finger zur Entlastung der Sehnenscheide leicht flektiert gehalten; jeder
Bewegungsversuch ist schmerzhaft. Druckschmerzhaftigkeit besteht über der
gesamten Sehnenscheide (Abb. 1), selbst wenn zunächst nur ein Fingersegment
von der Infektion betroffen ist. An Zeige-, Mittel- und Ringfinger sind die End-
gelenksbeugefurche und die Gegend der distalen queren Hohlhandfurche vermehrt
druckempfindlich. Durchbricht die Eiterung den proximalen Sehnenscheidensack,
so kommt es zu einer oberflächlichen oder tiefen Hohlhandphlegmone. Der innige
Kontakt der Scheide mit dem Periost und den Gelenkkapseln führt bisweilen zur
Infektion der Phalangen und Fingergelenke (Abb. 192).

Da am Daumen und Kleinfinger die Sehnenscheiden in den radialen und
ulnaren Sehnenscheidensack übergehen, kann hier die Druckempfindlichkeit im
Sehnenverlauf von der Endgelenkbeugefurche bis zur Gegend des Handgelenkes
reichen. Wenn eine Eiterung von dem einen in den anderen Scheidensack übertritt, entsteht die gekreuzte oder V-Phlegmone. Von hier aus ist eine weitere
Ausbreitung der Infektion auf den Unterarm oder in die carpalen Handgelenk-
spalten möglich.

Diese Komplikationen bei Sehnenscheidenphlegmonen sollen durch den rechtzeitigen Eingriff vermieden werden. Im Frühstadium der Infektion, die durch
vermehrte seröse Flüssigkeit in der Sehnenscheide gekennzeichnet ist, bleiben die
Sehnen noch unverändert. Kommt es später zur Eiterung, so wird auch das

Sehnengewebe ergriffen; es stößt sich später in grau-grünlichen Sequestern ab. Der Ersatz durch Narbengewebe führt zum Funktionsverlust.

Behandlung. Nur bei frühzeitiger Eröffnung der Sehnenscheide besteht Aussicht auf Wiederherstellung der Sehnenfunktion. Ist die Eintrittspforte erkennbar, so wird von hier der Infektionsweg bis auf die Sehnenscheide excidiert. Zusätzlich legt man an dem betreffenden Fingersegment beidseitig mediolaterale Incisionen und eröffnet die Scheide von hier aus. Findet sich bereits eine eitrige Entzündung der Sehnenscheide mit Sehnennekrose, so muß der infizierte Teil in ganzer Länge abschnittsweise eröffnet werden. Statt der früher üblichen medianen legen wir paarige seitliche Incisionen nach R. Klapp unter Aussparung der Gelenkgegenden an (Abb. 193). Dorsal von den Gefäß-Nervenbündeln werden die Sehnenscheidenbänder seitlich gespalten; bei dieser Schnittanordnung sind die Abflußbedingungen günstig. Gleichzeitig muß der proximale Sehnenscheidensack durch zwei zum Sehnenverlauf parallele Hautschnitte eröffnet werden. Unter die Weichteilbrücken an den Fingersegmenten und in der Hohlhand zieht man schmale Gummilaschen ein; sie bleiben einige Tage liegen (Abb. 194; 195).

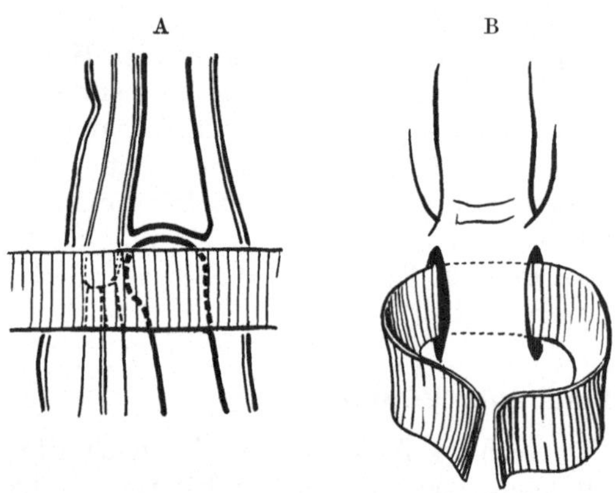

Abb. 195. Durchgehende Gummilaschen-Drainage von der Hohlhand bis zum Handrücken bei ausgedehntem Schwielenabsceß (A). Subcutane Gummilaschen-Drainage über dem eröffneten Sehnenscheidenende verhindert den vorzeitigen Wundverschluß (B)

Geht die Sehnenscheidenphlegmone mit einem Gelenkempyem einher, so ist außer beim Daumen die Amputation angezeigt. Die Absetzung erfolgt nicht im Gelenk; man beläßt die Grundgliedbasis, damit die Nachbarfinger ihre Geradstellung beibehalten. Es empfiehlt sich, den Knochen mit der Vibrationssäge zu durchtrennen; das weniger schonende Arbeiten mit dem Luer kann Längssprünge im Knochenstumpf erzeugen. Die Beugesehnen dürfen nicht vor ihrer Durchtrennung in die infizierte Wunde vorgezogen werden; die Retraktion der Stümpfe würde sonst zur Infektion der Hohlhand führen. Nach Ligatur der Gefäße und Kürzung der Fingernerven bleibt das Wundgebiet mit dem palmaren Hautlappen offen.

Eröffnung der Sehnenscheidensäcke: Am Daumen und Kleinfinger kann die Sehnenscheidenphlegmone bis in Höhe des Handgelenkes reichen und sich wechselseitig ausbreiten. Nachdem die Fingersegmente am 1. und 5. Finger durch seitliche Incisionen eröffnet sind, legt man einen Schnitt parallel zur distalen queren Hohlhandfurche, welcher bogenförmig über die Beugesehnen des Kleinfingers zieht (St. Bunnell). Der infizierte ulnare Sehnenscheidensack wird an dieser Stelle eröffnet. Bei fortgeschrittener Infektion kann man zusätzlich nach Längsincision der Haut den Canalis carpi spalten, um die Beugesehnen und den N. medianus zu entlasten. Das Retinaculum flexorum wird nicht in seiner Mitte, sondern an der ulnaren Seite durchtrennt. Am Vorderarm spaltet man das proximale Ende des ulnaren Sehnenscheidensackes durch einen Längsschnitt (Abb. 196), welcher beugeseitig der Elle liegt. Dorsal vom M. flexor carpi ulnaris und vom N. ulnaris geht man süber dem M. pronator quadratus ein und incidiert den sich vorwölbenden ellenseitigen Sehnenscheidensack. Entleert sich Eiter, so eröffnet man anschließend den radialen. Dies gelingt von demselben Einschnitt aus oder durch eine zusätzliche Incision vor der Speiche; dabei dringt man zwischen dem M. brachioradialis und M. abductor pollicis longus in die Tiefe auf die lange Daumenbeugesehne vor. Zum Schluß zieht man weiche Gummilaschen in querer Richtung ein, versieht die Wunden mit nichtwundhaftendem Verbandmaterial und legt eine dorsale Hand-Unterarmgipsschiene mit Fingerschienen für die erkrankten Finger an. Bei Hochlagerung des Armes und Gabe eines ausgetesteten Antibioticums pflegen Fieber und Schmerzen schnell abzuklingen.

3. Eiterung im Paronaschen Raum

Eiterungen können vom ulnaren und radialen Sehnenscheidensack oder vom Handgelenk aus in die Fascienräume des Unterarmes durchbrechen. Vorzugsweise sammelt sich dann Eiter zwischen dem M. pronator quadratus und den tiefen Beugesehnen der dreigliedrigen Finger an (Paronascher Raum). Kennzeichnend dafür sind: Beugestellung aller Gelenke, Rötung, Schwellung und Druckschmerz über der distalen Unterarmgegend.

Behandlung. Wie bei Spaltung der Sehnenscheidenphlegmone wird der Paronasche Raum durch Einschnitte zwischen Radius und M. brachioradialis und zwischen Ulna und M. flexor carpi ulnaris eröffnet (Abb. 196) Man dringt mit der Kornzange bis zum Eiterherd vor, legt bei Bedarf zusätzliche Incisionen am Unterarm an und zieht in querer Richtung Gummilaschen ein.

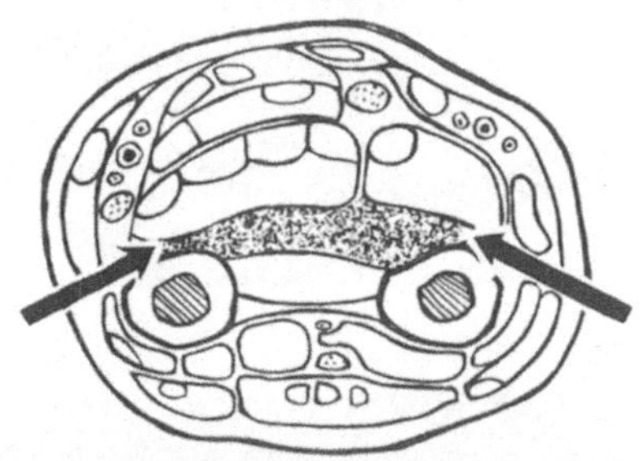

Abb. 196. Eröffnung des Paronaschen Raumes zwischen Radius und M. brachioradialis und zwischen Ulna und M. flexor carpi ulnaris. Vor dem Handgelenk bildet der M. pronator quadratus den Boden des Paronaschen Raumes

4. Schwielenabsceß

Rhagaden oder Stichverletzungen über den Mittelhandköpfchen können zu Abscessen unter den Handschwielen führen. In verschleppten Fällen reicht die Infektion von der radialen bis zur ulnaren Handkante; sie breitet sich nach der Fingerstreckseite und zum Handrücken hin aus. Die geschwollenen und leicht gebeugt gehaltenen Finger stehen in Spreizstellung (Abb. 197). Bei Einbruch in den Hohlhandraum kommt es zur tiefen Hohlhandphlegmone.

Behandlung. Die kurzen Incisionen über dem Schwielenabsceß verlaufen parallel zu den Beugesehnen, ohne die Zwischenfingerfalten zu erreichen. Man tastet den Absceß mit einer gebogenen Halsted-Klemme aus und legt, soweit erforderlich, Gegenincisionen in der Hohlhand, auf dem Handrücken oder den Fingerstreckseiten. Eingezogene Gummilaschen (Abb. 195) verhindern das vorzeitige Verkleben der Wunden.

5. Eiterung in den Fascienräumen der Hohlhand

Die Infektion der Fascienräume beobachtet man nach direkter Verletzung oder als fortgeleiteten Prozeß nach Durchbruch einer Sehnenscheidenphlegmone. Eiterungen der Hohlhand kommen vor im:

1. subcutanen Hohlhandraum zwischen Haut und Aponeurosis palmaris;

2. oberflächlichen Hohlhandraum zwischen Aponeurosis palmaris und Beugesehnen;

3. tiefen Hohlhandraum zwischen Beugesehnen und Interosseusmuskeln und Adductoren;

4. **Thenarraum** über den Adductoren des Daumens und dem ersten Zwischenknochenmuskel und

5. **Hypothenarraum** mit den Muskeln des Kleinfingerballens.

Behandlung. Die Schnittführungen sind aus Abb. 193 ersichtlich. Man legt die subcutanen Handphlegmonen über der Stelle der stärksten Rötung, Schwellung und Druckschmerzhaftigkeit parallel zum Verlauf der Handfurchen frei. Die

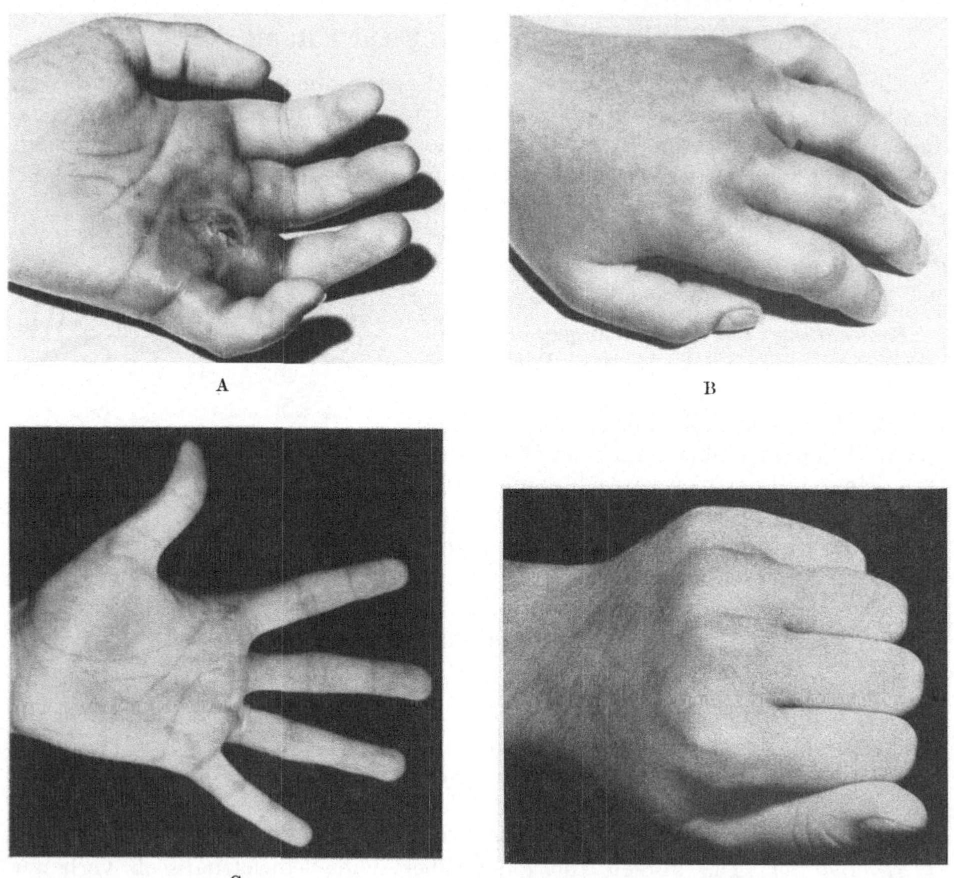

Abb. 197. Ausgedehnter Schwielenabsceß (A) mit kollateralem Handrückenödem (B). Incisionen von der radialen bis zur ulnaren Handkante und auf der Streckseite des Ringfingergrundgliedes. Ausheilung ohne Funktionsstörungen (C, D)

oberflächliche und tiefe Hohlhandphlegmone werden durch bogenförmigen Hautschnitt und Spaltung der Palmaraponeurose eröffnet. Bei einer Eiterung im Thenarraum geht man palmar parallel zur Daumenfurche ein und dorsal bogenförmig über dem radialen Rand des ersten Zwischenknochenmuskels. Es ist nicht zulässig, die erste Zwischenfingerfalte senkrecht zu durchschneiden, weil es dann zur narbigen Adduktionskontraktur des Daumens kommen würde. Der Hypothenarraum ist selten befallen; hier reicht eine Längsincision mit Spaltung der Fascie aus.

6. Eiterung in den Fascienräumen des Handrückens

Phlegmonen am Handrücken beschränken sich entweder auf das Unterhautfettgewebe oder den Raum zwischen oberflächlicher und tiefer Handrückenfascie, in welchem die Strecksehnen liegen. Ausbreitungen der Infektion bis zu den Zwischenfingerfalten und der Hohlhand kommen vor.

Behandlung. An beiden Seiten der Strecksehnen geht man mit je einem bogenförmigen Schnitt auf den Herd ein und drainiert mit einer Gummilasche. Sind die Zwischenfingerfalten oder die Hohlhand ebenfalls von der Eiterung ergriffen, so fügt man Gegenincisionen an der Peripherie der Phlegmone hinzu.

7. Infektion der Lymphwege

Neben dem bekannten, relativ harmlosen Krankheitsbild der Lymphangitis und -adenitis gibt es auch schwere Formen. So sieht man besonders nach Keimpassage über Mensch oder Tier (Bißverletzungen) stürmische Allgemeinerscheinungen wie hohes Fieber, Schüttelfrost und Benommenheit als Ausdruck der Toxinämie. Eine akute, rasch fortschreitende Infektion kann trotz sofort einsetzender antibiotischer Therapie innerhalb der ersten Tage zum Tode führen. Bei Pyämie sind septische Metastasierung in innere Organe oder Gelenke möglich.

Behandlung. Infektionen der Lymphwege werden konservativ behandelt; lediglich die Entfernung einer Kruste, Blase oder Pustel ohne Gewebsdurchtrennung ist zulässig, um den Herd ohne Eröffnung eines Lymphgefäßes auszuschalten (A. B. KANAVEL; S. L. KOCH). Die Behandlung führen wir stationär durch: Hand und Arm werden geschient, hoch gelagert und mit warmen Umschlägen versehen. Cellophanumhüllung der ganzen Gliedmaße mit abgedeckten Warmwasserflaschen sorgen für gleichmäßige Durchwärmung. Die meisten Infektionen heilen bei dieser Therapie in wenigen Tagen ab. Wenn sich im Lymphgebiet noch ein Absceß ausbildet, so eröffnet man ihn erst nach völliger Einschmelzung.

In schweren Fällen sind Antibiotica, ausreichende Flüssigkeitszufuhr und Bluttransfusionen erforderlich. Den Entschluß zur Amputation des Armes aus vitaler Indikation sollte man bei septischem Verlauf nicht zu spät fassen.

8. Osteomyelitis

Nach einer vernachlässigten Fingerkuppeneiterung kann die Infektion auf Diaphyse, Epiphyse und Endgelenk übergreifen (Abb. 192). Das Endglied bleibt bei einer Osteomyelitis verdickt. Ebenso müssen wir nach einer Tenosynovitis mit chronischer Schwellung des Mittel- oder Grundgliedes an eine Knocheneiterung denken. Ein Gelenkempyem kann auf beide benachbarten Phalangen übergreifen und zur Knochendestruktion führen. Schließlich sieht man im Anschluß an einen offenen Fingergliedbruch bisweilen als Spätkomplikation eine Osteomyelitis mit Entkalkung des Knochens. Eine wochenlang anhaltende Fisteleiterung läßt auf Sequesterbildung schließen.

Behandlung. Der Röntgenbefund bestimmt unser Handeln. Ein nekrotischer Diaphysenabschnitt am Endglied wird mit dem Luer entfernt; an den übrigen Knochen des Handskelets wartet man besser die Sequestrierung ab. Den gelösten Sequester hebt man aus seinem Lager; danach heilt die Fistel aus, und der Knochen regeneriert (Abb. 198). Nur selten ist man genötigt, eine ausgeräumte Knochenhöhle später mit frei verpflanzter Spongiosa aus dem Darmbeinkamm aufzufüllen.

9. Gelenkinfektionen

a) Fingergelenke

Die Infektion eines Fingergelenkes geht meistens von einer Stichverletzung auf der Streckseite aus; seltener handelt es sich um eine fortgeleitete Infektion aus den benachbarten Geweben. Die Haut ist gerötet und das geschwollene Gelenk gegen Stauchung und Zug empfindlich. Hat die Eiterung das Gelenk zerstört, so ist es seitlich abnorm aufklappbar und krepitiert. Im Röntgenbild erscheinen

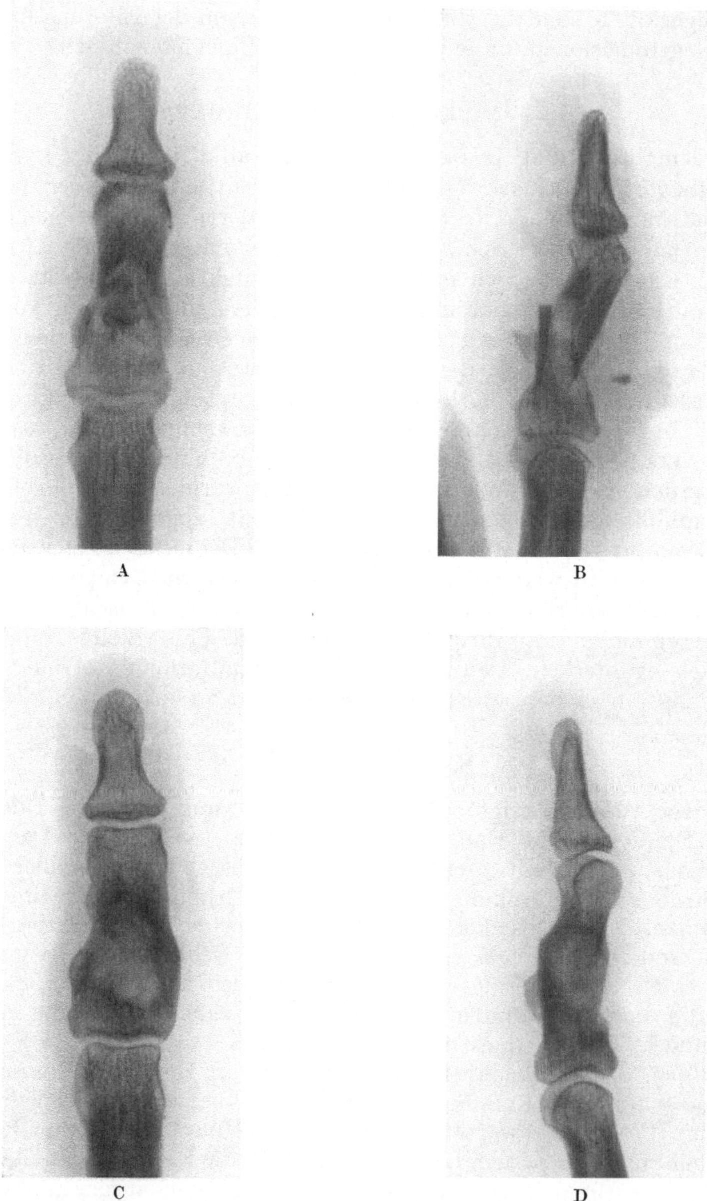

A   B

C   D

Abb. 198. Sequesterbildung 8 Wochen nach offenem Bruch eines Fingergliedes (A, B). Fistelexcision und Sequestrotomie führte zur Ausheilung (C, D)

bei verschmälertem Gelenkspalt die Konturen unterbrochen und die Knochen entkalkt.

Behandlung. Durch wiederholte Punktionen des Gelenkes von der Streckseite (Abb. 199) mit Instillation eines ausgetesteten Antibioticums kann man im Frühstadium Ausheilung erzielen. Dabei ist eine ausreichend lange Ruhigstellung des Fingers in Funktionsstellung erforderlich. Bei Zerstörungen des Knorpels verbleiben Bewegungseinschränkungen.

Klingt der Prozeß unter dieser konservativen Behandlung nicht ab, so muß das Gelenk durch 2 mediolaterale Schnitte eröffnet werden. Nach Resektion der gelenkbildenden Knochenabschnitte in querer Richtung unter Mitnahme des Phalangenkopfes bildet sich eine fibröse Ankylose aus (Abb. 200). Wir sind mit der Endgliedamputation zurückhaltend und beschränken uns auf die Endgelenkresektion, weil dann bei nur geringer Fingerverkürzung der Feingriff mit dem für das Tastempfinden so wichtigen Nagelglied erhalten bleibt (Abb. 201). Beim Ringfinger ist die Amputation am ehesten zu erwägen, da er bei Funktionsstörungen die Beweglichkeit der Nachbarfinger am meisten beeinträchtigt.

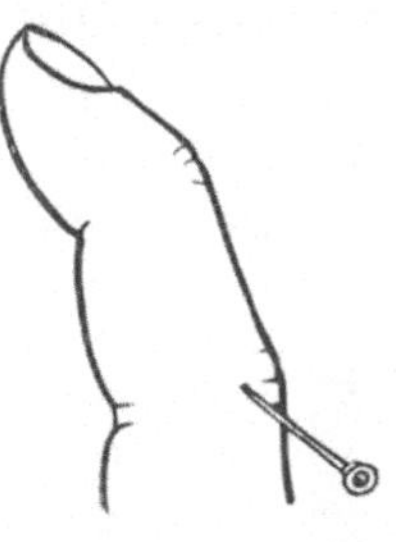

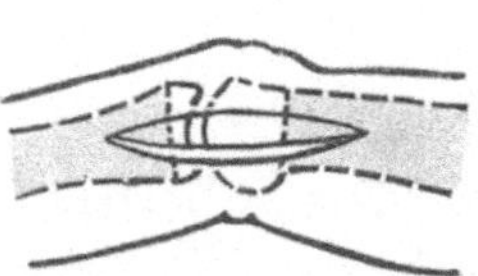

Abb. 199. Punktion eines Fingergelenkes von dorsal und seitlich

Abb. 200. Gelenkresektion mit mediolateraler Schnittführung bei Eiterung eines Fingergelenkes

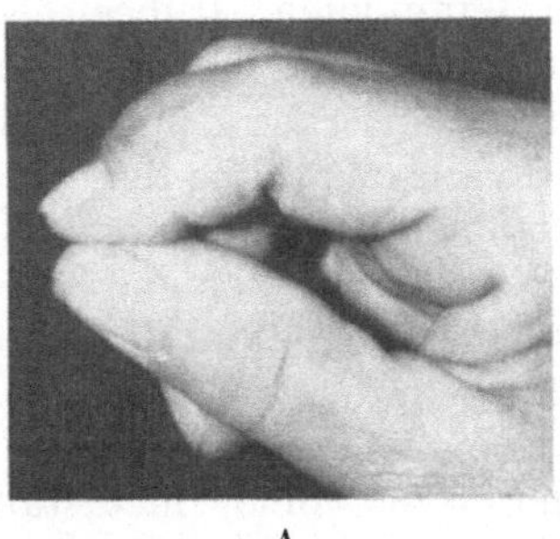

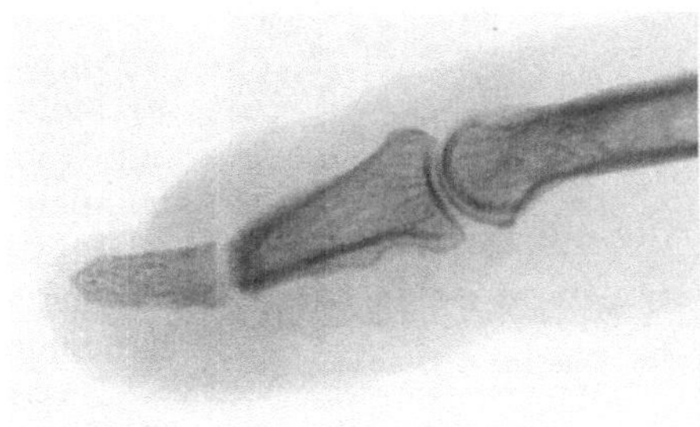

A
B

Abb. 201. Feingriff nach Resektion des Zeigefingerendgelenkes wegen destruierender Gelenkeiterung (A). Das Röntgenbild zeigt die jetzt 2 Jahre bestehende Nearthrose (B)

b) Handgelenk

Ist das Handgelenk nach einer Sehnenscheidenphlegmone spindelförmig geschwollen, so kann man auf seine Infektion schließen. Die gebeugt gehaltene Hand ist bei Stauchung schmerzhaft. Das Röntgenbild zeigt Defekte im Knorpel und Resorption der Handwurzelknochen.

Behandlung. Die breite Eröffnung des Handgelenkes soll unter antibiotischem Schutz erfolgen. Von der Ulnarseite aus geht man nach Abtrennung der Sehnen des Flexor und Extensor carpi ulnaris auf das Gelenk ein. Nekrotische Handwurzelknochen werden entfernt. Um später Pro- und Supination der Hand zu ermöglichen, muß man das Ellenköpfchen resezieren. Den Oberarmgipsverband in Supination und Dorsalflexion der Hand beläßt man bis zur völligen Beruhigung des Entzündungsprozesses. Die Ausheilung eines Handgelenkempyems kann mehrere Monate in Anspruch nehmen.

E. Ausgewählte Handschäden verschiedener Genese

Aus der Vielzahl angeborener und erworbener Schäden der Hand werden in diesem Kapitel nur einige nach ihrer klinischen Bedeutung ausgewählte Veränderungen der einzelnen Gewebe dargestellt.

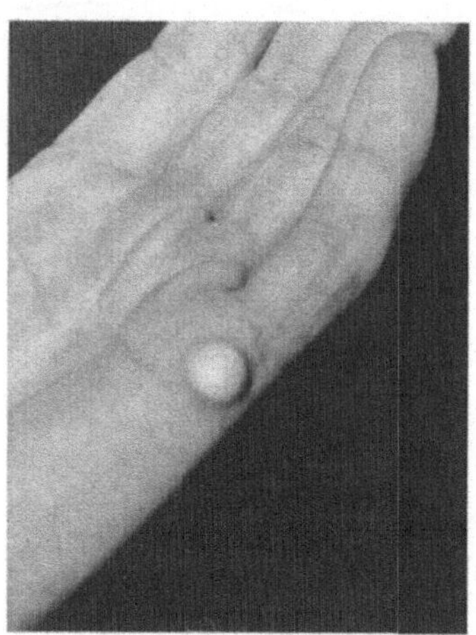

Abb. 202. Epidermoidcyste nach Stichverletzung vor 6 Monaten

Gutartige Tumoren (Fibrome, Lipome, Sehnenscheidentumoren, Leiomyome, Tumoren der peripheren Nerven, Chondrome, Exostosen, Osteome, Knochencysten u. a.) und benigne Erkrankungen der Blut- und Lymphgefäße (Angiome, Aneurysmen, Lymphangiektasen, Glomustumoren u. a.) können an der Hand ebenso wie an anderen Körperregionen vorkommen. Zu den gutartigen Geschwülsten rechnet man auch die pyogenen teleangiektatischen Granulome, früher als botryomykotische Infektion bezeichnet, und die Fremdkörpergranulome. Hierher gehören schließlich die bei Stoffwechselkrankheiten an den Händen auftretenden Anschwellungen, wie Gichtknoten und Xanthome. Benigne Tumoren werden exstirpiert; hierbei gelten die üblichen handchirurgischen Regeln.

Bösartige Tumoren (Carcinome, Sarkome, Melanome, maligne Synoviome, metastatische Knochentumoren u. a.) werden kombiniert chirurgisch und strahlentherapeutisch behandelt. Gegebenenfalls sind radikale Maßnahmen wie Finger- oder Handamputation erforderlich.

a) Epidermoidcyste

Durch Implantation von Teilen der Epidermis in die Tiefe können sich mit Epidermis ausgekleidete Cysten bilden, welche mit lamellenartig geschichteten, bröckligen und perlmuttartig glänzenden Hornmassen ausgefüllt sind. Diese Epidermoidcysten kommen meistens nach Stichverletzungen der palmaren Hand- oder Fingerfläche zustande; sie brauchen Monate oder Jahre bis zu ihrer Ausbildung (Abb. 202). Gegen Druck sind sie empfindlich.

Behandlung. Die ovaläre Excision der Cyste nimmt man im Verlauf der Hautspaltlinien vor und verschließt die Wunde. Rezidive sind nicht zu erwarten.

b) Naevus pigmentosus

Die Naevi pigmentosi sind entweder bereits bei der Geburt sichtbar oder treten erst im Laufe des Lebens in Erscheinung. Ihre Ausdehnung schwankt zwischen einem kleinen Fleck bis zu einer die Hand oder den Arm bedeckenden Fläche. Liegen die Naevi in der Hautebene, so ist ihre Oberfläche meistens glatt. Sie können auch leicht kalottenförmig erhaben sein; ihre Oberfläche ist dann höckerig, warzig, papillomatös und mit Haaren bedeckt. Abb. 203 zeigt einen derartigen „Tierfellnaevus".

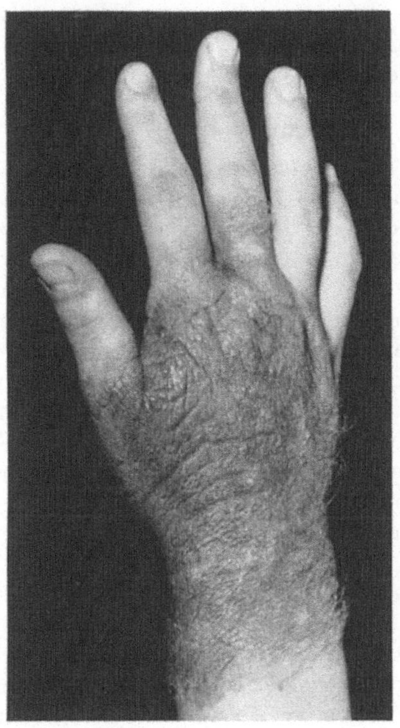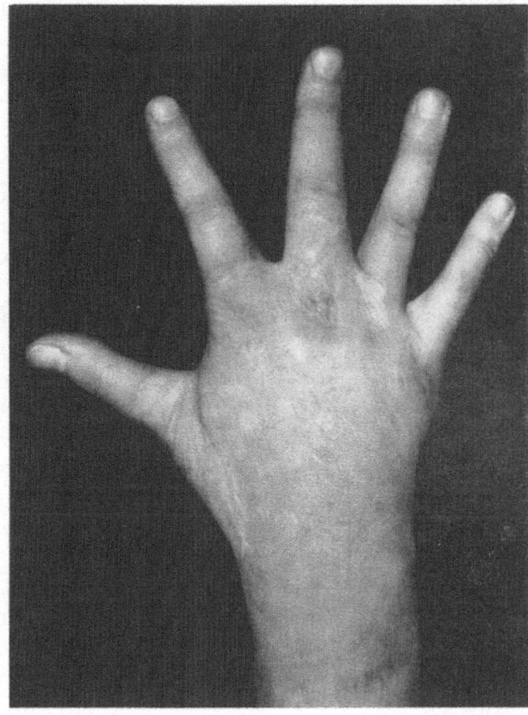

A   B

Abb. 203. Naevus pilosus pigmentosus der rechten Hand (A). Kosmetisches Ergebnis 1 Jahr nach Excision der Haut und plastischer Deckung mit Dermatomlappen (B)

Behandlung. Wir haben keine Bedenken, ruhende Naevi chirurgisch zu entfernen. Die Excision des Naevus geschieht in einer oder in mehreren Sitzungen; dabei soll die Schnittführung nach handchirurgischen Gesichtspunkten möglichst wellenförmig verlaufen (Abb. 38). Die Wundflächen werden primär mit Spalthautlappen versorgt.

c) Malignes Melanom

Die meisten „junctional nevi" bleiben ruhende Pigmentmäler. Warum einzelne zu Melanomalignomen entarten, wissen wir nicht (A. C. ALLEN). Beim Erwachsenen legt jedes Aktivitätszeichen (Wachstum, Zunahme der Pigmentierung, Ulceration, Blutung, Juckreiz, Schmerzen) den Verdacht auf maligne Entartung nahe. Man soll dann ohne Probeexcision so handeln, als sei die Diagnose bereits bestätigt. Die Prognose des malignen Melanoms ist bei frühzeitiger Metastasierung des Tumors ungünstig.

Behandlung. Ein erkrankter Finger wird amputiert. In der Mittelhand führt man zunächst die Nahbestrahlung durch und excidiert anschließend den Hauttumor weit im Gesunden. Die Deckung der Wunde geschieht durch gestielte Nah- oder Fernplastik. Drüsenmetastasen sind chirurgisch en bloc zu entfernen, weil bei ihnen die Röntgenbestrahlung weniger wirksam ist.

Bessere Heilungsaussichten hat das subunguale Melanom; vorausgesetzt, daß der Finger frühzeitig amputiert wird und man 2 Wochen später die regionären

Lymphknoten exstirpiert. Lokale Maßnahmen (Nagelentfernung, Auskratzen des Nagelbettes) sind unzulässig, weil dadurch Ulceration, Tumorwachstum und Metastasierung begünstigt werden, wie eine in Abb. 204 wiedergegebene Beobachtung zeigt.

d) Ganglion

Uni- oder multiloculäre Ganglien sieht man am häufigsten in der Nähe des Handgelenkes. Auf der Streckseite finden sie sich über den Intercarpalgelenken und auf der Beugeseite zwischen den Sehnen des M. flexor carpi radialis und des M. brachioradialis. Diese gestielten cystischen Anschwellungen entstehen durch Degeneration des Bindegewebes außerhalb der Gelenke. Mit dem Gelenk oder der Sehnenscheide besteht keine direkte Verbindung. Unter einer gemeinsamen derben fibrösen Kapsel können sich kleinere Cysten im Innern des Ganglions finden. Der farblose geleeartige Inhalt ist von dicker, klebriger Konsistenz.

Behandlung. Der Hautschnitt über dem Ganglion verläuft parallel zu den Spaltlinien der Haut. Beim Ausschälen der Cyste hält man sich mit der Präparierschere dicht an der fibrösen Kapsel (Abb. 205), ohne sie zu perforieren. Zur Vermeidung eines Rezidivs muß auch der Stiel des Ganglions entfernt werden.

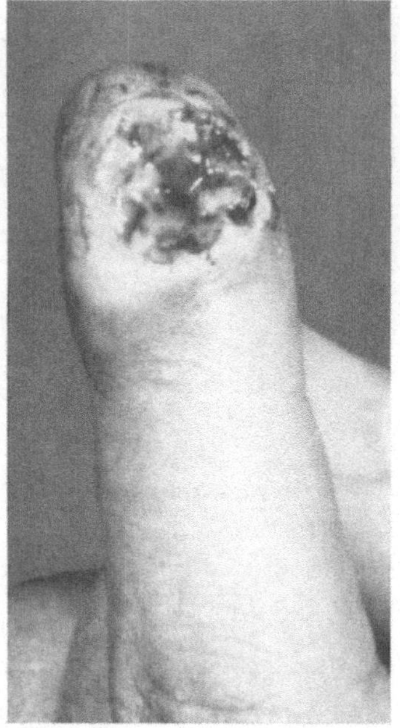

Abb. 204. Ulceriertes subunguales Melanomalignom nach Nagelentfernung und mehrmaligem Auskratzen des Nagelbettes. Diese abzulehnenden lokalen Maßnahmen begünstigten die rasch einsetzende Metastasierung und den letalen Ausgang

e) Dupuytrensche Kontraktur

Die Kontraktur der Palmarfascie (DUPUYTREN 1831) kommt ein- oder doppelseitig, überwiegend bei Männern nach dem 40. Lebensjahr vor.

Auf Grund eingehender Untersuchungen nimmt A. KROGIUS bei diesem Leiden eine Neubildung von echten Sehnensträngen innerhalb der Blätter der Aponeurosis palmaris an, welche aus Keimen eines musculo-tendinösen Bindegewebes entstehen. Für das Vorhandensein solcher Keimanlagen wird der phylogenetische Hinweis gegeben, daß bei den höheren Säugetieren, besonders am IV. und V. Strahl, kurze Handmuskeln verlaufen. Nach anderen Autoren kommen ätiologisch hereditäre, traumatische und vegetative Faktoren in Betracht. Kombinationen mit Fingerknöchelpolstern, Plantarfascienkontraktur und Induratio penis plastica sind beschrieben. Histologisch finden sich im Dupuytrenschen Gewebe Hyalinisierung des Bindegewebes und Fibroblastenwucherungen.

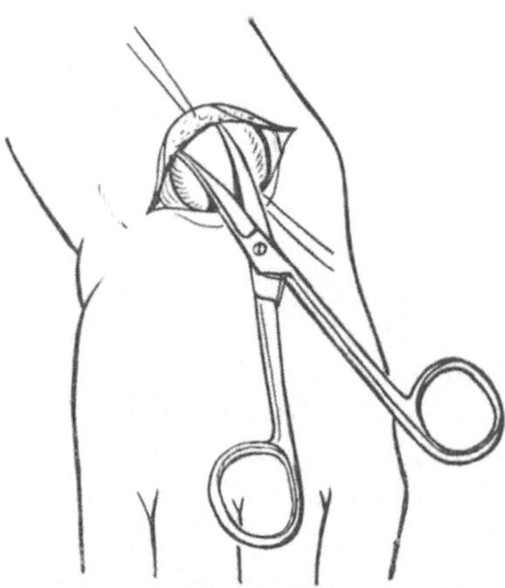

Abb. 205. Ganglien finden sich am Handrücken meistens zwischen den Handgelenk- und Fingerstrecksehnen. Die Schnittführung entspricht dem Verlauf der Hautspaltlinien. Bei der Ausschälung bleibt die Schere dicht an der Kapsel

Die Erkrankung beginnt gewöhnlich mit einer kleinen subcutanen Knotenbildung in Höhe des IV. Mittelhandknochens. Die Haut verwächst mit dem Knoten unter Verlust des Unterhautfettgewebes; oft bestehen tiefere Einziehungen. Gelegentlich kann ein geringer Druckschmerz vorhanden sein. Die Bewegungen der Finger sind zunächst nicht behindert (I. Grad). Der Knoten kann anfangs einige Zeit unverändert bleiben; auch spontane Rückbildungen kommen vor. Wenn aber das Dupuytrensche Gewebe langsam in distaler Richtung zunimmt, wird das Grundglied in Beugestellung gezogen (II. Grad). Erstrecken sich die median oder mehr seitlich im Grundglied gelegenen Knoten bis zur Basis des Mittelgliedes, so kommt es zur Beugekontraktur im Mittelgelenk (III. Grad). Wenn schließlich die Sehnen der Interossei und

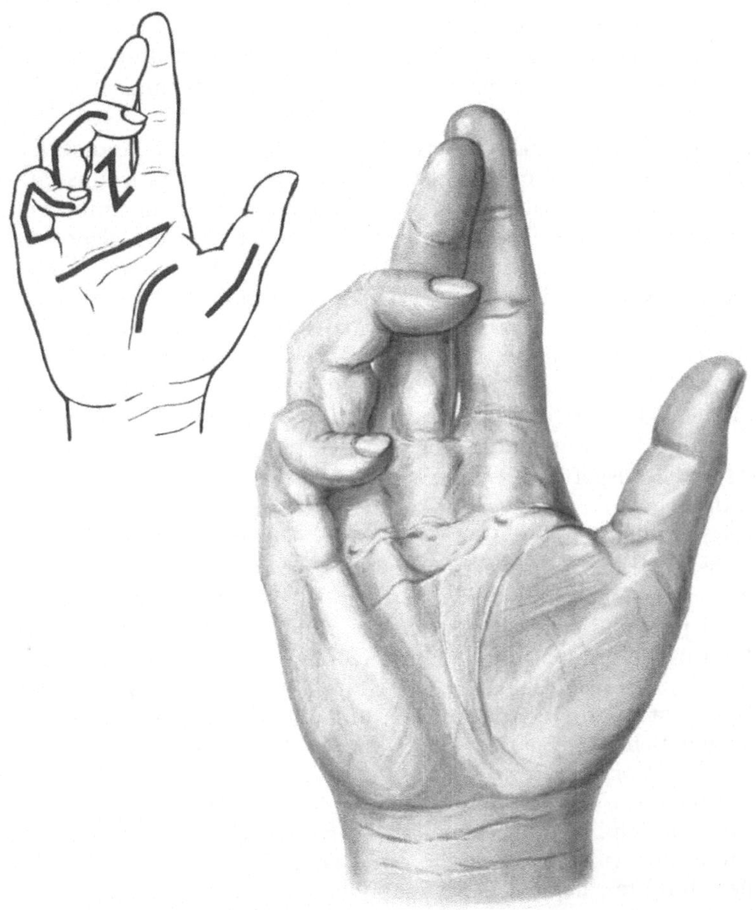

Abb. 206. Einteilung der Dupuytrenschen Kontraktur nach M. ISELIN und D. G. DIECKMANN: I. Grad: Knoten-
bildung in der Hohlhand. II. Grad: Leichte Beugung des Grundgliedes. III. Grad: Beugung des Mittelgliedes.
IV. Grad: Überstreckung des Endgliedes. Auch der Daumenballen kann von der Knotenbildung befallen sein.
Schnittführungen auf der Nebenskizze

Lumbricales umwachsen und fixiert werden, so tritt Überstreckung im End-
gelenk und rechtwinklige Beugekontraktur des Mittelgelenkes ein (IV. Grad).
In dieser Stellung schrumpfen Gelenkkapseln und Bänder, so daß der betroffene
Finger beim Zugreifen hindert. Bei gleichzeitiger Schrumpfung der Commissur
ist das Spreizvermögen eingeschränkt. Die 4 Schweregrade nach M. ISELIN und
D. G. DIECKMANN zeigt Abb. 206 in schematischer Verteilung auf den 2.—5. Finger.
Ring- und Kleinfinger sind von dem Leiden häufiger betroffen als Mittelfinger,
Zeigefinger und Daumen.

Behandlung. Konservative Maßnahmen (Ultraschall, Allgemeinbehandlung
mit Vitamin E) und lokale Einspritzungen (Fibrolysin, Humanol, Pepsin, Heparin-

Novocain, Novocain-Hyaluronidase, Hydrocortison u. ä.) zur Auflockerung der Palmarfascie können im Beginn der Erkrankung bisweilen zu vorübergehenden Erfolgen führen. Man darf aber nicht erwarten, daß bei einer ausgeprägten Dupuytrenschen Kontraktur II.—IV. Grades das verhärtete Gewebe aufgelöst und Beugekontrakturen beseitigt werden können. Im Anfangsstadium kann die Strahlentherapie — besonders die Radiumbehandlung — erfolgreich sein. Treten aber Rezidive auf, welche nun doch zur Operation kommen, so ist der Eingriff bei vorbestrahlten Fällen durch die Gewebsfibrose technisch erschwert. Zudem ist eher einmal mit Wundheilungsstörungen zu rechnen. Nach unseren Erfahrungen an über 80 Operierten geben wir der ausschließlichen chirurgischen Therapie den Vorzug.

Subcutane Discission: Das ältere Vorgehen ist die subcutane Discission der Stränge und Knoten in Lokalanaesthesie mit dem spitzen schmalen gebogenen Tenotom. Bei passiver Streckung des Fingers werden die mit dem Tenotom unterfahrenen Gewebsverhärtungen an mehreren Stellen mit sägender Bewegung durchtrennt, bis Fingerstreckung möglich ist. Die Haut darf dabei nicht mit durchschnitten werden. Nach einer Woche legt man zur Nachbehandlung eine Fingerstreckschiene mit dorsalem Gummizug an, welche längere Zeit getragen werden muß. Diese „blinde" subcutane Discission ist aber nicht ungefährlich, weil Nebenverletzungen der Gefäß-Nervenbündel und der Beugesehnen unterlaufen können. Der percutane Eingriff kann bei alten Menschen als alleinige Maßnahme und bei Kontraktur IV. Grades zur Vorbereitung für die spätere Aponeurektomie ausgeführt werden.

Radikaloperation: Sie besteht in vollständiger Entfernung der Palmaraponeurose mit allen Knotenbildungen an den Fingern. Dieser schwierige Eingriff führt nur bei exakter Beherrschung der atraumatischen Operationstechnik und genauer Kenntnis der Anatomie zum Erfolg. In Plexusanaesthesie oder Allgemeinnarkose und pneumatischer Blutsperre am Oberarm legt man den ersten Hautschnitt dicht parallel zur distalen queren Hohlhandfurche und präpariert die Haut nach beiden Seiten etwas ab, damit sich Haltefäden durch die Wundränder anlegen lassen. Zunächst wird in zentraler Richtung die Haut von der Palmaraponeurose soweit als möglich abpräpariert. Der zweite Hautschnitt verläuft parallel zur Daumenfurche. Von hier aus durchtrennt man die restliche Verbindung zwischen Haut und Aponeurosis palmaris, bis sich die breite Hautbrücke in der Mittelhand zwischen beiden Schnitten mit Langenbeck-Haken anheben läßt. Die Aponeurose wird in Höhe des distalen Randes vom Retinaculum flexorum in ihrer ganzen Dicke quer durchtrennt, bis das subaponeurotische Fettpolster freiliegt. Vom ersten Hautschnitt aus erfaßt man mit einer Kocher-Klemme den Zipfel der zu exstirpierenden Aponeurose und spannt sie in distaler Richtung an. Nun trennt man mit der Präparierschere die Palmarfascie vom subaponeurotischen Fettpolster und durchschneidet die Verbindungen zum Daumen- und Kleinfingerballenfach. In Höhe der breiten Mittelhandhautbrücke sind sorgfältig die Mm. lumbricales, die Beugesehnen sowie die Nn. und Aa. digitales palmares communes darzustellen. Bei der schrittweisen Auslösung der Palmarfascie müssen die von ihr in vertikaler Richtung abgehenden und in die Spatia interossea ziehenden Bindegewebssepten reseziert werden. Die 8 Septen liegen abwechselnd zwischen den Beugesehnen, den genannten Gefäß-Nervenbündeln und je einem M. lumbricalis. Während des Eingriffes bespritzt man die Gewebe wiederholt mit Ringerlösung, um sie vor Austrocknung zu schützen. Die Palmaraponeurose soll mit ihren Fasciculi longitudinales und transversi bis in Höhe der Zwischenfingerfalten dargestellt werden, da sich bisweilen auch Knoten in den Ligg. natatoria finden. Sie werden ebenfalls ausgelöst und hängen am Präparat, welches jetzt nur noch zum erkrankten Finger hin gestielt ist.

Ehe wir die Fingerbeugeseite freilegen, ziehen wir zum Dirigieren des Fingers einen Haltefaden quer durch seine Kuppe. Der Schnitt wird mit Hautfarbe vorgezeichnet. McINDOE, M. ISELIN geben der Z-Plastik über den Fingergliedern den Vorzug. Wir halten einen mediolateralen Schnitt für günstiger, der bei Bedarf senkrecht das Grundglied kreuzt, und präparieren die Haut ohne Lochbildung an den Stellen stärkster Einziehung mit dem Skalpell oder der Schere ab. Die Haut wird bis zum ersten Schnitt in der Hohlhand gänzlich unterminiert und das Fascienpräparat aus der Fingerwunde herausgezogen. Bevor man die Knoten am Grundglied weiter auslöst, müssen zunächst beide Gefäß-Nervenbündel

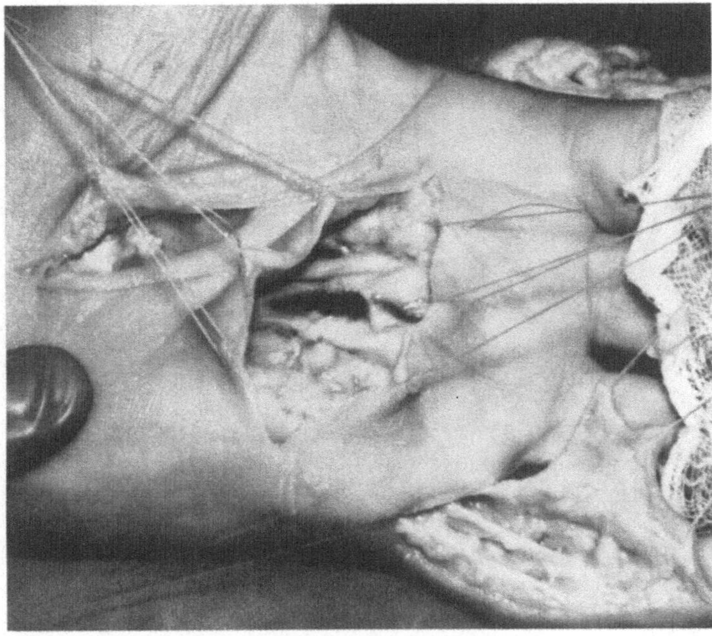

Abb. 207. Schlußphase nach Aponeurektomie bei Dupuytrenscher Kontraktur. Am 5. Finger sind die freipräparierten Gefäß-Nervenbündel sichtbar

genau freigelegt und in distaler Richtung verfolgt werden; nur dann gelingt ihre sichere Schonung. Die Lagebeziehung des seitlichen Fingernerven zum noch vorhandenen Dupuytrenschen Strang ist unterschiedlich; er kann durch Ummauerung zentral vom krankhaften Knoten liegen oder palmar, dorsal, medial und lateral an ihm vorbeiziehen. Sollte es trotz aller Vorsicht zur Verletzung eines Nerven kommen, so wird er sofort genäht. (Die Technik ist bei den Nervennähten beschrieben.) Hat man schließlich den Ansatz des Dupuytrenschen Gewebes an der Basis des Mittelgliedes in der richtigen Schicht ohne Eröffnung der Sehnenscheide durchschnitten, so ist die en bloc-Entfernung des gesamten kontrakten Gewebes beendet und die passive Fingerstreckung wieder möglich (Abb. 207).

Nach Lösung der Blutsperre und Kompression der Wunden für 5 min unter Hochhalten des Armes werden noch blutende Gefäße gefaßt und ligiert. Wir legen bei dieser Operation immer eine Gummilaschendrainage in die Hohlhand für 24 Std ein und leiten sie subcutan durch eine Stichincision an der ulnaren Handkante nach außen. Meistens läßt sich die Haut spannungslos verschließen. Gelingt dies nicht, so nähen wir am Grundglied einen dreieckigen und in der Hohlhand einen spindelförmigen Spalthautlappen ein. Geknüllte Gaze füllt die Hohlhand und die Interdigitalräume aus. Eine elastische Binde vervollständigt den Kompressionsverband, welcher die Hand in Funktionsstellung fixiert. Man kann die Kompression auch durch ein Stahlwollepolster verstärken. Die dorsale Hand-Unterarmgipsschiene belassen wir 14 Tage. Nach 2 Tagen wird der Patient aus stationärer Behandlung entlassen und angehalten, alle nicht ruhiggestellten Armgelenke regelmäßig aktiv zu bewegen. Die Gefahr der Gelenkversteifung ist bei diesen Kranken besonders groß. Freie Fingerfunktion ist nach 6—8 Wochen wieder vorhanden. Die Hohlhandhaut ist anfangs noch etwas induriert, dies verliert sich aber in etwa 3 Monaten. Wir raten zu Handbädern und Einfetten der Haut. Nach der Radikaloperation kommt es nicht zu lokalen Rezidiven; dagegen sind Neuerkrankungen an anderen, nichtoperierten Stellen (Daumen) möglich. Die Operationsergebnisse erfahrener Handchirurgen sind vorzüglich, so daß die Warnung vor dieser Operation nicht mehr berechtigt ist (Abb. 208).

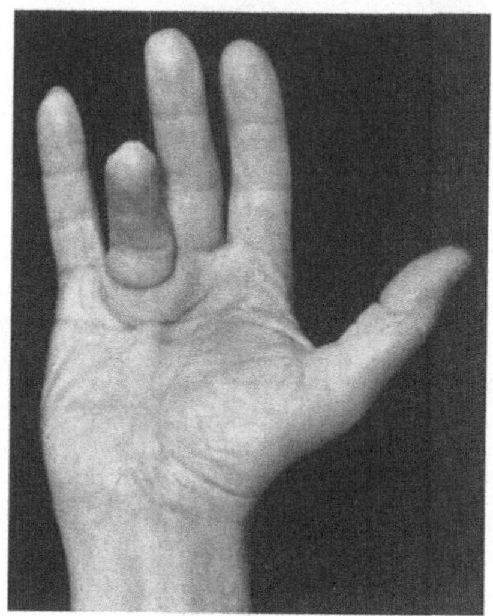
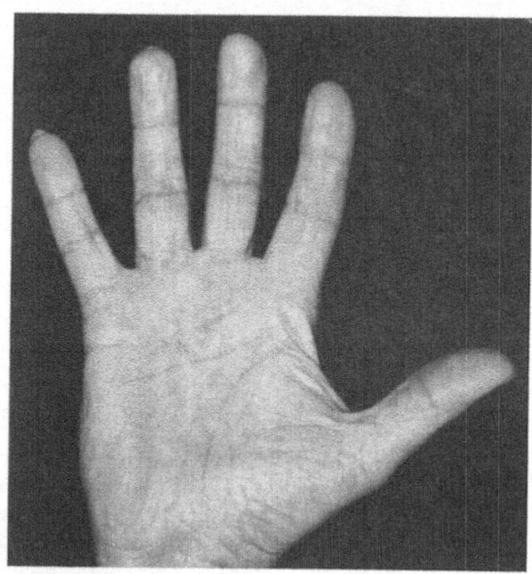

A   B

Abb. 208. Dupuytrensche Kontraktur III. Grades (A). Wiederkehr der Fingerstreckfähigkeit nach der Aponeurektomie (B)

Seitdem wir regelmäßig die Gummilaschendrainage anwenden, haben wir keine Hämatome mehr beobachtet. Hämatome gefährden die Primärheilung; sie müssen abpunktiert oder durch eine kleine Incision entleert werden. Anschließend ist ein erneuter Kompressionsverband erforderlich.

Bei einer Dupuytrenschen Kontraktur IV. Grades muß man den Patienten darüber aufklären, daß infolge der Gelenkkontrakturen keine vollständige Beweglichkeit wieder erlangt werden kann. In solchen Fällen ist es bisweilen ratsam, am Ende der Radikaloperation den Finger an der Basis des Grundgliedes abzusetzen. Die dorsale Fingerhaut dient dann als gestieltes Hauttransplantat zum Wundverschluß.

f) Kamptodaktylie

Dieser angeborenen Beugekontraktur im Mittelgelenk des 5. oder auch des 4. Fingers liegt eine Subluxation zugrunde, die gewöhnlich keiner Behandlung bedarf. Nur bei starker Deformität ist die Gelenkresektion mit dem Ziel einer Nearthrose angezeigt.

g) Carpaltunnel — Kompressionssyndrom

Unter dieser Krankheitsbezeichnung versteht man die Kompression des N. medianus unter dem Retinaculum flexorum. Das Leiden findet sich ein- oder doppelseitig; vorwiegend bei Frauen im mittleren Lebensalter. Die Einengung des Canalis carpi kann durch Mondbeinverrenkung, Brüche des Kahnbeins oder durch eine Blutung akut entstehen; chronische Kompression beruht auf knöchernen Veränderungen des Sulcus carpi, Verdickung des Retinaculum flexorum oder auf einem Beschäftigungsschaden. Paraesthesie, motorische oder sensible Ausfallserscheinungen im Medianusgebiet mit Schwund der Daumenballenmuskulatur pflegen zum klinischen Bild zu gehören. Differentialdiagnostisch sind Syringomyelie, cervicale Discushernie, Scalenussyndrom und progressive Muskelatrophie auszuschließen.

Behandlung. Durch chirurgische Behebung der Kompression schwinden die Schmerzen, und die Gefühlsempfindung bessert sich; aber ein motorischer Ausfall bleibt gewöhnlich bestehen. Wir spalten das Retinaculum flexorum; dadurch entsteht kein funktioneller Nachteil oder Kraftverlust. Es gibt auch noch weitere mechanische Hindernisse für den N. medianus, die man beseitigen muß. Dazu gehören: ein aberrierendes Gefäß, ein zu weit distal reichender Muskelbauch der Superficialissehne des Mittelfingers oder eine Bindegewebsschwiele (ST. BUNNELL).

h) Volkmannsche ischämische Kontraktur

R. v. VOLKMANN (1881) beschrieb an Vorderarm und Hand Lähmungen und Kontrakturen, die er auf Abdrosselung der Gefäße durch zu fest angelegte Verbände zurückführte. Aus weiteren Mitteilungen (J. N. MURPHY, H. W. MEYERDING u. a.) wissen wir aber, daß auch unabhängig von einem zirkulären Verband (Gips!) eine Blutstauung entstehen und zur Ischämie aller Gewebe führen kann. Diese Beobachtungen sind in forensischer Hinsicht bedeutungsvoll. Schließlich wurde als Entstehungsmechanismus ein vasomotorischer Spasmus angenommen (R. LERICHE, D. L. GRIFFITHS).

Am häufigsten tritt das Leiden bei Kindern nach einer unvollständig eingerichteten supracondylären Humerusfraktur auf (L. BÖHLER, G. HOHMANN, C. F. EICHENBERRY). Bei der zumeist vorliegenden Extensionsfraktur legt sich eine Falte der Bicepsfascie unter das vorstehende proximale Humerusfragment und klemmt somit die Gefäße teilweise oder gänzlich ab (Abb. 209 A). Die Venen sind peripher von der Abflußbehinderung gestaut. Die reaktive Schwellung mit Drucksteigerung bleibt auf die abgeschlossene Beugerloge des Unterarmes beschränkt. Die Streckseite ist nur mitbetroffen bei Verletzung der Oberarmarterie oder bei Verschluß der Ellenbeuge durch einen zu engen zirkulären Gipsverband. Die spitze Kante des Schaftfragmentes kann den N. medianus gefährden. Die Nervenstränge werden später ebenso wie die Blut- und Lymphgefäße vom Narbengewebe umschlossen. Auch die Muskelnekrosen vernarben.

Bei ausgedehntem Gefäßverschluß ist der Verlauf stürmisch: Erhebliche Schmerzen sind vorhanden, der periphere Puls fehlt, die Hand ist blaß und anaesthetisch, am Unterarm kann es zu Blasenbildung und Ulceration kommen. Innerhalb einiger Wochen entkalken die Knochen, und die Hand nimmt infolge fibröser Kontrakturen folgende typische Fehlstellung ein: Beugekontraktur des Handgelenkes, Überstreckung der Fingergrundgelenke und Beugung der Mittel- und Endgelenke. Der Unterarm wird proniert gehalten. — Bei partiellem Gefäßverschluß ist der Verlauf protrahiert. Der Puls ist schwach vorhanden, die Haut cyanotisch; es besteht Hyp- oder Paraesthesie. Der Spätschaden ist nicht so katastrophal, da contractile Muskelfasern erhalten bleiben. Die Finger sind dann bei Beugestellung des Handgelenkes noch gering beweglich; sie lassen sich passiv strecken.

Behandlung. Das Entstehen einer Volkmannschen Kontraktur kann man weitgehend vermeiden, wenn man die supracondyläre Humerusfraktur frühzeitig und exakt reponiert. Durch die Extensionsbehandlung und Lagerung nach E. BAUMANN (Abb. 209 B, C) richtet sich die Fraktur ein, und die Einklemmung der Gefäße und Nerven ist damit beseitigt. Wir haben bei dieser Frakturbehandlung keine Zwischenfälle gesehen. Bei Anwendung eines Gipsverbandes soll dieser prophylaktisch an der Innen- und Außenseite in ganzer Länge aufgeschnitten werden. Stets ist der Arm für einige Tage hoch zu lagern und klinisch zu beobachten.

Durchblutungs- und Sensibilitätsstörungen machen ein sofortiges Handeln erforderlich. Tritt nach Abnahme des Gipsverbandes und Hochlagerung des Armes keine rasche Besserung ein, so ist die Fasciotomie angezeigt. Mit einem treppenförmigen Hautschnitt wird die beugeseitige Fascie in Länge der Muskelbäuche gespalten und zusätzlich in der Ellenbeuge quer eingeschnitten. Gefäße und Nerven werden freigelegt und gegebenenfalls versorgt. Die breitklaffende Fascie bleibt offen. Darüber wird die Haut durch Naht oder Plastik verschlossen und die Fraktur eingerichtet. Günstig wirken sich Sympathicusblockaden auf die Durchblutung aus.

Bei ausgeprägter Kontraktur haben wir durch Spätbehandlung mit elastischen Quengelschienen und Übungen über

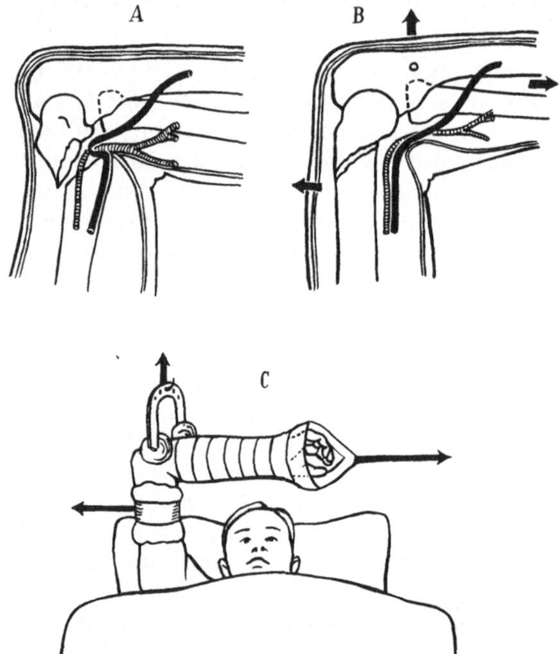

Abb. 209. Lagerung bei supracondylärer Extensionsfraktur des Humerus nach E. DAUMANN. Bei Drosselung der Blutgefäße (A) droht die ischämische Muskelkontraktur. Zur Beseitigung der typischen Verschiebung der Bruchstücke legt man einen Drahtzug am oberen Ulnaende in Verlängerung der Oberarmachse an und stellt bei rechtwinkliger Beugung des Unterarmes einen Querzug am Oberarm und Gegenzug am Unterarm in Verlängerung seiner Achse her (B). Der Unterarm nimmt eine Mittelstellung zwischen Pronation und Supination ein (C)

mehrere Monate gute Ergebnisse erzielt (Abb. 210). Zuerst wird das Handgelenk unter langsamer Steigerung in Dorsalflexion gebracht; dies gelingt mit gepolsterten Gipsschienen. Danach übt man mit gepolsterten Fingerschlaufen und Gummibändern, welche an einem Ausleger verstellbar befestigt werden, einen gleichmäßigen milden Zug auf die Fingergelenke aus. Eine solche Schiene soll mehrmals am Tage abgenommen und jeweils nicht länger als 2 Std getragen werden, damit es nicht zu Schädigungen der ernährungsgestörten Finger kommt.

Ist eine geringe aktive Beugefähigkeit der Finger erreicht, geben aber die verkürzten Beugemuskeln nicht nach, so sind verschiedene Wiederherstellungsoperationen möglich:

1. Die Spanarthrodese des Handgelenkes in 20^0 Dorsalflexion (Abb. 162) bringt das Gelenk in Funktionsstellung und erlaubt die Verlagerung von 5 Handgelenkmuskeln auf die Finger.

2. Die Verkürzungsosteotomie beider Unterarmknochen verbessert die Sehnenfunktion. Aber bei gleichzeitiger Kontinuitätsdurchtrennung von Radius und

Ulna besteht die Gefahr, daß knöcherne Konsolidierung ausbleibt und sich eine Pseudarthrose entwickelt.

3. Die Z-förmige Verlängerungstenotomie der Beugesehnen.

4. Das Ablösen der Muskelursprünge von den Unterarmknochen und der Membrana interossea in peripherer Richtung bezweckt eine relative Verlängerung

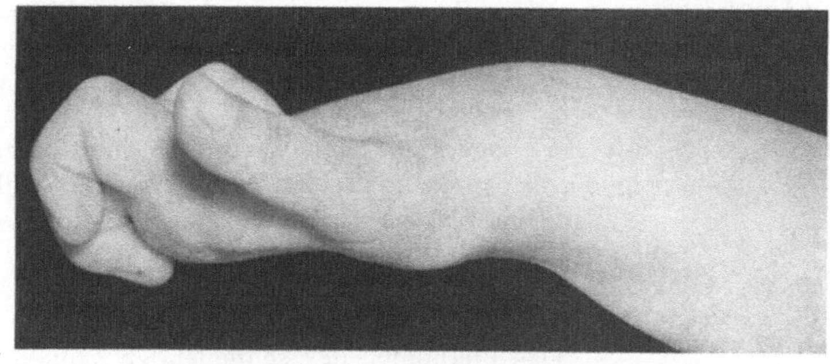

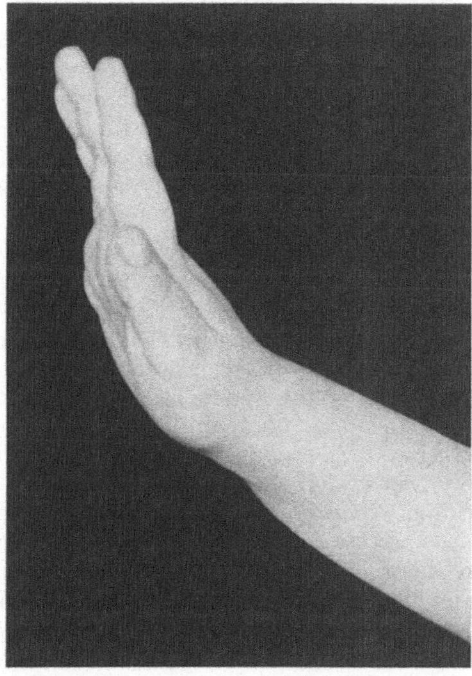

Abb. 210. Ischämische Muskelkontraktur nach supracondylärer Extensionsfraktur des Humerus (A). Durch konsequent durchgeführte Schienen- und Quengelungsbehandlung Wiederkehr normaler Fingerfunktion (B)

der Beugesehnen. Wir selbst haben mit diesem Vorgehen keine Erfahrungen. Von St. Bunnell wissen wir aber, daß hierbei die Resultate nicht immer befriedigend sind.

j) Chronisch traumatisches Handrückenödem

Diese kissenartige harte Schwellung am Handrücken geht meistens mit Verdickung der Finger und Funktionsstörungen einher. Im Gipsverband und bei Hochlagerung gehen die Weichteilschwellungen zurück; sie rezidivieren nach kürzerem oder längerem Intervall mit Verstärkung der Beschwerden und Bewegungsstörungen. Die Haut am Handrücken wird schließlich haarlos, faltenlos, dünn und glänzend. Fleckige rotbläuliche Hautbezirke, Blasenbildungen und Ulcerationen wurden beobachtet. An den Fingernägeln können trophische Störungen bestehen.

F. REISCHAUER, A. W. FISCHER u. a. nehmen ursächlich Selbstbeschädigung an. So wurden hochgradige Schwellungen durch Beklopfen des Handrückens mit einer Flasche erzeugt oder durch unbeobachtet angelegte Strangulationsbinden am Oberarm. Nicht immer werden sich Selbstbeschädigungen vom Arzt beweisen lassen.

G. HOHMANN empfiehlt zur Behandlung des harten traumatischen Handrückenödems die frühzeitige Fascienspaltung und bei Vernarbung ihre vollständige Excision bis ins Gesunde, um Sehnenbeweglichkeit und Zirkulationsverhältnisse zu verbessern.

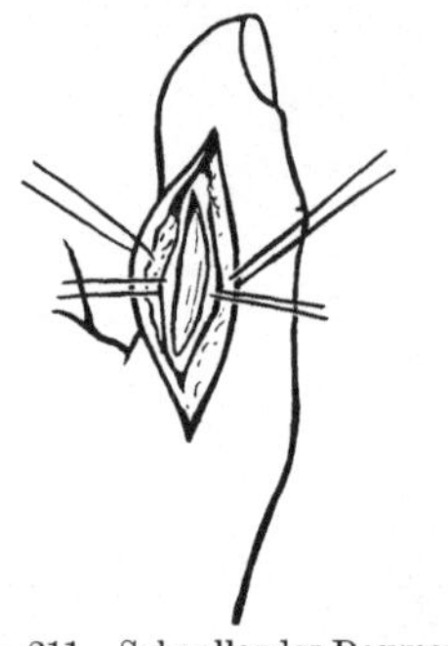

Abb. 211. Schnellender Daumen. Mediolateraler Fingerschnitt und ovaläre Resektion der schwieligen Sehnenscheideneinschnürung

k) Schnellender Finger

Das Phänomen des schnellenden Fingers entsteht durch ein Passagehindernis an den Fingerbeugesehnen. Die Verengerung der Sehnenpassage kann auf einer echten ringförmigen schwieligen Einschnürung des Sehnenscheidenkanals oder auf einer geschwulstartigen Verdickung der Sehne beruhen. Bei Überschreiten eines bestimmten Bewegungswinkels tritt ein schnappendes Geräusch auf. Gewöhnlich ist das Phänomen bei der Beugung nicht so ausgeprägt wie bei der Streckung. Bisweilen gelingt die Extension nur durch passive Mithilfe. Die Überwindung des Engpasses kann Schmerzen verursachen. Nach mehrmaliger Prüfung sind die Schnappgeräusche weniger auffällig und die Fingerbewegungen laufen flüssiger ab. Auf der Palmarseite des betroffenen Fingers ist eine knötchenförmige Verdickung deutlich fühlbar und auf Druck empfindlich, wenn die Sehne das Hindernis überwindet. Bevorzugt findet sich diese Erkrankung über dem Daumen; man beobachtet sie aber auch an den dreigliedrigen Fingern.

Behandlung. Operativ läßt sich das Hindernis in einfacher Weise beseitigen. In Köpfchenhöhe des betreffenden Mittelhandknochens legt man über der festgestellten Verdickung einen kurzen Querschnitt, hält die beiden Gefäß-Nervenbündel zur Seite und reseziert in distaler Richtung den palmaren Scheidenanteil. Wir sahen gelegentlich vermehrt bräunliche Flüssigkeit als Rest einer Blutung in der Sehnenscheide. Die Fingerbeugesehnen können nun unbehindert gleiten. Wenn noch ein kleines sackförmiges Sehnenknötchen vorhanden ist, so wird es ovalär ausgeschnitten; beide Seitenteile der Sehne legen sich aneinander. Ein Rezidiv pflegt nicht aufzutreten.

Wenn eine schwielige Einschnürung der Sehnenscheide über einem Fingersegment liegt, bevorzugen wir den mediolateralen Schnitt. Dorsal vom Gefäß-Nervenbündel dringt man auf den verschwielten Bezirk vor und schneidet ihn ovalär so weit aus (Abb. 211), bis bei passiver Fingerbewegung die Sehne mühelos gleitet. Nach 8tägiger Ruhigstellung gibt man den Finger für Bewegungsübungen frei.

l) Tendovaginitis stenosans (DE QUERVAIN)

Die von DE QUERVAIN (1895) beschriebene Erkrankung ist eine chronische stenosierende Sehnenscheidenentzündung des I. Sehnenfaches unter dem Retinaculum extensorum. In diesem Fach verlaufen dicht nebeneinander die Sehnen des M. abductor pollicis longus und des M. extensor pollicis brevis. Vorwiegend sind Frauen von dem Leiden betroffen; die rechte Hand erkrankt häufiger als die linke. Anamnestisch wird Überanstrengung in beruflicher oder häuslicher Arbeit angegeben. Über dem distalen Radiusende bestehen diffuse Schmerzen, welche bisweilen in den ganzen Arm ausstrahlen. Bei Druck auf den Sehnenverlauf in Höhe des Griffelfortsatzes der Speiche und gleichzeitiger aktiver Daumenabduktion erfolgt eine heftige Schmerzreaktion. Der tastende Finger fühlt meistens eine Verdickung.

Behandlung. Die Spaltung des Sehnenfaches führt rasch zur Heilung. Mit einem kurzen Querschnitt über dem Processus styloideus radii, den man im Verlauf der Hautspaltlinien anlegt, wird unter Schonung des Ramus superficialis n. radialis das Sehnenscheidenfach in ganzer Länge gespalten. Die breitklaffenden Schnittränder bleiben offen. Man überzeugt sich durch passive Daumenbewegungen von der nun unbehinderten Gleitfähigkeit der beiden Daumensehnen. Findet sich eine akzessorische Sehne in diesem Fach, so soll sie reseziert werden (ST. BUNNELL). Nach 8tägiger Ruhigstellung setzen aktive Bewegungsübungen ein.

m) Tenosynovitis tuberculosa

Die tuberkulöse Sehnenscheidenentzündung auf der palmaren oder dorsalen Handseite kommt vorwiegend bei der Landbevölkerung vor. Wahrscheinlich handelt es sich in diesen Fällen um eine Infektion mit dem Typus bovinus. Oft ist die Hand der einzige im Organismus nachweisbare tuberkulöse Herd. Der Beginn der Erkrankung ist schleichend und der gutartige Verlauf durch die geringe Virulenz der Erreger bedingt. Befallen werden Menschen in mittlerem Lebensalter; die rechte Hand ist häufiger als die linke betroffen.

Anfangs findet sich in den Sehnenscheidensäcken seröses Exsudat. Später können sich durch Fibrinniederschläge Reiskörperchen bilden. Ein granulomatöser Fungus bricht bei Verkäsung zumeist durch die Haut nach außen. In manchen Fällen führt die Fibrose zur Spontanheilung. Übergreifen des Prozesses auf die Gelenkbänder, das Handgelenk und die Handwurzelknochen ist möglich.

Für die Tenosynovitis tuberculosa ist das Zwerchsackhygrom charakteristisch: Eine teigige Schwellung von der Hohlhand bis zum distalen Ende der Unterarmbeugeseite ist durch das unnachgiebige quer verlaufende Retinaculum flexorum unterteilt. Die Ausdehnung des Prozesses entspricht in Form und Größe dem ulnaren und radialen Sehnenscheidensack. Von der Schwellung können Kleinfinger, Zeigefinger, Daumen oder seltener auch Mittel- und Ringfinger mitbetroffen sein. Wenn sich am Handrücken eine tuberkulöse Sehnenscheidenentzündung ausbildet, so liegt die Schwellung proximal und distal vom Retinaculum extensorum. Sie gleicht in Form und Größe den einzelnen erkrankten Sehnenfächern.

Die etwas ödematöse Haut zeigt keine akuten Entzündungszeichen. Bei Exsudatbildung läßt sich Fluktuation nachweisen und bei Reiskörperchenbildung Krepitieren. Weitere Symptome sind: Kraftlosigkeit und Steifheit der Hand, bisweilen auch Paraesthesien, wenn der N. medianus von der Anschwellung komprimiert ist. Spontanrupturen der Sehnen kommen vor. Miterkrankung des Skelets (Handgelenk, Handwurzelknochen, Fingergelenke oder Phalangen) erkennt man auf dem Röntgenbild (Abb. 212).

Vor Verwechslung mit einem Ganglion schützt die Punktion; dabei soll der Einstich außerhalb der Anschwellung liegen. Beim Ganglion entleert sich ein geleeartiges Punktat. Aspiriertes Exsudat wird bakteriologisch untersucht; es empfiehlt sich auch der Tierversuch. Angesaugte Gewebsbröckel werden histologisch ausgewertet.

Behandlung. Die Therapie ist in jedem Fall zunächst konservativ, da nach Operation im floriden Stadium lokale Ausbreitung und Generalisation zu befürchten sind. Wenn sich der Prozeß zurückgebildet hat, Blutbefund, Blutsenkungsgeschwindigkeit und Temperatur normalisiert sind, erfolgt die operative totale Entfernung der erkrankten Sehnenscheiden.

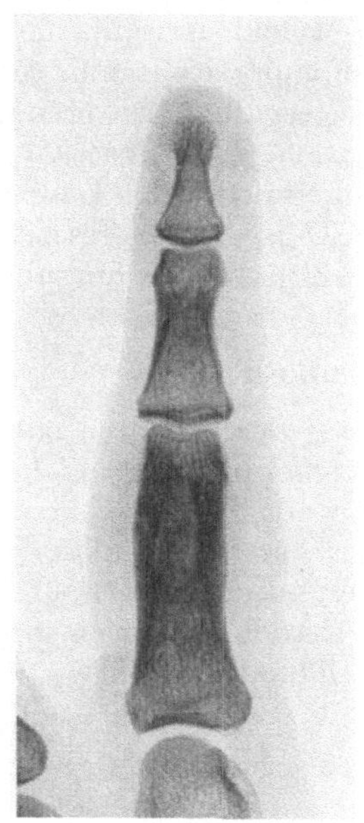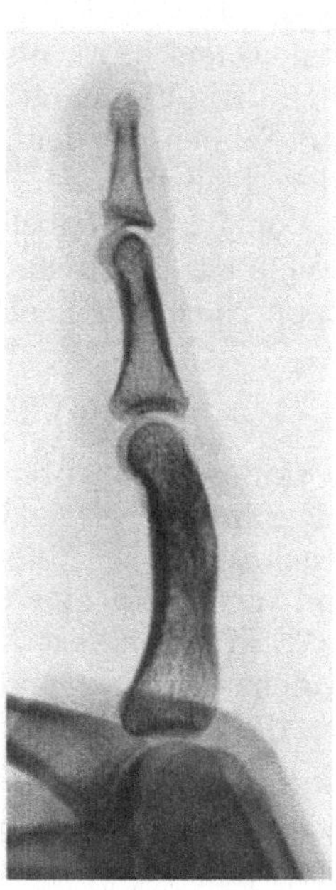

Abb. 212. Tuberkulöse Daktylitis. Der Weichteilschatten läßt die spindelförmige Verdickung des Fingers erkennen

Die über lange Zeit (Monate bis Jahre) durchzuführende vorbereitende Therapie besteht in allgemein roborierenden Maßnahmen, Ruhigstellung und Tuberkulostatica (PAS, Isoniazid). Streptomycin behalten wir uns für die prä- und postoperative Phase vor.

Bei der Synovektomie ermöglicht die Blutsperre eine exakte Präparation unter Schonung der Nerven. Die Incision verläuft von der proximalen queren Hohlhandfurche über das Handgelenk bis zum Unterarm (Abb. 213). Nach Durchtrennung des Retinaculum flexorum an der ulnaren Seite präpariert man von proximal in distaler Richtung beide Scheidensäcke frei, eröffnet sie und räumt das gesamte krankhaft veränderte Sehnenscheidengewebe aus. Die Sehnen werden geglättet oder bei Ausfransung reseziert. Die distalen Sehnenstümpfe kann man auf unversehrte Nachbarsehnen aufnähen. Bei der Freilegung sieht man meistens eine größere Ausdehnung des Prozesses, als präoperativ aus der vorhandenen Schwellung zu erwarten war. Empfehlenswert sind Betupfen des Wundgebietes mit schwacher Jodlösung und anschließendes Ausspülen mit physiologischer Kochsalzlösung (St. Bunnell). Nach Abnahme der Blutsperre und Ligatur der Gefäße verschließt man die Wunde drainlos. Über den elastischen Kompressionsverband wird in Funktionsstellung eine Gipsschiene angelegt. Die Ruhigstellung dauert einige Monate; während dieser Zeit werden Röntgenbestrahlungen durchgeführt.

Hat bei einem erkrankten Finger der Prozeß auf die Weichteile übergegriffen, so soll man ihn amputieren. Wird aber die Erhaltung des Fingers gewünscht, so muß das gesamte erkrankte Gewebe von mediolateraler Schnittführung aus entfernt werden.

Liegt der Herd am Handrücken, so legt man einen treppenförmigen Schnitt an, der über der Mitte des II. Mittelhandknochens beginnt und bis zum Handgelenk reicht. Hier biegt er rechtwinklig ab und verläuft parallel zu den dorsalen Handgelenksfalten, um nach erneuter rechtwinkliger Fortsetzung an der Ulnarseite des Unterarmes zu enden. Wir haben nach der dorsalen Synovektomie von diesem Schnitt aus in 3 Fällen zerstörte Handwurzelknochen entfernt und durch die extraartikuläre Spanarthrodese des Handgelenkes Ausheilung mit normaler Fingerfunktion erreicht. Während 3jähriger Beobachtung kam es zu keinem Rezidiv.

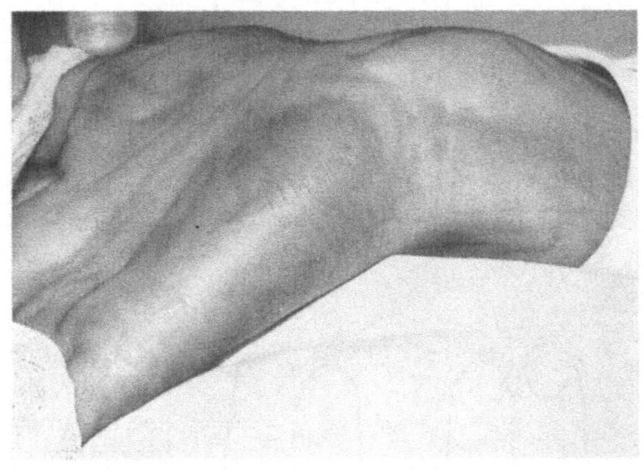

A

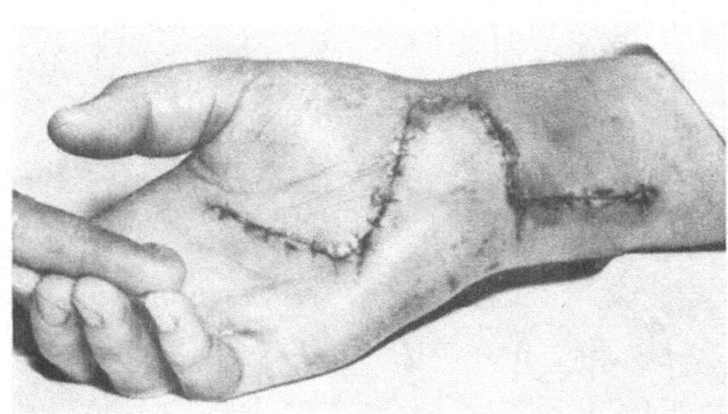

B

Abb. 213. Sehnenscheidentuberkulose über dem Handgelenk (A). Resektion der Sehnenscheidensäcke unter dem Schutz von Tuberkulostatica und Streptomycin (B). Heilung mit freier Fingerfunktion. Die 21jährige landwirtschaftliche Gehilfin blieb arbeitsfähig und bei 3jähriger Beobachtung rezidivfrei

n) Syndaktylie

Unter Syndaktylie versteht man die Nichttrennung zweier oder mehrerer Fingeranlagen. Diese angeborenen Verwachsungen können in ganzer Fingerlänge bestehen; oft beschränken sie sich auf die Fingerspitzen (Akrosyndaktylie) oder auf die Basen (Schwimmhäute). Bei lockerer Verbindung sind breitere Weichteilbrücken vorhanden, und bei inniger Verbindung sind beide Finger einschließlich der Nägel verschmolzen. Mitunter sind gemeinsame Gefäße, Nerven, Sehnen, Knochen und Gelenke vorhanden. Im Röntgenbild sieht man gelegentlich auch Synostosen von Mittelhand- und Handwurzelknochen. Mißbildungen gleicher Art können sich an der anderen Hand und an den Zehen finden. Die Syndaktylie kommt gehäuft familiär und erblich vor; sie kann mit Polydaktylie, Brachydaktylie und anderen Fehlbildungen vergesellschaftet sein.

Behandlung. Die operative Fingertrennung soll man nicht im Kleinkindalter vornehmen, weil die Präparation bei diesen kleinen anatomischen Verhältnissen sehr schwierig ist. Durch unzulängliche Elastizität der narbig veränderten Haut stellen sich nicht selten hinderliche dermatogene Beugekontrakturen ein, welche später langwierige Nachoperationen erfordern. Aus diesen Gründen führen wir die Fingertrennung erst vor der Einschulung aus. Sind mehrere Finger miteinander verwachsen, so operieren wir in der ersten Sitzung nur eine Fingerseite, um Ernährungsstörungen zu vermeiden. Innig verschmolzene Finger trennen wir nicht, wenn sie gut beweglich sind. Die Schnittführung nach St. Bunnell

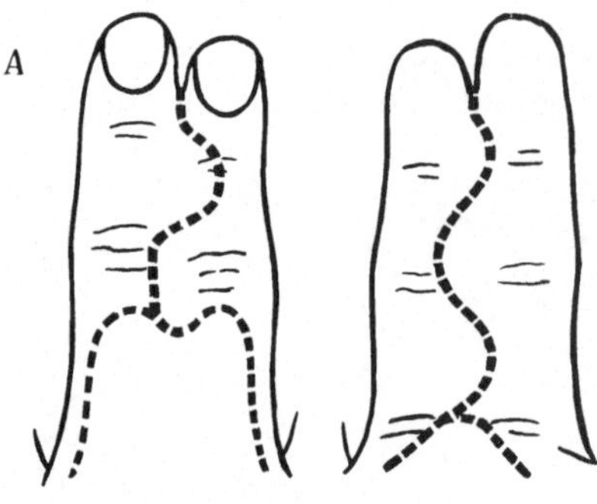

(Abb. 214 A) verläuft beuge- und streckseitig in Wellenform, damit die Nahtlinien nicht geradlinig am Finger entlangziehen. Beim Spalten der Fingerverbindung muß man auf die Nerven und Gefäße achten. In die Tiefe der Zwischenfingerfalte wird von dorsal ein größerer und von palmar ein kleinerer spitzer Hautlappen eingeschlagen. Die verbleibenden Hautdefekte an den Fingerseiten verschließt man mit einem dickeren Spalthautlappen. Das Verfahren gibt sehr gute Resultate.

Die Methode der Zellerschen Lappenbildung (Abb. 214 B) ist nicht empfehlenswert, weil die beiden in die Schwimmhautfalte eingeschlagenen V-förmigen Hautlappen unzureichend sind. Es kommt zur Vernarbung der Commissur und später zu seitlichen Verbiegungen der Finger.

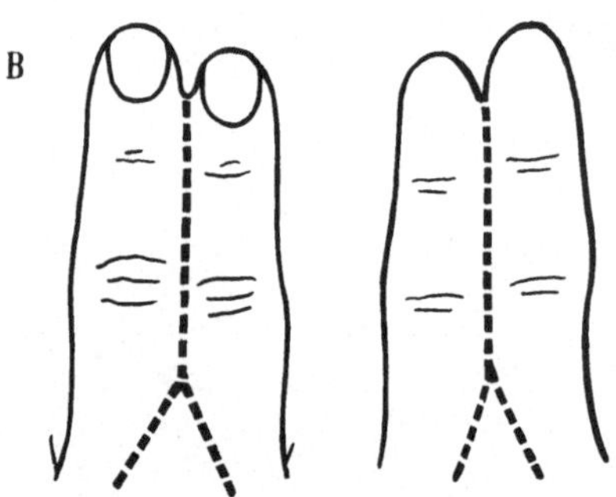

Zweckmäßig ist die Schnittführung nach M. Iselin (Abb. 214 C; 123 A), da der rechteckige dorsale und palmare Lappen die Zwischenfingerfalte breit genug gestalten. Auf die seitlichen Fingerwundflächen kommen passend geschnittene Spalthautlappen.

Der Verband wird bei Fingerspreizung angelegt. Durch eine längere Schienenbehandlung verhindert man frühzeitige Bewegungen und sekundäre dermatogene Kontrakturen.

o) Klinodaktylie

Die seitliche Deviation eines Fingers (Digitus varus und Digitus valgus) liegt vorwiegend im Endgelenk des 1., 2. und 5. Fingers. Die Fehlstellung kann angeboren sein, wenn durch Ausbildung eines kleinen akzessorischen Knochens (Schaltstück) das Endglied sich nicht in normaler Achse entwickeln konnte. Erworbene Deviationen sind durch Knochen- oder Gelenkverletzungen bedingt.

Behandlung. Nach Abschluß des Knochenwachstums entschließen wir uns aus kosmetischen und funktionellen Gründen zur Kor-

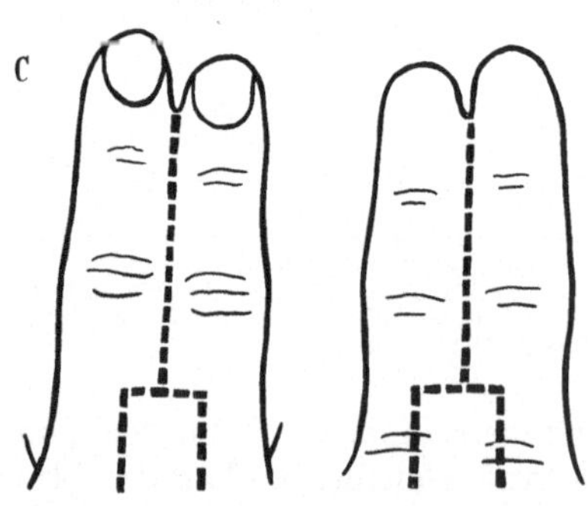

Abb. 214. Schnittführungen bei Operation der Syndaktylie nach Bunnell (A), Zeller (B) und Iselin (C). Die Gefäßnervenbündel sind zu schonen und die verbleibenden Wundflächen an den Fingerseiten mit freien Hauttransplantaten abzudecken

rektur. Schwierig ist die Verlagerung der Haut von der konvexen auf die konkave Seite. M. Iselin benützt den Fähnchenlappen und legt seitlich einen quer verlaufenden Entlastungsschnitt (Abb. 215). Die dreieckige eingezogene Hautpartie auf der konkaven Seite wird reseziert. Die freigelegte Strecksehne zieht man zur Seite der Endgliedabweichung und legt das Gelenk frei. Mit einem schmalen Flachmeißel oder der Vibrationssäge werden die Gelenkflächen keilförmig reseziert,

bis sich beide Knochenflächen achsengerecht aufeinanderstellen lassen. Nach der
Naht des noch vorhandenen Kapselbandgewebes hält ein von der Fingerspitze
aus eingebohrter Kirschner-Draht die korrigierte Stellung der Phalangen aufrecht.

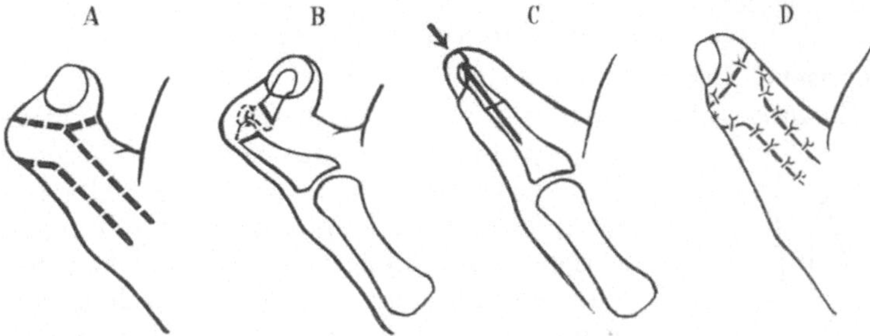

Abb. 215. Behandlung der Klinodaktylie. Unter Bildung eines dorsalen Fähnchenlappens mit Entlastungsschnitt läßt sich der Hautüberschuß von der konvexen nach der konkaven Seite verlagern (A und D). Nach
Resektion des Endgelenkes und des Schaltstückes (B) fixiert ein Kirschner-Draht beide Fingerglieder bis zur
knöchernen Heilung (C). Defekte sind durch freie Hauttransplantate zu verschließen

Der Fähnchenlappen wird auf die durch die Hautexcision entstandene Wundfläche
verlagert und ein noch vorhandener restlicher Hautdefekt mit einem Spalthautlappen verschlossen. Nach 3—4 Wochen ist ausreichende Stabilität erreicht; der
Kirschner-Draht kann dann entfernt werden.

p) Enchondrom

Diese angeborenen Tumoren kommen einzeln oder multipel in den Phalangen
vor. Sie entstehen aus Knorpelresten und besitzen bisweilen verknöcherte Bezirke.

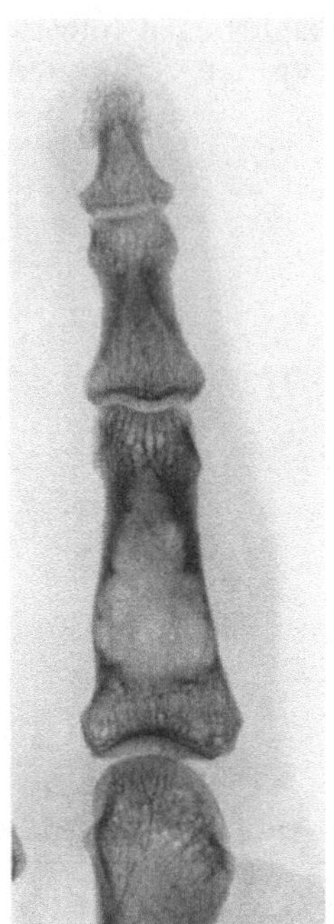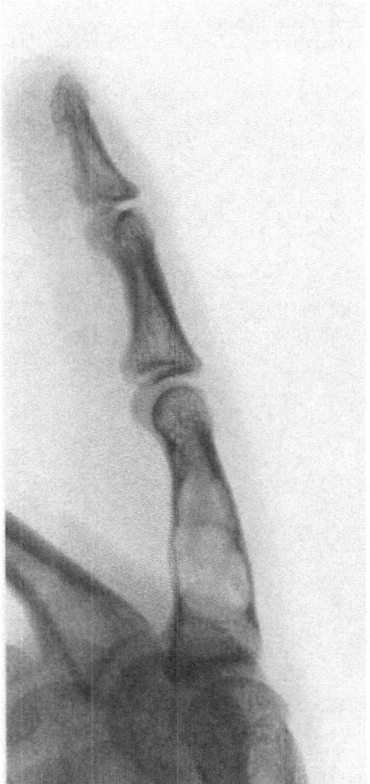

Abb. 216. Enchondrom im linken Zeigefingergrundglied

Manchmal ist der Knochen aufgetrieben. Im Röntgenbild sieht man eine zentrale
Rarefikation des Schaftes mit erhaltener dünner Knochenschale (Abb. 216). Hat
das Enchondrom die Corticalis durchbrochen, so kommt es zur Spontanfraktur.

Behandlung. Mit mediolateraler Längsincision wird der Herd freigelegt und das gesamte Knorpelmaterial ausgelöffelt. Nach gänzlicher Ausfüllung der Höhle mit Spongiosachips vom Beckenkamm ist mit einer Dauerheilung zu rechnen.

q) Lunatumnekrose

Die aseptische Nekrose des Mondbeines beschrieb R. KIENBÖCK (1910). Er führte den Zustand auf Ernährungsstörungen im Anschluß an ein Trauma zurück, bedingt durch Zerreißung gefäßführender Kapselbänder. Dieser Hypothese wurde vielfach widersprochen, da man auch spontane Entstehung und doppelseitiges Vorkommen bei Jugendlichen beobachtete. Die Lunatummalacie soll ferner durch dauernde Druckinsulte bei Preßluftarbeitern oder auch durch ein einmaliges schweres Trauma entstehen können. Durch die Untersuchungen von O. HULTÉN an 400 Röntgenbildern normaler Handgelenke wissen wir, daß die Ulna im Verhältnis zum Radius gleich lang, kürzer oder länger sein kann (Abb. 217). Daraus ergeben sich 3 Variationstypen:

Beide Unterarmknochen im gleichen Niveau = Nullvariante;

Ulna kürzer als Radius = Minusvariante;

Ulna länger als Radius = Plusvariante.

Bei Fällen mit Lunatummalacie fand sich die Minusvariante in 74%, jedoch niemals eine Plusvariante. Aus diesen Beobachtungen folgerte O. HULTÉN, daß der Variationstyp der verkürzten Elle zur

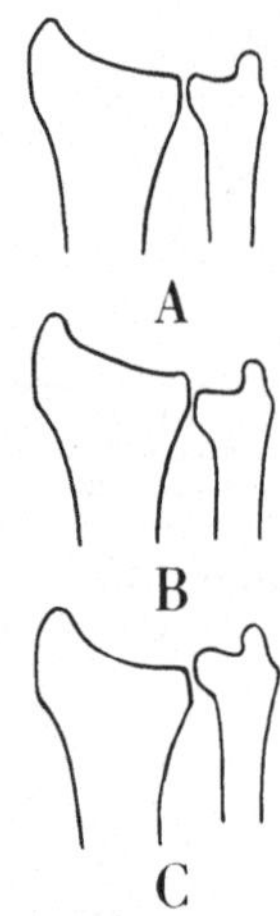

Abb. 217. Die Varianten des normalen Handgelenkes nach O. HULTÉN. A Null-Variante: Ulna und Radius stehen in einer Ebene. B Minus-Variante: Ulna 3 mm kürzer als der Radius. C Plus-Variante: Ulna 3 mm länger als der Radius

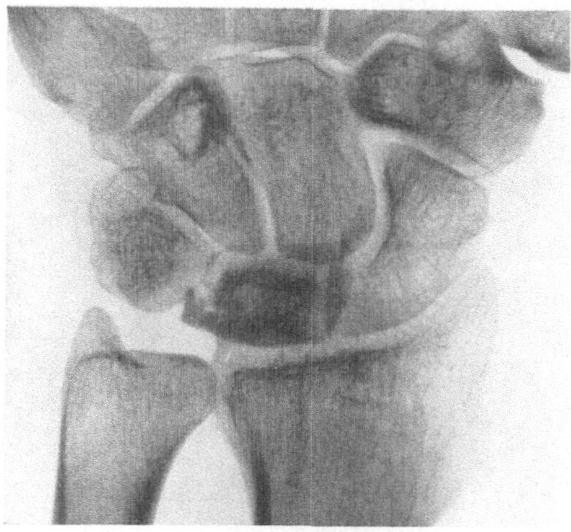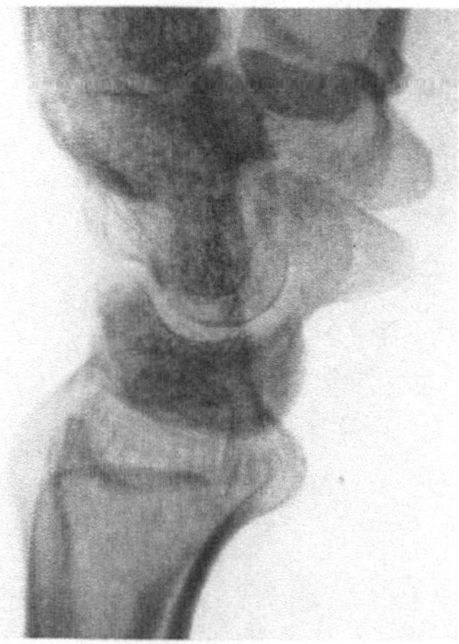

Abb. 218. Lunatummalacie. Verschmälerung des Knochens mit Kondensation bei quer verlaufender Bruchlinie

Lunatummalacie prädisponiert, weil in diesen Fällen das Mondbein mit dem entsprechenden Speichenabschnitt Druckbelastungen vermehrt ausgesetzt ist.

Klinisch sind Beugung und Streckung des Handgelenkes sowie die Seitbewegungen endgradig eingeschränkt. Im histologischen Bild des Lunatum finden sich nekrotische Knochenbälkchen, osteoides Gewebe und Rundzellinfiltrate mit einer Zone vermehrten Bindegewebes. Röntgenologisch zeigt sich ein zusammengesinterter Knochen mit veränderter Struktur und fleckiger Zeichnung, da kalklose und kalkdichtere Stellen vorhanden sind (Abb. 218); gelegentlich werden Frakturen nach Bagatelltraumen beobachtet.

Behandlung. Nach G. HOHMANN soll man sich bei geringeren Beschwerden konservativ verhalten. Wenn stärkere Schmerzen zur Arbeitsunfähigkeit über längere Zeit führen, nimmt man die dorsale Deckelcorticalis des Mondbeines fort, löffelt den Nekroseherd aus und füllt die Höhle mit Spongiosa auf. Die Lunatum-Exstirpation ist nicht ratsam, da ein verändertes Handgefüge zur schmerzhaften Arthrosis deformans des Handgelenkes führt.

r) Sudeck-Syndrom

In diesem Leiden sieht man heute den Ausdruck einer Durchblutungs- und Stoffwechselstörung an Knochen und Weichteilen der Gliedmaßen. Verschiedene Faktoren können das Auftreten des Sudeck-Syndromes begünstigen. In erster Linie kommen exogene Schäden in Betracht: Weichteilentzündungen, Knochenverletzungen, mit Kausalgie verbundene Nervenschädigungen, Erfrierungen, Verbrennungen, Tuberkulose und operative Traumen. In zweiter Linie soll eine endogen bedingte abwegige Reaktionsbereitschaft des Sympathicus vorliegen. Nach jedem Schaden kommt es zum physiologischen Regenerationsvorgang, bei dessen Entgleisung dystrophische Störungen im Knochengewebe *und* in den Weichteilen auftreten. Nur bei Erwachsenen und bevorzugt bei älteren Frauen werden die von P. SUDECK (1900) erstmalig beschriebenen Veränderungen beobachtet.

Die Stadieneinteilung des Leidens in akute Phase, Dystrophie und Endatrophie nach F. OEHLECKER erlaubt eine Besprechung der fließend ineinander übergehenden, klinisch oft wechselvollen Krankheitsbilder.

Akute Phase (Phase I): Die Weichteilveränderungen können den röntgenologisch erkennbaren Knochenveränderungen um mehrere Wochen vorausgehen. Die ersten Erscheinungen sind: Spontanschmerz, Erhöhung der Hauttemperatur, Handrücken- und Fingerknöchelödeme, Muskelschwund, Hyperhydrosis, bisweilen gesteigertes Haar- und Nagelwachstum, Einschränkung der Gelenkbeweglichkeit. Röntgenologisch findet sich der physiologische kollaterale Umbau, wie er bei fast allen Frakturfällen (82%) angetroffen wird (H. REMÉ). So zeigt sich frühestens 14 Tage nach der Verletzung herdfern eine kleinfleckig-harmonische Knochenentkalkung. — Diese Phase I kann nach 3—5 Monaten unmittelbar in Heilung übergehen, oder es kommt zur dystrophischen Phase.

Dystrophie (Phase II): Schmerzzunahme, kühle Haut, graue Cyanose, Glanzhaut durch Verdünnung des Corium, rissige Nägel, Gelenkkontrakturen. Im Röntgenbild findet man eine herdferne, klein- bis grobfleckige, unharmonische, verwaschene Entschattung in Epi- und Metaphyse und Auflockerung der Corticalis mit „bleistiftartiger" Umrandungszeichnung. — Die Dystrophie heilt nach langer Zeit aus mit mehr oder minder erheblichen Veränderungen der Trophik an Weichteilen und Knochen oder mündet in das atrophische Stadium.

Endatrophie (Phase III): Die Haut ist blaß und infolge verminderter Durchblutung cyanotisch, bisweilen auch noch etwas glänzend; die Muskeln sind atrophisch, die Fingerendglieder verschmächtigt, die Gelenke irreparabel versteift und bei passiver Bewegung schmerzhaft. Das Röntgenbild zeigt wieder harmonische Knochenzeichnung mit zarten, etwas dünnen Knochenbälkchen. — Die Endatrophie bedeutet eine Defektheilung mit verminderter Anpassungsfähigkeit und Belastbarkeit.

Behandlung. Das Sudeck-Syndrom wird trotz sachgemäßer Behandlung der Extremitätenverletzungen nie ganz vermeidbar sein (G. Hohmann).

In der akuten Phase ist die bestmögliche Prophylaxe gegen die Fehlentwicklung in Dystrophie und Atrophie die ausreichende, physiologisch durchgeführte Ruhigstellung der Gliedmaße (Funktionsstellung!). Konsequente Ruhe mit Hochlagerung ist erforderlich; die aktive Betätigung aller nichtfixierten Gliedmaßenabschnitte, welche keine Schmerzen auslösen darf, fördert den Blut- und Lymphrückfluß. Ist die Fraktur geheilt und sind Reizerscheinungen und Schmerzen abgeklungen, dürfen nur aktive Bewegungsübungen (körperwarme Handbäder und Schwammausdrücken) unter verständnisvoller Aufsicht durchgeführt werden; dann lösen sich die Gelenksteifen langsam von selbst. Jede ungeduldige mechanische Manipulation (Massage) erzeugt einen neuen Reiz.

Wenn das Umbaustadium durch Fehler in der Behandlung in das dystrophische Stadium übergeht, muß auch in der Phase II die Gipsschienenbehandlung zur Ruhigstellung erfolgen. Das wirksamste Mittel ist die Novocainblockade des Ganglion cervicothoracicum (stellatum). Dabei führt die Dämpfung des Sympathicus und die Eröffnung arteriovenöser Anastomosen im Hautbereich zur Erwärmung der Gliedmaße. Erweist sich die Blockade als wirksam, so ist in schweren Fällen die Resektion des Ganglion zu erwägen. Frühzeitige Röntgenbestrahlung lindert die Schmerzen. Keinesfalls darf in diesem Stadium massiert werden. Zur medikamentösen Behandlung wurden viele Präparate angegeben: Kalk, Phosphor, Causat, Dilatol, Padutin, Hydergin, Phenosol, Venostasin, Hydrocortison, Ganglienblocker, Progynon-Testoviron-Injektionen u. a. Die Vielzahl dieser Möglichkeiten kann leicht zur Polypragmasie verleiten; man soll diese Medikamente mit Bedacht und individuell auswählen. Gegen Ende der dystrophischen Phase können Sonnen- und Wechselbäder und auch Moor-Paraffinpackungen von Nutzen sein.

Im Stadium der Endatrophie ist selbst bei größter Geduld von seiten des Verletzten und des Arztes ein Erfolg nur noch schwer erreichbar. Schonende Dehnungsbehandlung, elastische Quengelschienen, Bindegewebsmassage können noch reparable Gelenksteifen günstig beeinflussen. Unterstützend wirken Bäder und hyperämisierende Mittel.

s) Inaktivitäts-Knochenatrophie

Nicht zu verwechseln mit dem Sudeck-Syndrom sind die physiologischen Entkalkungsvorgänge an den Extremitäten nach Ruhigstellung. Außer der röntgenologisch erkennbaren Demineralisation bestehen keine klinischen Krankheitszeichen. Bei der reinen Inaktivitäts-Knochenatrophie fehlen Weichteilveränderungen und Schmerzen.

Wird später die Gliedmaße wieder in vollem Umfang benutzt, so kommt es in kurzer Zeit zur Rückbildung der Knochenatrophie. Die Röntgenkontrolle nach mehreren Monaten zeigt dann einen regelrechten Skeletbefund.

Die terminologischen Grundbegriffe soll man richtig anwenden; dies ist nur unter Berücksichtigung des klinischen Befundes und nicht nach den Röntgenbildern allein möglich.

F. Begutachtungsuntersuchung

Die Auswertung eines Gutachtens und der Vergleich mit vorangegangenen Befunden wird durch eine einheitlich durchgeführte Begutachtungsuntersuchung und Befundbeschreibung wesentlich erleichtert. Wie beim Abfassen einer Krankengeschichte hält man sich an die Reihenfolge:

1. Vorgeschichte 4. Röntgenbefund
2. Subjektive Beschwerden 5. Diagnose
3. Untersuchungsbefund 6. Zusammenfassende Beurteilung

Aus der Unfallakte macht man zuvor einen kurzen Auszug über die wichtigsten Daten. Beim Erheben der Vorgeschichte bietet sich dann Gelegenheit einer unauffälligen Überprüfung der Glaubwürdigkeit des zu Untersuchenden.

1. Vorgeschichte

Dazu gehören:
Unfallhergang
Art der Verletzung einschließlich Röntgenbefund
Behandlung und aufgetretene Komplikationen
Dauer der stationären und ambulanten Behandlung
Abschluß der Behandlung
Wiederaufnahme der Arbeit
Beschäftigungsverhältnis nach dem Unfall bis zur Begutachtung

2. Subjektive Beschwerden

Die Klagen des Verletzten werden möglichst wörtlich wiedergegeben; ebenso die Angaben, welche Arbeiten mit der beschädigten Hand im Beruf verrichtet werden können und welche nicht. Ist der Patient Rechts- oder Linkshänder, hat er sich auf die andere Hand umstellen müssen?

3. Untersuchung

Der Verletzte wird bei entblößtem Oberkörper untersucht. Man beobachtet, ob und in welchem Ausmaß die versehrte Hand beim Ablegen der Kleidung mitwirkt. Der Untersuchungsbefund wird mit einem kurzen *Allgemeinbefund* unter Angabe des Alters eingeleitet. Dann folgt der mit einigen Überschriften systematisch gegliederte *Lokalbefund*; man beginnt mit Nennung der verletzten Region. Die Ausdrucksform des Gutachtens soll knapp und unmißverständlich sein, damit sich der Leser (Arzt oder Laie) ein klares Bild von den Verletzungsfolgen machen kann. Beifügung vorgedruckter Handskizzen (Abb. 219) mit Eintragung der Schäden erleichtert das Verständnis. Man hält sich an die eindeutigen Ausdrücke: Daumen, Zeige-, Mittel-, Ring- und Kleinfinger; Grund-, Mittel- und Endgelenk oder -glieder.

Inspektion

Angaben über Fingerverluste, Deformitäten und über Finger- und Handstellung (Schwurhand, Krallenhand, Fallhand) vermitteln schon einen allgemeinen Eindruck über Art und Ausmaß des Handschadens. Die Beschaffenheit der Haut läßt einen Rückschluß auf ihren trophischen Zustand zu; deshalb sind Vermerke über Hautfarbe (Cyanose, Blässe, Rötung, Marmorierung), Feuchtigkeit und Hauttemperatur, Beschaffenheit der Fingernägel, Narbenverlauf, Benützungszeichen (Schwielen, Rhagaden) und Schwellungsneigung (Handrücken und Fingerknöchel), stets im Vergleich zur unverletzten Seite, wichtig. Schwund der Daumenballen-, Kleinfingerballen-, Zwischenknochen- und Armmuskulatur werden vermerkt.

Palpation

Narben. Durch Betasten der Narben stellt man fest, ob Verwachsungen mit Weichteilen und Knochen bestehen oder Einschnürungen der Nerven und Gefäße. Eine umschriebene Druckschmerzhaftigkeit deutet auf ein Neurom hin.

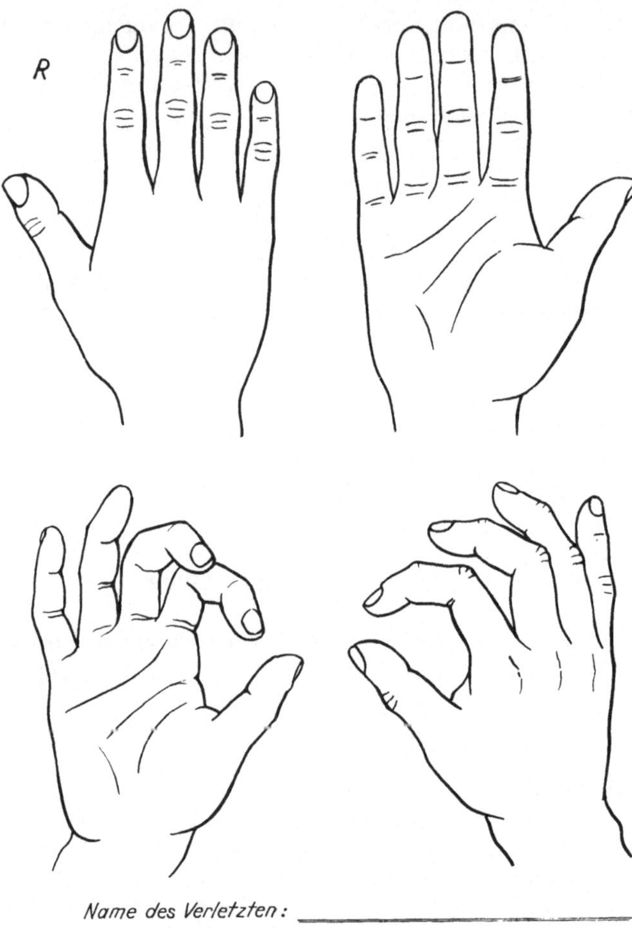

Abb. 219. Doppelseitig bedruckte Handskizze zur Eintragung der rechts- und linksseitigen Handschäden

Nerven. Die Untersuchung umfaßt die motorischen, sensiblen und vegetativen Qualitäten aller 3 Handnerven.

Der Ramus muscularis des N. medianus ist intakt, wenn der Daumen opponiert werden kann. Unversehrt ist der N. ulnaris, wenn die gestreckten Finger gespreizt und wieder zusammengeführt werden können. Der N. radialis ist unverletzt bei voller Streckfähigkeit des Handgelenkes und sämtlicher Finger. Gelingt das Zusammenführen der Daumenspitze gleichzeitig mit den Fingerbeeren aller 4 dreigliedrigen Finger, so kann man auf Funktionstüchtigkeit der 3 Nerven schließen.

Die Sensibilität prüft man für zarte und grobe Berührung und für Nadelstiche an der gesunden und danach an der verletzten Hand; die Prüfung wird bei verbundenen Augen wiederholt. Zonen mit Paraesthesien, Hypo- und Hypersensibilität und die Lage empfindlicher Neurome vermerkt man mit Farbstift auf der vorgedruckten Handskizze, welche bereits Eintragungen über den Narbenverlauf enthält.

Vegetative Ausfallserscheinungen können mit trophischen Geschwüren an den Fingerspitzen einhergehen. Sekretorische Störungen ergeben sich aus dem Verlust der Schweißsekretion. Wir führen den Chinizarin-Test oder die Fingerabdruckmethode (Ninhydrintest) durch (Abb. 131).

Sehnen. Sehnenbewegungen gegen dosierten Widerstand lassen sich unter der Haut fühlen. Wir wenden die gleichen Untersuchungsmethoden an, wie sie im Kapitel über die Wiederherstellungschirurgie zur Erkennung veralteter Sehnenverletzungen dargestellt sind (Abb. 163—166). Diese Prüfungen lassen ein Urteil zu, ob die Sehnen durchtrennt oder mit der Umgebung adhärent sind, ob ein verwachsener Antagonist oder ein versteiftes Gelenk behindernd wirken.

Im Zweifelsfall und bei Verdacht auf Simulation prüft man durch galvanischen oder faradischen Strom, ob Beugung der Finger möglich ist. Läßt man eine genügende Stromstärke auf die Nerven in Höhe des Ellbogens einwirken, kann die Fingerbeugung nicht mehr unterdrückt werden.

Knochen. Auffällige Veränderungen der Knochenform, -länge und -achse werden beschrieben. Die Stabilität prüft man durch Biegungsversuche und Stauchung in der Längsachse. Schmerzäußerung im Bereich einer alten Bruchstelle ist auf ausgebliebene knöcherne Heilung verdächtig.

Gelenke. Nach Gelenkverletzungen können lokale Reizerscheinungen (Schwellung, vermehrte Empfindlichkeit und Schmerzen) bestehen. Gesondert ist die Stabilität der Gelenke zu untersuchen. Bei Kontrakturen erwähnt man die erkennbaren Ursachen, wie beugeseitige, längs verlaufende Hautnarben, Sehnenverwachsungen, Schrumpfungen des

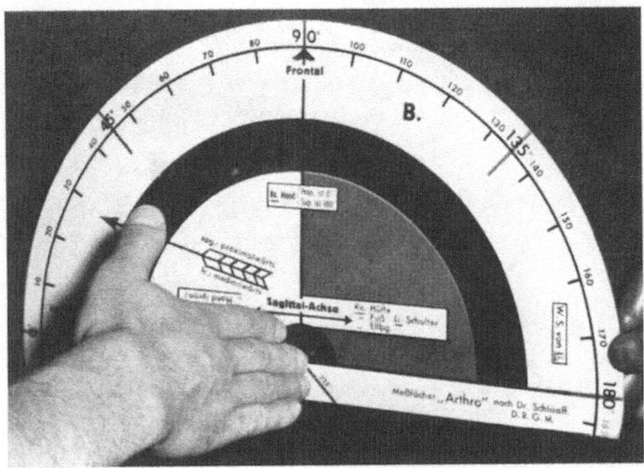

Abb. 220. Messung der Unterarmdrehbewegung (Pro- und Supination) mit dem Meßfächer nach J. SCHLAAFF

Kapsel-Bandapparates oder Nervenausfall. Von Versteifungen kann man erst dann sprechen, wenn keinerlei Wackelbewegungen mehr ausführbar sind.

Bewegungsprüfung. Der Gutachter macht mit beiden Armen die zu prüfenden Bewegungen, im Schultergelenk beginnend, vor und läßt sie vom Verletzten wiederholen. Danach prüft man die passive Gelenkbeweglichkeit in gleicher Reihenfolge und schreibt beide Werte für den rechten und linken Arm tabellarisch auf. Zur Messung der Gelenkexkursionen benützen wir den Winkelmesser nach MÖLTGEN. Wir beginnen mit Prüfung der Schultergelenke.

Schultergelenk. Erheben der Arme nach vorn bis zur Senkrechten, nach der Seite bis zur Senkrechten, Armkreisen, Aus- und Einwärtsdrehung der Schulter bei rechtwinklig gebeugtem Ellbogengelenk, Schürzengriff und Nackengriff.

Ellbogengelenk und Unterarmdrehbewegung: Beugung und Streckung im Ellbogengelenk mißt man bei aufgestütztem Ellbogen. Bei Ausführung der Unterarmdrehbewegung (Pro- und Supination) halten wir den Meßfächer nach J. SCHLAAFF vor die Mittelfingerspitze und lassen die Handfläche supinierend drehen (Abb. 220).

Handgelenk. Die streck- und beugeseitige Bewegung im Handgelenk prüft man bei gestreckten oder bei zur Faust geschlossenen Fingern und vermerkt beim Eintragen der Winkelgrade die während der Messung eingenommene Fingerhaltung (Abb. 221). Ausgangslage ist die Mittelstellung (180°), bei der die Hand in der verlängerten Unterarmachse steht. Dorsal- und Palmarflexion gibt man in Winkelgraden des Bewegungsausschlages an. Ehe man die Handgelenksbeweglichkeit zur Speichen- und Ellenseite (Radial- und Ulnarabduktion) untersucht, zeichnet man auf die Haut den Drehpunkt in der Handgelenksgegend und markiert die Mitte der Unterarmachse sowie des III. Mittelhandknochens (Abb. 222).

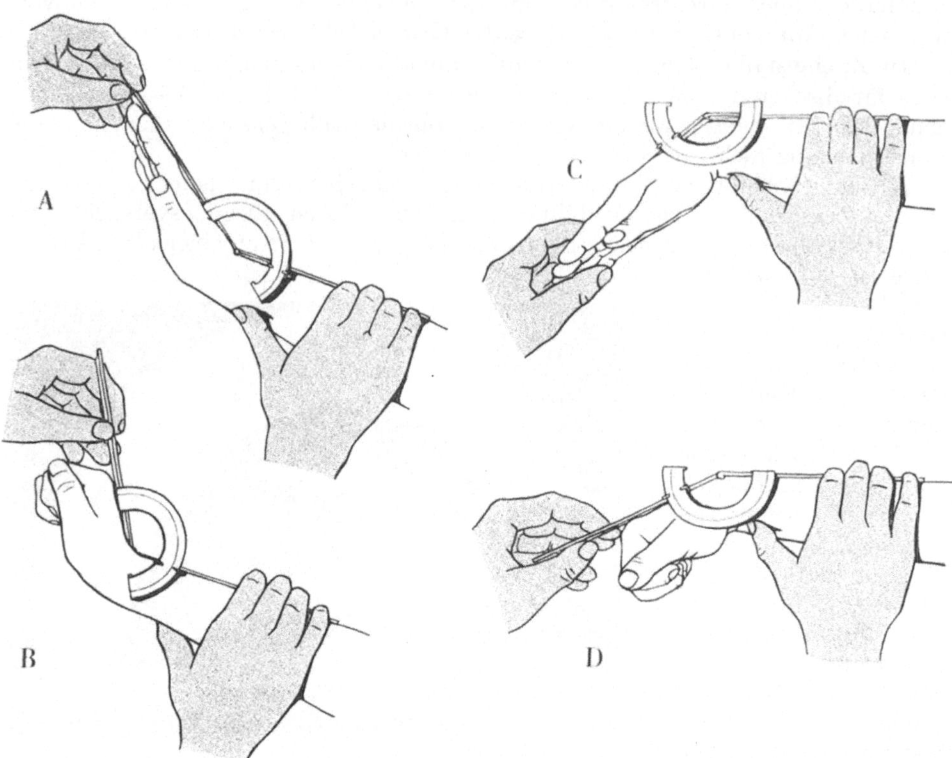

Abb. 221. Messung der Bewegungsausschläge im Handgelenk mit dem Winkelmesser nach MÖLTGEN. Handgelenkbeweglichkeit zur Streckseite (A, B) und zur Beugeseite (C, D) bei gestreckten und bei zur Faust eingeschlagenen Fingern. Die Werte sind unterschiedlich; deshalb ist die jeweilige Fingerstellung zu vermerken

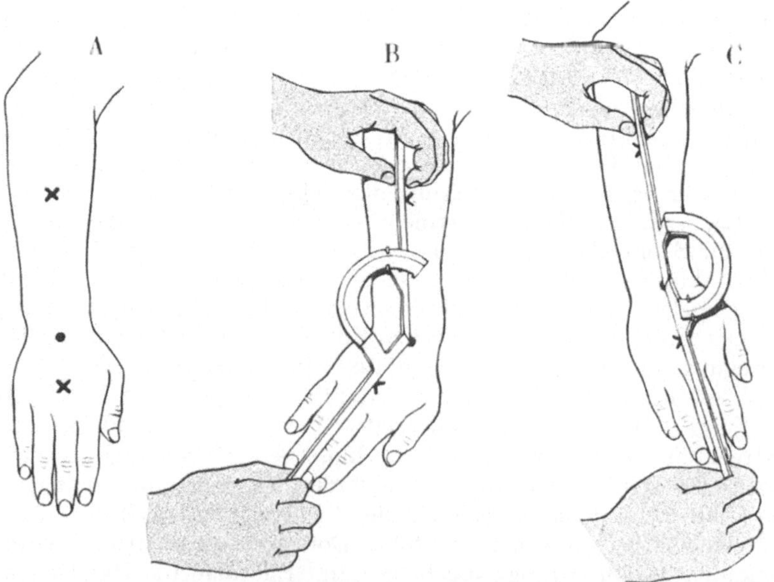

Abb. 222. Messung der Seitbewegungen im Handgelenk mit dem Winkelmesser. Ausgangsstellung bei gestreckten Fingern. Drehpunkt in der Mitte des Handgelenkes und Unterarm-Handachse sind eingezeichnet (A). Bewegungsausschlag bei Seitbewegung nach der Ellenseite (Ulnarabduktion) (B). Bewegungsausschlag bei Seitbewegung nach der Speichenseite (Radialabduktion) (C)

Alle Winkelgrade von Bewegungsausschlägen sind nur dann verwertbar, wenn die Vergleichswerte mit der unverletzten Seite angegeben werden.

Daumengelenke. Zur Messung dient das Lineal. Zunächst stellt man Beugung und Adduktion an der gesunden Hand fest und prüft, wie weit hier der Daumen

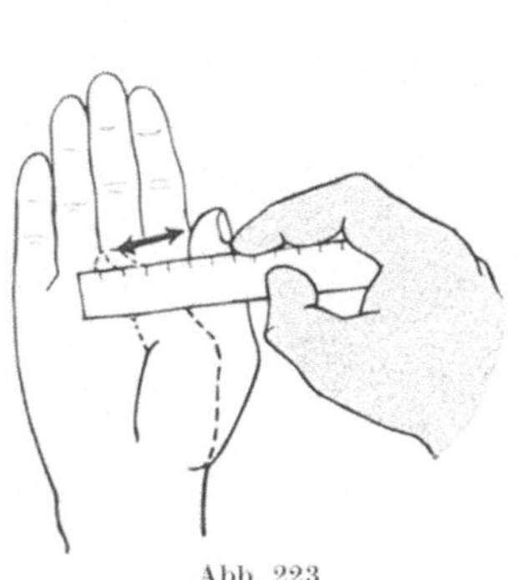
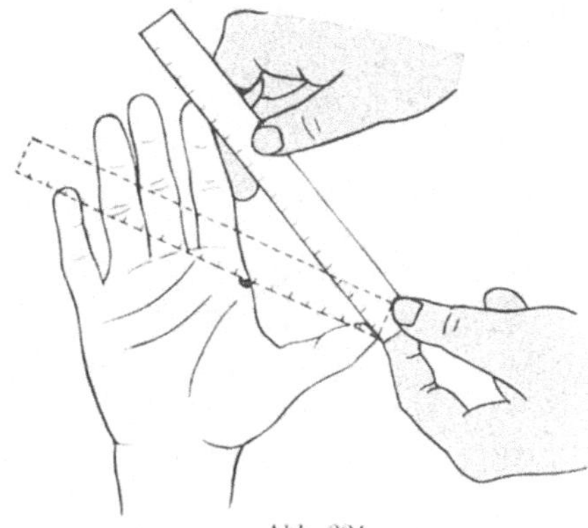

Abb. 223. Messung der Beugung (Flexion) und des Daumeneinschlagens in die Hohlhand (Adduktion) erfolgt mit dem Lineal von der Stelle, die dem größtmöglichen Bewegungsausschlag an der gesunden Hand entsprechen würde. Der gegenseitige Daumen ist spiegelbildlich punktiert eingezeichnet. In diesem Beispiel bleibt der verletzte Daumen bei der Beugung und Adduktion um 4 cm zurück

Abb. 224. Bei der Messung der Streckung (Extension) und des Daumenabspreizens (Abduktion) gibt man den Öffnungsabstand zwischen Daumen- und Zeigefingerspitze oder bei deren Beschädigung zwischen der Gegend des Zeigefingergrundgelenkes und der Daumenspitze an

maximal zur ulnaren Handkante hin gebeugt und adduziert werden kann. Anschließend führt der verletzte Daumen dieselben Bewegungen aus; man mißt, um wieviel Zentimeter er von diesem Punkt entfernt bleibt (Abb. 223).

Streckung und Abduktion werden mit dem Öffnungsabstand zwischen Daumen- und Zeigefingerspitze angegeben. Bei verkürztem Zeigefinger wählt man als festen Punkt die Gegend des Grundgelenkes und mißt dann den Zentimeterabstand bis zur Daumenspitze (Abb. 224). Der erhaltene Wert wird mit dem der gesunden Seite verglichen. Die Differenz drückt die Behinderung der Streckung und Abduktion aus.

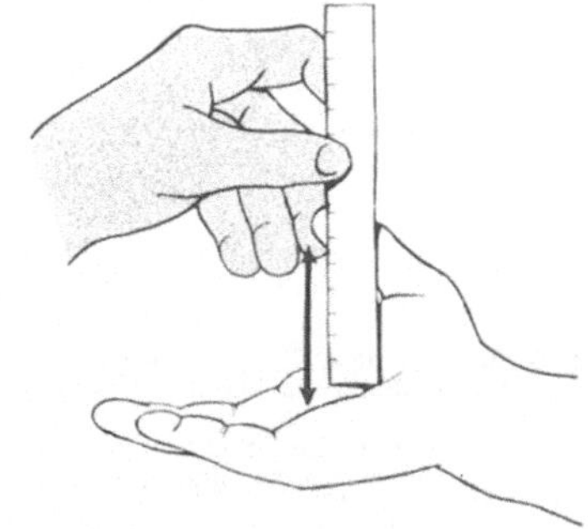

Abb. 225. Messung der Gegenüberstellung des Daumens (Opposition)

Die Opposition des Daumens entspricht dem größten Abstand zwischen Daumenkuppe und Hohlhand. Das Ausmaß der Oppositionsfähigkeit gibt man mit dem größten Abstand zwischen Daumenkuppe und Hohlhandmitte an (Abb. 225). Bei dieser Prüfung muß man vermerken, welchem Mittelhandknochen die Daumenkuppe gegenübersteht. Wenn der unverletzte Zeigefinger mit dem Daumen ein normalgeformtes O bilden kann, ist die Oppositionsfähigkeit unbehindert. Die Kombination aller Bewegungen des Daumens entspricht einem Kreissegment.

Dreigliedrige Finger. Zuerst legt man das Bewegungsausmaß eines Fingers im ganzen fest. Man gibt an, um wieviel Zentimeter jede Fingerspitze von der vollen Streckung bis zur Handrückenebene zurückbleibt (Abb. 226). Außerdem wird festgestellt, um wieviel Zentimeter jede Fingerspitze bei der vollen Beugung von der Hohlhand entfernt bleibt (Abb. 227). Die Spreizfähigkeit zwischen Daumen und Kleinfinger und zwischen den dreigliedrigen Fingern allein (Abb. 228) vergleicht man mit der anderen Hand. Die Bewegungsausschläge in den einzelnen Fingergelenken (Grund-, Mittel- und Endgelenk) und das Spreizvermögen lassen

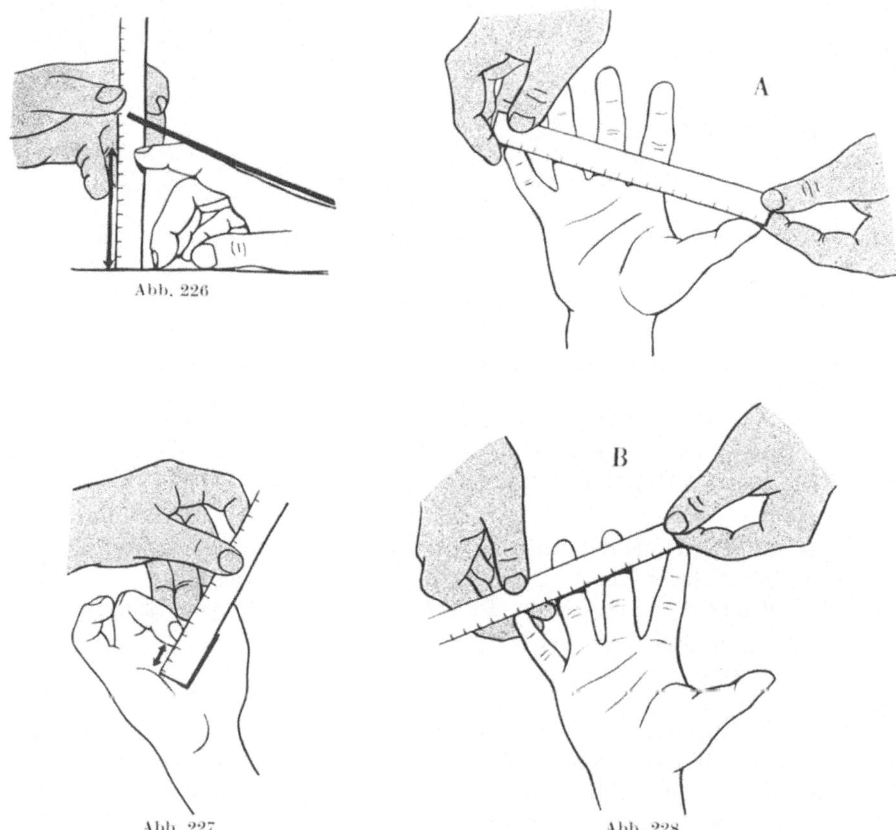

Abb. 226. Messung des Fingerkuppen-Handrückenebenen-Abstandes der dreigliedrigen Finger. Man mißt die Streckbehinderung bis zur Handrückenebene. Die Hand nimmt dabei Klavierspielstellung ein

Abb. 227. Messung des Fingerkuppen-Hohlhand-Abstandes (FKHA) der dreigliedrigen Finger zwischen Fingerspitze und Hohlhandmitte. Der Daumen soll dabei der Hand anliegen

Abb. 228. Messung des Spreizvermögens an der Hand (A) und an den dreigliedrigen Fingern (B)

sich mit dem Fingerfächer nach J. SCHLAAFF in Winkelgraden bestimmen (Abb. 229). Die Vielzahl der Grade und der Vergleichswerte mit der anderen Seite werden für die aktive und passive Prüfung tabellarisch zusammengestellt.

Grifformen. Um den der Hand verbliebenen Gebrauchswert beurteilen zu können, läßt man die 4 Grifformen (Spitzgriff, Breitgriff, Hakengriff, Schlüsselgriff — Abb. 15) unter Erfassen entsprechender Gegenstände ausführen. Photographien sind dafür wichtige Dokumente.

Kraftprüfung. Zur Messung der Kraftleistung dient der Collinsche Dynamometer. Man läßt das Instrument dreimal hintereinander, rechts und links abwechselnd, zusammendrücken, ohne daß der Patient den Wert erfährt. Diesem

Test messen wir aber keine ausschlaggebende Bedeutung zu, da selten ein Verletzter die wirklich vorhandene Kraft der beschädigten Hand demonstrieren will.

Umfangmaße. Die vergleichende Umfangmessung ist an korrespondierenden Stellen bei gleicher Arm- und Fingerhaltung vorzunehmen. Wir lassen die Arme hängen und die Finger zwanglos strecken. Meßpunkte sind am

Oberarm: in der Mitte über dem Bauch des zweiköpfigen Muskels;
Unterarm: 5 cm vor der Ellenbeuge; das bedeutet 10 cm vor dem Olecranon;
Handgelenk: vor den tastbaren Griffelfortsätzen;
Mittelhand: über den Köpfchen der Mittelhandknochen.

4. Röntgenbefund

Röntgenfilme der Hand werden in 3 Ebenen angefertigt: frontal, seitlich und schräg. Bei der Beurteilung des Handgelenkes sind zuweilen Feinstfocusaufnahmen, stereoskopische Aufnahmen, Spezialaufnahmen des Sulcus carpi oder Vergleichsbilder der anderen Hand erforderlich.

Der Röntgenbefund muß die Seitenangabe (rechts, links), die Bruchform (Drehbruch, Querbruch, Trümmerbruch), den Namen des verletzten Knochens und die Lokalisation der Fraktur (Kopf, Schaft, Basis) enthalten sowie Angaben über eventuelle Verkürzung, Seitenverschiebung, Achsenknickung oder Verdrehung des peripheren Bruchstückes. Bei Gelenkfrakturen und Subluxationen sind Stellung und Beschaffenheit der Gelenkflächen zu beschreiben. Schließlich sollen Vermerke über das Ausmaß der Callusbildung und den Kalksalzgehalt der Knochen gemacht werden.

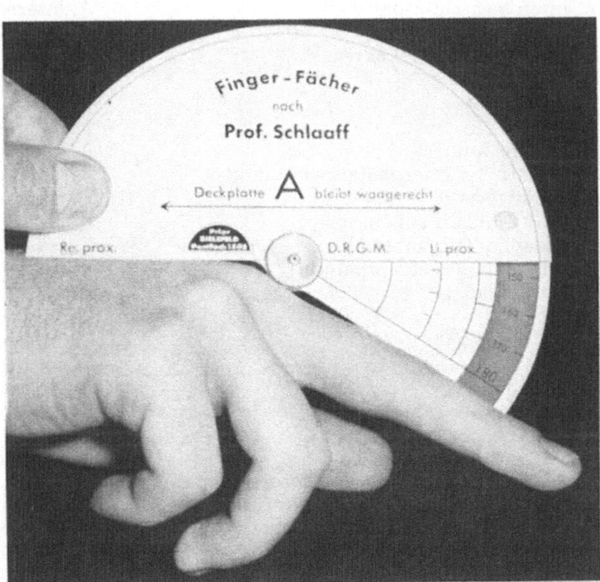

Abb. 229. Messung der Bewegungsausschläge an den Fingergelenken mit dem Fingerfächer nach J. SCHLAAFF. Auf der Rückseite des Fächers ist außerdem die Abduktion der Finger in Winkelgraden ablesbar

5. Diagnose

Alle krankhaften Zustände der Verletzungsfolgen werden zusammengefaßt.

6. Zusammenfassende Beurteilung

Vorgeschichte, Untersuchungsbefund und noch vorhandenen Gebrauchswert der beschädigten Hand legt man in einer kurzen zusammenfassenden Beurteilung nieder. Dann folgt die Stellungnahme zu den subjektiven Beschwerden. Hierbei interessiert, ob die Klagen mit dem Befund übereinstimmen und ob vom Unfall unabhängige krankhafte Veränderungen oder frühere Unfälle das Bild beeinflussen. Die Minderung der Erwerbsfähigkeit legt man nach den gültigen Rentensätzen fest und erörtert die weiteren Heilungsaussichten. Besserung kann durch natürliche Heilungsvorgänge oder in manchen Fällen auch durch Wiederherstellungsoperationen erwartet werden. Wir raten aber nur dann zu rekonstruierenden Eingriffen, wenn der Verletzte unseren Vorschlägen zustimmt. Die Erfolge in der Handchirurgie hängen zum großen Teil von der Mitarbeit des Patienten ab.

Gegenüberstellung der alten und neuen anatomischen Nomenklatur

Die neuesten im Jahre 1955 in Paris genehmigten Nomina anatomica (P.N.A.) und die Baseler Anatomische Nomenklatur (B.N.A.) aus dem Jahre 1895 sind gegenübergestellt, soweit sie voneinander abweichen[1]:

P.N.A.	B.N.A.
Arcus palmaris profundus	Arcus volaris profundus
Arcus palmaris superficialis	Arcus volaris superficialis
Arcus venosus palmaris profundus	Arcus volaris venosus profundus
Arcus venosus palmaris superficialis	Arcus volaris venosus superficialis
Aa. digitales palmares communes	Aa. digitales volares communes
Aa. digitales palmares propriae	Aa. digitales volares propriae
A. interossea anterior	A. interossea volaris
A. interossea posterior	A. interossea dorsalis
Aa. metacarpeae palmares	Aa. metacarpeae volares
Aa. perforantes	{ A. perforans prima { A. perforans secunda { A. perforans tertia
A. radialis indicis	A. volaris indicis radialis
Articulationes interphalangeae manus	Articulationes digitorum manus
Bursa synocialis	Bursa mucosa
Bursa synovialis subcutanea	Bursa mucosa subcutanea
Bursa synovialis subtendinea	Bursa mucosa subtendinea
Caput (ossium metacarpalium)	Capitulum (ossium metacarpalium)
Caput phalangis	Trochlea phalangis
Caput radii	Capitulum radii
Caput ulnae	Capitulum ulnae
Connexus intertendinei	Juncturae tendinum
Dorsum manus	Regio dorsalis manus
Facies anterior (antebrachii)	Facies volaris (antibrachii)
Facies anterior (radii)	Facies volaris (radii)
Facies anterior (ulnae)	Facies volaris (ulnae)
Facies laterales [radiales] (digitorum manus)	Margines radiales (digitorum manus)
Facies mediales [ulnares] (digitorum manus)	Margines ulnares (digitorum manus)
Facies palmares (digitorum manus)	Facies volares (digitorum manus)
Facies posterior (antebrachii)	Facies dorsalis (antibrachii)
Facies posterior (radii)	Facies dorsalis (radii)
Facies posterior (ulnae)	Facies dorsalis (ulnae)
Fascia antebrachii	Fascia antibrachii
Junctura synovialis (Articulatio)	Articulatio
Ligg. carpometacarpea palmaria	Ligg. carpometacarpea volaria
Ligg. intercarpea palmaria	Ligg. intercarpea volaria
Ligg. metacarpea dorsalia	Ligg. basium (oss. metacarp.) dorsalia
Ligg. metacarpea interossea	Ligg. basium (oss. metacarp.) interossea
Ligg. metacarpea palmaria	Ligg. basium (oss. metacarp.) volaria
Ligg. metacarpea transversa profunda	Ligg. capitulorum (oss. metacarp.) transversa
Ligg. palmaria	Ligg. accessoria volaria
Lig. radiocarpeum palmare	Lig. radiocarpeum volare
Margo anterior (radii)	Margo volaris (radii)
Margo anterior (ulnae)	Margo volaris (ulnae)
Margo interossea (radii)	Crista interossea (radii)
Margo interossea (ulnae)	Crista interossea (ulnae)
Margo lateralis [radialis] (antebrachii)	Margo radialis (antibrachii)
Margo medialis [ulnaris] (antebrachii)	Margo ulnaris (antibrachii)
Margo posterior (radii)	Margo dorsalis (radii)
Margo posterior (ulnae)	Margo dorsalis (ulnae)
M. abductor digiti minimi	M. abductor digiti quinti
M. extensor digitorum	M. extensor digitorum communis

[1] Nach K. H. KNESE.

P.N.A.	B.N.A.
M. extensor digiti minimi	M. extensor digiti quinti proprius
M. extensor indicis	M. extensor indicis proprius
M. flexor digiti minimi brevis	M. flexor digiti quinti brevis
M. flexor digitorum superficialis	M. flexor digitorum sublimis
Mm. interossei palmares	Mm. interossei volares
M. opponens digiti minimi	M. opponens digiti quinti
N. cutaneus antebrachii posterior	N. cutaneus antibrachii dorsalis
Nn. digitales palmares communes (n. mediani)	Nn. digitales volares communes (n. mediani)
Nn. digitales palmares communes (n. ulnaris)	Nn. digitales volares communes (n. ulnaris)
Nn. digitales palmares proprii (n. mediani)	Nn. digitales volares proprii (n. mediani)
Nn. digitales palmares proprii (n. ulnaris)	Nn. digitales volares proprii (n. ulnaris)
N. interosseus (antebrachii) anterior	N. interosseus (antibrachii) volaris
N. interosseus (antebrachii) posterior	N. interosseus (antibrachii) dorsalis
Nodus lymphaticus (lymphonodus)	Lymphoglandula
Os scaphoideum	Os naviculare manus
Os trapezium	Os multangulum majus
Os trapezoideum	Os multangulum minus
Ossa digitorum manus	Phalanges digitorum manus
Palma manus	Regio volaris manus
Pars anularis vaginae fibrosae	Ligg. annularia digitorum manus
Pars cruciformis vaginae fibrosae	Ligg. cruciata digitorum manus
Phalanx distalis	Phalanx tertia
Phalanx media	Phalanx secunda
Phalanx proximalis	Phalanx prima
R. carpeus palmaris (a. radialis)	R. carpeus volaris (a. radialis)
R. carpeus palmaris (a. ulnaris)	R. carpeus volaris (a. ulnaris)
R. palmaris manus (n. ulnaris)	R. volaris manus (n. ulnaris)
R. palmaris profundus (a. ulnaris)	R. volaris profundus (a. ulnaris)
R. palmaris superficialis (a. radialis)	R. volaris superficialis (a. radialis)
Retinaculum extensorum	Lig. carpi dorsale
Retinaculum flexorum	Lig. carpi transversum
Regio antebrachii anterior	Regio antibrachii volaris
Regio antebrachii posterior	Regio antibrachii dorsalis
Tuberculum oss. scaphoidei	Tuberculum oss. navicularis
Tuberculum oss. trapezii	Tuberculum oss. multanguli majoris
Tuberositas phalangis distalis	Tuberositas unguicularis
Vagina fibrosa digitorum manus	Ligg. vaginalia digitorum manus
Vagina synovialis communis mm. flexorum	Vagina tendinum mm. flexorum communium
Vaginae synoviales digitales manus	Vaginae mucosae (digitorum manus)
Vagina synovialis tendinis m. flexoris carpi radialis	Bursa m. flexoris carpi radialis
Vaginae synoviales tendinum digitorum	Vaginae tendinum digitales
Vv. comitantes a. radialis	Vv. radiales
Vv. comitantes a. ulnaris	Vv. ulnares
Vv. digitales palmares	{ Vv. digitales volares communes { Vv. digitales volares propriae
Vv. metacarpea palmares	Vv. metacarpeae volares

Vincula tendinum
    Vinculum longum
    Vinculum breve
	Vinculum tendinum

Literatur

Die ausgewählten Literaturhinweise erfassen aus Gründen der Raumersparnis vorwiegend neuere Arbeiten.

ADAMS, J. P.: Correction of chronic dorsal subluxation of the proximal interphalangea joint by means of a cris-cross volar graft. J. Bone Jt Surg. A 41, 1, 111 (1959). — ALTHER, E.: Der karpale Fernschmerz in der Differentialdiagnostik der Handwurzelverletzungen. Dtsch. med. Wschr. 83, 839 (1958). — ALVIK, I.: Carpo-metacarpalarthrodesis for opponens paralysis. Acta orthop. scand. 18, 431 (1949). — ANDERSON, W. S.: Full-thickness skin grafts in injured fingers. Memphis med. J. 17, 23—24 (1942). — ANDINA, F.: Grundsätzliches über die freien Hauttransplantationen. Langenbecks Arch. klin. Chir. 282, 587—591 (1955). — AVENT, C. H.: Anatomy and pathology of infections of the hand. Memphis med. J. 15, 140, 142 (1940).

BÄCKDAHL, L.: Ruptures of the extensor aponeurosis at the distal digital joints. Acta chir. scand. 3, Fasc. 2 (1956). — BAEYER, H. v.: Der lebendige Arm. Jena: Gustav Fischer 1930. — BARNARD, L., and G. STUBBINS: Styloidectomy of the radius in the surgical treatment of non-union of the carpal navicular. J. Bone Jt Surg. A 30, 98—102 (1948). — BARNES, R., P. BACSICH and G. M. WYBURN: A histological study of a predegenerated nerve autograft. Brit. J. Surg. 33, 130 (1945), in: Int. Abstr. Surg. p. 388 (1946). — BARNES, R., P. BACSICH, G. M. WYBURN and A. S. KERR: A study of the fate of nerve homografts in man. Brit. J. Surg. 34, 34 (1946), in: Int. Abstr. Surg. p. 314 (1947). — BAUER, K. H.: Wesentliche Vereinfachung der Perthesplastik bei Radialislähmung. Chirurg 17/18, 1 (1946). — Weitere Vereinfachung der Perthesplastik bei Radialislähmung. Chirurg 17/18, 501 (1947). — Zum Problem der Ohnhänderversorgung und zur Frage der operativen Behandlung, insbesondere des Krukenberg-Armes. Verh. dtsch. orthop. Ges. 36, 51 (1947). — BAUR, E.: Zur Therapie von Flußsäureverletzungen. Praxis, Schweiz. Rdsch. Med. 46, 529, 813 (1957). — Primäre Hautplastiken bei Finger-Handverletzungen. Helv. chir. Acta 24, 93—128 (1957). — BENTLEY, F. H.: The treatment of flesh wounds by early secondary suture and penicillin. Brit. J. Surg. 23, 133—139 (1944). — BISGARD, J. D., and C. P. BAKER: Treatment of fresh traumatic and contaminated surgical wounds. Surg. Gynec. Obstet. 74, 20 (1942). — BLAIR, V. P., and L. T. BYARS: Toe to finger transplant. Ann. Surg. 112, 287—290 (1940). — BLINI, V.: Le distrofie posttraumat. della mano. Minerva ortop. (Torino) 8, 429—432 (1957). — BLOUNT, W. P.: Fractures in children. Baltimore: Williams & Wilkins Company 1955. — BLUMENSAAT, C.: Der heutige Stand der Lehre vom Sudeck-Syndrom. Hefte Unfallheilk. 51 (1956). — BÖHLER, J.: Primäre und sekundäre Plastik bei Beugesehnendurchtrennungen der Finger. Chirurg 23, 567 (1952). — Behandlung der Strecksehnenausrisse der Fingerendglieder mit perkutanen Bohrdrähten. Mschr. Unfallheilk. 56, 216 (1953). — Zur Behandlung des subkutanen Risses der langen Daumenstrecksehne. Klin. Med. 9, 521 (1954). — Die Versorgung frischer Handverletzungen mit besonderer Berücksichtigung der Sehnenverletzungen. Bruns' Beitr. klin. Chir. 192, 257—282 (1956). — BÖHLER, J., u. H. AICHNER: Örtliche Hydrocortenonanwendung am Bewegungsapparat. Münch. med. Wschr. 97, 764 (1955). — BÖHLER, L.: Die Technik der Knochenbruchbehandlung. Wien: Maudrich 1957. — BÖHLER, L., E. TROJAN u. H. JAHNA: Behandlungsergebnisse von 734 frischen einfachen Brüchen des Kahnbeinkörpers der Hand. Jb. Wiederherstellungschir. u. Traumatol., Bd. II. Basel u. New York: Karger 1954. — BONNIN, J. G., and W. P. GREENING: Fractures of the triquetrum. Brit. J. Surg. 31, 278—283 (1944). — BRANDIS, H. J. v.: Über Schnittverletzungen durch Leuchtstoffröhren, ein Beitrag zum Berylliumschaden. Mschr. Unfallheilk. 55, 230 (1952). — Über Bißverletzungen. Mschr. Unfallheilk. 55, 165 (1952). — BRANDT, G.: Die wesentlichen Gesichtspunkte für die Behandlung der geschlossenen Frakturen im Bereich von Finger und Hand. Langenbecks Arch. klin. Chir. 287, 498—503 (1957). — BRANNON, E. W.: Erfahrungen mit einer neuen Fingergelenkprothese. Langenbecks Arch. klin. Chir. 282, 665—667 (1955). — BRANNON, E. W., and G. KLEIN: Experiences with a finger-joint prothesis. J. Bone Jt Surg. A 41, 1, 87—102 (1959). — BRAUS, H., u. C. ELZE: Anatomie des Menschen, 3. Aufl. Berlin-Göttingen-Heidelberg: Springer 1954. — BRISTOW, W. R.: Injuries of periphal nerves in two world wars. Brit. J. Surg. 34, 333—348 (1947). — BROOKS, D. M.: Intermetacarpal bone graft for thenar paralysis. J. Bone Jt Surg. 31, 511 (1949). — BRÜTSCH, H.: Gesponnene, rostfreie Stahldrähte als chirurgisches Nahtmaterial. Helv. chir. Acta 16, 451 (1949). — BSTEH, O.: Primäre Versorgung durchtrennter Sehnen. Chirurg 29, 499 (1958). — BUCK-GRAMCKO, D.: Zur Behandlung der Neurinome (Schwannome) peripherer Nerven. Chirurg 29, 511 (1958). — BÜRGER, M.: Die Hand des Kranken. München: Lehmann 1956. — BÜRKLE DE LA CAMP, H.: Neuzeitliche Fragen der operativen Handchirurgie. Langenbecks Arch. klin. Chir. 287, 489—498 (1957). — BÜRKLE DE LA CAMP, H., u. P. ROSTOCK: Handbuch der gesamten Unfallheilkunde, II. Aufl. Stuttgart: Ferdinand Enke 1955. — BUFF, H. U.: Erfahrungen mit den Hautplastiken an den

Extremitäten. Jb. Wiederherstellungschir. u. Traumat., Bd. II. Basel u. New York: S. Karger 1954. — Hautplastiken, Indikation und Technik. Stuttgart: Georg Thieme 1952. — BUNNELL, ST.: Reconstruction operations for ulnar paralysis when the nerve is irreparable. Jb. Wiederherstellungschir. u. Traumat., Bd. I. Basel u. New York: S. Karger 1953. — Surgery of the hand, 3rd ed. Philadelphia u. London: J. B. Lippincott Company 1956.

CARSTAM, N.: The effect of Cortisone on the formation of tendon adhesions and on tendon healing. Acta chir. scand. Suppl. 182 (1953). — CHRISTOPHER, F.: Minor surgery, 6th ed. Philadelphia u. London: W. B. Saunders Company 1951. — COENEN, H.: Über Dupuytren. Ergebn. Chir. Orthop. 10, 1170. — COLEMAN, C. C.: Surgical treatment of periphal nerve injuries. Surg. Gynec. Obstetr. 78, 113—124 (1944). — COLOMBANI, S.: Die operative Behandlung der Knochen- und Gelenktuberkulose unter dem Einfluß der modernen chemischen und antibiotischen Behandlungsmittel. Jb. Wiederherstellungschir. u. Traumat., Bd. III S. 80—106. Basel u. New York: S. Karger 1956. — CONVERSE, J. M.: Plastic repair of the extremities by non-tubulated pedicle skin flaps. J. Bone Jt Surg. A 30, 163—194 (1948).

DAVIS, L.: Periphal nerve surgery. Surg. Gynec. Obstet 80, 444—446 (1945). — DECKER, K.: Nervenschädigung bei ischämischer Muskelkontraktur. Z. Orthop. 78, 318 (1949). — DEHNE, E.: Operativer Ersatz des Daumens. Chirurg 23, 566 (1952). — DIAL, D. E.: Reconstructions of thumb after traumatic amputation. J. Bone Jt Surg. 21, 98—100 (1939). — DICK, W.: Fingersehnennähte. Dtsch. med. Wschr. 81, 431 (1956). — Die Diagnose der Fingersehnenverletzungen. Chir. Prax. 1, 79 (1957). — DÜBEN, W.: Zur Erstversorgung der verletzten Hand. Mschr. Unfallheilk. 56, 289 (1953). — Zur Frage der operativen oder konservativen Faustgipsbehandlung des veralteten Kahnbeinbruches und der -pseudarthrose. Chirurg 25, 63 (1954).

ECCLES, J. C.: Muscle atrophies arising from disuse and tenotomy. J. Physiol. (Lond.) 103, 253 (1944). — EDWARDS, H. C.: Revival of early wound closure; 2 stage operation as applied in Italy. Lancet 1945, 583—585. — EHALT, W.: Die Bruchformen am unteren Ende der Speiche und Elle. Arch. Orthop. 35, 397 (1935). — Über „Wundausschneidung". Chirurg 13, 474 (1941). — Die Zufallswunde und ihre Behandlung. Wien. klin. Wschr. 70, 154 (1958). — EISENREICH, F. X.: Zur Problematik der Plexiglasalloplastiken nach Resektion von Knochentumoren. Chirurg 28, 467 (1957). — ENDER, J.: Operativer Fingerersatz und Sehnenverpflanzung an der Hand. Langenbecks Arch. klin. Chir. 279, 237 (1954). — ENDER, J., H. KROTSCHECK u. R. SIMON-WEIDNER: Die Chirurgie der Handverletzungen. Wien: Springer 1956. — ERLER, F.: Zur Versorgung von Kuppensubstanzverlusten an den Fingerendgliedern. Zbl. Chir. 70, 40 (1943). — EUFINGER, H.: Die Behandlung der Gelegenheitswunde. Med. Klin. 52, 2157—2160 (1957).

FELLÄNDER, M.: Tuberculous tenosynovitis of the hand treated by combined surgery and chemotherapy. Acta chir. scand. 3, 142—150 (1956). — FLEMING, C. W.: Case of impending VOLKMANNS ischemic contracture treated by incision of deep fascia. Lancet 1931, 293. — FLYNN, J. E.: Clinical and anatomical investigation of deep fascial spaces infections. Amer. J. Surg. 55, 467 (1942). — Problems with trauma of the hand. J. Bone Surg. A 35, 132, 991 (1953). — FORRESTER, C. R. G.: Peripheral nerve injuries with results of early and delayed suture. Amer. J. Surg. 46, 555—572 (1940). — FRENSSEN, C.: Behandlung veralteter Strecksehnenabrisse an den Fingern. Mschr. Unfallheilk. 60, 185 (1957). — FURLONG, R.: Injuries of the hand. London: J. & A. Churchill Ltd. 1957.

GABARRO, P.: A new method of grafting. Brit. med. J. 1943, 723—724. — GEISSENDÖRFER, R.: Erfolgreiche Behandlung veralteter Kahnbeinbrüche der Hand durch Nagelung. Zbl. Chir. 8 (1941). — GELINSKY, E.: Wundheilung und Verbandstoffproblem einmal anders gesehen. Bruns' Beitr. klin. Chir. 194, 1—24 (1957). — GEORG, H.: 2000 Hand- und Fingerverletzungen. Beitrag zur Indikation und Technik der Erstversorgung. Langenbecks Arch. klin. Chir. 283, 247—266 (1956). — Indikation und Technik bei der Versorgung schwerer Hand- und Fingerverletzungen. Langenbecks Arch. klin. Chir. 287, 508—522 (1957). — Zur Behandlung des geschlossenen Strecksehnenabrisses am Fingerendglied. Langenbecks Arch. klin. Chir. Kongr.-Ber. 1958. — GILLIES, H.: Practical uses of tubed pedicle flaps. Amer. J. Surg. 43, 201—215 (1939). — Autograft of amputated digit; suggested operation. Lancet 1940, 1002—1003. — GÖPEL, H.: Bakteriologische Untersuchungen zur Anwendung chirurgischer Gesichtsmasken. Chirurg 29, 362—366 (1958). — GOLDNER, L. J.: Deformities of the hand incidental to pathological changes of the extensor and intrinsic muscle mechanisms. J. Bone Jt Surg. A 35, 115 (1955). — GOLLASCH, W.: Wachstumsstörung nach traumatischer Epiphysenlösung mit Bruch der Epiphyse am unteren Ende der Speiche. Mschr. Unfallheilk. 49, 17 (1942). — GORDON, S.: Autograft of amputated thumb. Lancet 1944, 823. — GREELY, Capt. P. W.: Reconstruction of the thumb. Ann. Surg. 124, 60—70 (1946). — GRISWOLD, R. A., and W. H. WOODSON: Brachial plexus block anesthesia of upper extremity. Amer. J. Surg. 59, 439—443 (1943). — GROH, H.: Über die Behandlung der Sehnenverletzungen der Hand. Z. Orthop. 88, 121—129 (1956). — GUMRICH, H.: Begutachtung und Nachweis des Selbststaus. Dtsch. med. Wschr. 83, 1809—1811 (1958).

HAINZL, H.: Chirurgie der Hand- und Armverletzungen. Berlin: VEB Verl. Volk u. Gesundheit 1957. — Zur Knochenbolzung der Kahnbeinpseudarthrose. Zbl. Chir. 82, 1708 bis 1712 (1957). — HANDFIELD-JONES, R. M.: Surgery of the hand. Baltimore: Williams & Wilkins Company 1940. — Hand infections of tendons and tendon sheats. Med. Press 211, 53—57 (1944). — HANFSTAENGL, E., u. H. RANZ: Beitrag zur‚Therapiefrage beim Sudeck-Syndrom. Zbl. Chir. 81, 2549 (1956). — HART, D.: Surgery of the hand. In: Lewis Practice of Surgery (Waltman Walters), Vol. V, Chapt. 10. Hagerstown, Maryland: W. F. Prior Comp. INC. 1958. — HEDIN, R. F.: Infections of the hand. Minn. Med. 27, 459—465 (1944). — HEGEMANN, G.: Zur Technik des Dermatomlappens. Langenbecks Arch. klin. Chir. 276, 462 (1953). — Allgemeine und Spezielle Chirurg. Operationslehre, 2. Aufl., Bd. I/1 u. 2. Berlin: Springer 1958. — HENDRY, A. M.: The treatment of residual paralysis after brachial plexus injuries. J. Bone Jt Surg. 31, 42 (1949). — HENNE, H. F.: Behandlungsergebnisse bei der Sudeckschen Erkrankung mit Prednisolon. Chirurg 28, 398 (1957). — HIGHET, W. B., and F. K. SANDERS: Effect of stretching nerves after suture. Brit. J. Surg. 30, 355—369 (1943). — HILGENFELDT, O.: Operativer Daumenersatz und Beseitigung von Greifstörungen bei Fingerverlusten. Stuttgart: Ferdinand Enke 1950. — HOFER, H.: Über den Bewegungsumfang der Daumengelenke. Wien. med. Wschr. 107, 1035 (1957). — HOFMEISTER, F.: Die Fingerknöchelpolster, eine Sonderform der Dupuytrenschen Kontraktur. Chirurg 28, 35 (1957). — HOHMANN, G.: Dupuytrensche Kontraktur an beiden Händen und beiden Füßen. Z. Orthop. 73 (1941). — Hand- und Fingerstreckkontrakturen durch Verbrennungen. Chirurg 14, 289 (1942). — Hand und Arm, 1. Aufl. München: J. F. Bergmann 1949. — Orthopädische Technik, 4. Aufl. Stuttgart: Ferdinand Enke 1958. — HOPF, A.: Erfahrungen in der operativen Behandlung von Kahnbeinverletzungen. Jb. Wiederherstellungschir. u. Traumat., Bd. II. Basel u. New York: S. Karger 1954. — HORVAT, M.: Die operative Behandlung der Knochen- und Gelenktuberkulose unter dem Einfluß der modernen chemischen und antibiotischen Behandlungsmittel. (Ch. A.). Jb. Wiederherstellungschir. u. Traumat., Bd. III, S. 135—146. Basel u. New York: S. Karger 1956. — HÜBNER, A.: Fortschritte der aktiven Tetanus-Schutzimpfung. Chirurg 28, 3 (1957). — HULTÉN, O.: Über anatomische Variationen der Handgelenkknochen. Acta radiol. (Stockh.) 9, 155 (1928). — Über die Entstehung und Behandlung der Lunatummalazie (Morbus Kienböck). Acta chir. scand. 76, 121 (1935).

IRVIN, C. E.: Problems in surgical rehabilitation of the hand disable by Poliomyelitis. Jb. Wiederherstellungschir. u. Traumat., Bd. I. Basel u. New York: S. Karger 1953. — ISELIN, M.: Chirurgie de la main. Plaies-infections et traumatismes fermés de la main. Paris: Masson & Cie. 1946. — Chirurgie de la main. Paris: Masson & Cie. 1955. — Gegenwärtiger Stand des Behandlungsproblems der verletzten Beugesehnen. Langenbecks Arch. klin. Chir. 287, 533—537 (1957) (Kongr.-Ber.). — ISELIN, M., et D. G. DIECKMANN: Notre expérience du traitement de la maladie de Dupuytren. Acad. Chir. 1951, p. 251. — ISELIN, M. et H. EVRARD: Etude anatomique des espaces celluleux de la main. Ann. anat. path. 9, 37—62 (1932). — ISELIN, M., L. GOSSE, S. BOUSSARD et D. BENOIST: Atlas de technique opératoire. Chirurgie de la main. Editions médicales flammarion, Paris, 1958. — ISELIN, M., et G. LAFAURY: Dégénerescence et réparation des tendons fléchisseurs sectionnés chez l'homme. Jb. Wiederherstellungschir. u. Traumat., Bd. II. Basel u. New York: S. Karger 1954. — ISELIN, M., et M. VASSITCH: Les résultats du traitement des ténosyvites tuberculeuses de la main, d'après 34 observations. Mém. Acad. Chir. 758 (1952).

JAMES, J. I. P.: Flexor tendon injuries of the wrist and hand. Jb. Wiederherstellungschir. u. Traumat., Bd. II. Basel u. New York: S. Karger 1954. — JANIK, B.: Die Chirurgie der typischen Handwurzelverletzungen. Halle a. d. S.: Carl Marhold 1950. — JAUSLY, K.: Das harte traumatische Ödem des Handrückens. Zbl. Chir. 1699—1701 (1950). — JELSMA, F.: Finger splint that will not impair hand function. Amer. J. Surg. 50, 571—572 (1940). — JEPSON, P. N.: Transformation of middle finger into thumb. Minn. Med. 8, 552 (1935). — JORNS, G.: Die Syndaktylie-Operation nach R. KLAPP. Chirurg 28, 369 (1957). — JOSEFSSON, H.: Amputation neuroma on nerves of finger. Acta chir. scand. 81, 460—476 (1939). — JÜNGLING, O., R. GLAUNER u. H. LANGENDORFF: Allgemeine Strahlentherapie. Stuttgart: Ferdinand Enke 1949.

KANAVEL, A. B.: The dynamics of the functions of the hand with considerations as to methods of obtaining the position of function by splints. Med. J. Aust. 2, 598—602 (1927). — KANAVEL, A. B., and M. L. MASON: Infections of the hand. Encycl. of Med., Surg. Philadelphia: F. A. Davis Co. 1939. — KAUFHOLD, N.: Die örtliche Hydrocortisonanwendung bei chirurgischen Krankheiten. Münch. med. Wschr. 99, 291 (1957). — KEY, J. A.: Fixation of tendons, ligaments and bone by BUNNELLs pull-out wire suture. Ann. Surg. 123, 656 (1946). — KINDLER, K.: Operationen an der oberen Extremität. In Fehler und Gefahren bei chirurgischen Operationen von R. STICH u. K. H. BAUER, Bd. II. Jena: Gustav Fischer 1954. — KIVEL, F.: Krankheiten des Handgelenkes und seiner Umgebung. Med. Klin. 51, 1172—1178 (1956). — KLAPP, R., u. H. BECK: Das Panaritium, 2. Aufl., neu bearbeitet von B. KLAPP. Leipzig: S. Hirzel 1953. — KLAPP, R., u. W. RÜCKERT: Die Drahtextension. Stuttgart: Ferdinand Enke 1944. — KLASSEN, P.: Über das chronische traumatische Handrückenödem. Mschr. Unfallheilk. **36**, 289 (1929). — KNESE, K.-H.: Nomina Anatomica. Stuttgart: Georg Thieme 1957. — KNIERIEM, W.: Zur Behandlung der Luxation des Os lunatum. Zbl. Chir. **77**, 244 (1952). — KOCH, S. L.: Prevention and treatment of infections of the hand. J. Amer. med. Ass. **116**, 1365 (1941). — Panel discussions. Treatment of burns. Bull. Amer. Coll. Surg. **27**, 106 (1942). — Treatment of burns. Quart. Bull. Northw. Univ. med. Sch. **16**, 191 (1942). — Surgical cleanliness, compression and rest as primary surgical principles in treatment of burns. J. Amer. med. Ass. **125**, 612 (1944). — KÖHLER, O.: Die Genese des „schnellenden Fingers". Mschr. Unfallheilk. **60**, 272 (1957). — KÖNIG, P.: Zur orthopädisch-chirurgischen Behandlung der endgültigen Muskelausfälle bei der Radialislähmung. Z. orthop. Chir. **77**, 289 (1947). — KOPITS, I.: Zur pathologischen Mechanik der Hand auf Grund eigener gelenksperimetrischer Messungen. Z. orthop. Chir. **62**, Beil.-H., 51—54 (1935). — KOSLOWSKI, L., u. A. GREGL: Verbrühungen und Verbrennungen 1945—1956. Chirurg **28**, 538 (1957). — KRIEGER, K.: Der Spalthautlappen bei Keloidbehandlung. Chirurg **29**, 219 (1958). — KRÖMER, K.: Die verletzte Hand. (Erkennung, Behandlung und Behandlungsergebnisse der Finger- und Handverletzungen und -infektionen.) Wien: Wilhelm Maudrich 1945. — Die sekundäre Einscheidung bei schwierigen Sehnennähten. Z. Orthop. **80**, 408 (1951). — Zur Behandlung des Fingerstrecksehnenausrisses. Mschr. Unfallheilk. **56**, 214 (1953). — Zur operativen Besserung der Krallenstellung der Finger nach Ulnarislähmung. Arch. orthop. Unfall-Chir. **47**, 132—134 (1955). — KUNTZEN, H.: Wundinfektionen. In: Die Chirurgie des Traumas. Berlin: Volk u. Gesundheit 1955. — KUTLER, W.: New method for finger tip amputation. J. Amer. med. Ass. **133**, 29—30 (1947).

LAMPHIER, T. A., W. WICKMAN, J. COVINO and U. G. LONG: The clinical aspects of Dupuytren's contracture. J. int. Coll. Surg. **26**, 232 (1956). — LANDSMEER, J. M. F.: Anatomical and functional investigation on the articulation of the human fingers. Acta anat. (Basel) Suppl. **24** (2 ad Vol. XXV, 1955). — LANGE, M.: Unfallorthopädie. Stuttgart: Ferdinand Enke 1949. — Orthopädisch-chirurgische Operationslehre. München: J. F. Bergmann 1951. — Die Behandlung der irreparablen peripheren Nervenverletzungen. Jb. Wiederherstellungschir. u. Traumat., Bd. I. Basel u. New York: S. Karger 1953. — Die menschliche Hand. Stuttgart: Ferdinand Enke 1956. — LANGE, M., u. G. GLOGOWSKI: Das Spiegelbild des kombinierten tuberkulostatischen Heilverfahrens bei Knochen- und Gelenktuberkulosen unter Berücksichtigung der extra- und intrafokalen Eingriffe. Jb. Wiederherstellungschir. u. Traumat., Bd. III, S. 147—181. Basel u. New York: S. Karger 1956. — LANZ, T. v., u. W. WACHSMUTH: Praktische Anatomie, Teil 3, Bd. 1, Arm, 2. Aufl. Berlin-Göttingen-Heidelberg: Springer 1959. — LERICHE, R., et R. FONTAINE: Les séquelles trophiques et douloureuses des traumatismes de la main et des doigts. Verh. 7. Internat. Kongr. Unfallheilk. Berufskr. 2, S. 645—688 (1935). — LEWIN, M. L.: Severe compression injuries of the hand in industry. J. Bone Surg. A **41**, 71 (1959). — LEXER, E.: Die pyogenen Infektionen und ihre Behandlung. Stuttgart: Ferdinand Enke 1936. — LEXER, E., u. R. REHN: Lehrbuch der allgemeinen Chirurgie, Bd. I u. II. Stuttgart: Ferdinand Enke 1947 u. 1952. — LINDEMANN, K.: Über die gekreuzte Muskelplastik bei Radialislähmung. Z. orthop. Chir. **76**, 79 (1947). — LITTLER, J. W.: Metacarpal reconstruction. J. Bone Surg. **29**, 723—737 (1947). — Median and Ulnar nerve injuries. Jb. Wiederherstellungschir. u. Traumat., Bd. I. Basel u. New York: S. Karger 1953. — LUBINUS, H. H.: Das Melanomproblem. Langenbecks Arch. klin. Chir. **285**, 646—681 (1957). — LÜHMANN, L.: Inaktivitäts-Knochenatrophie und Sudecksche Knochendystrophie. Med. Klin. **52**, 2154 (1957).

MASON, A.: Infection of the hand. N. Z. med. J. **38**, 304—315 (1939). — MASON, M. L.: Tuberculous tenosynovitis of the hand. Surg. Gynec. Obstet. **59**, 363 (1934). — Primary and secondary tendon suture descension of significance of technique in tendon surgery. Surg. Gynek. Obstet. **70**, 392 (1940). — MAY, H.: Reconstruction and reparative surgery. Philadelphia: F. A. Davis & Co. 1949. — Behandlung von Verbrennungskontrakturen der Gliedmaßen. Chirurg **27**, 173 (1956). — MAYR, S.: Praxis der Begutachtung. Wien u. Bonn: Wilhelm Maudrich 1954. — McCOLLUM, D. W.: Webbed Fingers. Surg. Gynec. Obstet. **71**, 782 (1940). — McKEEVER, F. M.: Upper-extremity amputations and prothesis. J. Bone Surg. **26**, 660—671 (1944). — MERLE D'AUBIGNÉ, R.: Transplantation tendineuse dans les paralysies radiales. Jb. Wiederherstellungschir. u. Traumat., Bd. I, S. 207. Basel u. New York: S. Karger 1953. — MEYERDING, H. W.: VOLKMANN's ischemic contracture as a complication of supracondylar fractures of the humerus. J. int. Coll. Surg. **19**, 675 (1953). — Comments on the prevention and conservation and surgical treatment of VOLKMANN's ischemic contracture of the hand and forearm. Reprint from the Swiss med. J. **86**, Suppl. to No 20, 584 (1956). — MOBERG, E.: Experiences with BUNNELL's pull-out wire suture. Brit. Gleerup 1953. — On the J. plast. Surg. **3**, No 4 (1951). — Akute Handchirurgie. Lund: technique and possibilities of reconstructive hand surgery. Acta orthop. scand. **19**, Fasc. 1. — Behandlung frischer und veralteter Beugesehnenverletzungen in der Hand. Jb. Wiederherstellungschir. u. Traumat., Bd. II. Basel u. New York: S. Karger 1954. — The shoulder-hand-finger-syndrome as a whole. Acta chir. scand. **109**, 284—292 (1955). — Objective methods for determining the functional value of sensibility in the hand. J. Bone Surg. B **40**, 454—476 (1958). — Mörl, F.: Zur Ätiologie und Verhütung der ischämischen Kontraktur. Zbl. Chir. **82**, 1767 (1957). — Mommsen, F.: Muskelphysiologie der Fingerstrecker und Verbandbehandlung des Strecksehnenrisses am Endgelenk. Zbl. Chir. **79**, 265 (1954). — Moore, D. C.: Regional block. Second Edition. Springfield-Ill.: Charles C. Thomas, Publ. 1957. —. Moses, W. R.: The diagnosis of acute flexor tendon tenosynovitis. Surg. Gynec. Obstet. **82**, 101—102 (1946). — Müller, M.: Der autoplastische Daumenersatz. Praxis **46**, 441 (1957). — Murray, A. R.: Reconstructive surgery of the hand. J. Surg. N. Y. **34**, 131—140 (1946). — Mussgnug, G.: Weitere Erfahrungen über die verwachsungsverhütende Wirkung des Periston N besonders in der Extremitätenchirurgie. Chirurg **29**, 495 (1958).

Nachlas, I. W.: A splint for the correction of extensior contractures of the metacarpophalangeal joints. J. Bone Surg. **27**, 507—512 (1945). — Nichols, H. M.: Manual of hand-injuries. Chicago: The year book publishers 1955. — Amer. J. Surg. **87**, 379—383 (1954). — Nigst, H.: Die Chirurgie der peripheren Nerven, S. 29, 59—79 u. 159. Stuttgart: Georg Thieme 1955. — Therapie der Handinfektionen und -verletzungen. Schweiz. med. Wschr. **85**, 1277 (1955). — Zur Frage der Wiederherstellung der Funktion des M. ext. poll. long. nach Spontanruptur und Verletzungen. Helv. chir. Acta **22**, 504—512 (1955). — Freie Nerven-Transplantationen und Cortison. Basel u. Stuttgart: Benno Schwabe & Co. 1957. — Nylen, B.: Repair of congenital finger syndactyly. Acta chir. scand. **113**, 310—318 (1957).

Oehlecker, F.: Die mißverstandene Wundausschneidung nach Friedrich. Chirurg **12**, 231 (1940). — Die Fingerknöchelpolster, eine Sonderform der Dupuytrenschen Kontraktur. Chirurg **28**, 398 (1957).

Payr, E.: Ersatz des verlorenen Daumens durch die Großzehe. Med. Welt **24** (1941). — Pernkopf, E.: Topographische Anatomie des Menschen, Bd. I. Berlin u. Wien: Urban & Schwarzenberg 1943. — Pieper, W.: „Mechanische Hand" mit Blutleere. Chirurg **27**, 526 (1956). — Pratt, D. R.: Suggestions on immobilization of the hand. U.S. Army Med. Dept. No 86, p. 105 (1945). — Pulvertaft, R. G.: Repair of tendon injuries in the hand. Ann. roy. Coll. Surg. **3**, 3—14 (1948). — Repair of tendon injuries in hand with special reference to flexor tendons. Postgrad. Med. **8**, 81 (1950). — Tendon grafts for flexor tendon injuries in the fingers and the thumb. A study of technique and results. J. Bone Jt Surg. B **38**, 175—194 (1956).

Rank, B. K., and A. R. Wakefield: Surgery of repair as applied to hand injuries. Edinburgh u. London: Livingstone 1953. — Recht, P.: Frische Nervenverletzungen an der Hand. Langenbecks Arch. klin. Chir. **287**, 538—541 (1957). — Recklinghausen, H. v.: Gliedermechanik und Lähmungsparesen, Bd. I u. II. Berlin: Springer 1920. — Reed, J. V., and A. K. Harcourt: Immediate full-thickness grafts to finger tips. Surg. Gynec. Obstet. **68**, 925—929 (1939). — Rehbein, F.: Zur Behandlung des veralteten Kahnbeinbruches und der Kahnbeinpseudarthrose der Hand. Langenbecks Arch. klin. Chir. **260**, 356 (1948). — Reichle, R.: Das Sudeck-Syndrom. Langenbecks Arch. klin. Chir. **284**, 18 (1956). — Reischauer, F.: Das sogenannte chronisch-traumatische Handrückenödem. Hefte Unfallheilk. **30** (1940). — Remé, H.: Das Sudeck-Syndrom. Dtsch. med. Wschr. **84**, 589 (1959). — Rieben, W.: Die Behandlung der Beuge- und Strecksehnenverletzungen der Hand. Praxis **45**, 159—170 (1956). — Riess, J.: Die Drahtnaht der Strecksehnen an Hand und Fingern. Wien. med. Wschr. **99**, 145 (1949). — Sekundäre Naht und Transplantation von Beugesehnen der Hand, unter Berücksichtigung der Drahtnaht nach Bunnell. Arch. orthop. Unfall-Chir. **45**, 212 (1952). — Indikation zur Fingerkuppenplastik. Chirurg **24**, 468 (1953). — Rush, L. V.: Atlas of Rush pin technics. A system of fracture treatment. Meridian, Miss., USA: The Berivon Comp. 1955. — Rush, L. V., u. H. Gelbke: Atlas der intramedullären Frakturfixation nach Rush. Ein Behandlungssystem von L. V. Rush, M. D. München: Johann Ambrosius Barth 1957. — Russe, O.: Erfahrungen und Ergebnisse bei der Spongiosaauffüllung der veralteten Brüche und Pseudarthrosen des Kahnbeines der Hand. Jb. Wiederherstellungschir. u. Traumat., Bd. II. Basel u. New York: S. Karger 1954. — Atlas unfallchirurgischer Operationen. Wien u. Bonn: Wilhelm Maudrich 1955.

Saegesser, M.: Das Panaritium. Berlin: Springer 1938. — Spezielle Chirurgische Therapie, 3. Aufl. Bern u. Stuttgart: Hans Hüber 1955. — Sarkin, Th. L.: The plastic replacement of severed flexor tendons of the fingers. Brit. J. Surg. **44**, No 185, 232—240 (1956). — Scaglietti, O., u. F. Perrazini: Die Kahnbeinpseudarthrose. Jb. Wiederherstellungschir. u. Traumat., Bd. II. Basel u. New York: S. Karger 1954. — Scherer, F.: Seltene Handgelenksbefunde. Zugleich ein Beitrag zur Malacie des Kahnbeins. Arch. orthop. Unfall-Chir. **47**, 481—488 (1955). — Schink, W.: Eine experimentelle Studie über wandständige Knochentransplantation. Langenbecks Arch. klin. Chir. **268**, 1 (1951). — Eine Stellungnahme zum Callusproblem mit ergänzenden klinischen und experimentellen Studien. Langenbecks Arch. klin. Chir. **278**, 173 (1954). — Die Versorgung der verletzten Handsehnen. Chirurg **27**, 469 (1956). — Eine neue Handauflageschiene. Chirurg **27**, 565 (1956). — Ein Beitrag zum operativen Daumenersatz. Chirurg **28**, 371 (1957). — Handchirurgie. Langenbecks Arch. klin.

Chir. **287**, 528 (1957). — Die verzögerte primäre Wundnaht. Langenbecks Arch. klin. Chir. **289**, 684 (1958). — Ein Hauttransplantationsmesser für die Handchirurgie. Chirurg **30**, 95 (1959). — SCHLAAFF, J.: Der Finger-Fächer. Zbl. Chir. **66**, 1078 (1939). — SCHMID, A.: Über Hand- und Fingerverletzungen. Münch. med. Wschr. **1955**, 120—125. — SCHNEK, F.: Die Verletzungen der Handwurzel. Die Handwurzelbrüche. Ergebn. Chir. **23**, 1 (1930). — Die Supinationsdrehung des Mondbeines als Repositionshindernis bei der perilunären Handverrenkung. Arch. orthop. Unfall-Chir. **34**, 580—584 (1934). — Dorsalluxation der Elle, Konsolenradius, Madelungsche Deformität. Z. orthop. Chir. **53**, 101—110 (1935). — Die konservative Behandlung der Totalluxation des os lunatum. Bruns' Beitr. klin. Chir. **161**, 129—137 (1935). — SCHOEN, H.: Medizinische Röntgentechnik. Stuttgart: Georg Thieme 1951. — SCHÖNBAUER, L.: Zur Behandlung der Infektionen der Hand. Chir. Prax. **1**, 135 (1957). — SCHRAMM, G.: Der Ersatz des M. opponens pollicis durch den M. palmaris longus. Z. Orthop. **78**, 245 (1949). — SCHÜRCH, O.: Grundlagen der Wiederherstellungschirurgie. In: Lehrbuch der Chirurgie, Bd. I, S. 841—867. Basel: Bruno Schwabe & Co. 1949. — SEDDON, J. H.: Nerve lesions complicating certain closed bone injuries. J. Amer. med. Ass. **135**, 691 bis 694 (1947). — SMITH-PETERSEN, M. N.: A new approach to the wrist joint. J. Bone Jt Surg. **22**, 122 (1940). — STEINDLER, A.: Tendon transplantation in the upper extremity. Amer. J. Surg. **44**, 260 (1939). — The traumatic deformities and disabilities of the upper extremity. Springfield: Thomas 1946. — Die Behandlung der poliomyelitischen Lähmung des Daumens. Jb. Wiederherstellungschir. u. Traumat., Bd. I. Basel u. New York: S. Karger 1953. — STRANDELL, G.: Tendon grafts in injuries of the flexor tendons of the fingers and thumb. Acta chir. scand. **3**, 124—141 (1956). — STRASSER, H.: Lehrbuch der Muskel- und Gelenkmechanik. Berlin 1917. — STRAUB, L. R., and E. H. WILSON: Spontaneous rupture of extensor tendons in the hand associated with rheumatoid arthritis. J. Bone Jt Surg. A **38**, 1208—1297 (1956). — STRAUS, F. H.: Luxation of tendons of hand. Ann. Surg. **111**, 135 (1940). — STRELI, R.: Verwendung von Bohrdrähten zur Osteosynthese. Langenbecks Arch. klin. Chir. **287**, 722 (1957). — Ergebnisse der freien Beugesehnenplastik an der Hand. Langenbecks Arch. klin. Chir. **289**, 729 (1958). — STRINGA, G.: Risse der tiefen Beugesehnen. Arch. orthop. Unfall-Chir. **46**, 527 (1954). — STUCKE, K.: Fingerspitzenverletzungen. Bruns' Beitr. klin. Chir. **189**, 257 (1954). — STUCKE, K., u. H. BAYREUTHER: Die Chirurgie des Sägeunfalles. Hefte Unfallheilk. **49** (1955). — SUDECK, P.: Gedanken zur Plastik bei Radialislähmung. Chirurg **15**, 665 (1943).

TANZER, R. C.: Prevention of postoperative Hematoma in Surgery of the hand. The use of the „Compression suture". J. Bone Jt Surg. A **34**, 797—804 (1952). — TEMPEST, M. N.: Crossfinger flaps in the treatment of injuries to the finger tip. Plast. reconstr. Surg. **9**, 205 (1952). — TROJAN, E.: Die Bruchformen des Kahnbeins der Hand. Wien. med. Wschr. **51/52**, 1024 (1954). — TROJAN, E., u. H. JAHNA: Die konservative Behandlung des veralteten Kahnbeinbruches der Hand. Arch. orthop. Unfall-Chir. **47**, 99 (1955). — TROSTDORF, E.: Die Kausalgie. Stuttgart: Georg Thieme 1956.

UEBERMUTH, H.: Untersuchungen über die ischämische Kontraktur. Zbl. Chir. **81**, 1018—1025 (1956).

VASKO, J. R.: An operation for old unreduced BENNETT's fracture. J. Bone Jt Surg. **29**, 753—756 (1947). — VERDAN, C.: Chirurgie réparatrice et fonctionelle des tendons de la main. Expansion scientifique francaise, 1951. — VERTH, M. ZUR: Absetzung und Auslösung an Hand und Fuß vom Standpunkt der Funktion. Ergebn. Chir. Orthop. **20**, 131—155 (1927). — Behandlung der Verletzung und Eiterung an Fingern und Hand, 2. Aufl. Berlin: Springer 1936. — VETTER, G.: Beitrag zur Behandlung der perilunären Luxation. Zbl. Chir. **78**, 1014 (1953). — VOGL, A.: Lunatummalazie — Exkochleation. Zbl. Chir. **80**, 136 (1955). — VOHNOUT, C., O. STAFINIAK u. E. FILIP: Das Problem der Sehnennaht. Chirurg **26**, 225 (1955).

WACHSMUTH, W.: Allgemeine und spezielle Chirurgische Operationslehre, 2. Aufl., Bd. X/1. Berlin-Göttingen-Heidelberg: Springer 1956. — WEIL, S.: Die Heidelberger pneumatische Armprothese. Chirurg **26**, 351 (1955). — WENZL, M.: Ergebnisse der kompletten Palmaraponeurosenexstirpation bei DUPUYTRENscher Kontraktur. Wien. klin. Wschr. **1950**, 352. — WHEELER, W. I. DE C.: Splints for fingers and thumb. Lancet **1940**, 546—547. — WHELDON, T.: The use of cellophane as a permanent tendon sheath. J. Bone Jt Surg. **21**, 293 (1939). — WILDE, B.: Über Erfahrungen mit Prednisolon-Kristallsuspensionen in der chirurgischen Ambulanz. Landarzt 686 (1957). — WITT, A. N.: Die Medianusersatzoperation. Med. Klin. **1947**, 724. — Die Ersatzoperationen bei irreparablen Lähmungen nach Nervenverletzungen einschließlich der Unfallverletzungen; ihr Anwendungsgebiet und ihre Aussichten. Verh. dtsch. orthop. Ges. **36**, 141 (1947). — Der funktionelle Ersatz bei der irreparablen Radialislähmung. Chirurg **19**, 167 (1948). — Sehnenverletzungen und Sehnen-Muskeltransplantationen. München: J. F. Bergmann 1953. — Schädigungen der Gelenke des Daumenstrahls und ihre Behebung. Chirurg **27**, 193 (1956). — Orthopädische Chirurgie der Hand. Medizinische **22**, 819 (1957). — Funktionsverbessernde Eingriffe an den Fingergelenken. Langenbecks Arch. klin. Chir. 287, 541—546 (1957). — WOLF, H. F.: Die versteifte Hand („frozen hand"). Medizinische 44, 1568—1569 (1956). — WOOD-JONES, FR.: The principles of anatomy as seen of the hand, 2. Aufl. London 1949. — WOOLHOUSE, F. M.: Reconstruction of hand; early surfacing of burns. Amer. Acad. Orthop. Surg. Lect. 187—190 (1944). — WOUGHTER, H. W.: Surgery of tophaceous gout. J. Bone Jt Surg. A 41, 1 (1959).

ZACHARIAE, L., and F. ZACHARIAE: Hydrocortisone Acetate in the treatment of DUPUYTREN's contraction and allied conditions. Acta chir. scand. 109, 421 (1955). — ZACHARY, R. B., and W. HOMES: Primary suture of nerves. Surg. Gynec. Obstet. 82, 632—651 (1946). — ZELENOCK, M. N., R. D. LARSEN and J. L. POSCH: Treatment of fractures of the hand. A.M.A. Arch. Surg. 75, 320—338 (1957). — ZENKER, R.: Allgemeine Technik der Behandlung der Knochenbrüche der Gliedmaßen und der Chirurgie des Beckens. In: Die Chirurgie, herausgeg. v. KIRSCHNER u. NORDMANN, 2. Aufl., Bd. 4. 1944. — Zur Pertheschen Plastik. Chirurg 19, 312 (1948). — ZENKER, R., u. R. KIFFNER: Experimentelle Untersuchungen zur Chemotherapie der Wundinfektion. Chirurg 13, 457 (1941). — ZIMMER, E. A.: Grenzen des Normalen und Anfänge des Pathologischen im Röntgenbilde des Skelettes, 10. Aufl. Stuttgart: Georg Thieme 1956. — ZRUBECKY, G.: Die planmäßige Versorgung schwerer Handverletzungen. Chirurg 27, 350 (1956). — Zur plastischen Deckung von Hautdefekten an Fingern. Chirurg 28, 220 (1957).

Sachverzeichnis

Die fettgedruckten Zahlen bezeichnen die Seiten, auf denen der Begriff eingehender erörtert wird